# 编审委员会

**顾　问**　陈焕春　沈建忠　金梅林

**主　任**　辛盛鹏

**副主任**　刘秀丽

**委　员**（按姓氏笔画排序）

王化磊　王丽平　冯亚楠　刘　源　刘　璐　刘大程
刘永夏　刘钟杰　许心怡　许巧瑜　李　靖　杨利峰
杨艳玲　束　刚　何启盖　张龙现　张剑柄　张源淑
陈　洁　陈向武　陈明勇　林鹏飞　周振雷　周晓伟
郎　峰　赵德明　党晓群　高　伟　郭慧君　剧世强
盖新娜　彭大新　董　婧

# 编写人员及分工

本书由沈阳农业大学董婧主编，由沈阳农业大学杨淑华、沈阳农业大学孙雨航、广西大学丁嘉烽、海南大学高宏岩、山东农业大学石星星、浙江农林大学姜胜、西北农林科技大学卢德章、广东海洋大学姚秋成、福建农林大学李静、福建农林大学胡崇伟、东北农业大学冯国峰、沈阳宠壹堂教育科技有限公司温吉昱、沈阳农业大学张雅楠、沈阳市手心喵动物医院郭昕参与编写、优化解析和校审试题。沈阳宠壹堂教育科技有限公司路鑫、李慧芳、张梦腾、温吉昱、刘佳乐、刘杨、陈玉婷和天津市动物园张晓爽负责收集整理试题。

此外感谢辽宁省农业发展服务中心戴波涛、沈阳农业大学刘孟焕和何采航对本书的校稿和格式修正。

# 全国执业兽医资格考试试卷一（兽医全科类）

# （临床科目）

1.【答案】A

【考点】本题考查中兽医学第十二单元理血药及方剂/活血祛瘀药及方剂/川芎。

【解析】A选项，川芎可活血行气、祛风止痛。用于症瘕腹痛，胸胁刺痛，跌扑肿痛，头痛，风湿痹痛。B选项，丹参可活血祛瘀、通经止痛、清心除烦、凉血消痈。用于胸痹心痛，脘腹胁痛，症瘕积聚，热痹疼痛，疮疡肿痛。C选项，桃仁可活血祛瘀、润肠通便、止咳平喘。用于症瘕痞块，肺痈肠痈，跌扑损伤，肠燥便秘，咳嗽气喘。D选项，赤芍可清热凉血、散瘀止痛。用于热入营血，温毒发斑，吐血衄血，目赤肿痛，肝郁胁痛，症瘕腹痛，跌扑损伤，痈肿疮疡。E选项，乳香可活血行气止痛、消肿生肌。用于胸痹心痛，胃脘疼痛，痛经经闭，产后瘀阻，症瘕腹痛，风湿痹痛，筋脉拘挛，跌打损伤，痈肿疮疡。据此，选A。

2.【答案】E

【考点】本题考查中兽医学第六单元泻下药及方剂/润下药及方剂/当归苁蓉汤。

【解析】A选项，曲蘖散可消食化积除胀。B选项，保和丸可用于治疗食积停滞，脘腹胀满，嗳腐吞酸，不欲饮食。C选项，白头翁汤可用于治疗热毒痢疾，里急后重，下痢脓血。D选项，大承气汤可用于治疗阳明腑实证，证见大便不通，脘腹痞满，腹痛拒按。E选项，当归苁蓉汤可用于治疗老弱、久病、体虚病畜之便秘。据此，选E。

3.【答案】E

【考点】本题考查兽医产科学第四单元妊娠/妊娠期母体的变化/生殖器官的变化。

【解析】牛的整个妊娠期都有黄体存在。据此，选E。

4.【答案】D

【考点】本题考查兽医产科学第五单元分娩/产后期/恶露。

【解析】母牛产后恶露排出时间为10~12d，超过3周还有分泌物排出则为病态。马分娩后2~3d排尽恶露。绵羊恶露排出需要4~6d。山羊需要2周排尽恶露。母猪产后恶露少，2~3d排尽。据此，选D。

5.【答案】A

【考点】本题考查兽医临床诊断学第十三单元超声检查/超声诊断的类型/A型超声诊断。

【解析】以波幅变化反映回波情况的超声诊断类型属于A型超声波。据此，选A。

6.【答案】D

【考点】本题考查兽医内科学第十五单元有毒植物与霉菌毒素中毒/黄曲霉毒素中毒/病因。

【解析】黄曲霉毒素是目前已发现的各种霉菌毒素中最稳定、毒性最强的一类毒素。黄曲霉毒素中毒是指动物采食了被黄曲霉毒素污染的饲料饲草，引起以全身出血、消化功能紊乱、腹腔积液、神经症状等为临床特征的一种中毒病，各种动物均可发生。据此，选D。

7.【答案】E

【考点】本题考查中兽医学第三单元中药和方剂总论/中药性能/四气五味。

【解析】A选项，寒、热、温、平中的平并非中药四气之一。B选项，升、降、浮、沉是指药物在体内的作用趋向。C选项，辛、甘、酸、苦属于药物的五味。D选项，生、克、乘、侮是指五行的属性。E选项，寒、凉、温、热是指药物的四气。据此，选E。

8.【答案】C

【考点】本题考查兽医外科与手术学第四单元风湿病/风湿病病因及病理分期/病因。

【解析】风湿病是反复发作的急性或慢性非化脓性炎症，特点是胶原结缔组织发生纤维蛋白变性及骨骼肌、心肌和关节囊中的结缔组织出现非化脓性局限性炎症。本病常对称性地侵害肌肉或肌群和关节，有时也侵害心脏，常见于马、牛、羊、猪、家兔及鸡。据此，选C。

9.【答案】E

【考点】本题考查兽医外科与手术学第十五单元术前准备/手术器械的种类与使用/手术器械的消毒。

【解析】0.1%苯扎溴铵溶液中加0.5%亚硝酸钠，可配成防锈苯扎溴铵溶液，有防止金属器械生锈的作用。据此，选E。

10.【答案】C

【考点】本题考查中兽医学第一单元基础理论/病因/六淫。

【解析】六淫之中，湿邪的主要性质是重浊、黏滞，因此C选项符合题意。A选项，阴冷、凝滞为寒邪的致病特点。B选项，炎热、升散为暑邪的致病特点。D选项，善行、主动为风邪的致病特点。E选项，热极、炎上为火邪的致病特点。据此，选C。

11.【答案】C

【考点】本题考查兽医内科学第十三单元其他营养代谢病/肉鸡腹水综合征/防治。

【解析】在日粮中添加亚麻油、呋塞米（速尿）、精氨酸、阿司匹林、L-精氨酸等均可降低肉鸡腹水综合征的发病率。据此，选C。

12.【答案】B

【考点】本题考查兽医临床诊断学第十三单元超声检查/超声诊断的临床应用/肝胆脾胰的超声检查。

【解析】犬肝胆超声检查部位在右侧第10~12肋间。据此，选B。

13.【答案】B

【考点】本题考查中兽医学第二十单元病证防治/喘证/实喘。

【解析】马患热喘证的典型证候为呼吸喘促，呼出气热，因此B选项符合题意。A选项，咳嗽气喘、鼻流清涕为寒喘的主证。C选项，形寒肢冷、动则喘甚为肺气虚之主证。D选项，精神倦怠、呼多吸少为肾虚喘之主证。E选项，喘声低微、日轻夜重为肺阴虚之主证。据此，选B。

14.【答案】D

【考点】本题考查兽医产科学第三单元受精/受精过程/精子与卵质膜的结合和融合。

【解析】卵子受精时，阻止多精子入卵有关的机理是卵质膜反应，因此D选项符合题意。A、B、C选项，均为精子和卵子结合前的进一步成熟过程。E选项，精卵膜融合为精子与卵子接触后开始的融合过程。据此，选D。

15.【答案】A

【考点】本题考查兽医内科学第十六单元矿物质类及微量元素中毒/食盐中毒/防治。

【解析】食盐中毒的治疗要点为排钠利尿，恢复阳离子平衡和对症治疗。在发作期应禁止饮水。据此，选A。

16.【答案】D

【考点】本题考查兽医临床诊断学第四单元胸廓、胸壁及呼吸系统的检查/肺与胸膜的检查/听诊。

【解析】D选项，混合呼吸音属于生理性肺呼吸音，符合题意。A、B、C、E选项，所述均属于病理性呼吸音。据此，选D。

17.【答案】E

【考点】本题考查兽医临床诊断学第二单元整体及一般状态的检查/体温、脉搏、呼吸及血压测定/体温。

【解析】测量犬、猫体温的主要部位是直肠。据此，选E。

18.【答案】E

【考点】本题考查兽医产科学第八单元产后期疾病/胎衣不下/病因。

【解析】与其他动物相比，牛胎衣不下发生率较高的主要原因是胎盘组织构造特点（牛、羊胎盘属于上皮绒毛膜与结缔组织绒毛膜混合型胎盘，胎儿胎盘与母体胎盘联系比较紧密）。据此，选E。

19.【答案】D

【考点】本题考查兽医外科与手术学第十七单元手术基本操作/缝合/缝合方法。

【解析】膀胱适用伦勃特缝合法。据此，选D。

20.【答案】B

【考点】本题考查兽医内科学第十七单元其他中毒病/灭鼠药中毒/临床特点。

【解析】敌鼠钠盐属于茚满二酮类鼠药。该类灭鼠药的毒性作用是破坏凝血机制和损伤毛细血管，使出血凝血时间延长且容易破裂出血。据此，选B。

21.【答案】E

【考点】本题考查兽医产科学第一单元动物生殖激素/胎盘促性腺激素/马绒毛膜促性腺激素的临床应用。

【解析】A选项，雌二醇对卵泡发育有一定正向作用但不是最佳选项。B选项，列腺素的作用是溶解黄体。C、D选项，促黄体素（LH）和人绒毛膜促性腺激素（hCG）最主要的作用都是促进卵泡排出。E选项，牛超数排卵使用的激素主要有促卵泡素（FSH）、马绒毛膜促性腺激素（eCG，又称孕马血清促性腺激素）等几种；使用前应根据母牛体重、超数排卵次数等情况，确定超数排卵的用药剂量。据此，选E。

22.【答案】A

【考点】本题考查兽医外科与手术学第六单元头、颈部疾病/颈静脉炎/病因。

【解析】颈静脉注射氯化钙、水合氯醛等漏至颈静脉外，导致无菌性颈静脉周围炎，从而继发颈静脉炎。据此，选A。

23.【答案】D

【考点】本题考查中兽医学第二十单元病证防治/黄疸/阳黄。

【解析】D选项，中兽医辨证犬黄疸属于阳黄的主要特点是可视黏膜发黄，黄色鲜明。A选项，阳黄发病日久可转化为阴黄。B选项，阳黄多为病程短，伴有发热。C选项，阳黄多为实证。E选项，阴黄多可视黏膜发黄，但黄色晦暗。据此，选D。

24.【答案】B

【考点】本题考查中兽医学第四单元解表药及方剂/辛温解表药及方剂/桂枝。

【解析】A选项，防风可祛风解表，胜湿解痉。B选项，桂枝可发汗解肌、温阳利水。C选项，薄荷可疏散风热，清利头目。D选项，葛根可发表退热、解渴生津。E选项，升麻可发表透疹、升举阳气。相须是指用两种以上功能相同的药物配合应用，以达到协同作用，增强药物疗效。麻黄可发汗散寒，宣肺平喘，利水消肿，是辛温发汗主药。选项中只有桂枝与麻黄功能最接近，因此两药可相须为用。据此，选B。

25.【答案】D

【考点】本题考查兽医临床诊断学第十九单元常用治疗技术/常用穿刺术/静脉穿刺部位及方法。

【解析】桡外侧静脉是犬静脉穿刺最常用的血管。据此，选D。

26.【答案】E

【考点】本题考查兽医临床诊断学第九单元血液的一般检验/交叉配血试验/玻片法。

【解析】动物交叉配血试验相合是指主侧、次侧均不凝集。据此，选E。

27.【答案】C

【考点】本题考查兽医产科学第九单元母畜的不育/疾病性不育/犬子宫蓄脓。

【解析】犬子宫蓄脓是指母犬子宫内感染后蓄积有大量脓性渗出物，并不能排出。本病是母犬生殖系统的一种常见病，多发于成年犬。据此，选C。

28.【答案】C

【考点】本题考查兽医临床诊断学第六单元泌尿系统的检查/排尿动作及尿液的感官检查/尿液的感官检查。

【解析】C选项，急性肾炎可引发肾性少尿或无尿，符合题意。A、B、D选项，尿崩症、糖尿病、慢性肾炎均引发多尿。E选项，子宫蓄脓可引起尿频、尿痛，但对尿量影响不大。据此，选C。

29.【答案】B

【考点】本题考查兽医临床诊断学第三单元心血管系统的检查/心脏的检查/听诊。

【解析】牛心脏检查的首选方法是听诊。据此，选B。

30.【答案】B

【考点】本题考查兽医临床诊断学第十五单元心电图检查/正常心电图/心电图各波段正常值及临床意义。

【解析】心电图中的P波反映的是心房肌去极化过程。据此，选B。

31.【答案】D

【考点】本题考查兽医外科与手术学第二单元损伤/损伤的并发症/溃疡。

【解析】治疗水肿性溃疡禁止使用刺激性较强的防腐剂，如樟脑乙醇、樟脑鱼石脂软膏等。据此，选D。

32.【答案】A

【考点】本题考查兽医临床诊断学第十单元血液的临床常用生化检验/血清电解质/血清钾。

【解析】正常动物的血清钾浓度为3.3~5.5mmol/L（除马外）。A选项，1~3mmol/L为低血钾。B选项，4~5mmol/L为正常血钾，C、D、E选项均为高血钾。据此，选A。

33.【答案】C

【考点】本题考查中兽医学第一单元基础理论/阴阳五行学说/阴阳学说的基本内容及应用。

【解析】阴阳双方存在着相互排斥、相互斗争、相互制约的关系为阴阳对立。据此，选C。

34.【答案】D

【考点】本题考查兽医外科与手术学第十八单元手术技术/泌尿生殖器官手术/犬膀胱切开术。

【解析】D选项，母犬膀胱手术常用的腹壁切口部位是耻前（脐后）腹中线切口。A选项，胁部前切口主要用于马、牛等大动物的腹部手术。B、C、E选项，肋弓后斜切口、脐前腹中线切口、脐前中线旁切口主要用于小动物的胃肠、肝脾等手术通路。据此，选D。

35.【答案】A

【考点】本题考查中兽医学第五单元清热药及方剂/清热泻火药及方剂/白虎汤。

【解析】白虎汤组方为石膏、知母、甘草、粳米。据此，选A。

36.【答案】A

【考点】本题考查中兽医学第十五单元平肝药及方剂/平肝熄风药及方剂/天麻。

【解析】A选项，天麻可平肝熄风、平抑肝阳、祛风通络。B选项，杜仲可补肝肾、强筋骨、暖宫安胎。C选项，山药可健脾止泻、益肺宁嗽、补肾固精。D选项，麻黄可发汗解表、宣肺平喘、利水消肿。E选项，桑叶可疏散风热、清肝明目。据此，选A。

37.【答案】C

【考点】本题考查兽医内科学第十一单元矿物质代谢障碍疾病/佝偻病/临床症状。

【解析】佝偻病血液生化检验中血清碱性磷酸酶（ALP）活性明显升高。据此，选C。

38.【答案】D

【考点】本题考查兽医内科学第十单元糖、脂肪及蛋白质代谢障碍疾病/犬猫脂肪肝综合征。

【解析】治疗猫脂肪肝综合征的处方日粮特点是高蛋白低脂肪。据此，选D。

39.【答案】A

【考点】本题考查兽医外科与手术学第十七单元手术基本操作/缝合/缝合方法。

【解析】直肠脱垂（直肠脱）整复后的外固定方法是在肛门周围行荷包缝合。据此，选A。

40.【答案】C

【考点】本题考查兽医临床诊断学第十二单元X线检查/呼吸系统的X线检查/常见疾病的X线诊断。

【解析】大小不一的云絮状阴影为支气管肺炎的X线特征。据此，选C。

41.【答案】A

【考点】本题考查兽医临床诊断学第二单元整体及一般状态的检查/可视黏膜的检查/眼结合膜的检查方法。

【解析】犬、猫可视黏膜检查的主要部位是眼结膜。据此，选A。

42.【答案】A

【考点】本题考查兽医临床诊断学第十单元血液的临床常用生化检验/心肌损害指标/肌酸激酶。

【解析】A选项，肌酸激酶属于心肌损害的生化检验指标，符合题意。B选项，胆碱酯酶是一类糖蛋白，不是血清酶。C、D、E选项，碱性磷酸酶、γ-谷氨酰转移酶和丙氨酸氨基转移酶均为肝酶，用于评估肝脏功能。据此，选A。

43.【答案】C

【考点】本题考查兽医产科学第八单元产后期疾病/胎衣不下/症状。

【解析】母牛产后胎衣不下时,从阴道排出污红色恶臭液体,阴门外常吊挂部分胎衣,常用阴道检查来诊断。据此,选C。

44.【答案】C

【考点】本题考查兽医内科学第三单元反刍动物前胃和皱胃疾病/前胃弛缓/临床症状。

【解析】急性前胃弛缓时瘤胃内容物的pH降低。据此,选C。

45.【答案】C

【考点】本题考查兽医外科与手术学第一单元外科感染/局部外科感染/蜂窝织炎。

【解析】蜂窝织炎属于急性弥漫性化脓性炎症。据此,选C。

46.【答案】A

【考点】本题考查兽医内科学第九单元神经系统疾病/脊髓炎及脊髓膜炎/临床症状。

【解析】脊髓炎及脊髓膜炎是脊髓实质、脊髓软膜及蛛网膜的炎症;临床上以感觉、运动机能障碍,肌肉萎缩为特征,多发生于马、羊和犬。本题为选非题。据此,选A。

47.【答案】D

【考点】本题考查兽医产科学第二单元发情与配种/发情周期/发情周期中卵巢的变化。

【解析】母畜在发情周期中,卵巢经历卵泡的生长、发育、成熟、排卵、黄体的形成和退化等一系列变化。其中开始出现排卵或发情现象的时期称为初情期,该期卵巢的变化包括卵泡发育、卵子生成、排卵。据此,选D。

48.【答案】B

【考点】本题考查兽医临床诊断学第二单元整体及一般状态的检查/浅表淋巴结及淋巴管的检查/淋巴结的检查。

【解析】浅表淋巴结的检查主要用视诊和触诊的方法,必要时可配合穿刺检查法,也可通过X线或CT检查。A选项,视诊主要用于观察淋巴结的大小、形状、表面状态等。B选项,触诊可检测淋巴结的形状、结构、硬度、温度、敏感度及活动性等。C、D、E选项均不用于检查浅表淋巴结。据此,选B。

49.【答案】D

【考点】本题考查兽医内科学第八单元泌尿系统疾病/肾病、肾炎/诊断。

【解析】肾病与急性肾炎的主要鉴别症状是前者无血尿及血压升高。据此,选D。

50.【答案】E

【考点】本题考查兽医产科学第七单元分娩期疾病/助产手术/牛和犬剖腹产术的适应证和基本方法。

【解析】牛剖腹产的过程为:全身麻醉(浅麻醉)配合局部麻醉;右侧卧保定,在左乳静脉的左侧5~8cm处,自乳房基部前缘向前做一长35~45cm的平行乳静脉的切口。据此,选E。

51.【答案】B

【考点】本题考查兽医产科学第十单元公畜的不育/疾病性不育/精囊腺炎综合征。

【解析】公牛精囊腺炎综合征的常用诊断方法有直肠检查、精液检查及病原培养分离。据此,选B。

52.【答案】C

【考点】本题考查中兽医学第十四单元补虚药及方剂/补血药及方剂/当归。

【解析】A选项,白芍可养血调经、敛阴止汗、柔肝止痛、平抑肝阳。B选项,阿胶可补血止血、滋阴润肺、安胎。C选项,当归可补血活血、调经止痛、润肠通便。D选项,山药可健脾止泻、益肺宁嗽、补肾固脱。E选项,百合可养阴润肺、清心安神。据此,选C。

53.【答案】D

【考点】本题考查兽医内科学第十二单元维生素与微量元素缺乏症/硒和维生素E缺乏症/临床症状。

【解析】渗出性素质属于鸡硒缺乏的病理变化特征。据此,选D。

54.【答案】E

【考点】本题考查兽医外科与手术学第二单元损伤/创伤/创伤愈合分期及其愈合过程。

【解析】无菌手术创绝大多数可达一期愈合。据此,选E。

55.【答案】C

【考点】本题考查兽医外科与手术学第九单元直肠与肛门疾病/锁肛/症状与治疗。

【解析】锁肛多发于仔猪。据此,选C。

56. 【答案】D

【考点】本题考查兽医产科学第七单元分娩期疾病/助产手术/牵引术的适应证和基本方法。

【解析】D选项，继发性子宫弛缓属于牵引术助产的适应范围。A、B、C、E选项，子宫捻转、骨盆狭窄、原发性子宫弛缓、子宫颈开放不能的情况属于剖腹产术的适应范围；原发性子宫弛缓的病因很多，有的胎儿和胎囊尚未进入子宫颈及产道，没有办法牵引。据此，选D。

57. 【答案】C

【考点】本题考查兽医外科与手术学第三单元肿瘤/常见肿瘤/乳头状瘤。

【解析】犬口腔乳头状瘤一般为非传染性乳头状瘤，长春新碱是辅助治疗犬口腔乳头状瘤的首选药物。据此，选C。

58. 【答案】C

【考点】本题考查兽医产科学第五单元分娩/决定分娩过程的要素/胎儿与母体产道的关系。

【解析】C选项，正常胎位（上位）为胎儿背部在上，接近母体的背部及荐部，胎儿背部与母体背部不一致属于胎位异常。A选项，胎儿大小与题干所述无关。B选项，胎向即胎儿的方向，就是胎儿身体纵轴与母体的身体纵轴的关系。纵向（胎儿身体纵轴与母体身体纵轴互相平行）为正常，横向（胎儿身体纵轴与母体的身体纵轴呈十字形垂直）、竖向（胎儿身体纵轴向上与母体身体纵轴垂直）为胎向异常，均与题干所述无关。D选项，胎势为胎儿的姿势，是胎儿头部和四肢的姿势，也就是胎儿各部分是伸直的还是屈曲的，与题干所述无关。E选项，产道性难产是指由于母体的软产道及硬产道异常而引起的难产。常见的软产道异常有子宫捻转、子宫颈开张不全等；硬产道异常多是骨盆狭窄，均与题干所述无关。据此，选C。

59. 【答案】A

【考点】本题考查兽医外科与手术学第五单元眼科疾病/眼科检查方法/眼病的临床治疗技术。

【解析】对动物的患眼进行治疗前，必须先将2%硼酸溶液或生理盐水装入医用洗眼壶内冲洗患眼；也可利用不带针头的注射器冲洗患眼，大动物经鼻泪管冲洗更充分。据此，选A。

60. 【答案】D

【考点】本题考查中兽医学第八单元止咳化痰平喘药及方剂/温化寒痰药及方剂/天南星。

【解析】A选项，半夏可燥湿化痰、降逆止呕、消痞散结。B选项，贝母可润肺化痰、清热止咳、开郁散结。C选项，桔梗可宣肺祛痰、排脓消痈。D选项，天南星可燥湿化痰、祛风解痉、消肿散结，为祛风痰之要药。E选项，旋覆花可下气消痰、降逆止呕。据此，选D。

61. 【答案】B

【考点】本题考查兽医外科与手术学第七单元胸、腹部疾病/胸壁疾病/胸壁透创。

【解析】胸壁透创的主要并发症是气胸、血胸、脓胸、胸膜炎。据此，选B。

62. 【答案】D

【考点】本题考查兽医内科学第十一单元矿物质代谢障碍疾病/牛产后血红蛋白尿病/防治。

【解析】治疗奶牛产后血红蛋白尿病的注射药物是磷酸二氢钠。据此，选D。

63. 【答案】A

【考点】本题考查兽医临床诊断学第三单元心血管系统的检查/心脏的检查/听诊。

【解析】A选项，贫血性杂音属于心脏收缩期的非器质性杂音。B、C、E选项，都属于心外杂音。D选项，连续性杂音属于器质性杂音。据此，选A。

64. 【答案】B

【考点】本题考查中兽医学第九单元温里药及方剂/温中散寒方/理中汤。

【解析】理中汤为温中散寒方，组方为党参、干姜、炙甘草、白术。功能为补气健脾、温中散寒，主治脾胃虚寒证，是治疗脾胃虚寒的代表方剂，如治疗慢性肠胃炎及十二指肠溃疡等。据此，选B。

65. 【答案】E

【考点】本题考查兽医产科学第十二单元乳房疾病/奶牛乳腺炎/分类及症状。

【解析】奶牛隐性乳腺炎（乳房炎）的特点是乳房和乳汁无肉眼可见异常，理化性质发生变化：乳汁电导率改变、体细胞数增加（正常应在

50万个/mL以内)、pH升高等。据此,选E。

66.【答案】A

【考点】本题考查兽医临床诊断学第十单元血液的临床常用生化检验/肝功能检查/胆红素及其代谢产物。

【解析】A选项,总胆红素属于黄疸的生化检验指标。B选项,血清白蛋白不属于黄疸的生化检验指标。C、D、E选项,均为肝酶,均用于评估肝功能。据此,选A。

67.【答案】A

【考点】本题考查兽医外科与手术学第十六单元麻醉技术/局部麻醉/表面麻醉技术。

【解析】眼角膜手术时,全身麻醉应配合实施表面麻醉。据此,选A。

68.【答案】B

【考点】本题考查兽医外科与手术学第十一单元跛行诊断/概论/跛行的分类及临床特征。

【解析】B选项,后方短步属于支跛的运步特征,符合题意。A、C、D选项,前方短步、运步缓慢、抬腿困难为悬跛特点。E选项,黏着步样属于特殊跛行。据此,选B。

69.【答案】C

【考点】本题考查兽医外科与手术学第十六单元麻醉技术/全身麻醉/麻醉分期。

【解析】犬腹腔手术最理想的麻醉深度是第Ⅲ期2级。据此,选C。

70.【答案】D

【考点】本题考查兽医临床诊断学第二单元整体及一般状态的检查/被毛和皮肤的检查/皮下组织的检查。

【解析】本题为车撞外伤,且肿胀部位位于胸侧壁,疝见于腹壁、脐部及阴囊部,A选项不符合题意。B选项,气肿肿胀界线不明显、触压时柔软而容易变形,为捻发音,不符合题干。C、D、E选项,共同点是呈局限性(多为圆形)肿胀,触诊有明显波动感。但是,脓肿是由细菌感染引起的局限性炎症过程,应引起体温升高,而本题体温、脉搏、呼吸及运动均无异常,排除C选项;此外,椭圆形肿胀排除E选项(淋巴外渗隆起界线不明显);只有D选项符合题意。据此,选D。

71.【答案】B

【考点】本题考查兽医临床诊断学第十二单元X线检查/骨关节的X线检查/常见疾病的X线诊断。

【解析】该犬骨折后X线检查发现"原骨折线增宽,骨断端光滑,骨髓腔闭合,骨密度增大"。提示为骨折不愈合。据此,选B。

72.【答案】E

【考点】本题考查中兽医学第一单元基础理论/气血津液/气。

【解析】根据该牛"食欲不振,久泻不止,脱肛"等临床症状,考虑该牛为气陷证,治则为升举中气,方剂为补中益气汤加减,因此E选项符合题意。A选项,四物汤为补血之常用方,可补血调血,调经化瘀。B选项,曲蘖散可消食化积除胀。C选项,桂心散可治疗胃冷吐涎病,脾肾阳虚泄泻。D选项,六味地黄汤可用于治疗肾阴亏损,头晕耳鸣,腰膝酸软,骨蒸潮热,盗汗遗精,消渴。据此,选E。

73.【答案】A

【考点】本题考查兽医临床诊断学第八单元神经系统及运动机能的检查/脑神经及特殊感觉的检查/听神经的检查。

【解析】从"对主人的呼唤无反应,饮、食欲正常",可知犬对呼唤没有反应,怀疑犬的听力问题,所以检查听神经。据此,选A。

74.【答案】C

【考点】本题考查兽医外科与手术学第十单元泌尿与生殖系统疾病/膀胱破裂/症状与诊断。

【解析】新生幼驹无尿、腹围增大、腹壁紧张,符合膀胱破裂的临床症状,本病最可能的诊断是膀胱破裂。据此,选C。

75.【答案】B

【考点】本题考查兽医产科学第一单元动物生殖激素/性腺激素/孕酮的临床应用。

【解析】A选项,雌激素可引起子宫颈黏膜细胞增大和分泌增加,阴道黏膜增厚,促进子宫内膜增生和增加子宫平滑肌张力。B选项,在雌激素作用基础上,黄体酮可促进子宫内膜及腺体发育,抑制子宫肌收缩,减弱子宫肌对催产素的反应，达到安胎的作用。C 选项，前列腺素具有溶解黄体、增强子宫平滑肌张力和收缩力等作用。D 选项，垂体后叶素含有缩宫素和抗利尿激素（血管加压素），对子宫的作用和缩宫素相同。E 选项，马绒毛膜促性腺激素主要用于诱导排卵。根据题干"离分娩尚有 1 个多月余。近日出现烦躁不安，乳房胀大，临床检查心率 90 次/min，呼吸 30 次/min，阴门内有少量清亮黏液"，提示有早产风险，肌内注射孕酮（黄体酮），使母畜渡过习惯性流产的危险期，有预防早产的作用。因此，最适合选用的治疗药物是黄体酮。据此，选 B。

76．【答案】A

【考点】本题考查兽医临床诊断学第十二单元 X 线检查 / 泌尿生殖系统的检查 / 常见疾病的 X 线诊断。

【解析】根据该犬的症状，考虑泌尿道结石的可能性较大，故应进行 X 线检查确诊。据此，选 A。

77．【答案】C

【考点】本题考查中兽医学第二单元辨证施治 / 脏腑辨证 / 肺与大肠病证。

【解析】A 选项，食积大肠多由过饥暴食、草料突换、久渴失饮、劳逸失度使草料停于肠中。证见肚腹胀满，粪便不通，口腔酸臭，回头观腹，不时起卧，饮食欲废绝，尿少色深，舌苔黄腻或黄干，脉滑数。B 选项，大肠冷泻多由外感风寒或内伤阴冷而发病。证见耳鼻俱冷，肠鸣如雷，泻粪如水，或腹痛，尿少而清，口色青黄，舌苔白滑，脉沉迟。C 选项，大肠湿热多由感受湿热外邪，或饮食不节等因素引起。湿热之邪下迫，肠腑传化失常，而发泄泻，肠中有热，热邪熏蒸于上，则口津干黏，口渴贪饮，热移于膀胱，湿病伤津。故尿短赤，舌黄腻，脉滑数为湿热内郁的征象。D 选项，大肠液亏多由素体阴亏，或久病伤阴，或热病后期，津伤未复等引起。证见大便秘结干燥，难以排出，常数日一行，口干咽燥，或伴见口臭、头晕等症，舌红少津，脉细涩。热结肠道不属于卫气营血辨证。气分病证是温热病邪深入脏腑，正盛邪实，正邪相争激烈，阳热亢盛的里热证。常见的有温

热在肺、热入阳明、热结肠道三种证型。其中热结肠道最为常见。证见发热，肠燥便干，粪结不通或稀粪旁流，腹痛，尿短赤，口津干燥，口色深红，舌苔黄厚，脉沉实有力。据此，选 C。

78．【答案】A

【考点】本题考查兽医临床诊断学第十单元血液的临床常用生化检验 / 肝功能检查 / 血清酶。

【解析】题干中"腹部 X 线检查显示肝区明显超出最后肋弓"，提示为肝脏疾病。血液检查首选肝功能检查。据此，选 A。

79．【答案】A

【考点】本题考查兽医临床诊断学第十单元血液的临床常用生化检验 / 肝功能检查。

【解析】题干中"腹部 X 线检查显示肝区明显超出最后肋弓"，提示为肝脏疾病。B、C、D 选项，均属于肝功能检查的常见指标。E 选项，血清胆固醇升高主要见于肝或胆管疾病、糖尿病、肾上腺皮质机能亢进、甲状腺功能减退。因此血清胆固醇也与肝脏功能相关。A 选项，肌酐检查属肾功能检查的范畴，与肝功能无关。本题为选非题。据此，选 A。

80．【答案】A

【考点】本题考查兽医临床诊断学第十单元血液的临床常用生化检验 / 肝功能检查 / 血清酶。

【解析】题干中"腹部 X 线检查显示肝区明显超出最后肋弓"，提示为肝脏疾病。A 选项，肌酸激酶属于心肌损害检查指标，尤其用于心肌损害时的排查。B、C、D、E 选项，均属于肝酶检查，可反映肝功能的正常与否。本题为选非题。据此，选 A。

81．【答案】E

【考点】本题考查兽医外科与手术学第十二单元四肢与脊柱疾病 / 骨折 / 骨折的临床特点。

【解析】根据该马的症状，又未见皮肤损伤，可诊断为闭合性骨折，因此 E 选项符合题意。A 选项，骨裂只是大多数人对"没有明显移位的骨折"的一种叫法，现代临床医学中并没有骨裂这一说法。临床医学中与骨裂最接近的疾病是裂纹骨折，属于骨折的一种，指骨的连续性和完整性部分中断，骨质出现裂隙，但无移位。题干所给信息不足以判断为骨裂，需 X 线等手

段进一步检查。B、C、D 选项，属于关节脱位，常见共同症状有：关节变形（正常的关节部位出现隆起或凹陷）、异常固定（使相应的肌肉和韧带高度紧张，关节被固定不动或活动不灵活，他动运动后可恢复至正常的固定状态）、关节肿胀、肢势改变（呈现内收、外展、屈曲或者伸张的状态）、机能障碍（伤后立即出现。由于关节骨端变位和疼痛，患肢发生程度不同的运动障碍，甚至不能运动）。题干所述症状与关节脱位症状不符，排除。据此，选 E。

82.【答案】B

【考点】本题考查兽医外科与手术学第十二单元四肢与脊柱疾病/骨折/骨折的临床特点。

【解析】根据该马的症状，又未见皮肤损伤，可诊断为闭合性骨折。闭合性骨折确诊方法是 X 线检查（骨类疾病基本都用 X 线检查进行确诊）。据此，选 B。

83.【答案】D

【考点】本题考查兽医外科与手术学第十二单元四肢与脊柱疾病/骨折/骨折的临床特点。

【解析】根据该马的症状，又未见皮肤损伤，可诊断为闭合性骨折。闭合性骨折最适宜的保守治疗方法是外固定方法，包括夹板绷带固定法、石膏绷带固定法和改良的托马斯支架绷带等。据此，选 D。

84.【答案】C  85.【答案】E

【考点】本组题考查兽医内科学第八单元泌尿系统疾病/急性肾功能衰竭/诊断。

【解析】根据该犬"触诊肾区有避让反应，少尿"等临床症状，以及"尿液检查：蛋白质阳性，比重降低。B 超检查显示双肾肿大"的检查结果，考虑该犬所患疾病可能是急性肾功能衰竭（急性肾衰竭）。急性肾衰竭会发生氮质血症，血清肌酐、尿素氮进行性升高，常有酸中毒、水电解质紊乱等表现，所以首选的检查项目是血清尿素。据此，84 题选 C，85 题选 E。

86.【答案】A  87.【答案】A

【考点】本组题考查兽医外科与手术学第十七单元手术基本操作/缝合/缝合方法。

【解析】A 选项，施行手术治疗，腹中线切口皮肤缝合的方法是结节缝合。B 选项，库兴氏缝合适用于胃、子宫浆膜肌层缝合。C 选项，伦勃特缝合又称垂直褥式内翻缝合，多用于胃肠、子宫、膀胱等空腔器官浆膜基层的缝合，是胃肠手术的传统缝合方法，分为间断与连续两种。D、E 选项，水平褥式缝合、垂直褥式缝合均是减张缝合，多适用于皮肤真皮层的缝合。据此，86 题选 A，87 题选 A。

88.【答案】D

【考点】本题考查兽医临床诊断学第十七单元症状及症候学/症候学/红尿。

【解析】根据病牛的症状体征、生育史，考虑该红尿病例最可能为牛产后血红蛋白尿。本病是由于产后磷缺乏引起的营养代谢病，因三磷酸腺苷在维持红细胞正常结构和功能上具有重要作用，缺磷会引起三磷酸腺苷的减少，引起红细胞膜通透性改变，红细胞发生变形和溶解，常伴有黄疸。因此 D 选项符合题意。A 选项，血尿见于泌尿器官的炎症、损伤或出血、尿结石等。B 选项，卟啉尿见于遗传性卟啉病、铅中毒。C 选项，肌红蛋白尿见于肌组织变性、炎症、广泛性损伤及代谢紊乱。E 选项，药物性红尿见于内服大黄、安替比林、山道年等药物。据此，选 D。

89.【答案】A

【考点】本题考查兽医临床诊断学第十七单元症状及症候学/症候学/红尿。

【解析】A 选项，血尿见于泌尿器官的炎症、损伤或出血、尿结石等；急性膀胱炎的临床症状为尿少而频、血尿、混浊恶臭尿、排尿困难、尿失禁。触诊膀胱，有疼痛的收缩反应，慢性经过的患病犬、猫能触诊到肥厚的膀胱黏膜，也可能触诊膀胱内的肿瘤和结石。"排尿困难，尿少而频，色红，触诊检查有疼痛反应，X 线检查未见膀胱结石阴影"提示该犬可能患膀胱炎，膀胱炎产生的红尿性质是血尿。B 选项，卟啉尿见于遗传性卟啉病、铅中毒。C 选项，肌红蛋白尿见于肌组织变性、炎症、广泛性损伤及代谢紊乱。D 选项，血红蛋白尿见于溶血性疾病。E 选项，药物性红尿见于内服大黄、安替比林、山道年等药物。据此，选 A。

90.【答案】E

【考点】本题考查兽医临床诊断学第十单元

血液的临床常用生化检验/肝功能检查/血清酶。

【解析】题干中"食欲降低，粪便稀软、恶臭，尿色黄，皮肤及结膜黄染，触诊肝区疼痛，叩诊肝浊音区扩大"均提示为肝脏疾病，实验室检查首选检查肝功能相关指标。E选项，丙氨酸氨基转移酶属于肝功能检查指标，其余选项均不是。据此，选E。

91.【答案】D

【考点】本题考查兽医临床诊断学第十单元血液的临床常用生化检验/胰损伤的指标/α-淀粉酶。

【解析】根据题干中"突然发病，食欲不振，反复呕吐，粪便中有少量未消化食物，色黄；触诊其腹部异常敏感，体温升高"，推测该犬患胰腺炎的可能性较大。而急性胰腺炎的实验室诊断主要为血清淀粉酶与脂肪酶的活性升高。D选项，血清淀粉酶为胰腺炎的实验室检查手段，为本病实验室检查的首选项目，符合题意。A选项，肌酸激酶为心酶指标。B、C选项，白细胞计数、红细胞计数为血常规检查。E选项，丙氨酸氨基转移酶为肝功能方面的检查。据此，选D。

92.【答案】E 93.【答案】B 94.【答案】C

【考点】本组题考查兽医外科与手术学第十四单元蹄病/马属动物蹄病。

【解析】A选项，蹄裂的新发生的角质裂隙的裂缘较光滑，裂缘间距均较接近，多沿角细管方向裂开；陈旧的裂隙则裂缝开张，裂缘不整齐，有的裂隙发生交叉。B选项，白线裂的蹄底与蹄壁发生分离，只涉及蹄角质层为浅裂，不出现跛行；若裂开达肉壁下缘，称为深裂，往往诱发蹄真皮炎，引起疼痛而发生跛行，常在白线部充满粪、土、泥、沙。C选项，蹄叶炎的临床特点：①真皮层弥散性、无败性炎症，两前蹄患病时，后肢伸于腹下，两前肢向前伸出，以蹄踵着地；②两后蹄患病时，前肢向后屈于腹下；③四蹄均患病时，体重尽可能落于蹄踵；④X线检查可见蹄骨移位、骨质疏松（慢性蹄叶炎）。D选项，蹄叉腐烂是马属动物特有疾病，蹄叉角质不良，蹄叉中沟和侧沟流污黑恶臭分泌物，跛行，蹄尖着地，严重时呈现三肢跳跃。E选项，蹄冠蜂织炎的临床特点：①在蹄冠形成圆枕形肿胀，有热、痛；②蹄冠缘往往发生剥离；③患肢表现为重度支跛；④体温升高，精神沉郁。据此，92题选E，93题选B，94题选C。

95.【答案】B

【考点】本题考查兽医外科与手术学第十二单元四肢与脊柱疾病/关节脱位/马、牛、犬髌骨脱位的类型与症状。

【解析】根据该犬"站立时左后肢膝、跗关节高度屈曲，患肢悬垂，运动中呈三肢跳跃步样"的临床症状，以及"X线检查，可见患肢胫骨嵴向内侧扭曲"的检查结果，最可能的诊断是髌骨外方脱位。髌骨即膝盖骨，因此该跛行的动物患肢最可能脱位的关节是膝关节。据此，选B。

96.【答案】B

【考点】本题考查兽医外科与手术学第十二单元四肢与脊柱疾病/关节脱位/马、牛、犬髌骨脱位的类型与症状。

【解析】根据该牛临床症状，最可能的诊断是髌骨上方脱位。髌骨即膝盖骨，因此该跛行的动物患肢最可能脱位的关节是膝关节。据此，选B。

97.【答案】C

【考点】本题考查中兽医学第二单元辨证施治/脏腑辨证/肝与胆病证。

【解析】根据题干"眼目红肿，羞明（畏光）流泪，视物不清，粪便干燥，尿浓赤黄，口色鲜红，脉数"，给予辨证分型是肝火上炎。据此，选C。

98.【答案】B

【考点】本题考查中兽医学第二单元辨证施治/脏腑辨证/肝与胆病证。

【解析】根据题干"尿黄混浊，可视黏膜发黄，鲜明如橘，口色红黄，舌苔黄腻，脉数"，给予辨证分型是肝胆湿热。据此，选B。

99.【答案】A

【考点】本题考查兽医产科学第二单元发情与配种/配种/母畜配种时机的确定。

【解析】A选项，从题干得知该奶牛早上已经发情，而最佳输精时间是发情后6~24h，因此当天下午（约6h后）就应该进行第1次输精。B、

C、D、E选项，均已超过24h。据此，选A。

100.【答案】B

【考点】本题考查兽医产科学第二单元发情与配种/配种/母畜配种时机的确定。

【解析】从题干得知该母猪下午已经发情，而最佳输精时间是发情后15~30h，因此应该在第2天早上进行第1次输精，间隔12~18h可再次输精。据此，选B。

# 全国执业兽医资格考试试卷二（兽医全科类）（临床科目）

1.【答案】B

【考点】本题考查兽医临床诊断学第十九单元常用治疗技术/胃导管技术/适应证。

【解析】患病动物呼吸极度困难或有鼻炎、咽炎、喉炎等，忌用胃导管投药。A、C、D、E选项，均不能使用胃导管进行给药。B选项，瘤胃酸中毒，可经鼻腔使用胃导管进行给药。据此，选B。

2.【答案】D

【考点】本题考查兽医外科与手术学第十五单元术前准备/手术室的准备/手术急救药物的准备。

【解析】D选项，动物在手术过程中出现呼吸停止应静脉注射尼可刹米。A选项，当麻醉、手术意外、药物中毒、窒息、过敏性休克、心脏传导阻滞等原因引起心搏骤停时，肾上腺素可作为急救药以恢复心跳。B、C选项，安钠咖别名苯甲酸钠咖啡因，作用同咖啡因，可通过兴奋中枢神经调节大脑皮层（大脑皮质）的活动，用于中枢性呼吸、循环抑制，如加速麻醉药的苏醒过程，解救镇静催眠药的过量中毒、急性严重感染、毒物中毒和过度劳役等引起的呼吸、循环衰竭等。E选项，阿托品为副交感神经阻滞剂，适用于迷走神经张力过高所致的窦房传导阻滞、窦性心动过缓、窦性停搏、窦性心动过缓伴心输出量减少和外周循环衰竭等缓慢性心律失常。据此，选D。

3.【答案】A

【考点】本题考查兽医临床诊断学第十八单元动物保定技术/主要动物的保定技术/牛的保定方法及注意事项。

【解析】倒牛时最常使用单绳倒牛法。据此，选A。

4.【答案】D

【考点】本题考查兽医临床诊断学第九单元血液的一般检验/白细胞计数和白细胞分类计数/白细胞变化的临床意义。

【解析】中性粒细胞增多见于：①生理学或肾上腺素诱发：恐惧、兴奋、剧烈运动及抽搐引起肾上腺素释放。②皮质类固醇或者应激诱发：疼痛、创伤、寄养、运输或者其他疼痛性疾病。③急性细菌感染和化脓性炎症：炎症、败血症、坏死或者免疫介导性疾病。最常见于急性化脓菌感染，如化脓性胸膜炎、化脓性腹膜炎、创伤性心包炎、肺脓肿、胃肠炎、子宫炎、乳腺炎等。④慢性炎症：一些慢性化脓性疾病（如子宫蓄脓、脓肿、脓胸、脓皮病）及一些肿瘤。⑤严重组织损伤：如严重烧伤、大手术后、溃疡；组织坏死，如大肿瘤、胰腺炎、脂肪组织炎等。⑥急性大出血：内脏（肝脏、脾脏）破裂引起的大出血，大量血细胞破坏，此时白细胞数可迅速增加。⑦免疫介导性疾病：如犬、猫免疫介导性引起的溶血性贫血、多发性关节炎、系统性红斑狼疮、犬白细胞黏附能力缺乏等。⑧肿瘤性或持续性白细胞增多：常见于急性或慢性骨髓增生性白血病及其他器官的肿瘤。因此，猫兴奋时白细胞增多，除淋巴细胞增多外，还表现为分叶核中性粒细胞增多或无变化，杆状核中性粒细胞无变化，淋巴细胞增多，单核细胞和嗜酸性粒细胞无变化。据此，选D。

5.【答案】A

【考点】本题考查兽医产科学第三单元受精/配子在受精前的准备/配子的运行。

【解析】自然交配时公畜的射精部位因家畜种类的不同而有差异：①牛、羊等反刍动物属阴道授精型，精液射入阴道内。②猪和马则属于子宫授精型，射精时大部分精液直接进入子宫内。据此，选A。

6.【答案】D

【考点】本题考查兽医外科与手术学第十八单元手术技术/腹部手术/牛皱胃切开术。

【解析】牛皱胃切开术的切口定位：右侧肋弓下斜切口，距右侧最后肋骨末端25~30cm处，定为平行肋弓斜切的中点，在此中点上做一长20~25cm平行肋弓的切口；自右侧下腹壁触诊皱胃，以皱胃轮廓最明显处确定为切口部位。据此，选D。

7.【答案】A

【考点】本题考查兽医外科与手术学第二单元损伤/创伤/创伤的治疗。

【解析】创伤冲洗常用的高锰酸钾浓度是0.1%。据此，选A。

8.【答案】E

【考点】本题考查中兽医学第九单元温里药及方剂/温里药/吴茱萸。

【解析】A选项，旋覆花可下气消痰，降逆止呕。B选项，金银花可疏风散热，清热解毒。C选项，肉苁蓉可补肾壮阳，润肠通便。D选项，款冬花可润肺下气，止咳化痰。E选项，吴茱萸可温中止痛，理气止呕。用于温中止痛，疏肝暖脾，消阴寒之气。主治脾虚慢草，伤水冷痛，胃寒不食等，常配干姜、肉桂等；用于疏肝利气，和中止呕，治胃冷吐涎，常配生姜、党参、大枣

等。血虚有热及孕畜慎用。据此，选E。

9.【答案】A

【考点】本题考查兽医内科学第三单元反刍动物前胃和皱胃疾病/前胃弛缓/病因。

【解析】原发性前胃弛缓的原因包括饲养不当（主要原因），如饲喂品质不良的草料，因此A选项符合题意。B、C、D、E选项，均会引起奶牛前胃弛缓，但不是主要原因。据此，选A。

10.【答案】C

【考点】本题考查兽医临床诊断学第八单元神经系统及运动机能的检查/感觉机能的检查/浅感觉的检查。

【解析】"用针刺后肢皮肤，观察其反应"属于借助工具（针）触诊。据此，选C。

11.【答案】D

【考点】本题考查兽医临床诊断学第四单元胸廓、胸壁及呼吸系统的检查/肺与胸膜的检查/视诊。

【解析】健康动物除犬外均为胸腹式呼吸，健康犬的呼吸方式为胸式呼吸占优势。据此，选D。

12.【答案】A

【考点】本题考查兽医内科学第四单元其他胃肠疾病/肠变位（肠套叠、肠扭转、肠嵌闭）/治疗。

【解析】肠变位最佳治疗方案是手术治疗。据此，选A。

13.【答案】E

【考点】本题考查兽医内科学第三单元反刍动物前胃和皱胃疾病/皱胃变位与扭转/临床症状。

【解析】奶牛皱胃变位时，听、叩结合检查可闻钢管音的检查部位是左侧或右侧倒数第1~2肋间周围。据此，选E。

14.【答案】D

【考点】本题考查兽医内科学第三单元反刍动物前胃和皱胃疾病/瘤胃积食/临床症状。

【解析】瘤胃积食时，瘤胃胃内容物触诊黏硬。据此，选D。

15.【答案】A

【考点】本题考查兽医产科学第七单元分娩

期疾病／难产的防制。

【解析】难产是指由于各种原因使母畜分娩出现困难，若不采取措施，则母体难以或不能排出胎儿的疾病。难产继发症状包括：出血、休克、腹膜炎、子宫及产道损伤等。B、C、D、E选项，均属于难产继发症状。A选项，妊娠毒血症为母畜妊娠后期发生的一种代谢性疾病，不属于难产继发症状。本题为选非题。据此，选A。

16. 【答案】D

【考点】本题考查兽医临床诊断学第二单元整体及一般状态的检查／被毛和皮肤的检查／皮下组织的检查。

【解析】触诊胸部皮下水肿与皮下气肿的感觉依次是捻粉样、捻发样。据此，选D。

17. 【答案】E

【考点】本题考查中兽医学第二十单元病证防治／喘证／实喘。

【解析】E选项，治疗马热喘适宜的方剂为麻杏石甘汤。A选项，麻黄汤可发汗解表，宣肺平喘。主治外感风寒表实证。证见恶寒发热，头身疼痛，无汗而喘，舌苔薄白，脉浮紧。B选项，养心汤可补益气血、养心安神。主治气血不足，心神不宁。C选项，补肺汤可补益肺气，止咳平喘。主治肺虚咳喘，短气自汗，声音低弱，舌淡，脉虚弱。D选项，补肾汤可温脾补肾。主治寒疝入腹，上实下虚，小腹痛，时复泄泻，胸膈痞满，不进饮食。据此，选E。

18. 【答案】E

【考点】本题考查兽医临床诊断学第十七单元症状及症候学／症候学／黄疸。

【解析】肝细胞性黄疸（实质性黄疸、肝性黄疸）的实验室检查中只有血清白蛋白含量会降低，而溶血性和胆汁淤积性黄疸的血清白蛋白含量都正常。据此，选E。

19. 【答案】A

【考点】本题考查兽医外科与手术学第一单元外科感染／概述／外科感染的症状与治疗。

【解析】外科感染早期应采取冷敷、普鲁卡因局部封闭等物理疗法使急性炎症缓解。据此，选A。

20. 【答案】C

【考点】本题考查兽医临床诊断学第十一单元排泄物、分泌物及其他体液的检验／尿液的检验／一般性状检查。

【解析】C选项，多尿常见于肾炎、糖尿病、尿崩症、犬猫子宫蓄脓症，慢性肾炎可使动物排尿量增加，符合题意。B选项，尿毒症是肾机能不全（肾衰竭）的重要表现，肾机能不全致代谢产物和毒性物质在体内积聚，引起内环境紊乱导致的自体中毒综合征。肾丧失了排出毒素和水分的功能，使毒素和水分在体内聚集。如果发生了尿毒症，肾小球滤过功能丧失，水分和毒素都不能排出体外，所以尿液是减少的。有时尿液也会增多，但是这些尿液是无功能尿，全部是水分而几乎没有毒素。绝大多数尿毒症病畜尿液是减少的。A、D、E选项，少尿常见于急性肾炎、发热、休克、心脏病和脱水等，急性肾功能衰竭、脱水、心功能不全均引起动物排尿量减少。据此，选C。

21. 【答案】C

【考点】本题考查兽医外科与手术学第九单元直肠与肛门疾病／直肠和肛门脱／治疗。

【解析】直肠脱垂（直肠脱）是指直肠的一部分，甚至大部分向外翻转脱出肛门的一种疾病。临床治疗时，常用70%乙醇（酒精）或10%明矾溶液注入直肠周围结缔组织，使直肠周围结缔组织增生，以固定直肠。据此，选C。

22. 【答案】D

【考点】本题考查兽医外科与手术学第十六单元麻醉技术／全身麻醉／麻醉后护理、麻醉并发症与抢救。

【解析】全身麻醉的并发症包括：呕吐、舌回缩、呼吸停止、心搏停止等，A、B、C、E选项均符合。本题为选非题。据此，选D。

23. 【答案】E

【考点】本题考查兽医内科学第七单元血液循环系统疾病／心力衰竭／病因。

【解析】电击、中暑、胃肠炎、过劳均可以引起急性心力衰竭，心包炎不会引起急性心力衰竭。本题为选非题。据此，选E。

24.【答案】C

【考点】本题考查中兽医学第四单元解表药及方剂/辛温解表药及方剂/桂枝汤。

【解析】A选项，发汗解表，宣肺平喘是麻黄汤的功效之一。B选项，发汗解表，散寒除湿是荆防败毒散的功效之一。C选项，解肌发表，调和营卫是桂枝汤的功效之一。D选项，辛凉解表，清热解毒是银翘散的功效之一。E选项，和解少阳，扶正祛邪是小柴胡汤的功效之一。据此，选C。

25.【答案】B

【考点】本题考查兽医外科与手术学第六单元头、颈部疾病/耳病/中耳炎。

【解析】中耳炎是指鼓室及咽鼓管的炎症，无特异性临床症状。单侧性中耳炎时，动物常保持患耳在下，向着患侧旋转并跌倒于患侧，不能起立；两侧性中耳炎时，动物头颈伸长，以鼻触地；化脓性中耳炎时，动物体温升高，食欲不振，精神沉郁，炎症蔓延至内耳时，动物表现为耳聋和平衡失调、转圈、头颈倾斜而倒地。据此，选B。

26.【答案】D

【考点】本题考查兽医临床诊断学第四单元胸廓、胸壁及呼吸系统的检查/肺与胸膜的检查/听诊。

【解析】生理状况下，由于马具有特殊的解剖生理结构，其肺部听不到支气管呼吸音。据此，选D。

27.【答案】E

【考点】本题考查兽医临床诊断学第五单元腹壁、腹腔及消化系统的检查/排粪动作及粪便的感官检查/排粪动作的检查。

【解析】排粪失禁见于荐部脊髓损伤和炎症，也见于大脑的疾病。据此，选E。

28.【答案】E

【考点】本题考查兽医临床诊断学第三单元心血管系统的检查/心脏的检查/叩诊。

【解析】A、B、C、D选项，均可使浊音区扩大（心包炎可致心肥大）。E选项，气胸时绝对浊音区缩小。本题为选非题。据此，选E。

29.【答案】C

【考点】本题考查兽医外科与手术学第十四单元蹄病/牛的蹄病/腐蹄病。

【解析】奶牛饲养管理差，经常站在粪尿之中，易患腐蹄病。据此，选C。

30.【答案】D

【考点】本题考查中兽医学第一单元基础理论/气血津液/气血。

【解析】D选项，可视黏膜呈浅白色、苍白色或黄白色，四肢麻痹，甚至抽搐，心悸，苔白，脉细无力病症属于血虚证。A选项，出血证指各种原因导致血液溢出脉管之外，临床上常见各种出血。B选项，血热证是热邪侵犯血分而引起的病证，多由外感热邪深入血分所致。C选项，血瘀证为机体某一局部或某一脏腑的血液运行受阻，或存在离经之血的证候。E选项，气逆证为气的下降受阻，不降反逆所表现的证候。据此，选D。

31.【答案】E

【考点】本题考查兽医外科与手术学第一单元外科感染/概述/外科感染常见病原体。

【解析】E选项，布鲁氏菌（布氏杆菌）是一类革兰氏阴性的短小杆菌，牛、羊、猪等动物最易感染，引起母畜传染性流产，一般不引起外科感染。A、B、C、D选项，均为外科感染的常见致病菌。本题为选非题。据此，选E。

32.【答案】B

【考点】本题考查兽医产科学第九单元母畜的不育/饲养管理及利用性不育/管理利用性不育。

【解析】A选项，营养性不育：由于营养物质缺乏（如饲料数量不足、蛋白质缺乏、维生素缺乏、矿物质缺乏），或营养过剩而引起动物的生育力降低或停止。B选项，管理利用性不育：由于使役过度或泌乳过多引起的母畜生殖机能减退或暂时停止。这种不育常发生于马、驴和牛，而且往往是由饲料数量不足的营养成分不全引起的。C选项，繁殖技术性不育：由于繁殖技术不良所引起的生殖机能降低或停止。D选项，环境气候性不育：因环境气候的剧烈变化，而引起动物生殖机能的暂时性降低或停止。E选项，衰老性不育：适龄繁殖期的母畜生殖机能过早衰退而引起的不育。达到绝情期的母畜，由于全身机能衰退而丧失繁殖能力，在生产上已失去利用价值，应予淘汰。据此，选B。

33.【答案】D
【考点】本题考查兽医临床诊断学第二单元整体及一般状态的检查/群畜临床检查的特点/临床检查的内容。
【解析】动物患病后，为了解畜群患病状况，除了通过问诊外，最好还要对畜群进行视诊。据此，选D。

34.【答案】D
【考点】本题考查兽医临床诊断学第十七单元症状及症候学/症候学/发热（分类）。
【解析】动物高热是指体温升高2.0~3.0℃。据此，选D。

35.【答案】C
【考点】本题考查兽医内科学第十一单元矿物质代谢障碍疾病/佝偻病/病因。
【解析】与佝偻病的病因关系最密切的是维生素D缺乏。据此，选C。

36.【答案】A
【考点】本题考查兽医产科学第九单元母畜的不育/疾病性不育/卵巢囊肿。
【解析】牛的卵巢囊肿分为卵泡囊肿和黄体囊肿两种。患卵泡囊肿的母牛一般表现为无规律的、长时间或连续性的发情症状（慕雄狂），或长时间不出现发情征象（乏情），有的牛先表现慕雄狂的症状，而后转为乏情。据此，选A。

37.【答案】B
【考点】本题考查兽医内科学第二单元口腔、唾液腺、咽和食道疾病/咽炎/防治。
【解析】咽炎的首要治疗原则是抗菌消炎，严禁胃管投药。据此，选B。

38.【答案】E
【考点】本题考查兽医外科与手术学第二单元损伤/软组织非开放性损伤。
【解析】脓肿：严重感染后，组织和器官坏死、液化，形成局限性脓液聚集，并有完整的包膜，称为脓肿。脓肿属于局部外科感染，不属于软组织非开放性损伤。本题为选非题。据此，选E。

39.【答案】D
【考点】本题考查兽医内科学第三单元反刍动物前胃和皱胃疾病/瘤胃臌气/防治。
【解析】瘤胃臌气治疗原则为促进瘤胃积气排出（前高后低站立或穿刺）、缓泻制酵、恢复瘤胃机能。据此，选D。

40.【答案】C
【考点】本题考查兽医外科与手术学第二单元损伤/创伤/创伤的分类及临床特点。
【解析】C选项，咬创常被口腔细菌所污染，可继发蜂窝织炎，符合题意。A选项，切创为因锐利的刀类、铁片、玻璃片等切割组织发生的损伤。切创的创缘及创壁比较平整，组织受挫灭轻微，出血量多，疼痛较轻，创口裂开明显，污染较轻。一般经适当的外科处理和缝合，能迅速愈合。B选项，裂创为由钩、钉等钝性牵引作用，使组织发生机械性牵张而断裂的损伤。裂创的创形不规整，组织发生撕裂及剥离，创缘呈不正锯齿状，创内深浅不一，创壁及创底凹凸不平，并存有创囊及严重破损组织碎片。出血较少，创口裂开很大，疼痛剧烈。有的皮肤呈瓣状撕裂，有的并发肌肉及腱的断裂，撕裂组织容易发生坏死或感染。D选项，火器创为由枪弹或弹片致伤所造成的开放性损伤。与一般开放性损伤不同，有其本身的特殊性。主要特点有：①损伤严重，受伤部位多，范围广。②污染严重，感染快。E选项，毒创为被毒蛇咬、毒蜂刺蛰等所致的组织损伤。被咬刺部位呈点状损伤，常不易被发现。但毒素进入组织后，患部疼痛剧烈，迅速肿胀，以后出现坏死和分解。毒素引起的全身性反应迅速而严重，可因呼吸中枢和心血管系统的麻痹而死亡。据此，选C。

41.【答案】E
【考点】本题考查兽医外科与手术学第十六单元麻醉技术/全身麻醉/非吸入性麻醉药物种类与应用。
【解析】氯胺酮不可进行肌内注射。本题为选非题。据此，选E。

42.【答案】C
【考点】本题考查兽医临床诊断学第二单元整体及一般状态的检查/体温、脉搏、呼吸及血压测定/体温。

【解析】奶牛正常体温范围应该是37.5~39.5℃。据此，选C。

43.【答案】B

【考点】本题考查兽医内科学第十二单元维生素与微量元素缺乏症/B族维生素缺乏症/临床特点。

【解析】进行性肌麻痹和头颈后仰呈观星姿势等临床症状，为维生素$B_1$（硫胺素）缺乏症的特征性临床症状，提示该群鸡可能缺乏维生素$B_1$。据此，选B。

44.【答案】A

【考点】本题考查兽医内科学第十七单元其他中毒病/有机磷农药中毒/临床症状。

【解析】有机磷农药对动物的毒性机理主要是抑制胆碱酯酶的活性，使其失去分解乙酰胆碱的能力，从而造成乙酰胆碱在体内大量蓄积，导致胆碱能神经功能紊乱。据此，选A。

45.【答案】C

【考点】本题考查兽医外科与手术学第六单元头、颈部疾病/颈静脉炎/诊断。

【解析】A选项，单纯性颈静脉炎表现为颈静脉管壁增厚，在皮下可摸到结节状或条索状有疼痛的肿胀物。B选项，颈静脉周围炎表现为颈静脉沟的上1/3与中1/3交界附近出现不同程度的肿胀、热、痛，患部下面、颈腹侧和胸前常有炎性水肿，多摸不到颈静脉。D选项，化脓性颈静脉炎表现为弥漫性温热、疼痛及炎性水肿，肿胀表面带有黄色渗出物，不易触知颈静脉。患病动物出现精神沉郁、食欲减退、体温升高等全身症状。E选项，出血性颈静脉炎多发生于化脓性血栓性颈静脉炎的过程中，可形成败血症。C选项，血栓性颈静脉炎沿颈静脉周围出现明显的炎性水肿，局部热、痛，颈静脉内有血栓形成，并在颈静脉沟内出现长索状粗大的肿胀物，质较硬，血液循环受阻。血栓远心端颈静脉怒张，患侧眼结膜瘀血，甚至头颈浮肿，当侧支循环建立后，则这些现象逐渐缓解。据此，选C。

46.【答案】E

【考点】本题考查兽医产科学第十单元公畜的不育/先天性不育/隐睾。

【解析】猪有隐睾时除触诊检查外，还可以通过性欲强、生长慢、肉质差来判断。据此，选E。

47.【答案】A

【考点】本题考查兽医产科学第八单元产后期疾病/产后感染/产后阴门炎及阴道炎的治疗。

【解析】治疗母畜阴道炎时，高锰酸钾的浓度为0.05%~0.1%。据此，选A。

48.【答案】A

【考点】本题考查兽医产科学第六单元妊娠期疾病/流产/病因。

【解析】A选项，胚胎发育停滞属于自发性流产。B、C、D、E选项，均属于症状性流产。据此，选A。

49.【答案】B

【考点】本题考查中兽医学第十四单元补虚药及方剂/助阳药及方剂/巴戟天。

【解析】A选项，淫羊藿可补肾壮阳，祛风止痛。B选项，巴戟天可补肾助阳，强筋骨，祛风湿。常与杜仲、续断、菟丝子等配伍，能强筋壮骨，治肾虚骨痿、运步困难、腰膝疼痛等。C选项，肉苁蓉可补肾壮阳，润肠通便。D选项，补骨脂可补肾壮阳，固精缩尿，温脾止泻。E选项，女贞子可滋补肝肾，明目乌发。据此，选B。

50.【答案】E

【考点】本题考查兽医临床诊断学第十一单元排泄物、分泌物及其他体液的检验/尿液的检验/化学检验。

【解析】肉食动物尿液常呈弱酸性。据此，选E。

51.【答案】B

【考点】本题考查兽医临床诊断学第三单元心血管系统的检查/血管的检查/动脉的检查。

【解析】B选项，犬猫间接性动脉血压测定的最佳部位是股动脉。A、D、E选项，不作为间接性动脉血压测定部位。C选项，颌外动脉是马属动物间接性动脉血压测定部位。据此，选B。

52.【答案】A

【考点】本题考查兽医临床诊断学第十七单

元症状及症候学/症候学/发绀。

【解析】A选项，肺部患病动物常表现为发绀、呼吸困难。B选项，心脏患病症状不仅限于发绀、呼吸困难，还有可能存在黏膜苍白、抽搐等症状。C选项，肾脏患病主要为排尿异常症状。D选项，中毒主要为流涎、抽搐等症状。E选项，遗传病无特异性症状。据此，选A。

53.【答案】E

【考点】本题考查兽医临床诊断学第二单元整体及一般状态的检查/被毛和皮肤的检查/皮下组织的检查。

【解析】A选项，皮下血肿穿刺流出血液。B选项，疝触之有波动感，可触及疝环。C选项，皮下气肿肿胀界线不明显、触压时柔软而容易变形。D选项，结缔组织增生是指结缔组织数量增多并伴有组织体积增大的现象。E选项，皮下水肿触摸柔软如面团样，指压留痕的局限性肿胀。据此，选E。

54.【答案】D

【考点】本题考查兽医外科与手术学第八单元疝/脐疝/一般治疗方法。

【解析】疝轮又称疝孔，是指自然孔的异常扩大（如脐孔、腹股沟环）或是腹壁上任何部位病理性的破裂孔（如钝性暴力造成的腹肌撕裂），内脏可由此而脱出。一般手术治疗疝时通过纽扣缝合封闭疝轮，因此D选项符合题意。A选项，结节缝合用于缝合疝气皮肤。B选项，连续缝合用于缝合疝气切口。C、E选项，不应用于疝气的缝合。据此，选D。

55.【答案】B

【考点】本题考查兽医临床诊断学第五单元腹壁、腹腔及消化系统的检查/肠管的检查/反刍动物肠管的检查。

【解析】A选项，瘤胃积食时瘤胃听诊，初期蠕动音增强，以后减弱或消失。B选项，肠音频繁似流水状，见于肠炎及肠痉挛。C选项，瓣胃阻塞时瓣胃听诊蠕动音减弱或消失，触诊疼痛。D选项，肠臌气时肠音在病初增强，并带有明显的金属音，以后则减弱甚至消失。E选项，便秘时肠蠕动音减弱。据此，选B。

56.【答案】D

【考点】本题考查兽医临床诊断学第十七单元症状及症候学/症候学/黄疸。

【解析】"可视黏膜黄染"，再结合病犬"精神高度沉郁，每天呕吐数次"，首先考虑黄疸。发生黄疸时血清内胆红素浓度会升高。据此，选D。

57.【答案】A

【考点】本题考查兽医产科学第九单元母畜的不育/疾病性不育/子宫颈炎。

【解析】子宫颈炎是指从子宫颈外口直到子宫内口黏膜及黏膜下组织发生的炎症。直肠检查时，发炎的子宫颈可能增大；患有严重的慢性子宫颈炎时，子宫颈变厚实。根据题干中"子宫颈增大并变厚实"，可排除B、C、D、E选项。据此，选A。

58.【答案】A

【考点】本题考查兽医外科与手术学第八单元疝/会阴疝/病因、症状与诊断。

【解析】"母牛阴门近旁出现一无热、无痛、柔软的肿胀"符合会阴疝的临床表现，因此A选项符合题意。B选项，膀胱脱垂于阴门处可见膀胱。C选项，会阴脓肿初期红肿热痛，后中央变软，脱毛。D选项，淋巴外渗为动态变化，逐渐肿大，隆起界线不明，局部温度不高。E选项，肿瘤一般临床表现：①有肿块，为体表/浅在肿瘤。②不同程度的疼痛。③有溃疡，一般为恶性肿瘤坏死形成的。④有出血，为来自溃疡或肿瘤的破溃。⑤功能障碍。据此，选A。

59.【答案】E

【考点】本题考查兽医外科与手术学第八单元疝/膈疝/牛、马及犬膈疝的临床特点。

【解析】肠道本应在腹腔，该犬却在胸腔听到明显的肠音，说明肠通过膈的破裂孔进入了胸腔，且伴有呼吸困难的临床症状，该犬很可能发生的疾病为膈疝。据此，选E。

60.【答案】B

【考点】本题考查兽医临床诊断学第十七单元症状及症候学/症候学/呼吸困难。

【解析】心源性呼吸困难，尤其是右心衰竭引起的呼吸困难常表现为体表静脉怒张、心悸、发绀、气急、蛋白尿、水肿等。题干中症状与心源性呼吸困难相符合。据此，选B。

61.【答案】D

【考点】本题考查兽医产科学第十二单元乳房疾病/其他乳房疾病/乳房坏疽。

【解析】A选项，血乳即乳中混血，挤出的乳汁呈深浅不等的血红色。B选项，乳房浮肿的症状一般是整个乳房的皮下及间质发生水肿，以乳房下半部较为明显。C选项，乳房创伤多具有外伤史。D选项，乳房坏疽又称坏疽性乳腺炎，是由腐败、坏死性微生物引起一个或两个乳区组织感染，发生坏死、腐败的病理过程。最初乳房肿大，坚实，触之硬、痛。随疾病恶化，患部皮肤由粉红色逐渐变为深红色、紫色甚至蓝色。最后全区完全失去感觉，皮肤湿冷。有时并发气肿；捏之有捻发音，叩之呈鼓音。E选项，乳池和乳头管狭窄及闭锁的典型特征是乳汁流出障碍。据此，选D。

62.【答案】E

【考点】本题考查兽医临床诊断学第十九单元常用治疗技术/投药法/散剂投药。

【解析】大规模动物投药以混饲法为主，因此E选项符合题意。A、B、C、D选项，仅适用于较少数量患病动物的治疗。据此，选E。

63.【答案】B

【考点】本题考查中兽医学第二单元辨证论治/脏腑辨证/肺与大肠病证。

【解析】A选项，肺气虚，主证为久咳气喘，且咳喘无力，动则喘甚，鼻流清涕，畏寒喜暖，易于感冒，容易出汗，日渐消瘦，皮燥毛焦，倦怠喜卧，口色淡白，脉细弱。B选项，肺阴虚，主证为干咳连声，昼轻夜重，甚则气喘，鼻液黏稠，低热不退，或午后潮热，盗汗，口干舌燥，粪球干小，尿少色深，口色红，舌无苔，脉细数。C选项，痰饮阻肺，主证为咳嗽，气喘，鼻液量多，色白而黏稠，苔白腻，脉滑。D选项，风寒束肺，主证为咳嗽，气喘，兼有发热轻而恶寒重，鼻流清涕，口色青白，舌苔薄白，脉浮紧。E选项，风热犯肺，主证为咳嗽和风热表证共见。咳嗽，鼻流黄涕，咽喉肿痛，触之敏感，耳鼻温热，身热，口干贪饮，口色偏

红，舌苔薄白或黄白相兼，脉浮数。题干中症状与肺阴虚相符。据此，选B。

64.【答案】B

【考点】本题考查中兽医学第二单元辨证论治/脏腑辨证/肺与大肠病证。

【解析】A选项，补肺益气、止咳定喘为肺气虚咳喘的治则。B选项，滋阴生津、润肺止咳为肺阴虚咳嗽的治则。C选项，疏风散热、宣肺通气为风热犯肺、肺气不宣的治则。D选项，宣肺散寒、祛痰止咳为风寒束肺、咳嗽痰多的治则。E选项，清肺化痰、止咳平喘为肺热咳喘的治则。根据题干中症状得出本病为肺阴虚，而肺阴虚的治疗原则为滋阴生津、润肺止咳。据此，选B。

65.【答案】A

【考点】本题考查中兽医学第二单元辨证论治/脏腑辨证/肺与大肠病证。

【解析】A选项，百合固金汤可滋养肺肾，止咳化痰。主治肺肾阴亏，虚火上炎证，是肺阴虚的治疗方剂。B选项，二陈汤可燥湿化痰，理气和中。主治湿痰证，是痰饮阻肺的治疗方剂。C选项，麻黄汤可发汗解表，宣肺平喘。主治外感风寒表实证，证见恶寒发热，头身疼痛，无汗而喘，舌苔薄白，脉浮紧。是风寒束肺的治疗方剂。D选项，麻杏石甘汤可辛凉宣泄，清肺平喘。主治外感风邪，邪热壅肺证，身热不解，咳逆气急，鼻扇，口渴，有汗或无汗，舌苔薄白或黄，脉滑而数者。是肺热咳喘的治疗方剂。E选项，银翘散可辛凉透表，清热解毒。主治风热感冒，发热头痛，口干咳嗽，咽喉疼痛，小便短赤。是卫气营血辨证中卫分病证的治疗方剂。根据题干中症状得出本病为肺阴虚，而肺阴虚的适宜方剂是百合固金汤。据此，选A。

66.【答案】A  67.【答案】D  68.【答案】E

【考点】本组题考查兽医内科学第十八单元其他内科疾病/肾上腺皮质功能亢进症（库兴氏综合征）。

【解析】根据病犬"垂腹和两侧性脱毛，皮肤色素过度沉着，多为斑块状。肌肉强直，休息或在寒冷条件下，步态僵硬尤为明显。若尿检，尿液相对密度低"等临床症状，考虑患有犬肾上

18

腺皮质功能亢进症。本病的实验室检查中，恒见的改变是相对性或绝对性外周淋巴细胞减少，尿液检查呈低渗尿，因此血检可见淋巴细胞减少。本病确诊应依据肾上腺皮质功能试验。治疗首选药物是双氯苯二氯乙烷。据此，66题选A，67题选D，68题选E。

**69.【答案】A**

【考点】本题考查兽医产科学第六单元妊娠期疾病/流产/治疗。

【解析】"妊娠母牛，突然出现腹痛、起卧不安、呼吸和脉搏加快等临床症状"。预示将要发生先兆流产，因此A选项符合题意。B、C、D、E选项，均属于具体的流产症状，不符合题意。据此，选A。

**70.【答案】E**

【考点】本题考查兽医产科学第六单元妊娠期疾病/流产/治疗。

【解析】"妊娠母牛，突然出现腹痛、起卧不安、呼吸和脉搏加快等临床症状"。预示将要发生先兆流产；处理本病的原则是使用抑制子宫收缩药安胎。据此，选E。

**71.【答案】D**

【考点】本题考查兽医产科学第六单元妊娠期疾病/流产/治疗。

【解析】"妊娠母牛，突然出现腹痛、起卧不安、呼吸和脉搏加快等临床症状"，预示将要发生先兆流产；处理本病的原则是使用抑制子宫收缩药安胎。A、B、C、E选项，均属于对本病正确的治疗措施。D选项，前列腺素$F_{2\alpha}$（$PGF_{2\alpha}$）增多，会引起子宫肌肉的频繁收缩，导致流产，因此不适用于治疗流产。据此，选D。

**72.【答案】E**

【考点】本题考查兽医内科学第三单元反刍动物前胃和皱胃疾病/皱胃阻塞/发病机理。

【解析】根据题干"腹部膨胀，右下侧明显；叩诊肋骨弓，胁部听到叩击钢管的铿锵音；右侧下腹部触诊坚硬，拳头压诊有压痕，有痛感"等特征症状，考虑本病为皱胃阻塞，因此E选项符合题意。A选项，皱胃变位主要表现为左侧肋部后下方、左肷部的前下方显现局限性突起，触之有气囊性感觉，叩之呈鼓音。B选项，创伤性网胃腹膜炎临床上以顽固的前胃弛缓症状和触压网胃表现疼痛，感觉内容物松软或黏硬为特征。C选项，瓣胃阻塞临床上以前胃弛缓、瓣胃听诊蠕动音减弱或消失，触诊疼痛，排粪干少、色暗为特征。D选项，皱胃溃疡的病牛消化机能严重障碍，食欲减退，粪便含有血液呈松馏油样，直肠检查时手臂上黏附类似酱油色的糊状物。据此，选E。

**73.【答案】A　74.【答案】C**

【考点】本组题考查兽医内科学第三单元反刍动物前胃和皱胃疾病/皱胃阻塞/防治。

【解析】根据题干"腹部膨胀，右下侧明显；叩诊肋骨弓，胁部听到叩击钢管的铿锵音；右侧下腹部触诊坚硬，拳头压诊有压痕，有痛感"等特征症状，考虑本病为皱胃阻塞。皱胃阻塞治疗原则为促进皱胃内容物排出，防止脱水和自体中毒；严重病例应及时手术。常用导泻药物（硫酸镁或硫酸钠）促进皱胃内容物的后送。据此，73题选A，74题选C。

**75.【答案】A**

【考点】本题考查中兽医学第二十单元病证防治/淋证/热淋。

【解析】根据该犬"排尿时弓腰努责，淋漓不畅，表现疼痛，尿量少但频频排尿，尿色赤黄"等临床症状，本病的病因属于热淋，因此A选项符合题意。B选项，血淋可见小便热涩刺痛，尿色深红，或夹有血块，疼痛满急加剧；虚证表现为尿呈浅红色，尿痛涩滞不显。C选项，砂淋又称石淋，可见尿中混有砂石，小便艰涩，或排尿时突然中断，尿道窘迫疼痛，少腹拘急，或腰腹绞痛难忍，尿中带血。D选项，膏淋可见表现为小便混浊如泔水，置之沉淀如絮状，上有浮油如脂，或夹有凝块，或混有血液；虚证表现为病久不已，反复发作，淋出如脂。E选项，淋病是淋病奈瑟菌（简称淋球菌）引起的以泌尿生殖系统化脓性感染为主要表现的性传播疾病，并非中医范畴的疾病。据此，选A。

**76.【答案】C**

【考点】本题考查中兽医学第二十单元病证防治/淋证/热淋。

【解析】根据该犬"排尿时弓腰努责，淋漓不畅，表现疼痛，尿量少但频频排尿，尿色赤黄"等临床症状，本病的病因属于热淋；治法为清热降火，利湿通淋，因此C选项符合题意。A选项，消积导滞，调和脾胃是食积不消的治则。B选项，温中散寒，利湿止泻是脾阳虚寒泄泻的治则。D选项，健脾益气，温中化湿是脾虚湿盛的治则。E选项，清热利湿，消石通淋是石淋的治则。据此，选C。

77.【答案】B

【考点】本题考查中兽医学第二十单元病证防治／淋证／热淋。

【解析】根据该犬"排尿时弓腰努责，淋漓不畅，表现疼痛，尿量少但频频排尿，尿色赤黄"等临床症状，本病的病因属于热淋；治法为清热降火，利湿通淋。可选用的方剂是八正散加减，因此B选项符合题意。A选项，猪苓散可健脾利水。主治呕吐，膈上有停饮，吐后欲饮水。C选项，郁金散可清热解毒，燥湿止泻。主治肠黄，湿热泻痢。D选项，小蓟饮子可凉血止血，利水通淋。主治热结下焦之血淋、尿血。E选项，萆薢分清饮可温肾利湿，分清化浊。主治真元不足，下焦虚寒之膏淋、白浊；小便频数，混浊不清，白如米泔，凝如膏糊，舌淡苔白，脉沉。据此，选B。

78.【答案】A  79.【答案】B  80.【答案】C
81.【答案】D

【考点】本组题考查兽医产科学第六单元妊娠期疾病／流产／治疗。

【解析】根据"妊娠母牛，突然出现腹痛、起卧不安、呼吸和脉搏加快等临床症状"，考虑该牛发生先兆流产。"经过安胎处理后病情仍未稳定，阴道排出物继续增多，起卧不安加剧"说明流产在所难免（即难免流产），此时应尽快促使子宫内容物排出，故需进行人工干预。若子宫颈口已经开放，若胎儿已经死亡，牵引、矫正有困难，应采取的措施是截胎术。若子宫颈管开张不大，手不易伸入，可用肌内注射前列腺素（溶解黄体）、雌激素（促使子宫颈松弛），然后实行助产。若子宫颈口仍不开放，或胎儿不易取出，应采取剖腹术，取出胎儿。据此，78题选A，

79题选B，80题选C，81题选D。

82.【答案】A  83.【答案】B  84.【答案】C
85.【答案】D  86.【答案】E

【考点】本组题考查兽医外科与手术学第十七单元手术基本操作／缝合／缝合方法。

【解析】A选项，结节缝合又称单纯间断缝合，适用于皮肤、皮下组织、筋膜、黏膜、血管、神经、胃肠道等的缝合。B选项，表皮下缝合适用于小动物的皮肤缝合。从皮肤切口一端开始，缝针刺入真皮下，再翻转缝针刺入另一侧真皮，采用连续水平褥式缝合法闭合切口，最后将缝针翻转刺向对侧真皮下打结，将线结置在深部组织内。一般应选择单丝尼龙线或PGA缝线，不宜使用肠线，因后者易引起较严重的组织反应。C选项，伦勃特缝合法又称垂直褥式内翻缝合法，适用于胃肠、子宫、膀胱等空腔器官浆膜肌层的缝合，也是胃肠手术的传统缝合方法。D选项，压挤缝合是一种适用于肠管吻合的单层间断缝合法，如用于犬、猫肠管吻合效果良好，也可用于大动物肠管吻合。E选项，疝轮又称疝孔，是指自然孔的异常扩大（如脐孔、腹股沟环）或是腹壁上任何部位病理性的破裂孔（如钝性暴力造成的腹肌撕裂），内脏可由此而脱出。一般手术治疗疝时，通过纽扣缝合封闭疝轮。A、B、E选项，不常用于胃肠手术后的缝合。据此，82题选A，83题选B，84题选C，85题选D，86题选E。

87.【答案】A

【考点】本题考查兽医内科学第四单元其他胃肠疾病／肠变位（肠套叠、肠扭转、肠嵌闭）／临床症状。

【解析】马发生肠套叠时腹腔穿刺液呈粉红色或红色，因此考虑该马最可能是发生了肠套叠。据此，选A。

88.【答案】E

【考点】本题考查兽医内科学第四单元其他胃肠疾病。

【解析】E选项，肠痉挛又称肠绞痛，只是一种症状而非疾病，是由于肠壁平滑肌强烈收缩而引起的阵发性腹痛。临床表现为突然发作的阵发性腹痛、疼痛轻重不等、反复发作、可自愈，是

所有选项中的全身症状最轻微的。A、B、C、D 选项，都伴有较为严重的全身症状。据此，选 E。

89.【答案】D

【考点】本题考查兽医内科学第四单元其他胃肠疾病/胃炎/诊断。

【解析】胃炎可伴发消化道出血，以致出现呕血和黑便。据此，选 D。

90.【答案】C

【考点】本题考查兽医内科学第三单元反刍动物前胃和皱胃疾病/瘤胃臌气/诊断。

【解析】叩诊含大量气体的空腔器官时叩诊音为鼓音。C 选项，瘤胃臌气：反刍动物采食了大量易发酵的草料，在瘤胃和网胃内发酵，导致瘤胃和网胃内迅速产生并积聚大量气体，而使瘤胃急剧臌气的疾病。患病时触诊左侧肷窝部紧张而有弹性，叩诊呈鼓音，瘤胃蠕动音减弱或消失。A 选项，瘤胃积食：蠕动音消失、触诊黏硬；左侧下腹胀满，左肷部不突出，叩诊呈浊音。B 选项，皱胃阻塞：皱胃区局限性膨隆，在右肷窝处进行听诊，结合肋弓叩诊，呈现钢管音。D 选项，胃炎指胃黏膜的急性或慢性炎症，触诊敏感疼痛，消化紊乱、腹痛、腹泻、发热、脱水，酸中毒。E 选项，瓣胃阻塞：前胃弛缓，瓣胃听诊蠕动音减弱或消失，触诊右侧第 7~9 肋间肩关节水平线上下表现疼痛。据此，选 C。

91.【答案】A

【考点】本题考查中兽医学第十二单元理血药及方剂/活血祛瘀药及方剂/通乳散。

【解析】A 选项，通乳散的功能为补益气血，通经下乳。主治气血不足、经络不通所致的缺乳症。B 选项，青黛散主治口舌生疮，咽喉肿痛。C 选项，牵正散可祛风化痰，通络止痉。主治肝风内动，口眼歪斜。D 选项，镇肝熄风汤主治肝肾阴虚，肝风内动等。E 选项，玉屏风散主治表虚自汗证，汗出恶风等证。据此，选 A。

92.【答案】E

【考点】本题考查中兽医学第十三单元收涩药及方剂/敛汗涩精药及方剂/玉屏风散。

【解析】A 选项，通乳散的功能为补益气血，通经下乳。主治气血不足、经络不通所致的缺乳症。B 选项，青黛散主治口舌生疮，咽喉肿痛。C 选项，牵正散可祛风化痰，通络止痉。主治肝风内动，口眼歪斜。D 选项，镇肝熄风汤主治肝肾阴虚，肝风内动等。E 选项，玉屏风散主治表虚自汗证，汗出恶风等证。据此，选 E。

93.【答案】C

【考点】本题考查中兽医学第十五单元平肝药及方剂/平肝熄风药及方剂/牵正散。

【解析】A 选项，通乳散的功能为补益气血，通经下乳。主治气血不足、经络不通所致的缺乳症。B 选项，青黛散主治口舌生疮，咽喉肿痛。C 选项，牵正散可祛风化痰，通络止痉。主治肝风内动，口眼歪斜。D 选项，镇肝熄风汤主治肝肾阴虚，肝风内动等。E 选项，玉屏风散主治表虚自汗证，汗出恶风等证。据此，选 C。

94.【答案】D

【考点】本题考查中兽医学第十五单元平肝药及方剂/平肝熄风药及方剂/镇肝熄风汤。

【解析】A 选项，通乳散的功能为补益气血，通经下乳。主治气血不足、经络不通所致的缺乳症。B 选项，青黛散主治口舌生疮，咽喉肿痛。C 选项，牵正散可祛风化痰，通络止痉。主治肝风内动，口眼歪斜。D 选项，镇肝熄风汤主治肝肾阴虚，肝风内动等。E 选项，玉屏风散主治表虚自汗证，汗出恶风等证。据此，选 D。

95.【答案】B

【考点】本题考查中兽医学第十八单元外用药及方剂/方剂/青黛散。

【解析】A 选项，通乳散的功能为补益气血，通经下乳。主治气血不足、经络不通所致的缺乳症。B 选项，青黛散主治口舌生疮，咽喉肿痛。C 选项，牵正散可祛风化痰，通络止痉。主治肝风内动，口眼歪斜。D 选项，镇肝熄风汤主治肝肾阴虚，肝风内动等。E 选项，玉屏风散主治表虚自汗证，汗出恶风等证。据此，选 B。

96.【答案】D　97.【答案】E　98.【答案】B
99.【答案】C　100.【答案】A

【考点】本组题考查兽医外科与手术学第十三单元皮肤病。

【解析】A 选项，患真菌性皮肤病的犬、猫患部出现断毛、掉毛或出现圆形脱毛区，皮屑较多。B 选项，被毛着色和患部皮肤湿红是马拉色菌病的主要表现。C选项，犬患病时，四肢和头部一般不掉毛，脱毛区主要在颈部、背部、胸腹两侧，少见四肢脱毛。被毛粗糙、无光泽、干燥稀疏并变脆，对称性脱毛或鼻梁部脱毛，常有异味（细菌感染）。D选项，主要表现为对称性脱毛，食欲异常，腹部膨大和多饮多尿。E选项，遗传性过敏性皮炎的瘙痒表现频繁而剧烈，常影响部位如面、伸肌与屈肌皮肤表面、腋窝、耳郭和腹股沟等。据此，96题选D，97题选E，98题选B，99题选C，100题选A。

# 全国执业兽医资格考试试卷三（兽医全科类）

## （临床科目）

1.【答案】E
【考点】本题考查兽医临床诊断学第二单元整体及一般状态的检查/体温、脉搏、呼吸及血压测定/脉搏。
【解析】健康犬的脉搏变化范围是70~120次/min。据此，选E。

2.【答案】D
【考点】本题考查兽医外科与手术学第十三单元皮肤病/真菌性皮肤病/诊断与治疗。
【解析】外用酮康唑属于治疗家畜皮肤真菌感染常用的方法。据此，选D。

3.【答案】B
【考点】本题考查兽医内科学第一单元总论/中毒性疾病概述/毒物与中毒的概念。
【解析】最高无毒剂量是指化学物在一定时间内，按一定方式与机体接触。用一定的检测方法或观察指标，不能对动物造成血液性、化学性、临床或病理性改变等损害作用的最大剂量。据此，选B。

4.【答案】A
【考点】本题考查兽医外科与手术学第十四单元蹄病/马属动物蹄病/蹄叶炎。
【解析】A选项，发生在蹄真皮层的弥散性无败性炎症是蹄叶炎。B选项，滑膜囊炎的病变位置为滑囊。C选项，蹄叉腐烂是蹄叉真皮的慢性化脓性炎症，伴发蹄叉角质的腐败分解，是常发蹄病，病变位置为蹄叉角质。D选项，局限性蹄皮炎通常靠近轴侧缘，真皮有局限性损伤和出血，角质后期有缺损。常侵害后肢的外侧趾。E选项，蹄冠蜂窝织炎发生在蹄冠皮下、真皮、蹄缘真皮及蹄匣上方。据此，选A。

5.【答案】E
【考点】本题考查兽医外科与手术学第八单元疝/概述/疝的分类。
【解析】逆行性嵌闭疝是由于游离于疝囊内的肠管，其中一部分又通过疝孔钻回腹腔中，二者都受到疝孔的弹力压迫，造成血液循环障碍。据此，选E。

6.【答案】A
【考点】本题考查兽医临床诊断学第二单元整体及一般状态的检查/可视黏膜的检查/眼结合膜的检查方法。
【解析】去氧血红蛋白又称还原血红蛋白，是指没有携带氧的血红蛋白，血液中增多则在皮肤和黏膜表现为发绀（呈蓝紫色）。去氧血红蛋白减少，说明氧合血红蛋白增多，导致动物可视黏膜呈鲜红色。据此，选A。

7.【答案】B
【考点】本题考查兽医外科与手术学第六单元头、颈部疾病/颌面部疾病/马、牛鼻旁窦炎。

【解析】鼻旁窦（副鼻窦）是指鼻腔周围头骨内的含气空腔，包括额窦、上颌窦、蝶腭窦、筛窦等。临床上常见的是额窦和上颌窦蓄脓。治疗时可在患病动物的额窦和上颌窦处选择适当位置施行圆锯术。术后，皮肤可不缝合或做假缝合，外施以绷带。据此，选B。

8.【答案】A

【考点】本题考查兽医临床诊断学第十三单元超声检查/超声诊断的临床应用/泌尿系统的超声检查。

【解析】犬后腹部超声检查显示横切面双叶形、纵切面卵圆形的等回声，间杂小回声光点的器官是前列腺。据此，选A。

9.【答案】A

【考点】本题考查中兽医学第一单元基础理论/经络/十二经脉的命名及循行路线。

【解析】起于胸部、行于前肢内侧前缘、止于前肢末端的经脉是前肢三阴经，而前肢三阴经包括太阴肺经、厥阴心包经、少阴心经。据此，选A。

10.【答案】B

【考点】本题考查中兽医学第三单元中药和方剂总论/中药性能/四气五味。

【解析】五味是指中药所具有的辛、甘、酸、苦、咸五种不同药味。有些中药具有淡味或涩味，淡味常附于甘味，涩味常附于酸味。据此，选B。

11.【答案】D

【考点】本题考查兽医临床诊断学第三单元心血管系统的检查/心脏的检查/叩诊。

【解析】A、B、C选项，心脏叩诊时浊音区分为绝对浊音区和相对浊音区。心脏相对浊音区增大，是由心脏容积增大所致，可见于心肥大、心扩张及心包积液等。D选项，引起心浊音区缩小的原因是由肺覆盖心脏的面积缩小所致，如肺气肿等。E选项，肺炎不引起心浊音区变化。据此，选D。

12.【答案】D

【考点】本题考查兽医产科学第四单元妊娠/母体的妊娠识别/妊娠识别的机理。

【解析】羊和牛这两种动物的孕体能够产生干扰素τ（IFN-τ），阻止前列腺素$F_{2\alpha}$（$PGF_{2\alpha}$）的合成和黄体溶解。IFN-τ是牛、绵羊、山羊母体妊娠识别的信号，是反刍动物的抗溶黄因子。据此，选D。

13.【答案】B

【考点】本题考查兽医内科学第十五单元有毒植物与霉菌毒素中毒/蕨中毒/临床症状。

【解析】牛慢性蕨中毒的典型症状是血尿。据此，选B。

14.【答案】A

【考点】本题考查兽医外科与手术学第十五单元术前准备/手术人员的准备与消毒。

【解析】手术人员的准备与消毒顺序应该是"更衣→戴手术帽和口罩→手臂消毒→穿无菌手术衣→戴无菌手套"。据此，选A。

15.【答案】B

【考点】本题考查兽医临床诊断学第二单元整体及一般状态的检查/浅表淋巴结及淋巴管的检查/淋巴结的检查。

【解析】浅表淋巴结的检查主要用视诊和触诊的方法，必要时可配合穿刺检查法，也可通过X线或CT检查。A选项，视诊主要用于观察淋巴结的大小、形状、表面状态等。B选项，触诊可检测淋巴结的形状、结构、硬度、温度、敏感度及活动性等。C、D、E选项，均不用于检查浅表淋巴结。据此，选B。

16.【答案】E

【考点】本题考查兽医外科与手术学第十八单元手术技术/头部手术/第三眼睑腺突出切除术。

【解析】进行第三眼睑腺突出切除术时，用氯霉素眼药水清洗患眼，然后用手术镊捏住突出的腺体，并向眼外方轻轻提起，接着用止血钳钳住突出的腺体基部数秒，即可用手术刀沿止血钳上方将其切除。据此，选E。

17.【答案】B

【考点】本题考查中兽医学第四单元解表药及方剂/辛温解表药及方剂/麻黄汤。

【解析】A选项，桂枝汤可辛温解表，解肌发表，调和营卫。主治头痛发热，汗出恶风，鼻鸣干呕，苔白不渴，脉浮缓或浮弱等证。B选项，麻黄汤可发汗解表，宣肺平喘。主治外感风寒表实证。证见恶寒发热，头身疼痛，无汗而喘，舌苔薄白，脉浮紧。C选项，小柴胡汤可和解少阳。主治伤寒少阳病证。证见往来寒热，胸胁苦满，默默不欲饮食，心烦喜呕，口苦，咽干，目眩，舌苔薄白，脉弦等证。D选项，银翘散可辛凉透表，清热解毒。主治风热感冒，发热头痛，口干咳嗽，咽喉疼痛，小便短赤等证。E选项，荆防败毒散可疏风解表，败毒消肿，祛痰止咳。主治外感风寒湿邪。证见外感风寒初起，恶寒发热，头疼身痛，胸闷咳嗽，痰多色白，苔白脉浮，以及一切疮疡肿毒、肿痛发热等。据此，选B。

18.【答案】B

【考点】本题考查兽医临床诊断学第三单元心血管系统的检查/心脏的检查/听诊。

【解析】根据听诊位置口诀：（马、猪、犬）肺三主四二尖五，三尖右四肋软骨；牛羊二尖稍偏前，三尖右下三分三。据此，选B。

19.【答案】D

【考点】本题考查兽医外科与手术学第二单元损伤/创伤/创伤愈合分期及其愈合过程。

【解析】炎症反应轻微属于创伤一期愈合的临床特点。据此，选D。

20.【答案】E

【考点】本题考查兽医产科学第五单元分娩/产后期/子宫复旧。

【解析】妊娠期子宫所发生的各种变化，在产后期要恢复原来的状态，称为子宫复旧。各种家畜产后子宫复旧的时间：奶牛为30~45d，羊为17~20d，马为12~14d，猪为25~28d。据此，选E。

21.【答案】A

【考点】本题考查兽医产科学第五单元分娩/决定分娩过程的要素/胎儿与母体产道的关系。

【解析】胎向即胎儿的方向，包括纵向、横向和竖向，其中纵向是胎儿的纵轴与母体的纵轴互相平行，此为正常的胎向。胎位即胎儿的位置，包括上位（背荐位）、下位（背耻位）和侧位（背髂位）。其中上位是指胎儿俯卧在子宫内，背部在上，靠近母体的背部，这是正常的胎位。据此，选A。

22.【答案】C

【考点】本题考查兽医临床诊断学第十二单元X线检查/呼吸系统的X线检查/常见疾病的X线诊断。

【解析】大小不一的云絮状阴影为支气管肺炎的X线特征。据此，选C。

23.【答案】B

【考点】本题考查兽医内科学第十八单元其他内科疾病/肾上腺皮质功能亢进症（库兴氏综合征）/诊断。

【解析】肾上腺皮质功能亢进症又称库兴氏综合征，是指糖皮质激素中的皮质醇分泌过多。实验室检查可见外周淋巴细胞减少，血清碱性磷酸酶（ALP）活性升高；还可见中性粒细胞增多，嗜酸性粒细胞减少，单核细胞增多。据此，选B。

24.【答案】B

【考点】本题考查兽医内科学第十一单元矿物质代谢障碍疾病/母牛趴卧不起综合征/病因。

【解析】母牛倒地不起综合征（母牛趴卧不起综合征）的主要发病原因包括：①矿物质代谢紊乱（低磷酸盐血症、低钾血症或低镁血症）。②产科性原因（分娩时损伤了产道及周围神经）。③外伤性原因（骨骼、神经、肌肉、韧带、关节周围组织损伤、骨折及关节脱臼）。④某些剧烈疾病，如肾功能衰竭等。因此母牛倒地不起综合征的病因不包括蛋白质缺乏。本题为选非题。据此，选B。

25.【答案】E

【考点】本题考查兽医内科学第八单元泌尿系统疾病/尿道炎/治疗。

【解析】尿道发炎时，可用于清洗尿道的药物是0.1%高锰酸钾溶液。据此，选E。

26.【答案】C

【考点】本题考查中兽医学第九单元温里药及方剂/温里散寒方/茴香散。

【解析】A选项，五苓散可利水渗湿，温阳化气。主治膀胱蓄水证。证见小便不利，头痛微热，烦渴欲饮，甚则水入即吐；或脐下动悸，吐涎沫而头目眩晕；或短气而咳；或水肿，泄泻舌苔白，脉浮或浮数等证。B 选项，八正散可清热泻火，利水通淋。主治湿热淋证。证见尿频尿急，尿时涩痛，淋漓不畅，尿色浑赤，甚则癃闭不通，小腹急满，口燥咽干，舌苔黄腻，脉滑数。C 选项，茴香散可温肾散寒，祛湿止痛。主治风寒湿邪引起的腰胯疼痛等证。D 选项，曲蘖散可消食化积除胀。E 选项，郁金散可清热解毒，燥湿止泻。主治肠黄，湿热泻痢。据此，选 C。

27.【答案】C

【考点】本题考查兽医外科与手术学第十一单元跛行诊断/马、牛、犬跛行的诊断/马、牛跛行诊断的特殊性。

【解析】跛行诊断中确诊患肢的主要方法是视诊。据此，选 C。

28.【答案】C

【考点】本题考查兽医临床诊断学第四单元胸廓、胸壁及呼吸系统的检查/肺与胸膜的检查/视诊。

【解析】毕欧特氏呼吸又称间停呼吸，其特征为数次连续的、深度大致相等的深呼吸和呼吸暂停交替出现，即周而复始的间停呼吸。毕欧特氏呼吸表明呼吸中枢的敏感性极度降低，是病情危险的标志，提示预后不良，因此 C 选项符合题意。A 选项，属于间断性呼吸。B 选项，不属于特殊呼吸。D 选项，属于库斯茂尔（Kussmaul）氏呼吸。E 选项，属于陈施（Cheyne-Stokes）呼吸（潮式呼吸）。据此，选 C。

29.【答案】C

【考点】本题考查兽医产科学第十单元公畜的不育/疾病性不育/精囊腺炎综合征。

【解析】公牛精囊腺炎综合征的常用诊断方法有直肠检查、精液检查及病原培养分离。据此，选 C。

30.【答案】A

【考点】本题考查兽医内科学第十五单元有毒植物与霉菌毒素中毒/黄曲霉毒素中毒/中毒机理。

【解析】黄曲霉毒素经动物胃肠吸收后主要毒害的器官是肝脏。据此，选 A。

31.【答案】A

【考点】本题考查兽医产科学第一单元动物生殖激素/性腺激素/孕酮的临床应用。

【解析】孕酮又称黄体酮，属于甾体类激素。主要由黄体及胎盘（马、绵羊）分泌，肾上腺皮质、睾丸和排卵前的卵泡也能够产生少量孕酮。据此，选 A。

32.【答案】C

【考点】本题考查兽医临床诊断学第九单元血液的一般检验/白细胞计数和白细胞分类计数/白细胞特征。

【解析】过渡型中性粒细胞是指杆状核粒细胞。据此，选 C。

33.【答案】D

【考点】本题考查兽医临床诊断学第十二单元 X 线检查/泌尿生殖系统的 X 线检查/常见疾病的 X 线诊断。

【解析】在 X 线片上开始显示犬胎儿颅骨和脊柱时，提示其妊娠至少达到了 41~45d。据此，选 D。

34.【答案】B

【考点】本题考查兽医产科学第四单元妊娠/妊娠期/常见动物的妊娠期。

【解析】动物的平均妊娠期分别为：奶牛 282d、猪 114d、羊 150d、马 340d、犬 62d、猫 58d。据此，选 B。

35.【答案】C

【考点】本题考查兽医产科学第一单元动物生殖激素/性腺激素。

【解析】性腺激素主要包括孕酮、雌激素、雄激素等。据此，选 C。

36.【答案】D

【考点】本题考查兽医内科学第十三单元其他营养代谢病/肉鸡腹水综合征/发病机理。

【解析】肉鸡腹水综合征的特征是血液黏稠、血容量增加、组织细胞损伤及肺动脉高压，以及腹腔积液和右心衰竭。据此，选 D。

37.【答案】A

【考点】本题考查兽医产科学第十一单元新生仔畜疾病/新生仔畜（猪、犬）低血糖症/症状及诊断。

【解析】新生仔猪低糖血多在出生后 1~2d 发病，主要表现为病初精神萎靡，肌肉紧张度下降，卧地不起，四肢绵软无力，有的四肢做游泳状运动，头后仰或扭向一侧，口角流少量白沫。有时四肢伸直，出现痉挛。体温可降至36℃左右。对外界刺激无反应。最后出现惊厥、角弓反张、眼球震颤，在昏迷中死亡。本题为选非题。据此，选A。

38.【答案】C

【考点】本题考查兽医外科与手术学第四单元风湿病/风湿病病因及病理分期/病因。

【解析】风湿病是反复发作的急性或慢性非化脓性炎症，特点是胶原结缔组织发生纤维蛋白变性及骨骼肌、心肌和关节囊中的结缔组织出现非化脓性局限性炎症。本病常对称性地侵害肌肉或肌群和关节，有时也侵害心脏，常见于马、牛、羊、猪、家兔及鸡。据此，选C。

39.【答案】A

【考点】本题考查中兽医学第一单元基础理论/脏腑学说与气血/五脏的生理功能。

【解析】五脏的生理功能：五脏即心、肝、脾、肺、肾，是生化和贮藏精气的器官，共同功能特点是"藏精气而不泻"。五脏之中，主藏血的是肝。据此，选A。

40.【答案】B

【考点】本题考查兽医内科学第十五单元有毒植物与霉菌毒素中毒/牛霉烂甘薯中毒/中毒机理。

【解析】引起牛黑斑病甘薯中毒的甘薯酮是肺毒。据此，选B。

41.【答案】A

【考点】本题考查中兽医学第五单元清热药及方剂/清热泻火药及方剂/白虎汤。

【解析】白虎汤组方为石膏、知母、甘草、粳米。据此，选A。

42.【答案】E

【考点】本题考查兽医临床诊断学第十九单元常用治疗技术/常用穿刺术/瓣胃穿刺部位及方法。

【解析】兽医临床上牛瓣胃穿刺的正确部位是穿刺取右侧第8肋后缘或第9肋间前缘。据此，选E。

43.【答案】B

【考点】本题考查兽医临床诊断学第一单元兽医临床检查的基本方法/触诊/方法和类型。

【解析】体表温度为浅部触诊主要的检查范围，因此B选项符合题意。A、C、D、E选项，所述的腹腔内脏器官和异常包块均为深部触诊主要的检查范围。据此，选B。

44.【答案】B

【考点】本题考查兽医临床诊断学第十一单元排泄物、分泌物及其他体液的检验/尿液的检验/化学检验。

【解析】健康草食动物尿液常呈弱碱性。据此，选B。

45.【答案】A

【考点】本题考查兽医产科学第九单元母畜的不育/疾病性不育/犬子宫蓄脓。

【解析】犬子宫蓄脓是指母犬子宫内感染后蓄积有大量脓性渗出物，不能排出。本病是母犬生殖系统的一种常见病，多发于成年犬。特征是子宫内膜异常并继发细菌感染。临床症状与子宫颈的实际开张程度有关，按子宫颈开张与否可分为闭锁型（闭合型）和开放型两种。①闭锁型：子宫颈完全闭合不通，阴门无脓性分泌物排出，腹围较大，呼吸、心跳加快，严重时呼吸困难，厌食呕吐，腹部皮肤紧张，腹部皮下静脉怒张，喜卧。②开放型：子宫颈管未完全关闭，从阴门不定时流出少量脓性分泌物，呈奶酪样，乳黄色、灰色或红褐色，气味难闻，常污染外阴、尾根及飞节。病犬阴门红肿，阴道黏膜潮红，腹围略增大。诊断：①血象检查可见白细胞数增加，核左移显著，发病后期出现贫血，血红蛋白量下降。②B超检查可见子宫腔充满液体，子宫壁由薄增厚，有时甚至能看到增厚的子宫壁上有一些无回声囊性暗区。选项中仅腹泻不属于闭锁型子宫蓄脓的关键特征。本题为选非题。据此，选A。

46.【答案】C

【考点】本题考查中兽医学第六单元泻下药及方剂/润下药及方剂/当归苁蓉汤。

【解析】A选项，白头翁汤可用于治疗热毒痢疾、里急后重、下痢脓血等证。B选项，大承气汤可用于治疗阳明腑实证。证见大便不通、脘腹痞满、腹痛拒按。C选项，当归苁蓉汤可用于治疗老弱、久病、体虚病畜之便秘等证。D选项，曲蘖散可消食化积除胀。E选项，保和丸可用于治疗食积停滞、脘腹胀满、嗳腐吞酸、不欲饮食等证。据此，选C。

47.【答案】B

【考点】本题考查兽医内科学第二单元口腔、唾液腺、咽和食道疾病/口炎/防治。

【解析】治疗口炎常用生理盐水洗涤口腔；用0.1%高锰酸钾溶液冲洗恶臭口腔；用3%硼酸洗唾液分泌旺盛的口腔；用碘甘油涂口腔溃烂面。据此，选B。

48.【答案】D

【考点】本题考查兽医临床诊断学第十三单元超声检查/超声诊断的临床应用/肝胆脾胰的超声检查。

【解析】动物做肝脏B超探查时，出现局限性、液性暗区，其中有散在的光点或小光团，提示为肝脓肿。据此，选D。

49.【答案】B

【考点】本题考查中兽医学第八单元止咳化痰平喘药及方剂/清化热痰药及方剂/瓜蒌。

【解析】A选项，黄芩可清热燥湿，泻火解毒，安胎。用于清上焦之火。B选项，瓜蒌可清化热痰，利气宽胸，润肠通便，消肿散结。用于肺热咳嗽，痰浊黄稠，胸痹心痛，乳痈、肺痈、肠痈肿痛等证。C选项，麻黄可发汗解表，宣肺平喘，利水消肿。用于风寒表实无汗证。D选项，半夏可燥湿化痰，降逆止呕，消痞散结。用于湿痰寒痰、咳喘痰多，风痰眩晕，呕吐反胃，胸脘痞闷；外治痈肿痰核，为治寒痰、湿痰之要药。E选项，天南星可燥湿化痰，祛风解痉，消肿散结。用于顽痰咳嗽，风痰眩晕，中风痰壅，口眼㖞斜，半身不遂，癫痫，惊风，破伤风；外治痈肿，蛇虫咬伤。据此，选B。

50.【答案】C

【考点】本题考查兽医内科学第十六单元矿物类及微量元素中毒/食盐中毒/防治。

【解析】猪食盐中毒的发作期应禁止饮水。据此，选C。

51.【答案】D

【考点】本题考查兽医临床诊断学第十五单元心电图检查/正常心电图/心电图各波段正常值及临床意义。

【解析】心电图中的T波反映两心室复极化过程。据此，选D。

52.【答案】D

【考点】本题考查兽医外科与手术学第五单元眼科疾病/青光眼/病因和症状。

【解析】因房水排泄受阻导致视力减退或丧失的眼科疾病是青光眼，因此D选项符合题意。A选项，结膜炎病因包括机械性、化学性、温热性、光学性、传染性（细菌、支原体和衣原体性结膜炎，通常为一只眼发病，间隔一定时间可波及另一只眼）、免疫介导性和继发性因素。B选项，角膜炎主要由外伤或异物误入眼内而引起，细菌感染、病毒感染、寄生虫感染、营养障碍、邻近组织病变的蔓延等均可诱发。C选项，虹膜炎由各种寄生虫或者传染病引起。眼内压常下降。E选项，白内障为晶状体异常的疾病，眼内压无变化。据此，选D。

53.【答案】C

【考点】本题考查兽医外科与手术学第八单元疝/膈疝/牛、马及犬膈疝的临床特点。

【解析】犬膈肌破裂后涌入胸腔的腹内脏器以胃、小肠、脾脏和肝脏较多见。A、B、D、E选项，均为犬膈疝内容物中常出现的脏器。C选项，盲肠不属于犬膈疝内容物中常出现的脏器。本题为选非题。据此，选C。

54.【答案】E

【考点】本题考查兽医外科与手术学第一单元外科感染/局部外科感染/脓肿。

【解析】臀部深部脓肿的确诊方法是穿刺。据此，选E。

55.【答案】C

【考点】本题考查中兽医学第十九单元针灸/家畜常用穴位针法与主治/犬常用穴位。

【解析】A选项，尾根穴位于尾根上部正中、第1~2尾椎之间凹陷处，主治腰胯风湿、闪伤腰胯、破伤风等证。B选项，尾本穴位于尾根底面正中、距尾根约6cm，与肛门正对处血管上，主治腰胯风湿、闪伤腰胯、泌尿系统疾病。C选项，后海穴位于肛门上方、尾根下方的凹陷中，主治结症、气胀、泄泻、不孕症。D选项，肾俞穴位于与第2腰椎横突末端相对的髂肋肌沟中,主治肾炎、多尿症、不孕症、腰部损伤、椎间盘疾病。E选项,脾俞穴位于倒数第3肋间、距棘突12cm处凹陷中,主治胃冷吐涎、肚胀、结症、泄泻、冷痛。据此,选C。

56.【答案】A

【考点】本题考查兽医临床诊断学第十单元血液的临床常用生化检验/肝功能检查/胆红素及其代谢产物。

【解析】胆红素是红细胞代谢分解的副产物,经肝脏代谢。严重溶血时,超过机体排泄胆红素的能力时,会出现高胆红素血症(黄疸)。据此,选A。

57.【答案】B

【考点】本题考查中兽医学第十二单元理血药及方剂/活血祛瘀药及方剂/丹参。

【解析】A选项,沙参可养阴清热、润肺化痰、益胃生津。主治阴虚久咳、痨嗽痰血、燥咳痰少、虚热喉痹、津伤口渴等证。B选项,丹参可活血祛瘀、通经止痛、清心除烦、凉血消痈、养血安神。主治胸痹心痛、脘腹胁痛、症瘕积聚、热痹疼痛、疮疡肿痛等证。C选项,党参可补中益气、补养肺气、生津止渴。主治脾胃虚弱、气血两亏、体倦无力、食少、口渴、久泻、脱肛等证。D选项,苦参可清热燥湿、祛风杀虫、利尿。主治湿热痢疾、疮肿湿毒等症。E选项,玄参可养阴生津、泻火解毒。主治津伤便秘、烦热口渴等证。据此,选B。

58.【答案】C

【考点】本题考查兽医产科学第二单元发情与配种/发情周期/发情周期的调节。

【解析】马、羊、猫、牦牛是季节性多次发情的动物;奶牛、黄牛为全年多次发情的动物,季节性变化不明显;野犬是季节性单次发情的动物。母兔1~2d发情一次,每次发情4~17d;而公兔则随时都在发情。猪是常年发情的多胎高产动物。据此,选C。

59.【答案】D

【考点】本题考查兽医外科与手术学第七单元胸、腹部疾病/腹壁透创/类型和症状。

【解析】腹壁透创是指穿透腹膜的腹壁创伤。本病多伤及腹腔脏器,严重者可致内脏脱出,继发内脏坏死、腹膜炎或败血症,甚至死亡。据此,选D。

60.【答案】E

【考点】本题考查兽医内科学第九单元神经系统疾病/日射病和热射病。

【解析】中暑有体温急剧升高,突然发病,心肺机能障碍和倒地昏迷等临床症状。据此,选E。

61.【答案】B

【考点】本题考查兽医内科学第十一单元矿物质代谢障碍疾病/骨软症/防治。

【解析】为预防奶牛骨软症,饲料中最适的钙磷比例为1.5:1。据此,选B。

62.【答案】A

【考点】本题考查兽医外科与手术学第十六单元麻醉技术/全身麻醉/麻醉前用药的目的与种类。

【解析】麻醉前用药目的是提高麻醉的安全性,减少麻醉药用量和麻醉药的副作用,消除麻醉和手术中的一些不良反应,使麻醉过程平稳。使用的药物有神经镇静剂、镇痛药、抗胆碱药和肌松药。A选项,抗生素主要用于抑菌或杀菌。本题为选非题。据此,选A。

63.【答案】D

【考点】本题考查兽医内科学第三单元反刍动物前胃和皱胃疾病/瓣胃阻塞/临床症状。

【解析】牛瓣胃阻塞时,触诊右侧第7~9肋间肩关节水平线上下表现疼痛,D选项表述有误。其余选项所述均符合牛瓣胃阻塞时的临床症状。本题为选非题。据此,选D。

64.【答案】B

【考点】本题考查中兽医学第十四单元补虚药及方剂/补气药及方剂/黄芪。

【解析】A选项,党参可补中益气、补养肺气、生津止渴。主治脾胃虚弱、气血两亏、体倦无力、食少、口渴、久泻、脱肛等证。B选项,黄芪可补气升阳、固表止汗、托毒生肌、利水退肿,为重要的补气药,适用于脾肺气虚、气短、泄泻。C选项,白术可健脾益气、燥湿利水、固表止汗、安胎。主治脾虚食少、腹胀泄泻、痰饮眩悸，水肿，自汗，胎动不安等证。D选项，山药可健脾止泻，益肺宁嗽，补肾固脱。主治脾虚食少，久泻不止，肺虚喘咳，肾虚遗精，带下，尿频，虚热消渴等证。E选项，甘草可补脾和胃，润肺止咳，清热解毒，缓急止痛，调和诸药。主治脾胃虚弱，倦怠乏力，心悸气短，咳嗽痰多，脘腹、四肢挛急疼痛，痈肿疮毒等证；还可缓解药物毒性、烈性。据此，选B。

65.【答案】C

【考点】本题考查中兽医学第十五单元平肝药及方剂/平肝明目药及方剂/决明散。

【解析】A选项，独活散可疏风祛湿，活血止痛。主治风湿痹痛。B选项，牡蛎散可固表敛汗。主治体虚自汗。C选项，决明散可清肝明目，退翳消瘀。主治肝经积热传眼所致目赤肿痛，云翳遮睛。D选项，巴戟散可温补肾阳，通经止痛，散寒除湿。主治肾阳虚衰。E选项，茴香散可温肾散寒，祛湿止痛。主治风寒湿邪引起的腰胯疼痛等证。据此，选C。

66.【答案】E

【考点】本题考查兽医外科与手术学第十七单元手术基本操作/缝合/缝合方法。

【解析】伦勃特缝合主要用于胃肠、子宫、膀胱等空腔器官浆膜肌层的缝合，也是胃肠手术的传统缝合方法。A、B、C、D选项，均为全层缝合方式。据此，选E。

67.【答案】A

【考点】本题考查兽医产科学第七单元分娩期疾病/助产手术/牛和犬剖腹产术的适应证和基本方法。

【解析】对于牛剖腹产手术，取出胎儿后，尽可能把胎衣完全剥离取出。用剪刀剪除切口周围妨碍缝合的胎衣，用可吸收缝线连续内翻缝合子宫壁浆膜肌层。据此，选A。

68.【答案】C

【考点】本题考查兽医产科学第九单元母畜的不育/先天性不育/两性畸形的病因及症状。

【解析】C选项，XX真两性畸形是指具有大致相当的雄性、雌性生殖器官，腹腔内有卵睾体或独立存在的卵巢或睾丸，符合题意。A选项，XXX综合征：较正常雌性多一条X染色体。表型为雌性，卵巢发育不全。B选项，XXY综合征：较正常雄性多一条X染色体。相当于人的克莱因费尔特综合征。外观为雄性，有基本正常的雄性生殖器官和性行为，但睾丸发育不全。D选项，雄性假两性畸形：具有XY染色体及睾丸，外生殖器官介乎雌雄两性之间。E选项，雌性假两性畸形：为XX核型，有基本正常的卵巢，外生殖器官雄性化，可能出现小阴茎、前列腺，同时有阴道前部及发育不全的子宫。据此，选C。

69.【答案】B

【考点】本题考查兽医外科与手术学第十八单元手术技术/腹部手术/牛皱胃切开术。

【解析】皱胃切开术一般选择右侧肋弓下斜切口，距右侧最后肋骨末端25~30cm处，定为平行肋弓斜切的中点，在此中点上做一长20~25cm平行肋弓的切口，也可在右侧下腹壁触诊皱胃，以皱胃轮廓最明显处确定为切口部位。据此，选B。

70.【答案】C

【考点】本题考查兽医外科与手术学第十二单元四肢与脊柱疾病/腱与腱鞘疾病/腱断裂的诊断与治疗。

【解析】根据该马"右后肢突然出现重度跛行，患肢前踏，不能负重，跗关节过度屈曲和下沉，趾部极度倾斜，触诊跟腱弛缓有凹陷"，考虑该马所患的疾病是跟腱断裂，因此C选项符合题意。A选项，急性无菌性腱炎症状为突然发生跛行，患部升温，肿胀疼痛。转为慢性后，腱变粗而硬固，弹性降低乃至消失，导致腱的机械障碍。有时因损伤后瘢痕组织形成，腱缩短，发生腱挛缩。B选项，腱鞘炎分急性腱鞘炎、慢性腱鞘炎、化脓性腱鞘炎及症候性腱鞘炎4种，不同部位的腱鞘炎则表现出不同的临床特点。D选项，趾间皮炎病初，球部相邻的皮肤肿胀，表皮增厚和稍充血，指（趾）间隙有渗出物，并有轻度跛行，以后因球部出现角质分离（通常在两后肢外侧趾），跛行明显。E选项，局限性蹄皮炎又称为蹄底溃疡，为蹄底和蹄球结合部的一个局限性病变，是蹄底后1/3处的非化脓性坏死，通常靠近轴侧缘，真皮有局限性损伤和出血，角质后期有缺损。据此，选C。

**71.【答案】C**

【考点】本题考查中兽医学第二单元辨证施治/脏腑辨证/肺与大肠病证。

【解析】A选项，食积大肠多由过饥暴食、草料突换、久渴失饮、劳逸失度使草料停于肠中。证见肚腹胀满，粪便不通，口腔酸臭，回头观腹，不时起卧，饮、食欲废绝，尿少色深，舌苔黄腻或黄干，脉滑数。B选项，大肠冷泻多因外感风寒或内伤阴冷而发病。证见耳鼻俱冷，肠鸣如雷，泻粪如水，或腹痛，尿少而清，口色青黄，舌苔白滑，脉沉迟。C选项，大肠湿热多由感受湿热外邪，或饮食不节等因素引起。湿热之邪下迫，肠腑传化失常，而发泄泻，肠中有热，热邪熏蒸于上，则口津干黏，口渴贪饮，热移于膀胱，湿痫伤津，故尿短赤，舌苔黄腻，脉滑数为湿热内郁的征象。D选项，大肠液亏多由素体阴亏，或久病伤阴，或热病后期，津伤未复等引起。证见大便秘结干燥，难以排出，常数日一行，口干咽燥，或伴见口臭、头晕等症，舌红少津，脉细涩。E选项，寒湿困脾证见四肢沉重肯卧，草料迟细，粪便稀薄，小便不利，浮肿，口黏不渴，舌苔白腻，脉迟缓而濡。结合该马的症状体征，考虑辨证为大肠湿热证。据此，选C。

**72.【答案】D**

【考点】本题考查兽医临床诊断学第十单元血液的临床常用生化检验/心肌损害指标/肌酸激酶。

【解析】题干中"心杂音，心跳加快，心电图检查出现冠状T波"，提示为心脏功能疾病。D选项，肌酸激酶为检查心脏功能的常见指标，肌酸激酶升高常见于心肌梗死、病毒性心肌炎、皮肌炎、肌营养不良等；其余选项均与心脏功能无关。A选项，胰腺是脂肪酶的最主要来源。血清脂肪酶升高常见于急性胰腺炎及胰腺癌，偶见于慢性胰腺炎。B、E选项，碱性磷酸酶、γ-谷氨酰转移酶均为肝酶，用于评估肝功能。C选项，血清胆碱酯酶由肝脏合成，此酶活性降低常常反映肝损伤。据此，选D。

**73.【答案】A**

【考点】本题考查兽医外科与手术学第十二单元四肢与脊柱疾病/骨折/骨折的愈合过程。

【解析】该猫骨折后"患部肿胀、有热痛反应，骨折端不稳定，患肢不能负重"，符合血肿机化演进期的临床特征。据此，选A。

**74.【答案】A**

【考点】本题考查兽医产科学第五单元分娩/分娩预兆/分娩前乳房的变化。

【解析】已知黑白花奶牛的妊娠期平均为282d，题干中"经产奶牛，妊娠已280d"提示该牛已经到达生产日期。根据题干所述症状，考虑该牛发生临产征兆，因此A选项符合题意。B选项，母体在妊娠期满前排出成活的未成熟胎儿，称为早产。但该牛已到达生产日期，不属于早产。C选项，胎儿浸溶指的是妊娠中断后，黄体退化，子宫颈管开张，细菌侵入子宫，死亡胎儿的软组织分解，变为液体流出，骨骼留在子宫内，与题干描述无关。D选项，慢性乳腺炎通常是由于急性乳腺炎没有及时处理，或由于持续感染，而使乳腺组织处于持续性发炎的状态。一般局部临床症状可能不明显，全身也无异常，但产奶量下降。反复发作可导致乳腺组织纤维化，乳房萎缩，与题干描述无关。E选项，发情指性成熟的雌性哺乳动物在特定季节表现的生殖周期现象，在生理上表现为排卵，准备受精和妊娠，在行为上表现为吸引和接纳异性，与题干描述无关。据此，选A。

**75.【答案】C**

【考点】本题考查中兽医学第十四单元补虚药及方剂/助阳药及方剂/肾气丸。

【解析】A选项，八正散可清热泻火，利水通淋。主治湿热淋证。证见尿频尿急，尿时涩痛，淋漓不畅，尿色浑赤，甚则癃闭不通，小腹急满，口燥咽干，舌苔黄腻，脉滑数。B选项，秦艽散主治寒热邪气，寒湿风痹，肢节痛，下水，利小便。C选项，肾气丸可补肾助阳。主治肾阳不足证。证见腰痛脚软，身半以下常有冷感，少腹拘急，小便不利，或小便反多，入夜尤甚，阳痿早泄，舌淡而胖，脉虚弱，尺部沉细或沉弱而迟，痰饮，水肿，消渴，脚气，转胞等。D选项，六味地黄丸可滋阴补肾。主治肾阴亏损，头晕耳鸣，腰膝酸软，骨蒸潮热，盗汗遗精，消渴等证。E选项，麻黄汤可发汗解表，宣肺平喘。主治外感风寒表实证。证见恶寒发热，头身疼痛，无汗而喘，舌苔薄白，脉浮紧。据此，选C。

76.【答案】D

【考点】本题考查兽医内科学第六单元呼吸系统疾病/胸膜炎/临床症状。

【解析】根据"叩诊胸部敏感，听诊胸部有摩擦音，胸腔穿刺液含有大量纤维蛋白"的症状，可诊断该牛为胸膜炎。据此，选D。

77.【答案】B

【考点】本题考查兽医外科与手术学第一单元外科感染/概述/外科感染的症状与治疗。

【解析】根据病犬的临床特征，可知手术部位发生了感染。对于创口的处理，首选的治疗措施是扩创术，目的是扩开创伤，保证创液或脓汁能顺利排出和导入防腐性引流。据此，选B。

78.【答案】B

【考点】本题考查兽医外科与手术学第十一单元跛行诊断/概论/跛行的分类及临床特征。

【解析】中后方短步、蹄音低属于支跛的运步特征，因此B选项符合题意。A选项，悬跛的最基本特征是"抬不高"和"迈不远"。前方短步、运步缓慢和抬腿困难是临床上确定悬跛的依据。C选项，鸡跛属于特殊跛行，患肢运步呈现高度举扬，膝关节和跗关节高度屈曲，肢在空间停留片刻又突然着地，如鸡行走的样子。D选项，混合跛行为患肢在悬扬阶段和落地负重均出现不同程度的机能障碍。其特征是兼有支跛和悬跛的某些症状和特征。E选项，间歇性跛行属于特殊跛行，表现为开始一切正常，突然发生跛行，过一会跛行自然消失，常发生于动物动脉栓塞、膝盖骨脱位、关节石等。据此，选B。

79.【答案】C  80.【答案】D  81.【答案】B

【考点】本组题考查兽医产科学第八单元产后期疾病/奶牛生产瘫痪。

【解析】根据奶牛"产后第2天突发"，出现"食欲废绝，精神委顿，嗜睡，四肢不能站立，卧地时头弯向左侧胸部。检查发现体温37℃"，诊断可能发生的疾病是生产瘫痪。血钙降低是奶牛生产瘫痪的特征。因此，进一步确诊本病的检查方法是血液生化检验血钙含量。分娩前后大量血钙进入初乳导致本病，因此，与本病发生最相关的因素是产奶量。防止本病发生的有效方法之一是在妊娠期给予低钙高磷饲料，以激活甲状旁腺的功能，促进甲状旁腺素的分泌，从而提高吸收钙及动用骨钙的能力；防止分娩前后大量血钙进入初乳时因血液中流失的钙不能迅速补充而发病。据此，79题选C，80题选D，81题选B。

82.【答案】A  83.【答案】E  84.【答案】A

【考点】本组题考查兽医内科学第十单元糖、脂肪及蛋白质代谢障碍疾病/马肌红蛋白尿症。

【解析】根据该马"长期休闲，饲喂富含碳水化合物饲料"的病因，以及"股四头肌和臀肌强直，硬如木板"等临床症状，提示该马患有马肌红蛋白尿病。马肌红蛋白尿病尿液呈红色。尿液的性质为肌红蛋白尿。肌红蛋白尿是尿液中含有肌肉中的肌红蛋白导致，并非泌尿系统的器质性病变，所以没有管型和炎性细胞，也没有红细胞和血小板。因此镜检尿液发现无异常成分。据此，82题选A，83题选E，84题选A。

85.【答案】E

【考点】本题考查兽医临床诊断学第九单元血液的一般检验/红细胞和血红蛋白/红细胞及血红蛋白增多。

【解析】该犬大量呕吐，严重腹泻，少饮，故引起机体脱水。脱水是机体摄入水分不足和/或丢失过多，导致循环血量减少和组织脱水的综合病理过程。多由腹泻、呕吐、流涎、多尿等引起。犬的正常红细胞比容为42%，红细胞比容升高见于各种原因所致的血液浓缩，如大量呕吐、腹泻、失水、大面积烧伤等。因此引起该犬红细胞比容升高的原因最可能是脱水，E选项符合题意。A、B选项，有可能使红细胞比容升高，但不是题干中描述的最可能原因。C选项，使红细胞比容下降。D选项，与红细胞比容无关系。据此，选E。

86.【答案】B

【考点】本题考查兽医临床诊断学第十九单元常用治疗技术/液体疗法/液体选择及应用。

【解析】病犬的二氧化碳结合力为20mmol/L，表示有轻微酸中毒。因此补液时，除补充等渗溶液外，还应补充碳酸氢钠以纠正酸中毒。矫正该犬水、电解质、酸碱平衡紊乱，静脉输液最适宜的液体组方是5%葡萄糖、5%碳酸氢钠。据此，选B。

87.【答案】A

【考点】本题考查兽医临床诊断学第九单元血液的一般检验/红细胞比容和相关参数的应用/红细胞比容。

【解析】一般根据红细胞比容数值变化来帮助诊断贫血及其程度或测知血浆容量是否丢失。因此判断体液平衡恢复的最佳血常规指标是红细胞比容。据此，选A。

88.【答案】B

【考点】本题考查兽医外科与手术学第二单元损伤/损伤的并发症/坏疽。

【解析】根据该犬"有一个5cm长的开放性创伤"，以及1周后该创口"覆有恶臭的红褐色分泌物，分泌物镜检有坏死杆菌"等临床症状，考虑该犬因开放性创伤发生了湿性坏疽。而坏疽性溃疡见于冻伤、湿性坏疽及不正确的烧烙之后。据此，选B。

89.【答案】D

【考点】本题考查兽医外科与手术学第二单元损伤/损伤的并发症/坏疽。

【解析】根据该猫"曾实施剖腹产术，且创口未愈合"，以及"皮下及肌肉组织肿胀坏死，创口内见大量脓性分泌物流出"等临床症状，考虑该猫因手术创伤发生了液化性坏死。据此，选D。

90.【答案】A

【考点】本题考查兽医外科与手术学第二单元损伤/损伤的并发症/坏疽。

【解析】根据该犬"去势时曾用5%的碘酊对术部消毒"，以及"阴囊皮肤呈褐色、皮革样"等临床症状，考虑该犬因手术创伤发生了干性坏疽。据此，选A。

91.【答案】B

【考点】本题考查兽医产科学第九单元母畜的不育/疾病性不育/慢性子宫内膜炎。

【解析】根据该牛"产后5个月，发情正常"，以及"自常从阴道中流出黏液、混浊的液体，发情时更多，但无全身症状；冲洗子宫的回流液略混浊、似淘米水样"，判断最可能发生的疾病是慢性卡他性子宫内膜炎，因此B选项符合题意。D、E选项，奶牛子宫内蓄积有大量棕黄色、棕褐色或灰白色的稀薄或黏稠液体且不能排出时称为子宫积液；奶牛子宫腔中蓄积大量的灰黄色、灰绿色或灰白色脓性或黏脓性液体，不能排出时称为子宫积脓。子宫积液及子宫积脓的特点为子宫内膜出现炎症病理变化，多数病畜卵巢上存在有持久黄体，因而往往不发情。A选项，隐性子宫内膜炎不表现临床症状，子宫无肉眼可见的病理变化，直肠检查及阴道检查也查不出任何异常变化，发情周期正常，但屡配不孕。发情时子宫排出的分泌物较多，有时分泌物略微混浊。C选项，慢性脓性子宫内膜炎的症状为阴门中经常排出脓性分泌物，在卧下时排出较多。排出物污染尾根、阴门周围及跟骨飞节，形成污秽结痂。据此，选B。

92.【答案】D

【考点】本题考查兽医产科学第九单元母畜的不育/疾病性不育/奶牛子宫积液及子宫积脓。

【解析】根据该牛"产后4个月，一直未见发情"，出现"从阴道中排出少量异常分泌物，但无全身症状"，以及"直肠检查感觉子宫体积明显增大、呈袋状，子宫壁增厚、有柔性的波动感；阴道检查见大量灰黄色脓液"的检查结果，该牛最有可能发生的子宫疾病是子宫积脓，因此D选项符合题意。A选项，隐性子宫内膜炎：①不表现临床症状。②发情周期正常，但屡配不孕。③发情时子宫分泌物较多，有时略微混浊。④比较可靠的诊断方法是检查冲洗子宫的回流液。将回流液静置30min后发现有沉淀，或絮状浮游物，即可做出诊断。B选项，发生慢性卡他性子宫内膜炎时，病畜从子宫及阴道常排出一些黏稠混浊的黏液。一般不表现全身症状，有时体温稍微升高，产奶量略微下降。发情周期正常，但屡配不孕。冲洗子宫回流液略混浊，像清鼻液或淘米水。C选项，慢性脓性子宫内膜炎：①脓性分泌物，卧下时多。②排出物污染尾根、阴门周围及跟骨飞节，形成污秽结痂。E选项，子宫积液：

奶牛子宫内蓄积有大量棕黄色、棕褐色或灰白色的稀薄或黏稠液体且不能排出。据此,选D。

**93.【答案】A**

【考点】本题考查兽医内科学第十二单元维生素与微量元素缺乏症/铁缺乏症/临床特点。

【解析】该猪"精神沉郁、食欲减退,被毛粗乱,生长发育停滞"(生长缓慢,食欲减退)、"稍加运动则喘息不止"(易疲劳)、"皮肤和可视黏膜苍白"符合铁缺乏症仔猪的临床表现,本病最可能的致病原因是铁缺乏。据此,选A。

**94.【答案】C**

【考点】本题考查兽医内科学第十二单元维生素与微量元素缺乏症/钴缺乏症/临床特点。

【解析】健康动物尿液当中的甲基丙二酸和亚氨甲基谷氨酸含量甚微,当钴缺乏时浓度升高。饲喂牧草6个月是一个慢性的过程,加上出现消瘦、贫血,所以致病原因是牧草当中的钴缺乏,应口服硫酸钴配合注射维生素$B_{12}$,同时草场上喷洒钴肥。据此,选C。

**95.【答案】A**

【考点】本题考查兽医外科与手术学第十七单元手术基本操作/缝合/缝合方法。

【解析】直肠切除术后的缝合方法为肠管两层断裂的浆膜和肌层分别做结节缝合(单纯间断缝合),然后连续缝合黏膜层,将直肠还纳于肛门内,荷包缝合肛门。据此,选A。

**96.【答案】D**

【考点】本题考查兽医外科与手术学第十七单元手术基本操作/缝合/缝合方法。

【解析】一般胃切开术后,用温青霉素生理盐水冲洗或擦拭胃壁切口,缝合方法为:第一层黏膜肌层连续缝合,第二层浆膜肌层连续水平内翻褥式缝合,也可做两层浆膜肌层内缝合(如库兴氏缝合)。据此,选D。

**97.【答案】C**

【考点】本题考查兽医产科学第七单元分娩期疾病/产道性难产/子宫捻转。

【解析】C选项,子宫捻转是指整个子宫、一侧子宫角或子宫角的一部分围绕自己的纵轴发生的扭转。分为颈后捻转和颈前捻转。子宫颈后捻转阴道检查的表现为:在产前或临产时发生的捻转,阴道壁紧张,阴道腔越向前越狭窄,阴道壁的前端呈螺旋状皱褶。A、B、D、E选项,均不会出现题干中的症状。据此,选C。

**98.【答案】E**

【考点】本题考查兽医产科学第九单元母畜的不育/疾病性不育/子宫颈炎。

【解析】子宫颈炎是指从子宫颈外口直到子宫内口黏膜及黏膜下组织发生的炎症。阴道检查时,子宫颈外口通常充血肿胀,子宫颈外褶突出,有黏脓性恶臭分泌物。据此,选E。

**99.【答案】C**

【考点】本题考查中兽医学第八单元止咳化痰平喘药及方剂/清化热痰药及方剂/麻杏石甘汤。

【解析】A选项,黄连解毒汤可清热解毒。主治三焦火毒证。证见大热烦躁,口燥咽干,错语不眠,或热病吐血、衄血;或热甚发斑,或身热下利,或湿热黄疸;或外科痈疡疔毒。小便黄赤,舌红苔黄,脉数有力。B选项,龙胆泻肝汤可清脏腑热,清泻肝胆实火,清利肝经湿热。主治肝胆实火上炎证,证见头痛目赤、胁痛、耳肿、舌红苔黄、脉弦细有力;肝经湿热下注证,证见阴肿、阴痒、筋痿、阴汗、小便淋浊、舌红苔黄腻、脉弦数有力。C选项,麻杏石甘汤可辛凉宣泄,清肺平喘。主治外感风邪,邪热壅肺证,身热不解,咳逆气急,鼻扇,口渴,有汗或无汗,舌苔薄白或黄,脉滑而数者。D选项,荆防败毒散可疏风解表,败毒消肿,祛痰止咳。主治外感风寒湿邪。证见外感风寒初起,恶寒发热,头疼身痛,胸闷咳嗽,痰多色白,苔白脉浮,及一切疮疡肿毒,肿痛发热等。E选项,独活散可疏风祛湿,活血止痛。主治风湿痹痛。据此,选C。

**100.【答案】D**

【考点】本题考查中兽医学第四单元解表药及方剂/辛温解表药及方剂/荆防败毒散。

【解析】A选项,黄连解毒汤可清热解毒。主治三焦火毒证。证见大热烦躁,口燥咽干,错语不眠;或热病吐血、衄血;或热甚发斑,或身热下利,或湿热黄疸;或外科痈疡疔毒。小便黄赤,舌红苔黄,脉数有力。B选项,龙胆泻肝汤可清脏腑热，清泻肝胆实火，清利肝经湿热。主治肝胆实火上炎证，证见头痛目赤、胁痛、耳肿、舌红苔黄、脉弦细有力；肝经湿热下注证，证见阴肿、阴痒、筋痿、阴汗、小便淋浊、舌红苔黄腻、脉弦数有力。C选项，麻杏石甘汤可辛凉宣泄，清肺平喘。主治外感风邪，邪热壅肺证，身热不解，咳逆气急，鼻扇，口渴，有汗或无汗，舌苔薄白或黄，脉滑而数者。D选项，荆防败毒散可疏风解表、败毒消肿，祛痰止咳。主治外感风寒湿邪。证见外感风寒初起，恶寒发热，头疼身痛，胸闷咳嗽，痰多色白，苔白脉浮，及一切疮疡肿毒，肿痛发热等。E选项，独活散可疏风祛湿，活血止痛。主治风湿痹痛。据此，选D。

# 全国执业兽医资格考试试卷四（兽医全科类）

# （临床科目）

1. 【答案】C

【考点】本题考查兽医临床诊断学第二单元整体及一般状态的检查/体温、脉搏、呼吸及血压测定/呼吸。

【解析】检查家禽呼吸频率的最常用的方法是观察肛下羽毛。据此，选C。

2. 【答案】E

【考点】本题考查兽医外科与手术学第三单元肿瘤/概论/肿瘤的治疗。

【解析】临床上对放射治疗（放疗）最敏感的是造血淋巴系统和某些胚胎组织的肿瘤，如恶性淋巴瘤、骨髓瘤、淋巴上皮癌等。据此，选E。

3. 【答案】C

【考点】本题考查兽医临床诊断学第十九单元常用治疗技术/常用穿刺术/腹腔穿刺部位及方法。

【解析】腹腔穿刺用于诊断肠变位、胃肠破裂、内脏出血等；治疗腹膜炎；小动物的腹腔麻醉（腹腔注射）等。不用于治疗肠便秘。据此，选C。

4. 【答案】B

【考点】本题考查兽医临床诊断学第十三单元超声检查/超声诊断的类型/A型超声诊断。

【解析】A型超声诊断仪主要利用的超声物理特性是超声波的反射特征。据此，选B。

5. 【答案】A

【考点】本题考查中兽医学第四单元解表药及方剂/辛凉解表药及方剂/升麻。

【解析】A选项，柴胡可和解退热，疏肝理气，升举阳气。与升麻皆味辛而微寒，具有升举阳气的作用，可用于治疗脏器下垂。B选项，桑叶可疏散风热，清肝明目。C选项，防风可祛风解表，胜湿解痉。D选项，紫苏可发表散寒，行气和胃。E选项，薄荷可疏散风热，清利头目。升麻可发表透疹（用于猪、羊痘疹透发不畅），清热解毒，升阳举陷，适用于气虚下陷所致的久泻脱肛、子宫脱出等。柴胡也可升举阳气，可以与升麻相配。据此，选A。

6. 【答案】B

【考点】本题考查兽医临床诊断学第十单元血液的临床常用生化检验/血清电解质/血清钠。

【解析】B选项，血液是由血浆和血细胞构成的，血浆是细胞外液，其中的主要阳离子是钠离子（$Na^+$），是维持渗透压的重要离子。A选项，为细胞内液重要离子。C、D、E选项，均不是主要离子。据此，选B。

7. 【答案】A

【考点】本题考查中兽医学第三单元中药和

方剂总论/中药性能/四气五味。

【解析】A选项，辛、甘、酸、苦、咸是指五味。B选项，木、火、土、金、水是指五行。C选项，寒、凉、平、温、热是指四气。D选项，红、黄、白、青、黑是指五色。E选项，浮、沉、迟、数、滑是指脉象。据此，选A。

8.【答案】A

【考点】本题考查中兽医学第十一单元理气药及方剂/理气药/陈皮。

【解析】A选项，陈皮具有理气健脾、燥湿化痰的功效。B选项，疏肝止痛、破气消积是青皮的功效。C选项，行气燥湿、降逆平喘是厚朴的功效。D选项，破气消积、通便利膈是枳实的功效。E选项，理气解郁、散结止痛是香附的功效。据此，选A。

9.【答案】A

【考点】本题考查中兽医学第三单元中药和方剂总论/方剂/组成原则。

【解析】方剂中，加强君药治疗主病或主证作用的药物属于臣药。据此，选A。

10.【答案】D

【考点】本题考查兽医内科学第八单元泌尿系统疾病/肾炎/临床症状。

【解析】动物急性肾炎时，肾小球滤过机能降低，水、钠潴留，血容量增加，肾素分泌增多，血浆内血管紧张素增加，小动脉平滑肌收缩，致使血压升高，心脏听诊可出现主动脉第二心音增强。据此，选D。

11.【答案】C

【考点】本题考查兽医外科与手术学第十八单元手术技术/头部手术/犬竖耳术（耳整形术）。

【解析】犬竖耳术的手术步骤为：①确定切除线。②切除耳郭。③缝合耳郭。④固定耳郭。据此，选C。

12.【答案】C

【考点】本题考查兽医产科学第十单元公畜的不育/疾病性不育/睾丸炎。

【解析】睾丸炎的治疗措施包括：①急性睾丸炎病畜应停止使用，安静休息。②早期（4h内）可冷敷，后期可温敷，加强血液循环，使炎症渗出物消散。③局部涂擦鱼石脂软膏、复方醋酸铅散。④阴囊可用网状绷带吊起。⑤全身使用抗生素药物。本题是选非题。据此，选C。

13.【答案】C

【考点】本题考查中兽医学第十九单元针灸/家畜常用穴位针法与主治/犬常用穴位。

【解析】A选项，大椎穴位于第7颈椎与第1胸椎棘突间的凹陷中。主治感冒、咳嗽、发热、癫痫、腰背风湿。B选项，悬枢穴位于背中线上，最后胸椎与第1腰椎棘突间的凹陷中。主治风湿病、腰部扭伤、椎间盘疾病、消化不良。C选项，百会穴位于最后腰椎与第1荐椎棘突间的凹陷中。主治腰胯疼痛、瘫痪、椎间盘疾病、泄泻、脱肛、膀胱麻痹。D选项，命门穴位于背中线上，第3腰椎棘突间的凹陷中。主治风湿症、泄泻、腰瘫、腰痛、椎间盘疾病、水肿、中风。E选项，阳关穴位于背中线上，第4～5腰椎棘突间的凹陷中。主治性功能减退、子宫疾病、风湿症、腰扭伤、椎间盘疾病。据此，选C。

14.【答案】E

【考点】本题考查中兽医学第十二单元理血药及方剂/止血药及方剂/三七。

【解析】A选项，桃仁可活血祛瘀、润肠通便、止咳平喘。用于症瘕痞块、肺痈肠痈、跌扑损伤、肠燥便秘、咳嗽气喘。B选项，红花可活血通经、祛瘀止痛。用于经闭、痛经、恶露不行、症瘕痞块、胸痹心痛、瘀滞腹痛、胸胁刺痛、跌扑损伤、疮疡肿痛。C选项，乳香可活血行气止痛、消肿生肌。用于胸痹心痛、胃脘疼痛、痛经经闭、产后瘀阻、症瘕腹痛、风湿痹痛、筋脉拘挛、跌扑损伤、痈肿疮疡。D选项，没药可散瘀定痛、消肿生肌。用于胸痹心痛、胃脘疼痛、产后瘀阻、症瘕腹痛、风湿痹痛、跌打损伤、痈肿疮疡。E选项，三七可散瘀止血、消肿止痛。用于咯血、吐血、衄血、便血、外伤出血、胸腹刺痛、跌扑肿痛。据此，选E。

15.【答案】D

【考点】本题考查中兽医学第七单元消导药及方剂/消导药/麦芽。

【解析】A选项，神曲能消食化积、健胃和

中，具有消食健胃的作用，尤以消谷积见长，并与山楂、麦芽合称三仙。B选项，麦芽能消食和中、回乳，尤以消草食见长。C选项，山楂能消食健胃，尤以消化肉食积滞见长。主治食积不消，肚腹胀满等。D选项，鸡内金（存在于鸡的肌胃中）能消食健脾，化石通淋。用于草料停滞而兼有脾虚证的病畜，以及用于化石通淋。E选项，莱菔子（萝卜的成熟种子）能消食导滞，降气化痰。据此，选D。

16.【答案】A

【考点】本题考查兽医产科学第四单元妊娠/母体的妊娠识别/妊娠识别的机理。

【解析】孕期雌激素发挥局部作用，使子宫内膜合成前列腺素 $F_{2\alpha}$（$PGF_{2\alpha}$）减少，同时也阻止分泌至子宫腔内的 $PGF_{2\alpha}$ 释放入子宫静脉，以致其不能进入全身血液循环和卵巢，黄体就不会受到影响而退化。据此，选A。

17.【答案】A

【考点】本题考查兽医内科学第十六单元矿物类及微量元素中毒/钼中毒/中毒机理。

【解析】牛钼中毒引起代谢紊乱的元素是铜。据此，选A。

18.【答案】E

【考点】本题考查兽医临床诊断学第十七单元症状及症候学/症候学/红尿。

【解析】鉴别血尿和血红蛋白尿的主要方法是尿沉渣检查。前者静置或离心后有红色沉淀，镜检可见红细胞；后者无红色沉淀，镜检无细胞或有极少量红细胞。据此，选E。

19.【答案】C

【考点】本题考查兽医临床诊断学第二单元整体及一般状态的检查/可视黏膜的检查/眼结合膜的检查方法。

【解析】发绀是指皮肤和黏膜呈蓝紫色的现象，主要是由于血液中去氧血红蛋白升高，或在血液中形成异常血红蛋白衍生物而使皮肤、黏膜呈蓝紫色，故又称紫绀。因此，血液中去氧血红蛋白升高时，可视黏膜颜色为蓝紫色。据此，选C。

20.【答案】C

【考点】本题考查兽医临床诊断学第十七单元症状及症候学/症候学/瘫痪。

【解析】C选项，上运动神经元性瘫痪是指由皮层运动投射区和上运动神经元径路（皮层脊髓束和皮层脑干束）损害而引起的病症，属中枢性瘫痪。A选项，属于一侧大脑运动神经元径路受损。B选项，属于下运动神经元径路受损。D选项，属于中枢性瘫痪的一种。E选项，属于神经肌肉传导障碍性瘫痪。据此，选C。

21.【答案】B

【考点】本题考查兽医外科与手术学第一单元外科感染/局部外科感染/蜂窝织炎。

【解析】肌间蜂窝织炎，首先感染的组织是肌外膜。据此，选B。

22.【答案】E

【考点】本题考查兽医临床诊断学第十五单元心电图检查/正常心电图/心电图各波段正常值及临床意义。

【解析】QRS波反映两心室去极化（除极化）过程，又称心室除极波。据此，选E。

23.【答案】B

【考点】本题考查兽医外科与手术学第十四单元蹄病/马属动物蹄病/蹄骨骨折的症状与诊断。

【解析】马常发生的蹄骨骨折的类型有4种：蹄骨伸肌突骨折、蹄骨翼骨折、矢状骨折或斜面骨折、远侧缘碎片骨折，其中远侧缘碎片骨折多由刺伤所引起。据此，选B。

24.【答案】A

【考点】本题考查兽医临床诊断学第九单元血液的一般检验/白细胞计数和白细胞分类计数/白细胞变化的临床意义。

【解析】嗜酸性粒细胞增多常见于免疫介导性疾病和过敏性疾病、寄生虫病、某些皮肤病、某些恶性肿瘤。吸入花粉可引发过敏性疾病，可导致嗜酸性粒细胞增多。据此，选A。

25.【答案】A

【考点】本题考查兽医内科学第十二单元维生素与微量元素缺乏症/锰缺乏症/临床特点。

【解析】腓肠肌腱脱出是家禽锰缺乏症的临床特征之一。据此，选A。

26.【答案】C

【考点】本题考查兽医产科学第三单元受精/受精过程/卵子激活。

【解析】卵子激活的主要事件包括：细胞质内游离 $Ca^{2+}$ 浓度的升高，皮质颗粒胞吐和阻止多精受精，减数分裂恢复和第二极体释放，雌性染色体转化为雌原核，精核去致密转化为雄原核，雌、雄原核内 DNA 复制，雌、雄原核在卵子中央部位相互靠近，核膜破裂及染色质混合。据此，选 C。

27.【答案】E

【考点】本题考查兽医外科与手术学第九单元直肠与肛门疾病/直肠和肛门脱/症状。

【解析】直肠脱垂症状：在发生黏膜性脱垂时，直肠黏膜的皱襞往往在一定的时间内不能自行复位。若此现象经常出现，则脱出的黏膜发炎，很快在黏膜下层形成高度水肿，失去自行复原的能力。随着炎症和水肿的发展，则直肠壁全层脱出，即直肠完全脱垂。由于脱出的肠管被肛门括约肌箝压，从而导致血液循环障碍，水肿更加严重。同时，因受外界的污染，表面污秽不洁，沾有泥土和草屑等，甚至发生黏膜出血、糜烂、坏死和继发损伤。此时，患病动物常伴有全身症状，体温升高，食欲减退，精神沉郁，并且频频努责，做排粪姿势。据此，选 E。

28.【答案】E

【考点】本题考查兽医外科与手术学第三单元肿瘤/常见肿瘤/犬猫乳腺肿瘤的症状与治疗。

【解析】乳腺肿瘤多发生于 6 岁以上未绝育的母犬。据此，选 E。

29.【答案】B

【考点】本题考查兽医内科学第十二单元维生素与微量元素缺乏症/硒和维生素 E 缺乏症/临床症状。

【解析】B 选项，猪桑葚心为硒和维生素 E 缺乏所致。与钙、磷代谢无关，符合题意。A 选项，牛生产瘫痪主要是母牛在妊娠期间饲料管理不当而导致。比如饲料过于单一，导致营养不良，缺乏钙、磷类微量元素和维生素。C 选项，犬佝偻病是生长较快的幼龄畜禽维生素 D 缺乏及钙、磷代谢障碍所致的骨营养不良性疾病。D 选项，纤维素性骨营养不良是由于日粮中钙、磷缺乏或钙、磷比例不当所致的成年动物机体钙、磷代谢紊乱的骨骼疾病。E 选项，牛青草搐搦是采食幼嫩的牧草（镁含量不足）后突然发生的高致死性疾病。其中偏重施用氮肥的牧场，饲料中氮含量过高，瘤胃内产生大量的氨，与磷、镁形成不溶性磷酸铵镁，阻碍镁的吸收。此外，饲料中硫酸盐、碳酸盐、柠檬酸盐、锰、钠、钙等含量过高以及内分泌紊乱和消化道疾病都会影响镁的吸收。因此牛青草搐搦也间接与钙、磷代谢相关。据此，选项 B。

30.【答案】D

【考点】本题考查中兽医学第十五单元平肝药及方剂/平肝明目药及方剂/决明散。

【解析】A 选项，桃花散可防腐收敛止血。主治创伤出血。B 选项，青黛散可清热解毒，消肿止痛。主治口舌生疮，咽喉肿痛。C 选项，冰硼散可清热解毒，消肿止痛，敛疮生肌。主治咽喉肿痛，口舌生疮。D 选项，决明散可清肝明目，退翳消瘀。主治肝经积热，外传于眼所致的目赤肿痛，云翳遮睛。E 选项，牵正散可祛风化痰，通络止痉。主治肝风内动，口眼歪斜。据此，选 D。

31.【答案】D

【考点】本题考查兽医外科与手术学第十二单元四肢与脊柱疾病/骨折/骨折的临床特点。

【解析】骨折的特有特点为：肢体变形、异常活动和骨摩擦音、骨折的其他症状为出血与肿胀、疼痛、功能障碍。据此，选 D。

32.【答案】B

【考点】本题考查兽医内科学第九单元神经系统疾病/脑膜脑炎/治疗。

【解析】B 选项，病畜因脑膜脑炎出现狂躁不安时，可用安溴注射液 50~100mL，做静脉注射，以调整中枢神经机能紊乱，增强大脑皮层保护性抑制作用。A 选项，东莨菪碱对外周神经作用与阿托品类似；对中枢神经作用与阿托品不同，呈抑制作用。主要用于麻醉前给药、防治晕动病、有机磷酸酯中毒的解救。C 选项，6-氨基己酸是抗纤维蛋白溶解药。纤维蛋白通过其分子结构中的赖氨酸结合部位特异性地与纤维蛋白结合，然后在激活物作用下变为纤溶酶，该酶能裂解纤维蛋白中精氨酸和赖氨酸肽链，形成纤维蛋白降解产物，使血凝块溶解。D选项，地塞米松主要有抗炎作用、抗免疫、抗毒素、抗休克、抗过敏、影响代谢。E选项，樟脑磺酸钠适用于呼吸和循环的急性障碍，对抗中枢神经抑制药的中毒等。据此，选B。

33.【答案】D

【考点】本题考查兽医内科学第十五单元有毒植物与霉菌毒素中毒/栎树叶中毒/临床症状。

【解析】黄牛栎树叶中毒时表现排粪迟滞，粪球干燥，色深，外表有大量黏液或纤维性黏稠物，有时混有血液，粪球常串联成串珠状或算盘珠样，严重者排出腥臭的焦黄色或黑红色糊状粪便。据此，选D。

34.【答案】B

【考点】本题考查兽医外科与手术学第十一单元跛行诊断/概论/跛行的分类及临床特征。

【解析】支跛后，患肢着地时，头高举，并偏向健侧；健前肢负重患前肢高举时，颈部就摆向健侧。据此，选B。

35.【答案】D

【考点】本题考查兽医外科与手术学第五单元眼科疾病/青光眼/治疗。

【解析】巩膜周边冷冻术常用于治疗青光眼，治疗目的是使部分睫状体遭到破坏，从而减少房水产生。据此，选D。

36.【答案】C

【考点】本题考查兽医临床诊断学第十九单元常用治疗技术/液体疗法/适应证。

【解析】当动物脱水量为6%~8%，每千克体重需要补液30~50mL。据此，选C。

37.【答案】E

【考点】本题考查中兽医学第十九单元针灸/家畜常用穴位针法与主治/马常用穴位。

【解析】A选项，开天穴位于眼球上，押手固定眼球后，与虫体头部最近的黑白睛交界处是穴位。主治混睛虫病。B选项，鼻俞穴位于血堂穴下方约3cm处，用手掌握住鼻孔，观察呼气时吹起的鼻侧皮肤，其鼓起的最高点，也是吸气时的最凹处是穴位。主治肺热，感冒，鼻肿，中暑。C选项，睛明穴位于内眼角外侧皮肤皱褶上。主治肝经风热，肝热传眼，睛生翳膜。D选项，肷俞穴位于肷窝内，穿肠放气处。主治气胀，绞肠痧，顽固性粪结。E选项，肺俞穴位于倒数第9肋间，与脾俞穴同高位（距棘突12cm处）的凹陷中。或与肠骨外交水平线相交处的肌沟中。左右侧各一穴。主治肺热咳喘，肺把胸脾痛，劳伤气喘。据此，选E。

38.【答案】C

【考点】本题考查兽医内科学第十六单元矿物类及微量元素中毒/铅中毒/临床症状。

【解析】铅能增加红细胞膜的脆性，导致红细胞形成障碍和破坏过多，出现贫血。故动物慢性铅中毒的血常规检查可见红细胞数减少。据此，选C。

39.【答案】B

【考点】本题考查兽医内科学第十八单元其他内科疾病/甲状旁腺功能亢进症/临床症状。

【解析】甲状旁腺分泌的甲状旁腺激素（PTH）可抑制近侧肾小管对磷的吸收，使尿磷增加，血磷减少。因此，犬营养性继发性甲状旁腺功能亢进，尿液检查可见尿磷含量增加。据此，选B。

40.【答案】B

【考点】本题考查兽医内科学第十四单元饲料源性毒物中毒/硝酸盐与亚硝酸盐中毒/中毒机理。

【解析】青饲料文火焖煮产生的有毒物质是亚硝酸盐。据此，选B。

41.【答案】A

【考点】本题考查中兽医学第一单元基础理论/病因/六淫。

【解析】六淫之中，具有善行数变的特性的邪气是风，因此A选项符合题意。B选项，寒性收引。C选项，暑性升散。D选项，湿性黏滞。E选项，燥性干燥。据此，选A。

42.【答案】A

【考点】本题考查兽医产科学第五单元分娩/决定分娩过程的要素/胎儿与母体产道的关系。

【解析】胎向即胎儿的方向，包括纵向、横

向和竖向，其中纵向是胎儿的纵轴与母体的纵轴互相平行，此为正常的胎向。胎位即胎儿的位置，包括上位（背荐位）、下位（背耻位）和侧位（背髂位）。其中上位是指胎儿俯卧在子宫内，背部在上，靠近母体的背部，这是正常的胎位。据此，选A。

43.【答案】E

【考点】本题考查兽医外科与手术学第十八单元手术技术/腹部手术/牛皱胃左方变位整复术。

【解析】牛皱胃左方变位整复手术的保定方法有站立保定或前躯右侧卧、后躯半仰卧保定。据此，选E。

44.【答案】E

【考点】本题考查兽医外科与手术学第十六单元麻醉技术/全身麻醉/吸入麻醉的概念。

【解析】吸入麻醉药的麻醉强度常以最低有效肺泡浓度（MAC）来表示。MAC 直接反映肺泡气、动脉血和脑组织中麻醉药的分压，是以数值形式反映吸入麻醉药的麻醉强度，MAC 越小，其麻醉效能越强。据此，选E。

45.【答案】C

【考点】本题考查兽医临床诊断学第二单元整体及一般状态的检查/体温、脉搏、呼吸及血压测定/脉搏。

【解析】临床检查牛脉搏最常用尾动脉。据此，选C。

46.【答案】E

【考点】本题考查兽医临床诊断学第二单元整体及一般状态的检查/全身状况的检查/精神状态。

【解析】动物的精神状态可根据动物对外界刺激的反应能力及行为表现而判定。临床上主要观察动物的神态，注意其耳、眼活动、面部的表情及各种反应活动，因此E选项符合题意。A、B、C、D选项，也可以反应动物的精神状态，但不是最直接的反应。据此，选E。

47.【答案】C

【考点】本题考查兽医临床诊断学第五单元腹壁、腹腔及消化系统的检查/肝、脾的检查/脾脏的检查。

【解析】犬的脾脏位于左季肋部，在临床上主要采用外部触诊。使犬右侧卧，左手托右腹部，右手在左肋下向深部压迫，借以触知脾脏的大小、形状、硬度和疼痛反应。据此，选C。

48.【答案】A

【考点】本题考查中兽医学第八单元止咳化痰平喘药及方剂/清化热痰药及方剂/贝母。

【解析】A选项，贝母可润肺化痰，清热止咳，开郁散结。用于肺热燥咳，干咳少痰，阴虚劳嗽，痰中带血，瘰疬，乳痈，肺痈等证。B选项，杏仁可止咳平喘，润肠通便。用于风寒、风热、肺热咳喘；年老肠燥，津亏便秘等证。C选项，麻黄可发汗解表，宣肺平喘，利水消肿。用于风寒表实无汗证。D选项，白前可降气消痰，止咳。用于肺气壅实，咳嗽痰多，胸满喘急。E选项，半夏可燥湿化痰，降逆止呕，消痞散结。用于湿痰寒痰，咳喘痰多，风痰眩晕，呕吐反胃，胸脘痞闷；外治痈肿痰核，为治寒痰、湿痰之要药。据此，选A。

49.【答案】C

【考点】本题考查兽医临床诊断学第十八单元动物保定技术/主要动物的保定技术/马的保定方法及注意事项。

【解析】双抽筋倒马法倒马时，跗关节的绳套应移到后肢的系部。据此，选C。

50.【答案】E

【考点】本题考查兽医产科学第二单元发情与配种/发情周期/发情周期中卵巢的变化。

【解析】格拉夫氏卵泡又称成熟卵泡，卵泡腔中充满由粒膜细胞分泌及渗入卵泡的血浆蛋白所形成的黏稠卵泡液，卵泡壁变薄，卵泡体积增大，扩展到皮质层的表面，甚至突出于卵巢表面之上。据此，选E。

51.【答案】A

【考点】本题考查兽医产科学第一单元动物生殖激素/垂体激素/催产素的临床应用。

【解析】催产素对排乳的刺激作用表现在两方面，一是刺激乳腺腺泡的肌上皮细胞收缩而促进排乳，使乳汁从腺泡中通过腺管进入乳池，发生排乳；二是使乳腺大导管的平滑肌松弛，在乳汁蓄积时扩张储乳。据此，选A。

52.【答案】A

【考点】本题考查兽医临床诊断学第九单元血液的一般检验/交叉配血试验/玻片法。

【解析】次侧交叉配血试验时，与供血者血清配合的是受血者的红细胞。据此，选A。

53.【答案】A

【考点】本题考查兽医临床诊断学第八单元神经系统及运动机能的检查/运动机能的检查/肌肉的检查。

【解析】肌力是指肢体做某种主动运动时肌肉最大的收缩力。除肌肉的收缩力量外，还以动作的幅度与速度衡量。据此，选A。

54.【答案】A

【考点】本题考查中兽医学第一单元基础理论/脏腑学说与气血/五脏的生理功能。

【解析】五脏即心、肝、脾、肺、肾，是生化和贮藏精气的器官，共同功能特点是藏精气而不泻。五脏之中，主藏血的是肝。五脏之中主藏神的是心。据此，选A。

55.【答案】A

【考点】本题考查兽医内科学第十二单元维生素与微量元素缺乏症/铜缺乏症/临床特点。

【解析】羊铜缺乏的主要表现是运动障碍（后肢瘫痪，无法站立）。据此，选A。

56.【答案】E

【考点】本题考查兽医外科与手术学第十一单元跛行诊断/概论/跛行的分类及临床特征。

【解析】E选项，患肢在悬垂和支柱阶段均表现机能障碍的跛行称为混合跛行，符合题意。A选项，鸡跛属于特殊跛行，患肢运步呈现高度举扬，膝关节和跗关节高度屈曲，肢在空间停留片刻后又突然着地，如鸡行走的样子。B选项，支跛是指在运步时，患肢在落地负重阶段出现机能障碍的跛行。C选项，悬跛是指运动中患肢在悬垂阶段出现机能障碍的跛行。D选项，间歇性跛行属于特殊跛行，表现为开始一切正常，突然发生跛行，过一会跛行自然消失，常发生于动物动脉栓塞、膝盖骨脱位、关节石等。据此，选E。

57.【答案】B

【考点】本题考查兽医产科学第四单元妊娠/妊娠终止技术/妊娠终止的方法。

【解析】犬受精卵经历4d左右才到达子宫腔，在此期间给予雌激素造成输卵管和子宫内环境改变，可影响受精卵在输卵管的输送，并影响其在子宫的着床。最终被子宫内膜吸收而终止妊娠。据此，选B。

58.【答案】A

【考点】本题考查兽医临床诊断学第十二单元X线检查/X线检查的基础/X线检查技术。

【解析】影响X线穿透力的摄影技术条件是千伏。据此，选A。

59.【答案】D

【考点】本题考查兽医外科与手术学第二单元损伤/损伤的并发症/溃疡。

【解析】治疗蕈状溃疡临床可剪除或切除超过皮肤表面的组织。也可用硝酸银棒、氢氧化钾（苛性钾）、氢氧化钠（苛性钠）、20%硝酸银溶液烧灼腐蚀。据此，选D。

60.【答案】A

【考点】本题考查兽医产科学第五单元分娩/分娩启动/内分泌因素。

【解析】对奶牛启动分娩起决定作用的是胎儿的丘脑下部/垂体/肾上腺轴系。据此，选A。

61.【答案】D

【考点】本题考查兽医内科学第十七单元其他中毒病/有机氟化物中毒/临床症状。

【解析】急性有机氟中毒的主要症状类型包括神经型和心脏型。据此，选D。

62.【答案】E

【考点】本题考查兽医外科与手术学第十八单元手术技术/头部手术/牛断角术。

【解析】牛角神经传导麻醉的注射部位是额骨外侧嵴的下方。据此，选E。

63.【答案】D

【考点】本题考查兽医临床诊断学第六单元泌尿系统的检查/排尿动作及尿液的感官检查/尿液的感官检查。

【解析】血尿多见于泌尿系统各部位的出血，如急性肾小球肾炎、肾盂肾炎、膀胱炎、尿结石及泌尿道综合征等,因此D选项符合题意。A、B、C、E选项,一般情况下均不能引起血尿。据此,选D。

64.【答案】E

【考点】本题考查兽医外科与手术学第十七单元手术基本操作/缝合/缝合方法。

【解析】康乃尔氏缝合法在缝合时将缝针贯穿全层组织,当将缝线拉紧时,肠管切面翻入肠腔,用于胃、肠、子宫壁的全层缝合,因此E选项符合题意。A、B、C、D选项,均不是康乃尔氏缝合法的缝合部位。据此,选E。

65.【答案】C

【考点】本题考查中兽医学第十九单元针灸/家畜常见病的针灸处方/马常见病针灸处方。

【解析】A选项,百会穴位于最后腰椎与第1荐椎棘突间的凹陷中。主治腰胯疼痛、瘫痪、椎间盘疾病、泄泻、脱肛、膀胱麻痹。B选项,阴脱穴位于阴唇两侧,阴唇上、下联合的中点旁开2cm处。主治阴道脱出、子宫脱出。C选项,莲花穴在脱出的直肠黏膜上取穴。主治脱肛。D选项,尾根穴位于最后荐椎与第1尾椎棘突间的凹陷中。主治瘫痪、尾麻痹、脱肛、便秘、腹泻。E选项,尾尖穴位于尾尖上。主治冷痛、感冒、黑汗风、眩晕。据此,选C。

66.【答案】E

【考点】本题考查兽医产科学第五单元分娩/决定分娩过程的要素。

【解析】A、B、C、D选项,所述均属于影响分娩过程的因素。E选项,母体促卵泡素的水平不属于影响分娩过程的因素。本题为选非题。据此,选E。

67.【答案】D

【考点】本题考查兽医内科学第三单元反刍动物前胃和皱胃疾病/瘤胃积食/临床症状。

【解析】瘤胃积食,随着病情急剧发展,瘤胃内菌群失调,革兰氏阳性菌,特别是链球菌大量增殖,产生大量乳酸,pH降低,瘤胃内纤维分解菌和纤毛虫活性降低甚至大量死亡,微生物区系共生关系失调,腐败产物增多,引起瘤胃炎,进一步导致瘤胃的渗透性增强,发生脱水。据此,选D。

68.【答案】B

【考点】本题考查兽医临床诊断学第五单元腹壁、腹腔及消化系统的检查/口、咽及食道的检查/口腔的检查。

【解析】该黄牛"出现流涎,嘴角挂有大量泡沫,有食欲但采食后咀嚼缓慢、吐草",需首先进行口腔检查。据此,选B。

69.【答案】C

【考点】本题考查兽医外科与手术学第二单元损伤/创伤/创伤的分类及临床特点。

【解析】该犬臀部创口表面有脓性分泌物,为感染创,因此C选项符合题意。A选项,无菌创:通常将在无菌条件下所做的手术创称为无菌创。B选项,污染创:创伤被细菌和异物所污染,但进入创内的细菌仅与损伤组织发生机械性接触,并未侵入组织深部发育繁殖,也未呈现致病作用。污染较轻的创伤,经适当的外科处理后,可能取一期愈合。污染严重的创伤,又未及时而彻底地进行外科处理时,常转为感染创。D选项,创伤按时间分为新鲜创和陈旧伤。新鲜创:伤后的时间较短,创内尚有血液流出或存有血凝块,且创内各部组织的轮廓仍能识别,有的虽被严重污染,但未出现创伤感染症状。E选项,保菌创:晚期化脓创伤表面虽然仍有脓性分泌物,但此时细菌已丧失毒力,并无向健康组织侵害的趋势,细菌只停留在创伤表面的坏死组织及化脓性分泌物中。取二期愈合的肉芽创均为保菌创。在正常情况下创伤保菌有促进创伤内坏死组织净化和促进组织再生的作用。但需要注意感染创和保菌创在临床上是可以互相转化的。据此,选C。

70.【答案】C

【考点】本题考查兽医外科与手术学第二单元损伤/软组织非开放性损伤/血肿和血清肿。

【解析】穿刺物含有血液,其肿胀最可能是血肿,因此C选项符合题意。A选项,肿瘤触诊:①有肿块(体表/浅在肿瘤)。②有不同程度的疼痛。③有溃疡,一般为恶性肿瘤坏死形成。④出血,来自溃疡或肿瘤的破溃。⑤功能障碍。B选项,红、肿、热、痛和功能障碍是化脓性感染(痈)的五个典型症状。但这些症状不一定全部出现，而随病程迟早、病变范围和位置深浅而异。病变范围小或位置较深的，局部症状可不明显。这些症状的病理基础就是充血、渗出和坏死三个基本变化。全身症状轻重不一。D选项，脓肿在皮肤及皮下组织呈局限性（多为圆形）肿胀，触诊有明显波动感，为开放性损伤，初期红、肿、热、痛，后期中央变软、脱毛，穿刺液为脓液。E选项，淋巴外渗在皮肤及皮下组织呈局限性（多为圆形）肿胀，触诊有明显波动感，为非开放性损伤，逐渐肿大，隆起界线不明显。据此，选C。

71.【答案】E

【考点】本题考查兽医临床诊断学第九单元血液的一般检验/红细胞比容和相关参数的应用/红细胞三种平均值参数计算。

【解析】可视黏膜苍白提示贫血，红细胞指数有助于确定贫血类型，红细胞指数包括平均红细胞体积（MCV）、平均红细胞血红蛋白含量（MCH）和平均红细胞血红蛋白浓度（MCHC）。据此，选E。

72.【答案】A

【考点】本题考查兽医临床诊断学第九单元血液的一般检验/白细胞计数和白细胞分类计数/白细胞变化的临床意义。

【解析】嗜酸性粒细胞增多常见于免疫介导性疾病和过敏性疾病、寄生虫病、某些皮肤病、某些恶性肿瘤。据此，选A。

73.【答案】E

【考点】本题考查兽医外科与手术学第二单元损伤/损伤的并发症/窦道和瘘管。

【解析】肠瘘是指在肠与其他器官，或肠与腹腔、腹壁外有不正常的通道，前者称为内瘘，后者称为外瘘。猪脐部手术术部皮肤破溃并有少量粪便自此流出，发生的疾病是肠瘘。据此，选E。

74.【答案】A

【考点】本题考查兽医内科学第十八单元其他内科疾病/肾上腺皮质功能亢进症（库兴氏综合征）/临床症状。

【解析】根据该犬"腹部肥大和对称性脱毛，多饮多尿，食欲亢进，肌肉无力萎缩，嗜睡"，考虑其患有犬肾上腺皮质功能亢进症（库兴氏综合征）。据此，选A。

75.【答案】A

【考点】本题考查兽医产科学第七单元分娩期疾病/助产手术/矫正术的适应证和基本方法。

【解析】根据奶牛"分娩时持续强烈努责1h，仅见两前蹄露出阴门外"，提示该奶牛发生难产，且"产道检查发现胎儿头颈左弯"，首选的助产方法是矫正术。矫正术是指通过推、拉、翻转、矫正或拉直胎儿四肢的方法，把异常胎向、胎位及胎势矫正至正常状态的助产手术。正常分娩时，单胎动物的胎儿呈纵向（正生或倒生）、上位，头、颈及四肢伸直，与此不同的各种异常情况均可用矫正术进行矫正。据此，选A。

76.【答案】C

【考点】本题考查兽医产科学第九单元母畜的不育/饲养管理及利用性不育/衰老性不育。

【解析】该牛10岁（衰老），且"直肠检查发现卵巢小而硬，无卵泡和黄体，子宫角细小"，提示生殖器官萎缩，机能衰退，考虑该牛最可能发生的是衰老性不育。据此，选C。

77.【答案】E

【考点】本题考查中兽医学第二单元辨证施治/脏腑辨证/肾与膀胱病证。

【解析】素体阳虚，或久病伤肾，或劳损过度，或年老体弱，下元亏损，均可导致肾阳虚衰，因此A选项符合题意。B选项，肾阴虚表现为形体瘦弱，腰胯无力，低热不退或午后潮热，盗汗，粪便干燥。公畜举阳滑精或精少不育，母畜不孕。C选项，精气不固又称肾精不固，是肾气虚衰、封藏失职的一种病理变化。精关不固而遗精、滑精、早泄，膀胱失约而小便失禁、尿后余沥、遗尿，肠虚滑脱而久泻不止，大便失禁等。D选项，肾虚水泛为膀胱气化不利，小便量少，水湿泛滥成水肿。证见全身浮肿，肢体下部尤甚，按之凹陷不起，腰膝酸重，畏寒肢冷，甚则腹部胀满，心悸、咳喘，舌淡胖，苔白润，脉沉弱等。E选项，膀胱湿热为湿热下注膀胱，气化功能受阻所致，尿频而急，淋漓不畅，疼痛尿液排出困难，常做排尿姿势，或尿淋漓，尿色混浊，或有脓血，尿色赤黄，口干舌红，苔黄腻，脉滑数。根据病犬的症状，本病证为膀胱湿热。据此，选E。

78. 【答案】A

【考点】本题考查中兽医学第二单元辨证施治/脏腑辨证/肾与膀胱病证。

【解析】A选项，八正散可清热泻火，利水通淋。主治湿热淋证，是膀胱湿热的治疗方例。B选项，郁金散可清热解毒，燥湿止泻。主治肠黄，湿热泻痢。C选项，曲蘖散可消食化积除胀。D选项，大承气汤可用于治疗阳明腑实证。证见大便不通，脘腹痞满，腹痛拒按等。E选项，苏子降气汤可降气疏壅，引火归元，祛痰止咳。主治虚阳上攻，气不升降，上盛下虚，痰涎壅盛，喘嗽短气，胸膈痞闷，咽喉不利；或腰痛脚弱，肢体倦怠，或肢体浮肿。根据该马的症状，本病证为膀胱湿热，治疗宜选用的药物是八正散。据此，选A。

79. 【答案】D　80. 【答案】B　81. 【答案】C

【考点】本组题考查兽医外科与手术学第二单元损伤/创伤/创伤的分类及临床特点。

【解析】该犬左腹壁中创口不时流出少量脓汁，且腹壁触诊在创口的右上方两指处有一坚硬的异物，创口长0.2cm，考虑该犬可能发生了刺伤。因该犬从创口内流出少量脓汁，进一步治疗首先应该促进创液排出。并且应进一步进行X线检查以确定异物性质。刺创极易感染化脓，甚至形成化脓性窦道。当窦道发生进一步病变，在脓窦且有较多的坏死组织，并处于急性炎症过程时，脓汁量大而较为稀薄并常混有组织碎块和血液。随着病程拖长，窦道壁已形成瘢痕，且窦道深部坏死组织很少时，则脓汁少而黏稠。据此，79题选D，80题选B，81题选C。

82. 【答案】D　83. 【答案】B　84. 【答案】B

【考点】本组题考查兽医内科学第三单元反刍动物前胃和皱胃疾病/瘤胃积食/临床症状。

【解析】根据题干中"日粮以粗纤维饲料为主，过食后数小时，突发不安"的病因，以及"左腹部隆起，触诊坚实"的症状，考虑本病为瘤胃积食。左腹部听诊，瘤胃应该蠕动次数减

少，声音减弱，甚至消失。检查瘤胃内容物，可能瘤胃内容物呈弱酸性，纤毛虫数量减少（正常情况下，瘤胃的酸碱环境波动于pH 6.5~7.0范围内；瘤胃积食时，瘤胃内的食物酵解过程旺盛，乳酸等酸性产物多，pH降低，会影响纤毛虫的活力，使纤毛虫数减少）。据此，82题选D，83题选B，84题选B。

85. 【答案】A　86. 【答案】D　87. 【答案】E

【考点】本组题考查兽医内科学第二单元口腔、唾液腺、咽和食道疾病/食道阻塞。

【解析】根据病牛"采食过程中被惊吓，突然躁动不安，伸颈，空嚼吞咽，大量流涎，咳嗽，呼吸困难"的临床表现，本病可能为食道阻塞。如进一步检查，具有诊断意义的是胃管探诊（胃管插入阻塞部不能前进）。如需要进一步诊断本病，检查方法是X线检查。据此，85题选A，86题选D，87题选E。

88. 【答案】A

【考点】本题考查兽医产科学第七单元分娩期疾病/难产的检查/胎儿检查。

【解析】经产道检查见胎儿头颈姿势无异常，但是右前肢弯曲，右前蹄位于左蹄之后、头颈之下，表明难产的原因是肘关节屈曲。据此，选A。

89. 【答案】B

【考点】本题考查兽医产科学第七单元分娩期疾病/难产的检查/胎儿检查。

【解析】经产道检查见胎儿头颈姿势无异常，但是左前肢向后伸展，位于胎儿躯干之下，表明难产的原因是肩关节屈曲。据此，选B。

90. 【答案】B　91. 【答案】C

【考点】本组题考查中兽医学第二单元辨证施治/脏腑辨证/肝与胆病证。

【解析】A选项，肝血虚因脾肾虚亏，生化之源不足，或慢性病耗伤肝血，或失血过多所致。证见眼干，视力减退，夜盲，内障，倦怠肯卧，蹄壳干枯皲裂，口色淡白，震颤，脉弦细。B选项，肝胆湿热多因感受湿热之邪，或脾胃运化失常，湿邪内生，郁而化热所致。证见黄疸鲜明如橘色，尿液赤红或黄而混浊。母畜带下黄臭，外阴瘙痒；公畜睾丸肿胀热痛，阴囊湿

疹，舌苔黄腻，脉弦数。C选项，肝火上炎多由外感风热或由肝气郁结而化火所致。证见两目红肿，羞明（畏光）流泪，睛生翳障，视力障碍，或有鼻衄，粪便干燥，尿浓赤黄，口色鲜红，脉弦数。D选项，肝阳化风多因肝肾之阴久亏，肝阳失潜而致。证见神昏似醉，站立不稳，时欲倒地或头向左或向右盘旋不停，偏头直颈，歪唇斜眼，肢体麻木，拘挛抽搐，舌质红，脉弦数有力。E选项，阴虚生风又名阴虚风动，多由肝阴亏虚，筋脉失养所致。证见肢体抽搐，震颤，眩晕耳鸣，口咽干燥，形体消瘦，五心烦热，潮热颧红，舌红少津，脉弦细数。据此，90题选B，91题选C。

**92.【答案】C  93.【答案】D**

【考点】本组题考查兽医外科与手术学第十一单元跛行诊断/概论/跛行的分类及临床特征。

【解析】A选项，悬跛的最基本特征是"抬不高"和"迈不远"。前方短步、运步缓慢和抬腿困难是临床上确定悬跛的依据。B选项，支跛最基本的特征是患肢负重时间缩短、交替负重或避免负重。此外，后方短步、减负或免负体重、患肢系部不敢下沉或下沉不充分，甚至蹄尖着地、蹄音低、蹄印不明显都是临床上确定支跛的依据。C选项，鸡跛，患肢运步呈现高度举扬，膝关节和跗关节高度屈曲，肢在空间停留片刻后又突然着地，如鸡行走的样子。D选项，间歇性跛行属于特殊跛行，表现为开始一切正常，突然发生跛行，过一会跛行自然消失，常发生于动物动脉栓塞、膝盖骨脱位、关节石等。E选项，混合跛行，患肢在悬扬阶段和落地负重均出现不同程度的机能障碍。其特征是兼有支跛和悬跛的某些症状和特征。据此，92题选C，93题选D。

**94.【答案】A  95.【答案】B  96.【答案】D**

【考点】本组题考查兽医外科与手术学第二单元损伤/软组织非开放性损伤。

【解析】A选项，血肿在皮肤及皮下组织呈局限性（多为圆形）肿胀，触诊有明显波动感，穿刺液为血液。B选项，脓肿的穿刺液呈黄白色黏脓液，触诊坚实，有痛感，中部有波动。C

选项，肿瘤触诊：①有肿块（体表/浅在肿瘤）。②有不同程度的疼痛。③有溃疡，一般为恶性肿瘤坏死形成的。④出血，来自溃疡或肿瘤的破溃。⑤功能障碍。D选项，淋巴外渗在皮肤及皮下组织呈局限性（多为圆形）肿胀，触诊有明显波动感，隆起界线不清，局部温度不高，穿刺液为血清液，不黏稠，呈黄色。E选项，唾液腺囊肿为舌下或下颌出现无炎症、逐渐增大、有波动的肿块，穿刺液黏稠，大量流涎，舌下囊肿有时可被牙磨破，此时有血液进入口腔或饮水时血液滴入饮水盘中。据此，94题选A，95题选B，96题选D。

**97.【答案】B**

【考点】本题考查兽医外科与手术学第六单元头、颈部疾病/颈静脉炎/症状。

【解析】根据"左侧颈静脉沟皮下呈增生性肿胀，触诊有鸡蛋大肿块"，诊断为颈静脉周围炎。据此，选B。

**98.【答案】D**

【考点】本题考查兽医外科与手术学第六单元头、颈部疾病/颈静脉炎/症状。

【解析】根据"颈静脉沟温热，疼痛及弥漫炎性水肿，肿胀表面带有黄色渗出物，颈静脉不易触及"，诊断为化脓性颈静脉炎。据此，选D。

**99.【答案】A**

【考点】本题考查兽医产科学第二单元发情与配种/配种/母畜配种时机的确定。

【解析】从题干得知该牛早上已经发情，而最佳输精时间是发情后6~24h，因此当天下午（约6h后）就应该进行第1次输精，A选项符合题意。B、C、D、E选项，均已超过24h。据此，选A。

**100.【答案】B**

【考点】本题考查兽医产科学第二单元发情与配种/配种/母畜配种时机的确定。

【解析】从题干得知该猪下午已经发情，而最佳输精时间是发情开始后15~30h，因此第2天上午（约12h后）就应该进行第1次输精，间隔12~18h可再次输精。据此，选B。

# 全国执业兽医资格考试试卷五（兽医全科类）（临床科目）

1.【答案】B
【考点】本题考查兽医内科学第十八单元其他内科疾病/应激综合征/临床症状。
【解析】动物在应激原的作用下，通过神经-内分泌途径动员所有的器官和组织来应对应激原的刺激。交感神经首先兴奋，肾上腺髓质对肾上腺素和去甲肾上腺素的分泌增多，参与物质代谢和循环系统的调节，使机体心率加快，血管收缩，血流加快，血糖升高，因此B选项符合题意。A选项，动物受到应激原作用后，免疫力下降。C、D、E选项，组织中超氧化物歧化酶、谷胱甘肽过氧化物酶及过氧化氢酶活性降低。据此，选B。

2.【答案】D
【考点】本题考查兽医临床诊断学第九单元血液的一般检验/血小板计数/血小板减少。
【解析】白血病可引发血小板减少且分布异常。据此，选D。

3.【答案】E
【考点】本题考查兽医临床诊断学第二单元整体及一般状态的检查/可视黏膜的检查/眼结合膜的检查内容。
【解析】由于心脏机能衰弱、静脉血回流障碍，导致体表静脉出现明显的扩张或极度膨隆，如绳索状，可视黏膜发绀，并有树枝状充血，有时伴发躯体下部浮肿，因此E选项符合题意。A、B、C、D选项，均不会导致题干中描述的症状。据此，选E。

4.【答案】A
【考点】本题考查兽医产科学第七单元分娩期疾病/助产手术/矫正术的适应证和基本方法。
【解析】胎儿背前置时，矫正非常困难，此时应首先选择剖腹产而不是矫正助产。本题为选非题。据此，选A。

5.【答案】E
【考点】本题考查兽医产科学第十二单元乳房疾病/奶牛乳腺炎/分类及症状。
【解析】隐性乳腺炎即非临床型（亚临床型）乳腺炎，一般采用乳汁体细胞计数法（SCC）来进行诊断。按照国际奶牛联合会制定的标准，对乳汁中体细胞进行计数，如每毫升低于50万个，判为阴性；超过50万个，判为阳性。据此，选E。

6.【答案】A
【考点】本题考查兽医内科学第八单元泌尿系统疾病/肾炎/治疗。
【解析】肾炎的治疗原则：清除病因，加强护理，消炎利尿，抑制免疫反应及对症疗法。其中激素疗法（免疫抑制疗法）是指使用某些免疫抑制药，如醋酸泼尼松龙（醋酸的松龙）、氢化可的松及地塞米松磷酸钠，肌内或静脉注射有一定疗效。据此，选A。

7.【答案】E
【考点】本题考查兽医外科与手术学第六单元头、颈部疾病/齿病/犬、猫牙结石的症状与治疗。
【解析】犬、猫牙结石主要采用刮除法去除牙结石，可用刮石器或超声波除石器除去牙结石。注意，清除牙龈下牙结石不宜使用超声除石器，以免损伤牙周组织。据此，选E。

8.【答案】C
【考点】本题考查兽医外科与手术学第三单元肿瘤/概论/肿瘤的治疗。
【解析】手术切除恶性肿瘤的措施：肿瘤尚未扩散或转移时可以进行手术治疗。手术切除病灶，连同部分周围的健康组织，应注意切除附近的淋巴结，因此C选项符合题意。A选项，动作要轻而柔，切忌挤压和不必要的翻动肿瘤。B选项，手术应在健康组织范围内进行，不要进入癌组织。D选项，使用高频电刀、激光刀切割，止血好，还可减少扩散。E选项，尽可能将肿瘤连同原发器官和周围组织一次整块切除。据此，选C。

9.【答案】C

【考点】本题考查兽医内科学第十二单元维生素与微量元素缺乏症/维生素K缺乏症/临床症状。

【解析】鸭群发生皮下紫斑，缺乏的维生素是维生素K。据此，选C。

10.【答案】D

【考点】本题考查兽医临床诊断学第十九单元常用治疗技术/常用穿刺术/皱胃穿刺部位及方法。

【解析】牛皱胃穿刺的正确部位是右侧第10肋间肋弓下方。据此，选D。

11.【答案】D

【考点】本题考查兽医临床诊断学第十单元血液的临床常用生化检验/肾功能检查/肌酐。

【解析】肌酸是由精氨酸、甘氨酸及甲硫氨酸三种氨基酸所合成的物质。肌酐是肌酸的代谢产物。据此，选D。

12.【答案】C

【考点】本题考查兽医外科与手术学第十七单元手术基本操作/缝合/打结种类与注意事项。

【解析】肠线缝合打结后剪线时常保留线尾的长度是4~6mm。据此，选C。

13.【答案】E

【考点】本题考查兽医产科学第八单元产后期疾病/子宫复旧延迟/病因。

【解析】影响产后子宫收缩和蛋白质降解的各种因素均能引起子宫复旧延迟，如促进子宫产后收缩的有关激素（如雌激素、催产素等）分泌不足，某些围产期疾病（如难产、胎衣不下、子宫脱出、子宫内膜炎和产后低血钙等），以及其他因素（如年老体弱、怀双胎、胎儿过大、胎水过多、运动不足等）。本题为选非题。据此，选E。

14.【答案】C

【考点】本题考查兽医内科学第十六单元矿物类及微量元素中毒/食盐中毒/临床症状。

【解析】食盐中毒是在动物饮水不足的情况下，因摄入过量的食盐引起的以消化紊乱和神经症状为特征的中毒性疾病，主要病理变化为

嗜酸性粒细胞性脑膜炎，其颅内压升高。据此，选C。

15.【答案】B

【考点】本题考查中兽医学第八单元止咳化痰平喘药及方剂/止咳平喘药及方剂/杏仁。

【解析】A选项，砂仁可化湿行气，温脾止泻，安胎。用于湿浊中阻，脘痞不饥，脾胃虚寒，呕吐泄泻，妊娠恶阻，胎动不安。B选项，杏仁可止咳平喘，润肠通便。用于风寒、风热、肺热咳喘；年老肠燥，津亏便秘等证。C选项，桃仁可活血祛瘀，润肠通便，止咳平喘。用于症瘕痞块，肺痈肠痈，跌扑损伤，肠燥便秘，咳嗽气喘。D选项，火麻仁可润肠通便，滋养补虚。用于津液亏损所致之粪便燥结，血虚便秘等证。E选项，柏子仁可养心安神，润肠通便，止汗。用于阴血不足，虚烦失眠，心悸怔忡，肠燥便秘，阴虚盗汗。据此，选B。

16.【答案】C

【考点】本题考查兽医外科与手术学第五单元眼科疾病/虹膜炎/症状。

【解析】虹膜炎主要特征是羞明（畏光）、流泪、升温和剧烈疼痛，后期由于瞳孔缩小和调节不良，易形成虹膜后粘连。据此，选C。

17.【答案】B

【考点】本题考查兽医产科学第一单元动物生殖激素/松果腺激素/褪黑素的临床应用。

【解析】松果腺分泌的激素是褪黑素。据此，选B。

18.【答案】B

【考点】本题考查兽医外科与手术学第二单元损伤/创伤/创伤的分类及临床特点。

【解析】新鲜创伤的特点是损伤时间短，创内存有血凝块，且创内各部组织的轮廓仍能识别，出现创伤感染症状。据此，选B。

19.【答案】B

【考点】本题考查兽医临床诊断学第十二单元X线检查/X线检查的基础/X线检查技术。

【解析】骨和关节疾病一般不采用透视检查。据此，选B。

20.【答案】B

【考点】本题考查兽医外科与手术学第十一

单元跛行诊断/概论/跛行的分类及临床特征。

【解析】B选项，患肢在负重时表现机能障碍的跛行是支跛。A选项，悬跛为运动中患肢在悬垂阶段出现机能障碍的跛行。C选项，鸡跛属于特殊跛行，患肢运步呈现高度举扬，膝关节和跗关节高度屈曲，肢在空间停留片刻后又突然着地，如鸡行走的样子。D选项，间歇性跛行属于特殊跛行，表现为开始一切正常，突然发生跛行，过一会跛行自然消失，常发生于动物动脉栓塞、膝盖骨脱位、关节石等。E选项，混合跛性，患肢在悬扬阶段和落地负重均出现不同程度的机能障碍。其特征是兼有支跛和悬跛的某些症状和特征。据此，选B。

21.【答案】E

【考点】本题考查兽医外科与手术学第一单元外科感染/局部外科感染/厌气性和腐败性感染。

【解析】厌氧菌感染创口一定要切开排液，并且不缝合，进行开放疗法，主要是为了避免厌氧菌滋生，因此治疗动物皮下厌氧菌感染的方法是切开排液。据此，选E。

22.【答案】B

【考点】本题考查兽医外科与手术学第十六单元麻醉技术/全身麻醉/麻醉前用药的目的与种类。

【解析】阿托品用作麻醉前给药的剂量为犬、猫为0.04mg/kg，皮下或肌内注射。据此，选B。

23.【答案】C

【考点】本题考查中兽医学第五单元清热药及方剂/清热燥湿药及方剂/白头翁汤。

【解析】A选项，曲蘖散可消食化积除胀。B选项，保和丸可用于治疗食积停滞，脘腹胀满，嗳腐吞酸，不欲饮食等证。C选项，白头翁汤可用于治疗热毒痢疾，里急后重，下痢脓血等。D选项，大承气汤可用于治疗阳明腑实证，证见大便不通，脘腹痞满，腹痛拒按等。E选项，当归苁蓉汤可用于治疗老弱、久病、体虚患畜之便秘等证。据此，选C。

24.【答案】B

【考点】本题考查中兽医学第三单元中药和方剂总论/中药性能/升降浮沉。

【解析】A选项，浮、沉、迟、数是脉象。B选项，升、降、沉、浮是指药物在体内的作用趋向。C选项，寒、凉、温、热是指药物的四气。D选项，寒、热、虚、实是八纲辨证。E选项，升、降、出、入是气的运动形式。据此，选B。

25.【答案】D

【考点】本题考查兽医内科学第十七单元其他中毒病/有机氟化物中毒/防治。

【解析】有机氟中毒的特效解毒方法是及时注射乙酰胺（解氟灵），也可用乙二醇乙酸酯（甘油乙酸酯、醋精）。据此，选D。

26.【答案】A

【考点】本题考查中兽医学第十二单元理血药及方剂/止血药及方剂/白及。

【解析】A选项，白及可收敛止血，消肿生肌。用于咯血，吐血，外伤出血，疮疡肿毒，皮肤皲裂。B选项，白果敛肺气，定喘嗽，止带浊，缩小便。用于哮喘，痰嗽，小便频数。C选项，白芍可养血调经，敛阴止汗，柔肝止痛，平抑肝阳。用于血虚萎黄，月经不调，自汗盗汗，胁痛腹痛，四肢挛痛，头痛眩晕。D选项，白芷可解表散寒，祛风止痛，通鼻窍，消肿排脓。用于外感风寒，头痛牙痛，风湿痹痛，鼻渊，疮疡肿毒。E选项，白前可降气消痰，止咳。用于肺气壅实，咳嗽痰多，胸满喘急。据此，选A。

27.【答案】E

【考点】本题考查兽医临床诊断学第二单元整体及一般状态的检查/被毛和皮肤的检查/皮下组织的检查。

【解析】触摸柔软如面团样，指压留痕的局限性肿胀，可能是皮下水肿。据此，选E。

28.【答案】D

【考点】本题考查中兽医学第一单元基础理论/病因/六淫。

【解析】六淫之中，具有重浊、黏滞特性的邪气是湿，因此D选项符合题意。A选项，善行、主动为风邪的致病特点。B选项，阴冷、凝滞为寒邪的致病特点。C选项，炎热、升散为暑邪的致病特点。E选项，热极、炎上为火邪的致病特点。据此，选D。

29.【答案】C

【考点】本题考查兽医产科学第九单元母畜的不育/疾病性不育/卵巢机能不全。

【解析】卵巢机能减退是指各种因素影响卵巢机能引起的性功能紊乱,为奶牛常见病,尤其是产后高产母牛。其特征是发情周期延长或长期不发情,发情的外表症状不明显或出现发情症状但不排卵。本题为选非题。据此,选C。

30.【答案】E

【考点】本题考查中兽医学第六单元泻下药及方剂/攻下药及方剂/大黄、芒硝。

【解析】芒硝味咸、苦,性寒,归胃、大肠经。具有泻下通便,润燥软坚,清火消肿之功效。为治疗热燥结实证之要药,常与大黄相须为用。据此,选E。

31.【答案】A

【考点】本题考查兽医临床诊断学第一单元兽医临床检查的基本方法/听诊/应用范围。

【解析】听诊一般不用于检查泌尿系统,因此A选项符合题意。B、C、D、E选项,听诊一般用于检查心血管系统、呼吸系统、消化系统、胎心音和胎动音等。本题为选非题。据此,选A。

32.【答案】A

【考点】本题考查兽医临床诊断学第十七单元症状及症候学/症候学/脱水。

【解析】A选项,胰腺炎是胰腺因胰蛋白酶的自身消化作用而引起的疾病,胰腺出现水肿或出血坏死。临床上出现腹痛、恶心、呕吐等症状,会造成机体的迅速脱水。B、C、D、E选项,均不会导致迅速脱水。据此,选A。

33.【答案】C

【考点】本题考查兽医内科学第十一单元矿物质代谢障碍疾病/骨软症/临床症状。

【解析】骨软症血液学检查中,血清钙无明显变化,多数病牛血清磷含量明显降低。据此,选C。

34.【答案】C

【考点】本题考查中兽医学第一单元基础理论/脏腑学说与气血/五脏的生理功能。

【解析】脾主运化,具有消化、吸收、运输营养物质及水湿的功能。主统血、主肌肉四肢、开窍于口,其华在唇;五脏之中,开窍于口的是脾。据此,选C。

35.【答案】E

【考点】本题考查兽医外科与手术学第二单元损伤/烧伤与冻伤/冻伤的分类、特征与治疗原则。

【解析】一度冻伤以发生皮肤及皮下组织的疼痛性水肿为特征。据此,选E。

36.【答案】E

【考点】本题考查兽医产科学第三单元受精/受精过程/卵子激活。

【解析】染色质混合后,第一次有丝分裂形成纺锤体标志着受精结束和胚胎发育开始。据此,选E。

37.【答案】A

【考点】本题考查兽医临床诊断学第十二单元X线检查/循环系统的X线检查/正常X线表现。

【解析】犬胸部侧位X线片,心脏影像的前上部为右心房,前下部为右心室。据此,选A。

38.【答案】B

【考点】本题考查中兽医学第十单元祛湿药及方剂/利湿药及方剂/五苓散。

【解析】五苓散的药物组成是猪苓、茯苓、泽泻、白术、桂枝。据此,选B。

39.【答案】A

【考点】本题考查中兽医学第九单元温里药及方剂/温里药/肉桂。

【解析】A选项,肉桂可温补肾阳,温中散寒,行血止痛。用于腰膝冷痛,肾虚作喘,眩晕目赤,心腹冷痛,虚寒吐泻,寒疝腹痛。B选项,桂枝可发汗解肌,温经通阳,温阳利水,调和营卫。用于风寒表虚有汗证。C选项,白头翁可凉血止血,清热利尿。用于热毒血痢,为治热痢之要药。D选项,牡丹皮可清热凉血,活血散瘀。用于热入营血,跌扑闪挫。E选项,地骨皮可清热凉血,清肺止咳。用于骨蒸潮热,血热妄行之出血证。据此,选A。

40.【答案】D

【考点】本题考查中兽医学第十四单元补虚药及方剂/补血药及方剂/阿胶。

【解析】A选项，当归可补血活血，调经止痛，润肠通便。用于血虚萎黄，眩晕心悸，虚寒腹痛，风湿痹痛，跌扑损伤，痈疽疮疡，肠燥便秘。B选项，白芍可养血调经，敛阴止汗，柔肝止痛，平抑肝阳。用于血虚萎黄，月经不调，自汗盗汗，胁痛腹痛，四肢挛痛，头痛眩晕。C选项，熟地黄可补血滋阴，补精益髓。用于肝肾阴虚，腰膝酸软，骨蒸潮热，盗汗遗精，内热消渴，血虚萎黄，心悸怔忡，月经不调，崩漏下血，眩晕耳鸣。D选项，阿胶可补血止血，滋阴润肺，安胎，为治血虚之要药。E选项，丹参可活血祛瘀，通经止痛，清心除烦，凉血消痈。用于胸痹心痛，脘腹胁痛，癥瘕积聚，热痹疼痛，疮疡肿痛。据此，选D。

41.【答案】A

【考点】本题考查兽医内科学第二单元口腔、唾液腺、咽和食道疾病/食道阻塞/临床症状。

【解析】食道阻塞是由于吞咽物过于粗大和（或）咽下机能紊乱所致的一种食道疾病。临床上主要表现为采食中止，突然起病，口腔和鼻腔大量流涎，低头伸颈做吞咽动作等。据此，选A。

42.【答案】B

【考点】本题考查兽医内科学第十五单元有毒植物与霉菌毒素中毒/黄曲霉毒素中毒/防治。

【解析】防止黄曲霉毒素中毒的关键是做好防霉去毒工作。可以采用适当的贮藏方法和化学防霉剂（如丙酸钠、氨基苯甲酸、丙酸、醋酸钠、亚硫酸钠等）来阻止黄曲霉的生长。据此，选B。

43.【答案】E

【考点】本题考查兽医产科学第十单元公畜的不育/先天性不育/隐睾。

【解析】隐睾是一侧或两侧睾丸的不完全下降，滞留于腹腔或腹股沟管的一种疾病。猪有隐睾时，除触诊检查外，还表现有性欲强、生长慢、肉质不良等特点。据此，选E。

44.【答案】D

【考点】本题考查兽医外科与手术学第五单元眼科疾病/眼科检查方法/检眼镜的使用。

【解析】检眼镜主要用于检查眼底的病变，即视网膜和脉络膜。据此，选D。

45.【答案】B

【考点】本题考查中兽医学第十九单元针灸/家畜常用穴位针法与主治/马常用穴位。

【解析】A选项，风门穴位于头顶部，门鬃下缘正中一穴为主，二副穴各向斜下旁开约3cm，左右各一穴，共三穴，三穴呈三角形。主治破伤风，脑黄，脾虚湿邪，心热风邪。B选项，夹气穴位于腋窝正中，左右侧各一穴。主治里夹气痛。巧治穴位。C选项，开关穴位于口角后上方约15cm处，即第四臼齿外侧面的凹陷中，或沿口角延长线向后上方触摸，直至有阻力时的凹陷处（即咬肌前缘）是穴位。主治破伤风，歪嘴风，面颊肿胀。D选项，睛俞穴位于上眼胞正中，眉棱骨下缘凹陷处。左右各一穴。主治肝经风热，肝热传眼，睛生云翳，月盲。E选项，鼻俞穴位于血堂穴下方约3cm处，用手掌握住鼻孔，观察呼气时吹起的鼻侧皮肤，其鼓起的最高点，也是吸气时的最凹处是穴位。左右侧各一穴。主治肺热咳喘，感冒，鼻肿，中暑。据此，选B。

46.【答案】D

【考点】本题考查兽医外科与手术学第四单元风湿病/风湿病病因及病理分期/病理分期。

【解析】风湿性肉芽肿又称阿孝夫小体、阿绍夫小体，是风湿病的特征性病变。小体中心为纤维素性坏死，其边缘有淋巴细胞和浆细胞浸润，并有风湿细胞。据此，选D。

47.【答案】A

【考点】本题考查兽医临床诊断学第十五单元心电图检查/心电图基础/心电发生原理及心电向量。

【解析】一般而言，引导电极面向心电向量的方向，则记录的电变化为正，波形向上；背向心电向量的方向，则记录的电变化为负，波形向下；处于等电点时（极化状态），则记录不出电变化（等电点线或基线）。据此，选A。

48.【答案】A

【考点】本题考查兽医产科学第八单元产后期疾病/奶牛生产瘫痪/症状。

【解析】生产瘫痪是奶牛生产时一时性脑贫血所致的大脑皮层缺氧、脑神经兴奋性降低的神经性疾病，低血钙则是脑缺氧的并发症。分娩后由于腹压下降，受压迫的各器官血管迅速充盈，导致脑部血液回流进腹腔器官，血流量的重新分配造成了一时性大脑贫血、大脑缺氧，表现出短暂的兴奋，随后出现功能丧失的症状。因此，奶牛发生生产瘫痪时出现知觉丧失的主要原因是脑缺血。据此，选 A。

49.【答案】B

【考点】本题考查兽医临床诊断学第十三单元超声检查/超声诊断的基础/超声波及其物理特性。

【解析】超声频率越高，波长越短，透射能力（穿透力）越弱，探测的深度越浅；反之，超声频率越低，波长越长，穿透力越强，探测的深度越深。据此，选 B。

50.【答案】B

【考点】本题考查兽医外科与手术学第十五单元术前准备/手术器械的种类与使用/手术器械的消毒。

【解析】手术器械灭菌首选的方法为高压蒸汽灭菌法。据此，选 B。

51.【答案】B

【考点】本题考查兽医临床诊断学第十单元血液的临床常用生化检验/肝功能检查/胆红素及其代谢产物。

【解析】血清胆红素升高，见于禁食后的高胆红素血症、血管内溶血、肝脏疾病、胆管阻塞性疾病，B选项符合题意。其余选项均不会引起血清胆红素升高。据此，选 B。

52.【答案】A

【考点】本题考查兽医产科学第五单元分娩/产后期/子宫复旧。

【解析】产后期生殖器官中变化最大的是子宫。母畜产后子宫恢复到原来的状态称为子宫复旧。牛子宫复旧的时间为30~45d。据此，选 A。

53.【答案】D

【考点】本题考查中兽医学第四单元解表药及方剂/辛温解表药及方剂/麻黄。

【解析】A选项，知母可清热降火，滋阴润燥。用于肺胃实热证。B选项，石膏可清热泻火，煅用生肌敛疮，除烦止渴。用于肺胃大热，高热不退。C选项，薄荷可疏散风热，清利头目。可轻清凉散，为疏散风热的要药，有发汗作用。D选项，桂枝可发汗解肌，温经通阳，温阳利水，调和营卫。用于风寒表虚有汗证。E选项，杏仁可止咳平喘，润肠通便。用于风寒、风热、肺热咳喘；年老肠燥，津亏便秘等证。相须是指用两种及以上功能相同的药物配合应用，以达到协同作用，增强药物疗效。麻黄可发汗散寒，宣肺平喘，利水消肿，是辛温发汗主药。选项中只有桂枝与麻黄功能最接近，因此两药可相须为用。据此，选 D。

54.【答案】D

【考点】本题考查兽医产科学第九单元母畜的不育/先天性不育/两性畸形的病因及症状。

【解析】性染色体两性畸形是性染色体的组成发生变异，雄性不是正常的XY，雌性不是正常的XX，引起性别发育异常而形成的两性畸形。包括XXY综合征、XXX综合征、XO综合征、嵌合体。据此，选 D。

55.【答案】D

【考点】本题考查兽医内科学第十四单元饲料源性毒物中毒/硝酸盐与亚硝酸盐中毒/防治。

【解析】亚硝酸盐中毒的特效解毒剂是亚甲蓝（美蓝），甲苯胺蓝作用同亚甲蓝，通过注入葡萄糖溶液后再静脉注射，一般无副作用。据此，选 D。

56.【答案】D

【考点】本题考查兽医临床诊断学第二单元整体及一般状态的检查/浅表淋巴结及淋巴管的检查/淋巴结的检查。

【解析】临床上对大动物主要检查下颌淋巴结、颈浅淋巴结（又称肩前淋巴结）、髂下淋巴结（又称股前淋巴结），腹股沟浅淋巴结仅在某些特殊情况下检查。猪主要检查髂下淋巴结和腹股沟浅淋巴结；犬通常检查下颌淋巴结、腹股沟浅淋巴结和腘淋巴结等。据此，选 D。

57.【答案】C

【考点】本题考查兽医外科与手术学第九单元直肠与肛门疾病/犬肛门囊炎/病因与症状。

【解析】A、B、D、E 选项，锁肛、直肠闭锁、直肠生殖裂、肛门直肠狭窄都是在直肠肛门先天发育中所形成的缺陷，为先天性直肠肛门疾病。C 选项，肛门囊炎是出生后肛门囊内的腺体分泌物蓄积于囊内，刺激黏膜而引起的炎症，属于后天性疾病。本题为选非题。据此，选 C。

58.【答案】C
【考点】本题考查兽医临床诊断学第三单元心血管系统的检查/心脏的检查/视诊和触诊。
【解析】马心搏动最明显的部位是左侧第 5 肋间胸廓下 1/3。据此，选 C。

59.【答案】D
【考点】本题考查兽医外科与手术学第七单元胸、腹部疾病/胸壁疾病/胸壁透创。
【解析】胸壁透创后的纵隔摆动主要出现在开放性气胸。据此，选 D。

60.【答案】C
【考点】本题考查兽医内科学第三单元反刍动物前胃和皱胃疾病/瘤胃臌气/防治。
【解析】对病情严重、腹围显著膨大、呼吸极度困难的病牛，要及时进行瘤胃穿刺，放气急救，放气后，可由套管针注入甲酚皂溶液（来苏儿）15~20mL，或福尔马林 10~15mL，均加水适量，以制止继续发酵产气。据此，选 C。

61.【答案】A
【考点】本题考查兽医产科学第一单元动物生殖激素/性腺激素/孕酮的临床应用。
【解析】马和绵羊的黄体不足以提供维持妊娠所必需的孕酮，在妊娠后期黄体退化，由胎盘分泌孕酮，维持动物妊娠。B、C、D、E 选项，牛、山羊、猪、兔、小鼠和犬等整个妊娠期都需要黄体来维持妊娠。据此，选 A。

62.【答案】D
【考点】本题考查兽医内科学第十八单元其他内科疾病/肾上腺皮质功能亢进症（库兴氏综合征）/临床症状。
【解析】肾上腺皮质功能亢进症是指一种或数种肾上腺皮质激素分泌过多引起的疾病。临床上患病动物往往表现为食欲亢进、多尿、烦渴、肌肉无力等症状。据此，选 D。

63.【答案】C
【考点】本题考查兽医外科与手术学第十六单元麻醉技术/局部麻醉/脊髓麻醉技术。
【解析】硬膜外麻醉是一种区域神经阻滞麻醉，是通过将局部麻醉药物注射到硬膜外腔，对特定节段的脊神经进行阻滞麻醉，以达到特定区域无痛的麻醉效果的麻醉方法。马、牛在第 1~2 尾椎间隙或腰荐间隙麻醉；犬、猫多选用腰荐间隙麻醉。据此，选 C。

64.【答案】B
【考点】本题考查兽医内科学第十二单元维生素与微量元素缺乏症/铜缺乏症/临床特点。
【解析】羔羊摆（晃）腰病的主要致病原因是日粮中缺乏铜。据此，选 B。

65.【答案】E
【考点】本题考查中兽医学第十单元祛湿药及方剂/化湿药及方剂/藿香正气散。
【解析】A 选项，独活散可疏风祛湿，活血止痛。主治风湿痹痛。B 选项，白虎汤可清热生津。主治阳明经证或气分热盛。证见高热大汗，口干舌燥，大渴贪饮，脉洪大有力。C 选项，平胃散可燥湿运脾，行气和胃。D 选项，八正散可清热泻火，利水通淋。主治湿热淋证。证见尿频尿急，溺时涩痛，淋漓不畅，尿色浑赤，甚则癃闭不通，小腹急满，口燥咽干，舌苔黄腻，脉滑数。E 选项，藿香正气散可解表化湿，理气和中。主治外感风寒，内伤湿滞。证见恶寒发热，头痛，胸膈满闷，腹痛，呕吐，泄泻，舌苔白腻，脉紧。该牛可辨证为外感风寒，内伤暑湿。据此，选 E。

66.【答案】A
【考点】本题考查兽医临床诊断学第十三单元超声检查/超声诊断的临床应用/泌尿系统的超声检查。
【解析】"犬右侧最后肋骨后方，靠近第 1 腰椎处向腹侧做 B 超纵切面扫查时，见豆状实质的回声。其后带光滑的弧形回声光带下出现较大的液性暗区"，提示为肾盂积水，因此 A 选项符合题意。B 选项，心包积液超声部位在胸腔。C、D 选项，肝囊肿和肝脓肿超声部位在右侧第 10~11 肋间或剑突后方。E 选项，脓肿应为存在无回声区域，内部可见散在的光点。据此，选A。

67.【答案】A

【考点】本题考查兽医外科与手术学第二单元损伤／软组织非开放性损伤／血肿和血清肿。

【解析】"皮肤呈暗紫色，触诊有波动感，稽留热，穿刺液呈鲜红色"，提示肿胀最可能是血肿，因此A选项符合题意。B选项，脓肿在皮肤及皮下组织呈局限性（多为圆形）肿胀，触诊有明显波动感，为开放性损伤，初期红、肿、热、痛，后中央变软，脱毛，穿刺液为脓液。C选项，水肿时指压留痕，呈生面团样。D选项，肿瘤触诊：①有肿块（体表／浅在肿瘤）。②有不同程度的疼痛。③有溃疡，一般为恶性肿瘤坏死形成的。④出血，来自溃疡或肿瘤的破溃。⑤功能障碍。E选项，淋巴外渗为在皮肤及皮下组织呈局限性（多为圆形）肿胀，触诊有明显波动感，为非开放性损伤，逐渐肿大，隆起界线不清，局部温度不高，穿刺液为血清液。据此，选A。

68.【答案】B

【考点】本题考查兽医临床诊断学第九单元血液的一般检验／血细胞体积分布直方图／白细胞体积分布直方图。

【解析】题干中GR（粒细胞）升高，即中性粒细胞增加，所以右侧峰升高。据此，选B。

69.【答案】C

【考点】本题考查中兽医学第二单元辨证施治／脏腑辨证／脾与胃病证。

【解析】A选项，脾虚不运表现草料迟细，体瘦毛焦，倦怠蜷卧，肚腹虚胀，肢体水肿，尿短，粪稀，口色淡黄，舌苔白，脉缓弱。B选项，脾气下陷多由脾不健运进一步发展而来。证见久泻不止、脱肛、子宫脱出或阴道脱出，尿淋漓难尽，并伴有体瘦毛焦，倦怠蜷卧，多卧少立，口色淡白，苔白，脉虚等证。C选项，脾不统血为久病体虚，脾气衰弱，脾不能统摄血液而致慢性出血等证。证见便血、尿血、皮下出血，体瘦毛焦，口色淡白，脉细弱。D选项，心血虚多因久病体虚，血液生化不足；或失血过多，劳伤过度，损伤心血所致。证见心悸，躁动，易惊，口色淡白，脉细弱。E选项，肝血虚因脾肾虚亏，生化之源不足，或慢性病耗伤肝血，或失

血过多所致。证见眼干，视力减退，夜盲，内障，倦怠肯卧，蹄壳干枯皲裂，口色淡白，震颤，脉弦细。根据该牛的症状，可辨证为脾不统血。据此，选C。

70.【答案】B

【考点】本题考查兽医临床诊断学第八单元神经系统及运动机能的检查／脑神经及特殊感觉的检查／听神经的检查。

【解析】健康动物听到声音后，一般其头向声音发出方向回顾，同时外耳也做运动，以获得外界的声音。根据病犬"对主人的呼唤无反应，饮、食欲正常"，可以诊断为听神经异常，因此B选项符合题意。A、C、D、E选项，与听力无关。据此，选B。

71.【答案】E

【考点】本题考查兽医临床诊断学第四单元胸廓、胸壁及呼吸系统的检查／上呼吸道的检查／鼻及鼻液的检查。

【解析】单侧鼻液是单侧鼻腔的疾病，两侧则为双侧鼻腔或喉以后器官的疾病。题干中仔猪为单侧鼻液异常，因此可以推断出该血来源于单侧鼻腔。据此，选E。

72.【答案】B 73.【答案】B 74.【答案】B

【考点】本组题考查兽医内科学第六单元呼吸系统疾病／大叶性肺炎。

【解析】大叶性肺炎临床上以高热稽留、流铁锈色鼻液、肺部广泛浊音区和特定病理过程（充血期、红色肝变期、灰色肝变期、溶解期）为特征。综合题干中的症状，考虑本病为大叶性肺炎。注意，病理变化没有出血期。可进一步进行X线检查，病变部位呈明显广泛的阴影区。据此，72题选B，73题选B，74题选B。

75.【答案】D 76.【答案】A 77.【答案】E

【考点】本组题考查兽医产科学第八单元产后期疾病／胎衣不下／治疗。

【解析】根据该牛产后"表现弓背、努责，阴门中排出污红色恶臭液体、卧地时排出量较多，排出物内含变性分解的组织碎片"，考虑该牛发生了胎衣不下。治疗本病时，需促进子宫收缩，为增强催产素效果，可先行肌内注射雌二醇。如果病牛体温升高，提示病牛已发生感染，

应禁止冲洗子宫。据此，75题选D，76题选A，77题选E。

**78.【答案】A　79.【答案】E　80.【答案】D**

【考点】本组题考查兽医内科学第十七单元其他中毒病/瘤胃酸中毒。

【解析】根据题干"产后加喂大量精料"的病因，以及"食欲废绝，运动失调，眼结膜充血发绀，中度脱水，瘤胃胀满，冲击式触诊可听到震荡音，排稀软酸臭粪便，尿少色深"等临床症状，本病初步诊断为瘤胃酸中毒。进一步诊断，最有意义的检测指标是测定瘤胃液pH。瘤胃酸中毒病牛的血液的二氧化碳结合力降低，尿的pH也降低。可能升高的血液指标是乳酸。据此，78题选A，79题选E，80题选D。

**81.【答案】B　82.【答案】B　83.【答案】D**

【考点】本组题考查兽医外科与手术学第十二单元四肢与脊柱疾病/关节创伤、挫伤与关节炎/关节创伤。

【解析】根据奶牛的临床症状，诊断为关节创伤（透创）。对新鲜创彻底清理伤口，切除坏死组织、异物，以及游离软骨和骨片，消除伤口内盲囊，用防腐剂穿刺洗净关节创腔，由伤口对侧向关节腔穿刺注入防腐剂，忌由伤口向关节腔冲洗，以防污染关节腔。最后涂碘酊，包扎伤口，对关节透创应包扎固定绷带。限制关节活动，控制炎症发展和渗出。关节切创在清净关节腔后，可用肠线或丝线缝合关节囊，其他软组织可不缝合，然后包扎绷带，或包扎有窗石膏绷带。如伤口被血凝块阻塞，滑液停止流出，关节腔内尚无感染征兆时，此时不应掉血凝块，注意全身疗法和抗生素疗法。陈旧伤口发生感染化脓时，应清净伤口，除去坏死组织，用防腐剂穿刺洗涤关节腔，清除异物、坏死组织和骨的游离块，用碘酊凡士林敷盖伤口，不缝合，施行开放疗法（创伤引流法）。创伤引流法多用于深在化脓创的炎性净化阶段，使创内炎性渗出物流出创外，最常用纱布条引流，并浸润药液，如青霉素溶液、中性盐类高渗溶液、魏氏流膏等。引流时对组织的刺激性要小，乙醇福尔马林对皮肤和黏膜的刺激性很强，不能用于引流。据此，81题选B，82题选B，83题选D。

**84.【答案】B　85.【答案】A**

【考点】本组题考查兽医临床诊断学第十七单元症状及症候学/症候学/红尿。

【解析】A选项，血尿见于泌尿器官的炎症、损伤或出血，尿结石等。前段尿液带血，后段尿液正常，说明病变位置位于尿道，尿液为红色是由于尿道存在出血点，其他病变尿液颜色为全段尿液变色。B选项，血红蛋白尿见于溶血性疾病。存在黄疸（黄染）应考虑肝脏疾病，最可能出现的红尿性质是血红蛋白尿。C选项，肌红蛋白尿见于肌组织变性、炎症、广泛性损伤及代谢紊乱。D选项，卟啉尿见于遗传性卟啉病、铅中毒。E选项，药物性红尿见于内服大黄、安替比林、山道年等药物。据此，84题选B，85题选A。

**86.【答案】B　87.【答案】A**

【考点】本组题考查兽医外科与手术学第十二单元四肢与脊柱疾病/关节脱位/马、牛、犬髌骨脱位的治疗。

【解析】A选项，治疗髌骨内方脱位。B选项，治疗犬髌骨外方脱位。犬髌骨外方脱位临床上主要表现为跛行，时而呈三肢跳跃步样，患肢膝外翻，趾尖向外，小腿向外旋转。X线检查可见股骨和胫骨有一定变形。治疗犬髌骨外方脱位可采取内侧支持带加强术。C选项，治疗马、牛膝盖骨上方脱位。D、E选项，无此手术治疗方法。据此，86题选B，87题选A。

**88.【答案】A**

【考点】本题考查兽医内科学第五单元肝胆、腹膜和胰腺疾病/肝炎/临床症状。

【解析】本题的突破点是丙氨酸氨基转移酶（ALT）、天冬氨酸氨基转移酶（AST）、乳酸脱氢酶（LDH）3种酶的活性变化。上述3种酶是反映肝损伤的血清酶类，常用来检查诊断肝功能，因此，应首先考虑肝炎；该犬ALT高、AST高、LDH高符合肝炎的生化指标变化；白蛋白（ALB）偏低，说明病犬血清白蛋白含量不足，如果是轻微偏低，可能会导致病犬免疫力下降，如果是严重偏低，病犬有可能存在某些肝脏疾病，该犬ALB低也符合肝炎的相关生化指标变化；"精神不振，食欲差，呕吐，腹围膨大，触诊波动感明显"等都符合肝炎的临床症状。综上，考虑该犬患有肝炎。据此，选A。

89.【答案】D

【考点】本题考查兽医内科学第五单元肝胆、腹膜和胰腺疾病/腹膜炎/临床症状。

【解析】犬急性弥漫性腹膜炎初期（干性腹膜炎）表现为精神委顿，食欲不振，显著发热（高热或中热），反复呕吐。触诊腹壁敏感，腹部膨大。血常规检查，可见白细胞（WBC）升高，中性粒细胞比例升高，核左移；血清生化检验，可见$K^+$下降。根据题干所述症状，本病最可能的诊断是腹膜炎。据此，选D。

90.【答案】C

【考点】本题考查兽医内科学第八单元泌尿系统疾病/尿石症/临床症状。

【解析】根据该犬"尿频，尿痛，后段血尿"等临床症状，以及"X线检测膀胱内有多个高密度阴影"的检查结果，最有可能患的是膀胱结石。据此，选C。

91.【答案】D

【考点】本题考查兽医内科学第八单元泌尿系统疾病/尿石症/临床症状。

【解析】X线检查肾脏、输尿管、膀胱、尿道有结石可以确诊为尿石症。多数尿结石为X线不透性结石，普通X线检查可以显示其高密度阴影。尿道结石主要发生于公犬，结石常嵌留在阴茎尿道开口处的后方，有时发生在坐骨弓S状弯曲处，突然尿闭，X线检查坐骨下方有致密阴影。因此，可确诊为尿道结石。据此，选D。

92.【答案】D  93.【答案】A

【考点】本组题考查兽医产科学第二单元发情与配种/发情周期/发情周期的调节。

【解析】A选项，全年多次发情，发情季节变化不明显，发情周期平均21d（17~24d），具有该发情特点的动物是牛（多指奶牛、黄牛等）。B选项，水牛可全年多次发情，但表现明显的季节性，发情周期平均21~28d。C选项，马为季节性多次发情。D、E选项，绵羊和山羊为季节性多次发情。其中绵羊发情不明显，但秋季发情旺盛，发情周期平均为17d。山羊发情平均周期为21d。据此，92题选D，93题选A。

94.【答案】D  95.【答案】A

【考点】本组题考查中兽医学第二单元辨证施治/脏腑辨证。

【解析】A选项，大肠湿热多由感受湿热外邪，或饮食不节等因素引起。湿热之邪下迫，肠腑传化失常，而发泄泻，肠中有热，热邪熏蒸于上，则口津干黏，口渴贪饮，热移于膀胱，湿痛伤津。故尿短赤，舌苔黄腻，脉滑数为湿热内郁的征象。B选项，大肠冷泻多由外感风寒或内伤阴冷而发病。证见耳鼻俱冷，肠鸣如雷，泻粪如水，或腹痛，尿少而清，口色青黄，舌苔白滑，脉沉迟。C选项，胃食滞多由暴饮暴食，伤及脾胃，食滞不化，或草料不易消化，停滞于胃所致。证见不食，肚腹胀满，嗳气酸臭，腹痛起卧，粪干或泄泻，矢气酸臭，口色深红而燥，苔厚腻，脉滑实。D选项，脾气下陷多由脾不健运进一步发展而来。证见久泻不止，脱肛，子宫脱出或阴道脱出，尿淋漓难尽，并伴有体瘦毛焦，倦怠蜷卧，多卧少立，口色淡白，苔白，脉虚等。E选项，食积大肠多由过饥暴食，草料突换，久渴失饮，劳逸失度使草料停于肠中。证见肚腹胀满，粪便不通，口腔酸臭，回头观腹，不时起卧，饮、食欲废绝，尿少色深，舌苔黄腻或黄干，脉滑数。据此，94题选D，95题选A。

96.【答案】A  97.【答案】D  98.【答案】A

【考点】本组题考查兽医外科与手术学第十六单元麻醉技术/全身麻醉。

【解析】A选项，异氟醚（异氟烷）临床适用于各种手术的麻醉，诱导时间短，苏醒快，肌松效果较好。B选项，赛拉嗪为镇静药，不是麻醉药物。C选项，氯胺酮静脉注射全麻诱导，如用量过大、速度过快，或配伍麻醉性镇痛药，则可抑制呼吸，甚至使呼吸停止。氯胺酮（包括其可能存在的盐及其制剂）被定为第一类精神药品。D选项，丙泊酚为短效静脉全身麻醉药，起效迅速，无明显蓄积，苏醒快而完全，可用于诱导、维持麻醉和短时间手术，肌松作用好，镇痛作用不强。E选项，赛拉唑（静松灵）起效快，镇静、镇痛、肌松，一般反刍动物（包括鹿）较敏感，常作为反刍动物的首选注射用麻醉药。据此，96题选A，97题选D，98题选A。

99.【答案】B  100.【答案】A

【考点】本组题考查兽医外科与手术学第十四单元蹄病/牛的蹄病。

【解析】A选项，蹄叶炎症状：①真皮层弥散性、无败性炎症，两前蹄患病，后肢伸于腹下，两前肢向前伸出，以蹄踵着地。②两后蹄患病，前肢向后屈于腹下。③四蹄均患病，体重尽可能落于蹄踵。④X线检查发现蹄骨移位、骨质疏松（慢性）。B选项，腐蹄病病牛的四肢蹄部肿胀，触诊热、痛。多数病牛蹄底发现小孔或大洞，用探针可测出其深度。指（趾）间皮肤常找到溃疡面，其上覆盖有恶臭的坏死物，病程较长者在蹄冠缘、指（趾）间或蹄球处能找到窦道。C选项，局限性蹄皮炎又称为蹄底溃疡，为蹄底和蹄球结合部的一个局限性病变，是蹄底后1/3处的非化脓性坏死，通常靠近轴侧缘，真皮有局限性损伤和出血，角质后期有缺损。D选项，指（趾）间皮炎的特征是皮肤呈湿疹性皮炎症状，有腐败气味。E选项，指（趾）间皮肤增生发病初期，球部相邻的皮肤肿胀，表皮增厚和稍充血，指（趾）间隙有渗出物，并有轻度跛行；以后因球部出现角质分离（通常在两后肢外侧趾），跛行明显。据此，99题选B，100题选A。

# 全国执业兽医资格考试试卷六（兽医全科类）（临床科目）

1.【答案】A

【考点】本题考查兽医临床诊断学第十二单元X线检查/循环系统的X线检查/正常X线表现。

【解析】犬胸部腹背位X线片上，以时钟表面定位心脏，1~2点处及9~11点处依次是肺动脉段、右心房。据此，选A。

2.【答案】D

【考点】本题考查兽医产科学第五单元分娩/决定分娩过程的要素/胎儿与母体产道的关系。

【解析】牛分娩时的胎位包括上位、下位和侧位三种，其中上位是正常的，下位和侧位是异常的。据此，选D。

3.【答案】C

【考点】本题考查兽医产科学第四单元妊娠/妊娠期母体的变化/生殖器官的变化。

【解析】马、牛妊娠后，阴道黏膜变苍白，表面干燥。妊娠前1/3期，阴道长度增加，前端变细，近分娩时则变得很短而宽大，黏膜充血、柔软、轻微水肿。据此，选C。

4.【答案】C

【考点】本题考查兽医临床诊断学第二单元整体及一般状态的检查/浅表淋巴结及淋巴管的检查/淋巴结的检查。

【解析】A、B、D、E选项，浅表淋巴结急性肿胀时，触诊有温热、坚实感、活动性、疼痛反应。C选项，浅表淋巴结急性肿胀时无波动感，淋巴结化脓时触诊才有波动感。本题为选非题。据此，选C。

5.【答案】B

【考点】本题考查兽医临床诊断学第三单元心血管系统的检查/心脏的检查/听诊。

【解析】心外杂音包括心包摩擦音、心包拍水音、心肺性杂音。A选项，心瓣膜肥厚可出现心内杂音的器质性杂音。B选项，纤维素性心包炎可出现心包摩擦音。C选项，严重贫血可出现非器质性杂音的贫血性杂音。D选项，心瓣膜闭锁不全可出现非器质性杂音的相对闭锁不全性杂音。E选项，心瓣膜狭窄可出现心内杂音的器质性杂音。据此，选B。

6.【答案】D

【考点】本题考查兽医外科与手术学第一单元外科感染/局部外科感染/脓肿。

【解析】脓肿摘除法适用于治疗体表浅在小脓肿。据此，选D。

7.【答案】E

【考点】本题考查兽医临床诊断学第十单元血液的临床常用生化检验/心肌损害指标/肌酸激酶。

【解析】E选项，心肌损伤时，活性升高的血清酶是肌酸激酶。A、B选项，脂肪酶、α-淀粉酶（AMS）为胰损伤的指标。C、D选项，碱性磷酸酶、丙氨酸氨基转移酶为肝脏损伤指标。据此，选E。

8.【答案】D

【考点】本题考查兽医内科学第十七单元其他中毒病/灭鼠药中毒/防治。

【解析】敌鼠钠盐（敌鼠钠、敌鼠）主要经消化道吸收，经过肝脏微粒体酶羟基化，竞争性抑制维生素K的作用，使肝脏合成凝血因子出现障碍，而导致机体广泛出血，故可用维生素K解毒。据此，选D。

9.【答案】D

【考点】本题考查兽医临床诊断学第十三单元超声检查/超声诊断的临床应用/泌尿系统的超声检查（肾脏）。

【解析】犬肾脏超声检查部位是左、右侧第12肋间上部及最后肋骨上缘。据此，选D。

10.【答案】B

【考点】本题考查中兽医学第八单元止咳化痰平喘药及方剂/清化热痰药及方剂/贝母。

【解析】A选项，羌活可解表散寒，祛风胜湿，止痛。用于风寒感冒，风寒湿痹，项强筋急，骨节酸疼，风水浮肿，痈疽疮毒。B选项，贝母可润肺化痰，清热止咳，开郁散结。用于肺热燥咳，干咳少痰，阴虚劳嗽，痰中带血，瘰疬，乳痈，肺痈等证。C选项，川芎可活血行气，祛风止痛。用于症瘕腹痛，胸胁刺痛，跌扑肿痛，头痛，风湿痹痛。D选项，桃仁可活血祛瘀，润肠通便，止咳平喘。用于症瘕痞块，肺痈肠痈，跌扑损伤，肠燥便秘，咳嗽气喘。E选项，木香可行气止痛，健脾止泻。用于胸胁，脘腹胀痛，泻痢后重，食积不消，不思饮食。据此，选B。

11.【答案】A

【考点】本题考查兽医外科与手术学第六单元头、颈部疾病/齿病/齿槽骨膜炎的症状与治疗。

【解析】牛鼻液中混有饲草时，可能患有的疾病是上白齿齿瘘。据此，选A。

12.【答案】D

【考点】本题考查兽医外科与手术学第五单元眼科疾病/眼科检查方法/眼病的临床治疗技术。

【解析】给动物的患眼治疗前，必须用2%硼酸溶液或生理盐水洗眼，以便随后的用药能深透眼组织内，加强疗效。可以利用人用的洗眼壶，将上述溶液盛入壶内，冲洗患眼。也可以利用不带针头的注射器冲洗患眼，大动物经鼻泪管冲洗更充分。据此，选D。

13.【答案】E

【考点】本题考查中兽医学第三单元中药和方剂总论/中药性能/四气五味。

【解析】中药的四气包括寒、热、温、凉。据此，选E。

14.【答案】D

【考点】本题考查兽医外科与手术学第九单元直肠与肛门疾病/直肠和肛门脱/症状。

【解析】直肠脱垂的诱因有：长时间泻痢或便秘、病后瘦弱、病理性分娩，或用刺激性药物灌肠后引起强烈努责，腹内压升高促使直肠向外突出。据此，选D。

15.【答案】D

【考点】本题考查兽医外科与手术学第三单元肿瘤/概论/肿瘤的治疗。

【解析】D选项，植物类抗癌药物主要有长春新碱和长春花碱等，符合题意。A、B选项，马利兰（白消安）、环磷酰胺属于烷化剂的氮芥类抗癌药物，不属于植物类。C、E选项，氨甲蝶呤、6-硫基嘌呤属于抗代谢类抗癌药物，不属于植物类。据此，选 D。

**16.【答案】E**

【考点】本题考查兽医产科学第三单元受精/配子在受精前的准备/精子在受精前的变化。

【解析】精子获能是指精子在雌性生殖道内，经过一个生理变化和形态变化的阶段，以增强呼吸和活动能力，获得受精能力的生物学过程。主要部位是宫管结合部。据此，选 E。

**17.【答案】C**

【考点】本题考查中兽医学第十四单元补虚药及方剂/补气药及方剂/甘草。

【解析】A 选项，党参可补中益气，补养肺气，生津止渴。主治脾胃虚弱，气血两亏，体倦无力，食少，口渴，久泻，脱肛等证。B 选项，黄芪可补气升阳，生血行滞，固表止汗，托疮生肌，利水退肿。主治气虚乏力，久泻脱肛，劳倦内伤，气血虚弱，自汗盗汗，疮口久不愈合，小便不利，水肿等证。C 选项，甘草可补脾和胃，润肺止咳，清热解毒，缓急止痛，调和诸药。主治脾胃虚弱，倦怠乏力，心悸气短，咳嗽痰多，脘腹、四肢挛急疼痛，痈肿疮毒等证，缓解药物毒性、烈性。D 选项，山药可健脾止泻，益肺宁嗽，补肾固脱。主治脾虚食少，久泻不止，肺虚喘咳，肾虚遗精，带下，尿频，虚热消渴等证。E 选项，白术可健脾益气，燥湿利水，固表止汗，安胎。主治脾虚食少，腹胀泄泻，痰饮眩悸，水肿，自汗，胎动不安等证。据此，选 C。

**18.【答案】C**

【考点】本题考查中兽医学第十二单元理血药及方剂/活血祛瘀药及方剂/红花散。

【解析】A 选项，四物汤可补血调血。主治血虚，血瘀诸证。B 选项，生化汤可活血化瘀，温经止痛。主治产后血虚受寒，恶露不行，肚腹疼痛。C 选项，红花散可活血理气，清热散瘀，消食化积。主治料伤五攒痛，即中兽医学中的蹄叶炎。D 选项，茴香散可温肾散寒，祛湿止痛。主治风寒湿邪引起的腰胯疼痛等证。E 选项，橘皮散主治马伤水起卧，广泛用于治疗马属动物伤水冷痛。据此，选 C。

**19.【答案】C**

【考点】本题考查中兽医学第一单元基础理论/脏腑学说与气血/六腑的生理功能。

【解析】六腑之中，主受盛化物和分别清浊的腑是小肠。据此，选 C。

**20.【答案】A**

【考点】本题考查兽医内科学第十二单元维生素与微量元素缺乏症/维生素 A 缺乏症/临床症状。

【解析】维生素 A 又称视黄醇或抗干眼症因子，具有促进生长、维持上皮组织（如皮肤、结膜、角膜等）正常机能的作用，并参与视紫红质的合成，增强视网膜感光力，在维持动物的视觉特别是暗适应能力方面起着极其重要的作用。据此，选 A。

**21.【答案】E**

【考点】本题考查兽医产科学第一单元动物生殖激素/性腺激素/孕酮的临床应用。

【解析】兽医临床上孕酮常用于预防孕酮不足性流产，使母畜渡过习惯性流产的危险期，起到保胎作用。据此，选 E。

**22.【答案】C**

【考点】本题考查兽医临床诊断学第十五单元心电图检查/正常心电图/心电图各波段正常值及临床意义。

【解析】心电图中 QRS 波群主要反映两心室去极化过程。据此，选 C。

**23.【答案】B**

【考点】本题考查中兽医学第一单元基础理论/脏腑学说与气血/五脏的生理功能。

【解析】肝藏血、主疏泄、主筋、开窍于目。据此，选 B。

**24.【答案】D**

【考点】本题考查兽医内科学第二单元反刍动物前胃和皱胃疾病/前胃弛缓/病因。

【解析】原发性前胃弛缓的主要原因为饲养管理不当。据此，选 D。

**25.【答案】C**

【考点】本题考查兽医内科学第十一单元矿物质代谢障碍疾病/母牛趴卧不起综合征/临床症状。

【解析】牛倒地不起综合征又称母牛趴卧不起综合征，它的病因包括低钙血症、低磷酸盐血症、低钾血症、低镁血症、胎儿过大、组织损伤、关节脱白。本题为选非题。据此，选C。

26.【答案】B

【考点】本题考查兽医产科学第十二单元乳房疾病/奶牛乳腺炎/病因。

【解析】引起奶牛乳腺炎的病原微生物包括细菌、霉菌、病毒和支原体等。各种微生物的感染因地区不同而有异，其中以葡萄球菌、链球菌和大肠杆菌为主，三者占乳腺炎发病原因的90%以上。据此，选B。

27.【答案】B

【考点】本题考查兽医内科学第十一单元矿物质代谢障碍疾病/纤维性骨营养不良/临床症状。

【解析】纤维性骨营养不良是由于日粮中磷过剩而继发钙缺乏或原发性钙缺乏而发生的一种以马属动物为主的骨骼疾病。患病时，甲状旁腺激素代偿性升高，使血钙升高、血磷降低。据此，选B。

28.【答案】B

【考点】本题考查兽医内科学第八单元泌尿系统疾病/肾炎/临床症状。

【解析】肾炎尿沉渣中见肾上皮细胞、红、白细胞，细胞管型（红细胞管型）、颗粒管型和透明管型等，因此B选项符合题意。A、C、D、E选项，均无红细胞管型。据此，选B。

29.【答案】C

【考点】本题考查兽医临床诊断学第七单元生殖系统的检查/雌性生殖器官的检查/乳房的检查。

【解析】A、B选项，视诊、触诊为检查乳房的常用手段，可用于奶牛乳腺炎疾病的检查。D、E选项，如果乳汁浓稠，内含絮状物、纤维蛋白性凝块或脓汁、带血，则多为乳腺炎的重要指征，必要时进行乳汁的化学分析和显微镜检查。C选项，奶牛乳腺炎检查一般不用进行乳房穿刺。本题为选非题。据此，选C。

30.【答案】B

【考点】本题考查兽医临床诊断学第九单元血液的一般检验/交叉配血试验/玻片法。

【解析】交叉配血试验时，主侧与供血者红细胞配合的是受血者的血清。据此，选B。

31.【答案】A

【考点】本题考查兽医外科与手术学第十八单元手术技术/泌尿生殖器官手术/犬膀胱切开术。

【解析】膀胱手术：母犬从耻骨前缘向前在腹白线上切开，公犬在阴茎旁2~3cm做腹中线的平行切口，因此A选项符合题意。B、C、D、E选项，均不是母犬膀胱手术常用的腹壁切口。据此，选A。

32.【答案】B

【考点】本题考查兽医外科与手术学第十一单元跛行诊断/概论/跛行的分类及临床特征。

【解析】后方短步属于支跛的运步特征，因此B选项符合题意。A、C、D选项，前方短步、运步缓慢、抬腿困难为悬跛特点。E选项，黏着步样属于特殊跛行。据此，选B。

33.【答案】E

【考点】本题考查中兽医学第九单元温里药及方剂/回阳救逆方/四逆汤。

【解析】四逆汤组方为熟附子、干姜、炙甘草。据此，选E。

34.【答案】C

【考点】本题考查兽医临床诊断学第十七单元症状及症候学/症候学/水肿。

【解析】淋巴回流不仅能把组织液及其所含的蛋白质回收到血液循环，而且在组织液生成增多时还能代偿回流，具有重要的抗水肿意义。当淋巴管被阻塞，淋巴回流受阻，含蛋白质的水肿液在组织间隙中积聚，即可形成淋巴性水肿。临床上常见于丝虫病及恶性肿瘤侵入并阻塞淋巴管等。据此，选C。

35.【答案】A

【考点】本题考查兽医内科学第十六单元矿物类及微量元素中毒/食盐中毒/防治。

【解析】食盐中毒首先应停喂停饮含盐饲料及饮水。中毒早期可多次给予少量清水或灌服适量的温水，较好的方法是催吐、洗胃，然后用植物油或液体石蜡导泻，以减少氯化钠吸收，促使其排出，但禁用盐类泻剂。发作期禁止饮水。据此，选A。

36.【答案】A

【考点】本题考查兽医外科与手术学第十五

单元术前准备/手术器械的种类与使用/常用手术器械。

【解析】正确的持手术剪的姿势是将拇指和无名指插入剪柄的两个环中。食指轻压在剪柄和剪刀交界的关节处，中指放在无名指的前外方柄上，准确地控制剪的方向和剪开的长度。据此，选A。

37.【答案】D

【考点】本题考查中兽医学第五单元清热药及方剂/清热泻火药及方剂/白虎汤。

【解析】白虎汤组方为石膏、知母、甘草、粳米。据此，选D。

38.【答案】E

【考点】本题考查兽医临床诊断学第十三单元超声检查/超声诊断的类型/M型超声诊断。

【解析】在单声束取样获得灰度声像图的基础上，外加慢扫描时间基线，形成"距离-时间"曲线的超声诊断类型是M型超声波。据此，选E。

39.【答案】D

【考点】本题考查兽医临床诊断学第十单元血液的临床常用生化检验/胰损伤的指标/α-淀粉酶。

【解析】A选项，丙氨酸氨基转移酶又称谷丙转氨酶，急性肝炎患者血清中丙氨酸氨基转移酶活性显著升高。B选项，天冬氨酸氨基转移酶又称谷草转氨酶、天门冬氨酸氨基转移酶，心肌梗死患者血清中天冬氨酸氨基转移酶活性明显上升。C选项，碱性磷酸酶是反映肝外胆道梗阻、肝内占位性病变和骨病的重要指标。D选项，急性胰腺炎时，血清淀粉酶活性升高。E选项，肌酸激酶活性测定可用于骨骼肌疾病及心肌疾病的诊断。据此，选D。

40.【答案】D

【考点】本题考查兽医内科学第十单元糖、脂肪及蛋白质代谢障碍疾病/蛋鸡脂肪肝出血综合征/临床症状。

【解析】蛋鸡脂肪肝综合征时，血清生化检验，可能升高的指标是血清胆固醇。据此，选D。

41.【答案】D

【考点】本题考查兽医临床诊断学第十九单元/常用治疗技术/常用穿刺术/静脉穿刺部位及方法。

【解析】桡外侧静脉是犬静脉穿刺最常用的血管。据此，选D。

42.【答案】C

【考点】本题考查兽医内科学第九单元神经系统疾病/日射病和热射病。

【解析】热射病和日射病统称为中暑。据此，选C。

43.【答案】A

【考点】本题考查中兽医学第十五单元平肝药及方剂/平肝熄风药及方剂/天麻。

【解析】A选项，天麻可平肝熄风、平抑肝阳、祛风通络。B选项，杜仲可补肝肾、强筋骨、暖宫安胎。C选项，山药可健脾止泻、益肺宁嗽、补肾固涩。D选项，麻黄可发汗解表、宣肺平喘、利水消肿。E选项，桑叶可疏散风热、清肝明目。据此，选A。

44.【答案】D

【考点】本题考查兽医外科与手术学第十六单元麻醉技术/全身麻醉/麻醉前用药的目的与种类。

【解析】全身麻醉前使用阿托品可减少唾液分泌，避免术后误吸引起窒息，因此D选项符合题意。A、B、C、E选项，均为麻醉前给镇静镇痛药的目的。据此，选D。

45.【答案】C

【考点】本题考查兽医产科学第九单元母畜的不育/疾病性不育/犬子宫蓄脓。

【解析】犬子宫蓄脓是指母犬子宫内感染后蓄积大量脓性渗出物，并不能排出。本病是母犬生殖系统的一种常见病，多发于成年犬。据此，选C。

46.【答案】B

【考点】本题考查兽医外科与手术学第二单元损伤/软组织非开放性损伤/血肿和血清肿。

【解析】血肿的临床特点是肿胀迅速增大，呈明显的波动感或饱满有弹性。据此，选B。

47.【答案】D

【考点】本题考查兽医产科学第八单元产后期疾病/胎衣不下/病因。

【解析】正常健康奶牛分娩后胎衣不下的发生率在3%~12%之间，平均为7%；羊偶尔发生；猪和犬发生时胎儿和胎膜同时滞留，很少单独发生胎衣不下；马胎衣不下的发生率为4%。据此，选D。

48.【答案】A

【考点】本题考查兽医外科与手术学第十六单元麻醉技术/局部麻醉/脊髓麻醉技术。

【解析】兽医临床的脊髓麻醉主要采取硬膜外注射。将局部麻醉药注射到硬膜外腔，阻滞脊神经的传导，使其所支配的区域无痛而产生麻醉，称为硬膜外麻醉。为适应站立手术，一般注射2%普鲁卡因溶液，剂量为10~15mL；或2%利多卡因溶液，剂量为5~10mL。据此，选A。

49.【答案】A

【考点】本题考查兽医临床诊断学第十一单元排泄物、分泌物及其他体液的检验/尿液的检验/一般性状检查。

【解析】正常尿液混浊的动物是马。据此，选A。

50.【答案】D

【考点】本题考查中兽医学第四单元解表药及方剂/辛温解表药及方剂/麻黄。

【解析】A选项，荆芥可祛风解表，透疹止痒，清血分伏热，理血止血。用于发汗解表，炒炭，理血止血。B选项，防风可祛风解表，胜湿解痉。用于散风寒，善于通行全身，为祛风之要药，如荆防败毒散。C选项，独活可祛风散寒，除湿止痛。用于风寒湿痹，腰膝疼痛。D选项，桂枝可发汗解肌，温经通阳，温阳利水，调和营卫。用于风寒表虚有汗证，常与麻黄相须为用。E选项，羌活可解表散寒，祛风胜湿，止痛。用于风寒感冒，风寒湿痹，项强筋急，骨节酸疼，风水浮肿，痈疽疮毒。常与独活相须为用。相须是指用两种以上功能相同的药物配合应用，以达到协同作用，增强药物疗效。麻黄可发汗散寒，宣肺平喘，利水消肿，是辛温发汗主药。选项中只有桂枝与麻黄功能最接近，因此两药可相须为用。据此，选D。

51.【答案】B

【考点】本题考查兽医外科与手术学第四单元风湿病/风湿病分类、症状、诊断与治疗/诊断与治疗。

【解析】治疗急性风湿病时，除应用解热镇痛药外，首选的抗菌药是青霉素。据此，选B。

52.【答案】A

【考点】本题考查兽医内科学第十七单元其他中毒病/有机氟化物中毒/防治。

【解析】A选项，乙酰胺用于解救有机氟中毒，符合题意。B选项，亚硝酸盐中毒可选用亚甲蓝进行解毒。C选项，有机磷中毒可选用解磷定进行解毒。D选项，有机砷中毒可选用二巯丙醇进行治疗。E选项，氰化物中毒可选用硫代硫酸钠进行治疗。据此，选A。

53.【答案】E

【考点】本题考查兽医外科与手术学第七单元胸、腹部疾病/胸壁疾病/胸壁透创。

【解析】胸壁透创的主要并发症是气胸、血胸、脓胸、胸膜炎。据此，选E。

54.【答案】A

【考点】本题考查兽医内科学第十五单元有毒植物与霉菌毒素中毒/黄曲霉毒素中毒/临床症状。

【解析】选项中对黄曲霉毒素的敏感度：雏鸭>仔猪>犊牛>羔羊、马驹。据此，选A。

55.【答案】B

【考点】本题考查兽医外科与手术学第十七单元手术基本操作/缝合/缝合方法。

【解析】库兴氏缝合法由伦勃特连续缝合法演变而来，又称为连续水平褥式内翻缝合法，适用于胃、子宫浆膜肌层的缝合。此种缝合方法由切口一端开始，先做一个浆膜肌层间断内翻缝合，再用同一缝线平行于切口做浆膜肌层连续缝合至切口另一端，然后做一个浆膜肌层间断内翻缝合结束。据此，选B。

56.【答案】A

【考点】本题考查兽医内科学第十八单元其他内科疾病/应激综合征/症状。

【解析】猪应激综合征是指在各种应激因素的作用下发生的以苍白、松软、渗出性猪肉（PSE肉，白肌肉），干燥、坚硬、色暗的猪肉（DFD肉）和成年猪背肌坏死（BMN）等为特征的疾病。据此，选A。

57.【答案】D

【考点】本题考查兽医外科与手术学第二单元损伤/创伤/创伤的分类及临床特点。

【解析】D选项，切创的创缘及创壁比较平整，符合题意。A选项，用绳，特别是粗糙的新绳缚捆时，可引起缚创，如马系部、趾部常发，缚创易感染。B选项，压创是由车轮碾压或重物挤压所致的组织损伤。压创的创形不整，存有大量的挫灭组织、压碎的肌腱碎片，有的皮肤缺损或存在粉碎性骨折。压创一般出血少，疼痛不剧烈，创伤污染严重，极易感染化脓。C选项，挫创是由钝性外力的作用（如打击、冲撞、蹴踢等）或动物跌倒在硬地上所致的组织损伤。挫创的创形不整，常存有明显的被血液浸润的挫灭破碎组织，出血量少，创内常存有创囊及血凝块，创伤多被尘土、沙石、粪块、被毛等污染，极易感染化脓。E选项，复合创具备两种以上创伤的特征。常见者有挫刺创、挫裂创等。据此，选D。

58.【答案】B

【考点】本题考查兽医内科学第十二单元维生素与微量元素缺乏症/硒和维生素E缺乏症/临床症状。

【解析】羔羊硒缺乏症的临床表现为营养性肌营养不良，硒应答性疾病（健康不佳、繁殖率低）。据此，选B。

59.【答案】C

【考点】本题考查兽医临床诊断学第一单元兽医临床检查的基本方法/听诊/应用范围。

【解析】C选项，咽炎主要通过视诊检查，不宜使用听诊进行检查，符合题意。A、B、D、E选项所述均宜使用听诊进行检查。据此，选C。

60.【答案】C

【考点】本题考查中兽医学第七单元消导药及方剂/消导药/麦芽。

【解析】A选项，神曲可消食化积，健胃和中，具有消食健胃的作用，尤以消谷积见长，并与山楂、麦芽合称三仙。B选项，山楂能消食健胃，尤以消化肉食积滞见长，治食积不消，肚腹胀满等。C选项，麦芽可消食和中、回乳，尤以消草食见长。D选项，鸡内金可消食健脾、化石通淋。用于草料停滞而兼有脾虚证的病畜，以及用于化石通淋。E选项，莱菔子可消食导滞，降气化痰。据此，选C。

61.【答案】A

【考点】本题考查兽医外科与手术学第六单元头、颈部疾病/颌面部疾病/马、牛鼻旁窦炎。

【解析】根据病牛颜面肿胀、隆起，低头或摇头时，鼻孔流出脓性鼻液，考虑诊断为牛额窦炎；本病主要由低位骨折或去角不良引起。据此，选A。

62.【答案】D

【考点】本题考查兽医产科学第九单元母畜的不育/先天性不育/两性畸形的病因及症状。

【解析】根据题干所述，该胎儿最可能的诊断是雌性假两性畸形，因此D选项符合题意。A选项，XO综合征：较正常雌性缺失一条X染色体。表型为雌性，卵巢发育不全；相当于人的特纳综合征。B选项，XX真两性畸形：XX核型，具有大致相当的雌性生殖器，但阴蒂大，腹腔内具有卵睾体或独立存在的卵巢或睾丸。C选项，XX雄性综合征：XX核型，雄性表型，H-Y抗原（组织相容性抗原）为阳性，性腺常为隐睾，阴茎小，畸形，存在由缪勒氏（中肾管、沃尔夫管）管发育不完全的器官。E选项，雄性假两性畸形：具有XY染色体及睾丸，外生殖器介乎雌雄两性之间。据此，选D。

63.【答案】E

【考点】本题考查兽医产科学第九单元母畜的不育/疾病性不育/卵巢机能不全。

【解析】根据奶牛"产后6个月未出现发情"的临床表现，以及"直肠检查发现两侧卵巢大小、形态、质地未见明显变化"的检查结果，判断该牛可能患有的疾病是卵巢机能减退，因此E选项符合题意。A选项，卵泡囊肿病牛有频繁的不规则的持续的强烈的发情行为，甚至慕雄狂。B选项，黄体囊肿是未排卵的卵泡壁上皮黄体化而形成的囊肿，病牛则表现长时间不出现发情征象。C选项，排卵延迟是指排卵的时间向后拖延，或有发情的外表症状而不排卵。D选

61

项，持久黄体为妊娠黄体或周期黄体超过正常时间而不退化的黄体。发情周期停止，长期母畜不发情。一侧（有的为两侧）卵巢增大。在牛的卵巢上突出于卵巢表面或大或小的黄体，质地比卵巢实质硬；血浆孕酮水平保持在1.2mg/mL以上。据此，选E。

64.【答案】D

【考点】本题考查兽医临床诊断学第八单元神经系统及运动机能的检查/脑神经及特殊感觉的检查/视神经的检查。

【解析】题干中犬"在门半闭时不能自行出入"，且"初步检查四肢未见异常"，推测为视觉障碍，需要进一步检查的是视神经。据此，选D。

65.【答案】C

【考点】本题考查兽医临床诊断学第十二单元X线检查/骨关节的X线检查/常见疾病的X线诊断（骨折）。

【解析】该犬股骨骨折后"X线检查原骨折线增宽，骨断端光滑，骨髓腔闭合，骨密度增大"，提示为骨折不愈合。据此，选C。

66.【答案】C

【考点】本题考查兽医临床诊断学第十三单元超声检查/超声诊断的临床应用/泌尿系统的超声检查。

【解析】膀胱破裂时，尿液进入腹腔，B超可见腹腔脏器间呈低回声暗区，因此C选项符合题意。A、B选项，前列腺位于公畜膀胱后方，横切呈双叶形，纵切为卵圆形，发生囊肿或脓肿时B超可见出现无回声区域或内部可见散在的光点。D选项，膀胱结石时B超可见膀胱内有强回声，伴下方声影。E选项，膀胱炎时B超可见膀胱内无回声，周围有强回声的膀胱壁增厚，边界不清晰。据此，选C。

67.【答案】B

【考点】本题考查兽医临床诊断学第十三单元超声检查/超声诊断的临床应用/子宫、妊娠超声检查。

【解析】根据小型杂种犬"一直未孕，左下腹股沟部突发一局限性肿胀"，以及"经B超检查可见单个泳动可变的囊状低回声暗区"，可以判定为腹股沟疝。该肿胀物的内容物可能是子宫。据此，选B。

68.【答案】D

【考点】本题考查中兽医学第二单元辨证施治/脏腑辨证/肺与大肠病证。

【解析】A选项，大肠湿热多由感受湿热外邪，或饮食不节等因素引起。湿热之邪下迫，肠腑传化失常，而发泄泻，肠中有热，热邪熏蒸于上，则口津干黏，口渴贪饮，热移于膀胱，湿痫伤津，故尿短赤，舌苔黄腻，脉滑数为湿热内郁的征象。B选项，大肠冷泻多由外感风寒或内伤阴冷而发病。证见耳鼻俱冷，肠鸣如雷，泻粪如水，或腹痛，尿少而清，口色青黄，舌苔白滑，脉沉迟。C选项，大肠液亏多由素体阴亏，或久病伤阴，或热病后期，津伤未复等引起。证见大便秘结干燥，难以排出，常数日一行，口干咽燥，或伴见口臭、头晕等症，舌红少津，脉细涩。D选项，食积大肠多由过饥暴食，草料突换，久渴失饮，劳逸失度使草料停于肠中等引起。证见肚腹胀满，粪便不通，口腔酸臭，回头观腹，不时起卧，饮、食欲废绝，尿少色深，舌苔黄腻或黄干，脉滑数。E选项，脾虚不运多由草料迟细等引起。证见体瘦毛焦，倦怠蜷卧，肚腹虚胀，肢体水肿，尿短，粪稀，口色淡黄，舌苔白，脉缓弱。结合病马症状，考虑本病可辨证为食积大肠。据此，选D。

69.【答案】C

【考点】本题考查兽医外科与手术学第十三单元皮肤病/真菌性皮肤病/诊断与治疗。

【解析】根据题干所述症状，考虑该犬患有皮肤癣病，特比萘芬属于治疗本病的首选药物。据此，选C。

70.【答案】D

【考点】本题考查兽医外科与手术学第二单元损伤/软组织非开放性损伤/挫伤。

【解析】关节挫伤临床上的共同症状是疼痛、跛行、肿胀、升温等，跛行常为混合跛，症状较轻。站立姿势无明显异常则可排除骨折与关节脱位；有热痛感，则可排除淋巴外渗。据此，选D。

71.【答案】C

【考点】本题考查兽医内科学第八单元泌尿系统疾病/肾病/诊断。

【解析】肾病是肾小管上皮细胞发生变性坏死的一种非炎症性肾脏疾病。其临床特征是大量蛋白尿、明显水肿及低蛋白血症，但无血尿及血压升高。根据病犬"精神沉郁，食欲减退，频尿，排尿困难"的临床特征，以及"血常规检查发现白细胞总数升高，尿液检查出现大量白细胞"的检查结果，可推测本病有炎症反应，故首先排除肾病。本题为选非题。据此，选C。

72.【答案】A

【考点】本题考查兽医产科学第六单元妊娠期疾病/流产/治疗。

【解析】根据题干中"配种后35d确认已妊娠，临床未见明显异常，配种后65d时，发现原先的妊娠特征消失"，即确定妊娠后无症状流产，属于隐性流产。根据治疗原则，在发情期间，用抗生素生理盐水冲洗子宫。据此，选A。

73.【答案】D

【考点】本题考查兽医内科学第十单元糖、脂肪及蛋白质代谢障碍疾病/奶牛酮病/临床症状。

【解析】根据该牛"尿液和呼出气伴有烂苹果味"等临床症状，考虑可能患有奶牛酮病。据此，选D。

74.【答案】C

【考点】本题考查中兽医学第二单元辨证施治/脏腑辨证/肺与大肠病证。

【解析】A选项，麻黄汤可发汗解表，宣肺平喘。主治外感风寒表实证。证见恶寒发热，头身疼痛，无汗而喘，舌苔薄白，脉浮紧。B选项，桂枝汤可辛温解表，解肌发表，调和营卫。主治头痛发热，汗出恶风，鼻鸣干呕，苔白不渴，脉浮缓或浮弱等证。C选项，麻杏石甘汤可辛凉宣泄，清肺平喘。主治外感风邪，邪热壅肺证，身热不解，咳逆气急，鼻扇，口渴，有汗或无汗，舌苔薄白或黄，脉滑而数者，是肺热咳喘的常用方，使用时以喘急身热为依据。D选项，清燥救肺汤可清燥润肺，养阴益气。主治温燥伤肺，气阴两伤证。证见身热头痛，干咳无痰，气逆而喘，咽喉干燥，鼻燥，心烦口渴，胸满胁痛，舌干少苔，脉虚大而数。E选项，百合固金汤可滋养肺肾，止咳化痰。主治肺肾阴亏，虚火上炎证。结合病马症状可辨证为肺热咳喘，治疗方则为麻杏石甘汤。据此，选C。

75.【答案】E  76.【答案】A  77.【答案】A

【考点】本组题考查兽医内科学第十五单元有毒植物与霉菌毒素中毒/牛霉烂甘薯中毒/临床症状。

【解析】该奶牛在采食黑斑病甘薯后突然发病，提示黑斑病甘薯毒素中毒。本病以急性肺水肿、间质性肺气肿、严重呼吸困难及皮下气肿为特征。间质性肺气肿时，因气体进入肺间质，胸部叩诊音高朗，呈过清音；当肺中有较大充满气体的空腔时，则可出现鼓音。进一步检查，病牛颈部和肩部病变为皮下气肿。据此，75题选E，76题选A，77题选A。

78.【答案】D  79.【答案】A  80.【答案】A

【考点】本组题考查兽医外科与手术学第十二单元四肢与脊柱疾病/神经疾病/桡神经麻痹的症状与诊断。

【解析】根据题干"站立时肩关节过度伸展，肘关节下沉，腕关节呈钝角，球节呈掌屈状态，肌肉无力，皮肤对疼痛刺激反射减弱"，考虑本病最可能的诊断是桡神经麻痹。为促进机能恢复，提高肌肉张力可采用的治疗措施是按摩+涂擦鱼石脂软膏。为防止瘢痕形成和组织粘连，可局部注射链激酶。据此，78题选D，79题选A，80题选A。

81.【答案】B  82.【答案】A  83.【答案】A

【考点】本组题考查兽医内科学第六单元呼吸系统疾病/胸膜炎。

【解析】根据叩诊胸部敏感，听诊胸部有摩擦音，可诊断该牛为胸膜炎。确诊可采用胸腔穿刺，流出黄色或含有脓汁的液体，含有大量纤维蛋白，易凝固。穿刺液为炎性渗出液，故含量最高的为中性粒细胞。据此，81题选B，82题选A，83题选A。

84.【答案】B  85.【答案】D  86.【答案】D

【考点】本组题考查兽医产科学第八单元产后期疾病/奶牛生产瘫痪。

【解析】根据该奶牛"分娩后2d，出现精神沉郁，食欲废绝，卧地不起，体温37℃，眼睑反射微弱，头弯向胸部一侧"等症状，诊断可能发生的疾病是奶牛生产瘫痪。血钙降低是其特征。因此，进一步确诊本病的检查方法是血液生化检验血钙含量。最适宜的治疗方法是补充钙剂或乳房送风。据此，84题选B，85题选D，86题选D。

87.【答案】B  88.【答案】A  89.【答案】C

【考点】本组题考查兽医外科与手术学第十二单元四肢与脊柱疾病/神经疾病/闭孔神经麻痹的症状。

【解析】根据题干"难产，经人工助产后"的病因，以及"母畜发生右后肢外展，运步缓慢，步态僵硬"的临床症状，且"X线检查未见骨和关节异常，全身症状不明显"，考虑本病最可能的诊断是闭孔神经麻痹，本病奶牛常发。如两侧均发生损伤，病牛不能站立，力图挣扎站立时，呈现两后肢向后叉开，呈蛙坐姿势。据此，87题选B，88题选A，89题选C。

90.【答案】D  91.【答案】C

【考点】本组题考查兽医产科学第二单元发情与配种/常见动物的发情特点及发情鉴定。

【解析】A选项，奶牛为全年多次发情。B选项，山羊为季节性多次发情。C选项，马为季节性多次发情，从3、4月至深秋。D选项，犬为季节性单次或双次发情，多在春季3~5月或秋季9~11月各发情一次。E选项，猫为季节性多次发情，在晚冬和春、秋季。据此，90题选D，91题选C。

92.【答案】C  93.【答案】D

【考点】本组题考查兽医临床诊断学第十七单元症状及症候学/症候学/红尿。

【解析】A选项，血尿见于泌尿器官的炎症、损伤或出血，尿结石等。B选项，卟啉尿见于遗传性卟啉病、铅中毒。C选项，肌红蛋白尿见于肌肉组织变性、炎症、广泛性损伤及代谢紊乱。肌红蛋白在机体肌肉等组织中含量丰富，当机体心肌或骨骼肌组织发生严重损伤时，如肌肉疼痛性痉挛、皮肌炎、非习惯性过度运动等，肌红蛋白从肌细胞内游离，可出现肌红蛋白尿。D选项，血红蛋白尿见于溶血性疾病。血磷低于正常、可视黏膜黄染、血凝延迟，为低磷酸盐血症特点。本病可引起溶血、凝血功能不良。发生溶血时，红细胞遭到破坏，大量血红蛋白进入血液，进而形成血红蛋白尿。血红蛋白尿为透明的鲜红色（含氧合血红蛋白）或暗红色（含高铁血红蛋白），严重者呈浓茶色或酱油色，离心后颜色不改变。E选项，药物性红尿见于内服大黄、安替比林、山道年等药物。据此，92题选C，93题选D。

94.【答案】E  95.【答案】C  96.【答案】B

【考点】本组题考查兽医外科与手术学第十四单元蹄病/马属动物蹄病。

【解析】A选项，蹄裂时，新发生的角质裂隙的裂缘较平滑，裂缘间距均较接近，多沿角细管方向裂开；陈旧的裂隙则裂缝开张，裂缘不整齐，有的裂隙发生交叉。B选项，蹄白线裂为蹄底与蹄壁发生分离，只涉及蹄角质层为浅裂，不出现跛行；若裂开达肉壁下缘称为深裂，往往诱发蹄真皮炎，引起疼痛而发生跛行，常在白线部充满粪、土、泥、沙。C选项，蹄叶炎临床特点：①真皮层弥散性、无败性炎症，两前蹄患病时，后肢伸于腹下，两前肢向前伸出，以蹄踵着地；②两后蹄患病时，前肢向后屈于腹下；③四蹄均患病时，体重尽可能落于蹄踵；④X线检查发现蹄骨移位、骨质疏松（慢性蹄叶炎）。D选项，蹄叉腐烂为马属动物特有疾病，蹄叉角质不良，蹄叉中沟和侧沟流污黑恶臭分泌物，跛行，蹄尖着地，严重时呈现三肢跳跃。E选项，蹄冠蜂窝织炎临床特点：①在蹄冠形成圆枕形肿胀，有热、痛；②蹄冠缘往往发生剥离；③患肢表现为重度支跛；④体温升高，精神沉郁。据此，94题选E，95题选C，96题选B。

97.【答案】C  98.【答案】D

【考点】本组题考查中兽医学第二单元辨证施治/脏腑辨证/肺与大肠病证。

【解析】A选项，肺气虚主证为久咳气喘，且咳喘无力，动则喘甚，鼻流清涕，畏寒喜暖，易于感冒，容易出汗，日渐消瘦，皮燥毛焦，倦怠喜卧，口色淡白，脉细弱。B选项，肺阴虚主证为干咳连声，昼轻夜重，甚则气喘，鼻液黏稠，低热不退，或午后潮热，盗汗，口干舌燥，粪球干小，尿少色深，口色红，舌无苔，脉细数。C选项，痰饮阻肺主证为咳嗽，气喘，鼻液量多，色白而黏稠，苔白腻，脉滑。D选项，风热犯肺主证为咳嗽、气喘，兼有发热轻而恶寒重、鼻流清涕、口色青白、舌苔薄白、脉浮紧。E选项，肺热咳喘主证为咳声洪亮，气促喘粗，鼻翼扇动，鼻液黄而黏稠，咽喉肿痛，粪便干燥，尿液短赤，口渴贪饮，口色赤红，苔黄燥，脉洪数。据此，97题选C，98题选D。

99.【答案】E　100.【答案】A

【考点】本组题考查兽医外科与手术学第十二单元四肢与脊柱疾病/关节脱位/牛、犬髋关节脱位的类型与症状。

【解析】A选项，后方脱位时，股骨头异常固定于坐骨外支下方，站立时，患肢外叉开，比健肢长，患侧臀部皮肤紧张，股二头肌前方出现凹陷沟，大转子原来位置凹陷，可听到骨的摩擦音。运动时三肢跳跃，且患肢在地上拖曳并明显外展。B选项，内方脱位时，股骨头进入闭孔内，站立时患肢明显短缩，患肢不能负重，蹄尖着地拖行，直肠检查时可在闭孔摸到股骨头。C选项，前方脱位时，股骨头转位固定于关节前方，大转子向前突出，运动时可听到捻发音，髋关节变形隆起，患肢外旋，肢抬举困难。D选项，无下方脱位。E选项，上外方脱位时，大转子明显上突，站立时患肢明显缩短，呈内收或伸展状态，患肢外旋，蹄尖向前外方，患肢外展受限，内收容易，患肢拖拉前进，并向外划大的弧形。据此，99题选E，100题选A。

# 全国执业兽医资格考试试卷七（兽医全科类）（临床科目）

1.【答案】C

【考点】本题考查兽医内科学第十八单元其他内科疾病/甲状旁腺功能减退症/临床症状。

【解析】甲状旁腺素与钙、磷调节密切相关。甲状旁腺素维持血钙的含量，其作用是在感知到血钙含量降低的时候，增加甲状旁腺素的分泌，使骨钙溶解、促进钙的吸收，促进肾脏保钙排磷。因此当甲状旁腺功能减退时，动物的血钙水平不能正常维持。据此，选C。

2.【答案】C

【考点】本题考查兽医产科学第七单元分娩期疾病/产力性难产/子宫痉挛。

【解析】子宫痉挛是指母畜在分娩时子宫壁的收缩时间长、间隙短、力量强烈，或子宫肌出现痉挛性的不协调收缩，形成狭缩环。胎势、胎位和胎向不正，产道狭窄，胎儿不能排出时；临产前由于惊吓、环境突然改变、气温下降或空腹饮用冷水等刺激；过量使用子宫收缩药物或分娩时乙酰胆碱分泌过多等，均可造成子宫痉挛。据此，选C。

3.【答案】C

【考点】本题考查兽医内科学第十二单元维生素与微量元素缺乏症/铁缺乏症/临床特点。

【解析】铁缺乏症是由动物体内铁含量不足引起的一种营养缺乏病。共同的症状是贫血。临床表现为生长缓慢，食欲减退，异嗜，嗜睡，喜卧，可视黏膜苍白，呼吸频率加快。据此，选C。

4.【答案】D

【考点】本题考查兽医外科与手术学第六单元头、颈部疾病/耳病/中耳炎。

【解析】中耳炎是指鼓室及咽鼓管的炎症。各种动物均可发生，但以猪、犬和兔多发，其病因多为继发于上呼吸道感染，其炎症蔓延至咽鼓管，再蔓延至中耳而引起。此外，外耳炎、鼓膜穿孔也可引起中耳炎。链球菌和葡萄球菌是中耳炎常见的病原菌。据此，选D。

5.【答案】A

【考点】本题考查兽医外科与手术学第十二单元四肢与脊柱疾病/脊髓损伤/治疗。

【解析】脊髓损伤时，患病动物疼痛明显，可用镇静剂水合氯醛来镇静。据此，选A。

6.【答案】B

【考点】本题考查兽医内科学第十七单元其他中毒病/磺胺类药物中毒/防治原则。

【解析】家畜发生磺胺类药物中毒出现结晶尿时，治疗药物宜选用碳酸氢钠。据此，选B。

7.【答案】D

【考点】本题考查兽医外科与手术学第十二单元四肢与脊柱疾病/黏液囊疾病/肘头黏液囊炎的特点与治疗。

【解析】肘头黏液囊炎的临床特点：在患病动物肘头部出现界线明显的肿胀，初期可感温、热，似生面团样，微有痛感。以后，由于渗出液浸润和黏液囊周围结缔组织增生，即变得较为坚实。有时黏液囊膨大，并有波动。据此，选D。

8.【答案】A

【考点】本题考查兽医内科学第十七单元其他中毒病/犬洋葱及大葱中毒/中毒机理。

【解析】犬、猫采食了含有洋葱或大葱的食物后，红细胞溶解，从尿中排出血红蛋白，使尿液变红，严重溶血时，尿液呈红棕色。所以，犬洋葱中毒所引起的贫血属于溶血性贫血。据此，选A。

9.【答案】A

【考点】本题考查中兽医学第四单元解表药及方剂/辛温解表药及方剂/麻黄汤。

【解析】A选项，风寒表实证为麻黄汤主治证。B选项，风寒表虚证为桂枝汤主治证。C选项，肺热咳喘证为麻杏石甘汤主治证。D选项，风热表实证为银翘散主治证。E选项，风热表虚证为荆苇汤主治证。据此，选A。

10.【答案】A

【考点】本题考查中兽医学第五单元清热药及方剂/清热泻火药及方剂/石膏。

【解析】A选项，石膏可清热泻火，外用收敛生肌。B选项，雄黄可解毒杀虫，燥湿祛痰，截疟。C选项，滑石可利尿通淋，清热解暑，收

湿敛疮。D选项，牡蛎可敛阴，潜阳，止汗，涩精，化痰，软坚。E选项，白及可收敛止血，消肿生肌。据此，选A。

11.【答案】E

【考点】本题考查兽医外科与手术学第九单元直肠与肛门疾病/直肠阴道瘘/诊断与治疗。

【解析】直肠阴道瘘症状：瘘孔较大而低位，可见大便从阴道排出和不能控制地排气。瘘孔小，当粪便干燥时，不能见到经阴道排便，但仍不能控制地排气。由于分泌物的刺激，可发生慢性外阴炎，有抓痒、渗液和皮疹等症状。据此，选E。

12.【答案】B

【考点】本题考查兽医内科学第九单元神经系统疾病/日射病和热射病。

【解析】重度热射病病畜常出现粉红色、带小泡沫的鼻液。据此，选B。

13.【答案】A

【考点】本题考查兽医内科学第十七单元其他中毒病/灭鼠药中毒/中毒机理。

【解析】草木樨中毒的机理属于竞争拮抗作用。据此，选A。

14.【答案】A

【考点】本题考查中兽医学第一单元基础理论/脏腑学说与气血/五脏的生理功能。

【解析】心的主要功能是主血脉。据此，选A。

15.【答案】C

【考点】本题考查中兽医学第一单元基础理论/病因/六淫。

【解析】燥邪为燥性干燥，易伤津液；燥易伤肺。据此，选C。

16.【答案】C

【考点】本题考查中兽医学第十二单元理血药及方剂/止血药及方剂/槐花散。

【解析】A选项，秦艽散主要治疗寒热邪气，寒湿风痹，肢节痛、下水、利小便。B选项，十黑汤可凉血，止血。主治膀胱积热，尿血，便血。C选项，槐花散主治肠风下血，血色鲜红，或粪中带血，用于大肠湿热所致的便血。D选项，归脾汤可益气补血，健脾养心。主治心脾气血两虚证。证见心悸怔忡，健忘失眠，盗

汗，体倦食少，面色萎黄，舌淡，苔薄白，脉细弱。E 选项，红花散可活血理气，清热散瘀，消食化积。主治料伤五攒痛，即中兽医学中的蹄叶炎。据此，选 C。

17. 【答案】B

【考点】本题考查中兽医学第十四单元补虚药及方剂/滋阴药及方剂/百合固金汤。

【解析】A 选项，六味地黄丸可滋阴补肾。主治肾阴亏损，头晕耳鸣，腰膝酸软，骨蒸潮热，盗汗遗精，消渴等证。B 选项，百合固金汤可滋养肺肾，止咳化痰。主治肺肾阴亏，虚火上炎。C 选项，巴戟散可温补肾阳，通经止痛，散寒除湿。主治肾阳虚衰。D 选项，清肺散可用于清肺降火，止咳化痰。主治肺热咳嗽，精神倦怠，口渴喜饮，大便干燥，小便短赤，干咳频频，鼻流黏涕或脓涕，有时气喘，口色红燥，脉洪数。E 选项，止咳散可宣利肺气，疏风止咳。主治风邪犯肺。证见咳嗽咽痒，咯痰不爽，或微有恶风发热，舌苔薄白，脉浮缓等。据此，选 B。

18. 【答案】B

【考点】本题考查兽医外科与手术学第十二单元四肢与脊柱疾病/骨折/骨折修复中的并发症。

【解析】延迟愈合即骨折愈合的速度比正常缓慢，局部仍有疼痛、肿胀、异常活动等症状。造成延迟愈合的原因包括：骨折周围的较大血肿或神经损伤或受压，整复不良或反复多次的整复，固定不恰当，骨折部感染化脓，创内存有死骨片等。主要是骨膜和软组织破坏严重，局部血液循环不良，发生感染，从而影响骨的正常愈合，延长愈合时间。本题为选非题。据此，选 B。

19. 【答案】C

【考点】本题考查兽医外科与手术学第十四单元蹄病/马属动物蹄病/蹄骨骨折的症状与诊断。

【解析】一般可采取保守疗法的骨折是蹄骨翼骨折和矢状骨折。据此，选 C。

20. 【答案】E

【考点】本题考查兽医产科学第四单元妊娠/妊娠诊断/临床检查法。

【解析】E 选项，乳房检查不属于早期妊娠诊断的临床检查方法。A、B、C 选项，外部检查、直肠检查、阴道检查均属于早期妊娠诊断的临床检查方法。D 选项，妊娠脉搏触诊为直肠检查法中的一种手段，也属于早期妊娠诊断的临床检查方法。本题为选非题。据此，选 E。

21. 【答案】B

【考点】本题考查兽医临床诊断学第十二单元 X 线检查/X 线检查的基础/X 线检查技术。

【解析】胃的初始排空时间为采食后 15min，完全排空时间为 1~4h。据此，选 B。

22. 【答案】E

【考点】本题考查兽医外科与手术学第十二单元四肢与脊柱疾病/脊髓损伤/症状与诊断。

【解析】截瘫是指胸腰段脊髓损伤后，受伤平面以下双侧肢体感觉、运动、反射等消失和膀胱、肛门括约肌功能丧失的一种病症。腰部脊髓损伤致两后肢瘫痪，表现为截瘫。据此，选 E。

23. 【答案】D

【考点】本题考查兽医内科学第二单元口腔、唾液腺、咽和食道疾病/食道阻塞/防治。

【解析】胃管通过阻塞的食道可起到疏通的作用，D 选项符合题意。A、B、C、E 选项，均为食道的结构改变及神经障碍，胃管起不到治疗作用。据此，选 D。

24. 【答案】C

【考点】本题考查兽医产科学第十一单元新生仔畜疾病/新生仔畜（猪、犬）低血糖症/治疗。

【解析】仔猪低血糖症补充糖的途径，首选腹腔注射配合口服。由于补充的都是高糖，高糖在皮下会引起皮下水肿，因此补充糖类药物的给药途径不选择皮下注射。本题为选非题。据此，选 C。

25. 【答案】E

【考点】本题考查兽医外科与手术学第八单元疝/腹股沟疝和阴囊疝/病因、症状与诊断。

【解析】犬阴囊疝内容物最常见小肠，也可见网膜或前列腺脂肪，幼龄公犬多发。小肠包括空肠、回肠、十二指肠三部分，其中又以空肠最多见。据此，选 E。

26.【答案】A

【考点】本题考查兽医临床诊断学第十八单元动物保定技术/主要动物的保定技术/马的保定方法及注意事项。

【解析】马保定时可配合使用鼻捻子、耳夹子、开口器、颈圈、侧杆、吊马器等，所以最常用耳夹子保定的是马。据此，选A。

27.【答案】B

【考点】本题考查兽医产科学第八单元产后期疾病/奶牛生产瘫痪/病因。

【解析】奶牛生产瘫痪又称乳热症或奶牛低钙血症，是奶牛分娩前后突然发生的一种严重的代谢性疾病。分娩前后血钙浓度剧烈降低是本病发生的主要原因，也可能是由于大脑皮层缺氧所致。据此，选B。

28.【答案】E

【考点】本题考查兽医外科与手术学第六单元头、颈部疾病/齿病/牙齿不正的分类与治疗。

【解析】E选项，赘生齿属于牙齿发育异常。A、B、C、D选项，斜齿、过长齿、波状齿、滑状齿均属于牙齿磨灭不正。据此，选E。

29.【答案】C

【考点】本题考查中兽医学第三单元中药和方剂总论/方剂/组成原则。

【解析】A选项，治疗主病的主要药物就称为君药。B选项，能够加强主药疗效的药物就称为臣药。C选项，能够协助主药治疗兼证或抑制主药毒性和峻烈之性的药物就称为佐药。D选项，无此类型的药物。E选项，能够引导各药直达病变部位或调和各药作用的药就称为引经药。据此，选C。

30.【答案】E

【考点】本题考查兽医外科与手术学第十二单元四肢与脊柱疾病/关节创伤、挫伤及关节炎/关节创伤。

【解析】根据关节腔是否与外界相通，分为关节透创和非透创。前者是关节囊的滑膜被破坏，关节腔与外界相通，而后者是关节囊滑膜层以外的组织受损。在受损关节有创口当创口较小时，有胶冻样纤维素块阻塞创口。当创口较大时，从创口内流出浅黄色、透明黏性滑液。诊断时，要排除黏液囊损伤，可向关节腔内注射0.25%普鲁卡因青霉素溶液或向创口对侧关节腔内注入含青霉素的生理盐水，如果从创口处流出，则可证明为关节透创。诊断时，不得进行关节腔内探诊，以减少感染机会。据此，选E。

31.【答案】E

【考点】本题考查兽医临床诊断学第十二单元X线检查/骨关节的X线检查/常见病变的基本X线表现。

【解析】关节X线片，显示软组织层阴影增厚、密度稍高、组织层次模糊的是关节肿胀。据此，选E。

32.【答案】D

【考点】本题考查兽医临床诊断学第十单元血液的临床常用生化检验/肝功能检查/胆红素及其代谢产物。

【解析】胆红素是红细胞代谢分解的副产物。据此，选D。

33.【答案】A

【考点】本题考查兽医临床诊断学第十三单元超声检查/超声诊断的临床应用/肝胆脾胰的超声检查。

【解析】在用B型超声诊断仪扫查时，若存在的液体是清亮（均质）的，由于没有声学界面就不产生回声，于是腹水显示为液性暗区。若在浆膜面上有纤维蛋白条状物存在，则会有条状强回声，它提示有严重的炎症反应。在马中，有这种图像往往提示预后不良。据此，选A。

34.【答案】E

【考点】本题考查兽医内科学第六单元呼吸系统疾病/大叶性肺炎/临床症状。

【解析】大叶性肺炎病畜典型热型是高热稽留。据此，选E。

35.【答案】B

【考点】本题考查中兽医学第十五单元平肝药及方剂/平肝熄风药及方剂/钩藤。

【解析】钩藤的功效为熄风止痉，平肝清热。据此，选B。

36.【答案】A

【考点】本题考查兽医外科与手术学第十八

单元手术技术/头部手术/马鼻旁窦圆锯术。

【解析】马鼻旁窦（副鼻窦）手术除一般常用外科器械外，还应准备圆锯、骨膜剥离器、球头刮刀及骨螺子等。据此，选A。

37.【答案】A

【考点】本题考查兽医外科与手术学第五单元眼科疾病/眼科检查方法/一般检查方法。

【解析】由于眼睑外翻，眼结膜长期暴露在外，使睑结膜失去泪液的湿润，最初局部充血，分泌物增加；久之干燥粗糙，高度肥厚，呈现角化。据此，选A。

38.【答案】D

【考点】本题考查兽医内科学第十单元糖、脂肪及蛋白质代谢障碍疾病/禽痛风/临床症状与病理变化。

【解析】家禽痛风是一种蛋白质代谢障碍引起的高尿酸血症。其病理特征为血液尿酸水平引高，尿酸盐在关节囊、关节软骨、内脏、肾小管及输尿管中沉积。据此，选D。

39.【答案】B

【考点】本题考查兽医产科学第二单元发情与配种/常见动物的发情特点及发情鉴定/奶牛和黄牛。

【解析】发情时卵巢突起，卵泡增大，雌激素分泌迅速增加。黏膜分泌物增多、稀薄，阴道黏膜潮红，前庭分泌物增多，阴唇充血、水肿、松软。据此，选B。

40.【答案】B

【考点】本题考查兽医临床诊断学第十九单元常用治疗技术/输氧/原则及应用。

【解析】输氧时应在纯氧中加入5%二氧化碳，有利于兴奋呼吸中枢。据此，选B。

41.【答案】E

【考点】本题考查兽医外科与手术学第二单元损伤/烧伤与冻伤/冻伤的分类、特征与治疗原则。

【解析】治疗冻伤快速复温要求的水温是40~42℃（快速复温法）。据此，选E。

42.【答案】E

【考点】本题考查兽医外科与手术学第十五单元术前准备/手术器械的种类与使用/常用手术器械。

【解析】反挑式持刀法的手法是刀刃由内向外挑开，以避免深部组织或器官损伤，用于腹膜切开或挑开狭窄的腱鞘等。据此，选E。

43.【答案】D

【考点】本题考查中兽医学第九单元温里药及方剂/温里药/艾叶。

【解析】A选项，干姜可温中散寒，回阳通脉、温肺化痰。用于脘腹冷痛，呕吐泄泻，肢冷脉微，寒饮喘咳。B选项，黄芩可清热燥湿，泻火解毒、安胎。用于清上焦之火。C选项，山药可健脾止泻，益肺宁嗽，补肾固脱。用于脾虚食少，久泻不止，肺虚喘咳，肾虚遗精，带下，尿频，虚热消渴。D选项，艾叶可理气血，逐寒湿，安胎。用于寒性出血和腹痛。E选项，砂仁可化湿行气，温脾止泻，安胎。用于湿浊中阻，脘痞不饥，脾胃虚寒，呕吐泄泻，妊娠恶阻，胎动不安。据此，选D。

44.【答案】B

【考点】本题考查兽医产科学第一单元动物生殖激素/性腺激素/雄激素的临床应用。

【解析】睾酮可刺激并维持精子的生成和存活时间，因此公羊精子数少、活力差，可选用睾酮进行治疗。据此，选B。

45.【答案】A

【考点】本题考查兽医临床诊断学第十一单元排泄物、分泌物及其他体液的检验/尿液的检验/显微镜检查。

【解析】尿石症的种类很多，按其成分可分为：磷酸盐或碳酸盐结石、尿酸铵结石、胱氨酸结石、草酸钙结石、硅酸盐结石。猫下泌尿道结石最常见的成分是磷酸铵镁。据此，选A。

46.【答案】D

【考点】本题考查兽医产科学第八单元产后期疾病/产后感染/产后败血症和脓毒血症的症状。

【解析】产后败血症和产后脓毒血症是局部炎症感染扩散而继发的严重的全身性疾病。整个患病过程中，体温呈现时高时低的弛张热型。脉搏常快而弱，马、牛可达90次/min以上。大多数病畜的四肢关节、腱鞘、肺、肝脏及乳房发生迁徙性脓肿。据此，选D。

47.【答案】B

【考点】本题考查兽医内科学第十一单元矿物质代谢障碍疾病/牛血红蛋白尿病/临床症状。

【解析】牛血红蛋白尿病是由产后磷缺乏引起的营养代谢病。据此，选B。

48.【答案】E

【考点】本题考查兽医临床诊断学第四单元胸廓、胸壁及呼吸系统的检查/肺与胸膜的检查/叩诊。

【解析】E选项，空瓮音为听诊时的呼吸音，不属于肺部叩诊音。A、B、C、D选项，正常时的肺部叩诊音为清音；肺气肿时的叩诊音为过清音；肺实变、肿瘤、炎症等疾病的叩诊音为浊音、半浊音；气胸等肺部含大量气体时的叩诊音为鼓音。本题为选非题。据此，选E。

49.【答案】C

【考点】本题考查兽医临床诊断学第十五单元心电图检查/心电图检查的临床应用/心律失常。

【解析】P-R间期，可以表示为P波开始至下一组QRS波群开始的时间。其包括了心房内、房室结及房室束-浦肯野纤维的传导时间。正常的窦性心律时，范围是在0.12~0.20s，如果传导系统出了问题，它的时间就会延长或缩短。Q-T间期，测定的是QRS波群的起始至T波的终结的时间，在一定程度上反映了去极化和复极化的时间。其长短是随心率的快慢而变化的，窦性心动过速，Q-T间期缩短。因此窦性心动过速时会出现P-R间期及Q-T间期相应缩短。P-T间期为P-R间期和Q-T间期。据此，选C。

50.【答案】A

【考点】本题考查兽医内科学第十六单元矿物类及微量元素中毒/砷中毒/临床特点。

【解析】牛亚急性砷中毒可能出现血尿。据此，选A。

51.【答案】A

【考点】本题考查兽医外科与手术学第一单元外科感染/概述/外科感染的特点与病程演变。

【解析】外科感染常为混合感染，A选项说法不正确。本题为选非题。据此，选A。

52.【答案】D

【考点】本题考查兽医临床诊断学第一单元兽医临床检查的基本方法/听诊/应用范围。

【解析】D选项，脾脏为腹腔内脏器官，无法直接触及，且为实质器官，无声音产生，一般使用触诊或叩诊进行检查，不适用于听诊检查，符合题意。A、B、C、E选项，心脏、肺、肠、胃均适用于听诊检查。本题为选非题。据此，选D。

53.【答案】B

【考点】本题考查中兽医学第六单元泻下药及方剂/润下药及方剂/郁李仁。

【解析】A选项，火麻仁可润肠通便，滋养补虚。用于津液亏损所致之粪便燥结，血虚便秘等证。B选项，郁李仁可润肠通便，利水消肿。富含油脂，用于治疗津亏便秘，水肿胀满。C选项，杏仁可止咳平喘，润肠通便。用于风寒、风热、肺热咳喘；年老肠燥，津亏便秘等证。D选项，砂仁可化湿行气，温脾止泻，安胎。用于湿浊中阻，脘痞不饥，脾胃虚寒，呕吐泄泻，妊娠恶阻，胎动不安。E选项，桃仁可活血祛瘀，润肠通便，止咳平喘。用于症瘕痞块，肺痈肠痈，跌扑损伤，肠燥便秘，咳嗽气喘。据此，选B。

54.【答案】A

【考点】本题考查兽医外科与手术学第八单元疝/概述/疝的概念、组成与病因。

【解析】腹腔内的组织器官从异常扩大的自然孔道或病理性破裂孔脱至皮下或其他解剖腔的疾病称为疝，因此A选项符合题意。B选项，肠套叠是指一段肠管套入与其相连的肠腔内，并导致肠内容物通过障碍。C选项，先天性瘘是胚胎期间畸形发育的结果，如脐瘘、膀胱瘘及直肠-阴道瘘等，此时瘘管壁上常被覆上皮组织；后天性瘘较多见，是腺体器官及空腔器官的创伤或手术之后发生的，动物常见的有胃瘘、肠瘘、食道瘘、颊瘘、腮腺瘘及乳腺瘘等。D选项，挫伤是指由钝器作用造成以皮内或/和皮下及软组织出血为主要改变的闭合性损伤。E选项，坏疽是组织坏死后受到外界环境影响和不同程度腐败菌感染而产生的形态学变化。据此，选A。

55.【答案】E

【考点】本题考查兽医内科学第十七单元其他中毒病/灭鼠药中毒/中毒机理。

【解析】犬双香豆素中毒时，破坏凝血机制，损伤毛细血管，可继发维生素K缺乏症。据此，选E。

56.【答案】E

【考点】本题考查中兽医学第八单元止咳化痰平喘药及方剂/温化寒痰药及方剂。

【解析】A选项，菊花可疏风清热，清肝明目，清热解毒。B选项，红花可活血通经，祛瘀止痛。用于恶露不行，症瘕痞块，胸痹心痛，瘀滞腹痛，胸胁刺痛，跌扑损伤，疮疡肿痛。C选项，槐花可凉血止血，清肝泻火。用于便血，痔血，血痢，崩漏，吐血，衄血，肝热目赤，头痛眩晕。D选项，金银花可疏风散热，清热解毒。用于外感风热及热毒疮肿。E选项，旋覆花可降气平喘，消痰行水。用于风寒咳嗽，胸膈痞闷，喘咳痰多。据此，选E。

57.【答案】B

【考点】本题考查兽医内科学第三单元反刍动物前胃和皱胃疾病/皱胃溃疡/诊断。

【解析】皱胃溃疡是由于皱胃食糜的酸度升高，长期刺激皱胃，以致发生溃疡。本病易误诊为一般性消化不良，确诊困难，必要时需反复进行粪便潜血检查，并根据临床及实验室检查，排除其他能引起食欲减退和产奶量下降的疾病。据此，选B。

58.【答案】E

【考点】本题考查兽医外科与手术学第九单元直肠与肛门疾病/巨结肠/症状与治疗。

【解析】患处为结肠，大量积粪，可诊断为巨结肠症。保守治疗无效时应采取结肠切除法。据此，选E。

59.【答案】B

【考点】本题考查中兽医学第十四单元补虚药及方剂/补血药及方剂/四物汤。

【解析】A选项，肾气丸可补肾助阳。主治肾阳不足证。证见腰痛脚软，身半以下常有冷感，少腹拘急，小便不利，或小便反多，入夜尤甚，阳痿早泄，舌淡而胖，脉虚弱，尺部沉细或沉弱而迟，痰饮，水肿，消渴，脚气，转胞等。B选项，四物汤组方为熟地黄、白芍、当归、川芎。可补血调血。主治血虚、血瘀诸证。证见舌

淡，脉细，或血虚兼有瘀滞。C选项，四君子汤主治脾胃气虚证。证见面色萎黄，语声低微，气短乏力，食少便溏，舌淡苔白，脉虚数。D选项，补中益气汤可用于脾胃虚弱，清阳不升，或中气下陷，久泻久痢，并伴有体倦乏力，舌淡脉弱等证和气虚发热证。E选项，参苓白术散可补脾胃，益肺气。用于脾胃虚弱，食少便溏，气短咳嗽，肢倦乏力。据此，选B。

60.【答案】E

【考点】本题考查兽医产科学第六单元妊娠期疾病/妊娠毒血症/症状及诊断。

【解析】根据"精神沉郁，食欲废绝，粪球干硬，尿浓色黄，可视黏膜潮红"的临床症状，以及"血液检查可见血浆混浊，呈暗黄色奶油状（本题的突破点）"的检查结果，考虑本病最可能的诊断是妊娠毒血症。据此，选E。

61.【答案】C

【考点】本题考查中兽医学第二单元辨证施治/辨证/八纲辨证。

【解析】A选项，虚证为机体正气虚弱所出现的各种证候。主证为口色淡白，舌质如绵，无舌苔，脉虚无力，头低耳聋，体瘦毛焦，四肢无力，出虚汗，虚喘，粪稀或完谷不化。B选项，实证由邪气亢盛而正气未衰，正邪斗争比较激烈而引起。主证为高热，烦躁，喘息气粗，腹胀疼痛，拒按，大便秘结，小便短少或淋漓不通。舌红苔厚，脉实有力。C选项，寒证为或阴盛或阳虚或阴盛阳虚同时存在。主证为口色淡白或淡青，口津滑利，舌苔白，脉迟，尿清长，粪稀，鼻寒耳冷，四肢发凉。D选项，热证为或阳盛或阴虚或阳盛阴虚同时存在。主证为口色红，口津减少或黏干，舌苔黄，脉数，尿短赤，粪干或泻痢腥臭，呼出气热，身热，有时可见目赤，气促，贪饮。E选项，表证为病位在肌表，病变较浅，起病急，病程短，病位浅。主证为舌苔薄白，脉浮，恶风寒，鼻流清涕，咳嗽，气喘等。根据该马的症状，考虑本病的辨证为寒证。据此，选C。

62.【答案】A

【考点】本题考查兽医内科学第七单元血液循环系统疾病/心内膜炎/诊断。

【解析】根据该犬"收缩期杂音，超声检查发现房室瓣口出现多余回波，舒张期回波为粗钝状"等临床症状，考虑该犬患有心内膜炎，血液学检查可见中性粒细胞增多，核左移。据此，选A。

63.【答案】E

【考点】本题考查兽医外科与手术学第十八单元手术技术/四肢手术/犬髋关节前方脱位开放性整复术。

【解析】根据该犬"车祸后左后肢出现严重跛跛，行走呈三肢跳跃，X线检查到股骨头脱出于髋臼前方"，考虑该犬患有犬髋关节脱位。治疗时拓宽视野可采取切断臀中肌和臀深肌止点。据此，选E。

64.【答案】A

【考点】本题考查兽医产科学第八单元产后期疾病/胎衣不下/治疗。

【解析】根据"产后6h，出现弓背努责，随着努责流出少量污红色液和组织碎片"，考虑发生了胎衣不下。治疗本病宜选用的药物是雌二醇、土霉素。据此，选A。

65.【答案】A

【考点】本题考查兽医临床诊断学第四单元胸廓、胸壁与呼吸系统的检查/上呼吸道的检查/鼻及鼻液的检查。

【解析】根据鼻液的性状可以大致判断病变部位及性质。"鼻液中混有鲜红色的血液、血丝或血凝块"，提示鼻腔出血。据此，选A。

66.【答案】C

【考点】本题考查兽医外科与手术学第三单元肿瘤/常见肿瘤/犬猫乳腺肿瘤的症状与治疗。

【解析】乳腺肿瘤是母犬临床常见疾病，乳腺肿瘤多通过淋巴和血液转移到局部，如淋巴结和肺，有时也转移到肾上腺、肾、心脏、肝脏、骨、大脑、皮肤，乳腺肿块小于3cm，可保守治疗；大于5cm，建议手术治疗，必要时一并摘除卵巢、子宫。据此，选C。

67.【答案】B

【考点】本题考查兽医临床诊断学第十七单元症状与症候学/症候学/发绀。

【解析】A、C、E选项，一般不会引起发热

与发绀。D选项，主要是消化道症状，也不会引起发绀。B选项，会导致病猪呼吸困难，由于缺氧使得耳部、体表的皮肤发绀（紫），故又称蓝耳病。据此，选B。

68.【答案】C

【考点】本题考查兽医内科学第十单元糖、脂肪及蛋白质代谢障碍疾病/奶牛酮病/临床症状。

【解析】根据该牛"乳、尿有烂苹果气味"等临床症状，考虑可能患有奶牛酮病。其特征是血酮浓度升高、血糖浓度降低，游离脂肪酸浓度升高。据此，选C。

69.【答案】A

【考点】本题考查兽医产科学第九单元母畜的不育/疾病性不育。

【解析】该牛产后2个月发情漏配，此后一直未见发情，阴道检查无异常，要进一步诊断应采用的检查方法是直肠检查，可以准确确定排卵时间及其状况。据此，选A。

70.【答案】A

【考点】本题考查兽医内科学第十五单元有毒植物与霉菌毒素中毒/黄曲霉毒素中毒/临床症状。

【解析】根据"采食霉变饲料后发病"的饲养史，以及"可视黏膜先苍白后黄染，口渴，粪便干硬呈球状，表面覆有黏液和血液，后躯无力，走路不稳，剖检见广泛性出血及黄染，肝脏肿大"，考虑本病可能是黄曲霉毒素中毒。病畜肝功能障碍，丙氨酸氨基转移酶（ALT）、天冬氨酸氨基转移酶（AST）和碱性磷酸酶（ALP）活性升高，血浆蛋白下降。磺溴酞钠清除试验发现染料清除时间延长。白细胞增多，淋巴细胞减少。据此，选A。

71.【答案】C

【考点】本题考查兽医临床诊断学第八单元神经系统及运动机能的检查/感觉机能的检查/浅感觉的检查。

【解析】朊病毒的本质是蛋白质，是一种重要的人兽共患病病原。在临床上可以引起羊瘙痒症、疯牛病等。朊病毒造成的皮肤感觉属于浅感觉异常。浅感觉包括痛觉、触觉、温觉和电的感觉等。浅感觉异常表现为不受外界刺激影响而自

发产生的异常感觉,如痒感、蚁行感、烧灼感等。动物表现为对感觉异常部舌舔、啃咬、摩擦、搔抓,甚至咬破皮肤而露出肌肉。据此,选C。

72.【答案】E

【考点】本题考查兽医外科与手术学第十四单元蹄病/牛的蹄病/指(趾)间皮肤增生。

【解析】根据该牛"右后肢跛行,趾间有一舌状突起,伸向地面。其表面破溃,恶臭",判断该牛最可能患的蹄病是指(趾)间皮肤增生。可采用的治疗方法是手术切除根治。据此,选E。

73.【答案】B 74.【答案】D

【考点】本组题考查兽医产科学第十二单元乳房疾病/其他乳房疾病/血乳。

【解析】根据该奶牛的表现,诊断该奶牛患有血乳。血乳的症状为无血凝块,或有少量小的凝血,各乳区乳中含血量不一定相同;将血乳盛于试管中静置,血细胞下沉,上层出现正常乳汁。治疗血乳常用的方法包括停喂精料及多汁饲料,减少食盐及饮水,减少挤乳次数,保持乳房安静,令其自然恢复;机械性乳房出血严禁按摩、热敷和涂擦刺激药物;出血量较大者可使用止血药,如酚磺乙胺(止血敏)、维生素K等。据此,73题选B,74题选D。

75.【答案】D

【考点】本题考查兽医产科学第十二单元乳房疾病/其他乳房疾病/乳房创伤。

【解析】"乳汁均呈红色",以及"乳汁于试管静置后,红色部分下沉,上层乳汁无异常变化"判断该乳中混血,故诊断为血乳。"乳区表面有刺伤"提示出现乳房创伤,"乳汁通过创口外渗"提示创伤较深,因此诊断为乳房深部创伤。据此,选D。

76.【答案】D 77.【答案】C 78.【答案】E

【考点】本组题考查兽医外科与手术学第五单元眼科疾病/青光眼/病因与症状。

【解析】根据该牛"视物不清,运动蹒跚,眼球前突,瞳孔散大,对光反射迟钝"的临床症状,以及"长期饲喂含棉籽饼饲料"的病因,考虑该牛患有青光眼。青光眼眼内压升高。该牛患病的病因最可能是棉籽饼中毒。据此,76题选D,77题选C,78题选E。

79.【答案】A 80.【答案】E 81.【答案】C

【考点】本组题考查兽医内科学第三单元反刍动物前胃和皱胃疾病/前胃弛缓。

【解析】根据题干中"瘤胃蠕动音减弱,触诊瘤胃内容物柔软,瘤胃轻度臌气,肠音弱,粪干色暗,瘤胃pH小于6,纤毛虫活力下降,数量减少,血浆$CO_2$结合力降低"等特征症状,考虑本病为前胃弛缓。消化道机能障碍多跟饲养管理有关,其中最主要的因素是跟饲料的性质有关,如突然更换饲料、长期饲喂难消化粗饲料或者精料都易导致前胃弛缓。治疗前胃弛缓的关键是兴奋瘤胃机能,刺激胃肠蠕动。前胃弛缓时,瘤胃内容物不能正常排出进而异常发酵,产生大量有机酸,pH下降,导致瘤胃酸中毒。据此,79题选A,80题选E,81题选C。

82.【答案】C 83.【答案】B 84.【答案】A

【考点】本组题考查兽医产科学第九单元母畜的不育/疾病性不育/犬子宫蓄脓。

【解析】根据该犬"1个月以来腹部逐渐变大,常有尿意,食欲不振,饮水增加",以及检查发现"膀胱不膨隆,腹部内有多个大的液性暗区,有些暗区以管腔壁样结构分隔",可判断出本病是子宫蓄脓。子宫蓄脓是一种与年龄有关的综合征,多发于6岁以上的老龄犬,尤其是未生育过的老龄犬。X线检查,对于闭锁型子宫蓄脓,其腹腔后部出现一液体密度的管状结构。B超检查,子宫腔充满液体,子宫壁由薄增厚,有时甚至能看到增厚的子宫壁上有一些无回声囊性暗区。由于存在脓液,因此该犬尿液可能呈浅黄色或深黄色。血常规检查时,最可能的变化是白细胞数增加,核左移。据此,82题选C,83题选B,84题选A。

85.【答案】E

【考点】本题考查兽医外科与手术学第十三单元皮肤病/犬脓皮症/病因与症状。

【解析】"口唇部出现红疹,而后在腋下和股内侧也出现红疹"符合犬脓皮症的临床症状,因此E选项符合题意。A选项,脓癣通常是由嗜动物真菌,如石膏样小孢子菌感染所引起的。但题干中"真菌检查呈阴性",表明该犬所患皮肤病不是由真菌感染引起的。B选项,疥螨病是由蜱螨目疥螨属的疥螨（蠕形螨）寄生于人兽皮肤上引起的一种寄生虫病。但题干中"患部刮皮诊断未见蠕形螨"，表明该犬所患皮肤病不是由蠕形螨感染引起的。C选项，犬湿疹是皮肤的表皮细胞对致敏物质引起的炎症反应。其特点是皮肤出现红斑、丘疹、水疱、糜烂、痂皮等皮肤伤，并有热、痛、痒症状。题干所述信息不足以判断为本病。D选项，马拉色菌是一种单细胞真菌，题干中"真菌检查呈阴性"，表明该犬所患皮肤病不是由真菌感染引起的。综上所述，本病最可能的诊断是幼犬脓皮症。据此，选E。

86.【答案】A 87.【答案】E

【考点】本组题考查兽医外科与手术学第十三单元皮肤病/犬脓皮症。

【解析】口唇部出现红疹（圆斑），而后在腋下和股内侧也出现红疹，符合犬脓皮症的临床症状。皮肤角质层薄属于幼犬脓皮症的主要病因。治疗时首选的口服药物是阿莫西林。据此，86题选A，87题选E。

88.【答案】D

【考点】本题考查兽医外科与手术学第三单元肿瘤/概论/肿瘤的治疗。

【解析】良性肿瘤的治疗原则是手术切除。但手术时间的选择，应根据肿瘤的种类、大小、位置、症状和有无并发症而有所不同。据此，选D。

89.【答案】E

【考点】本题考查兽医外科与手术学第三单元肿瘤/概论/肿瘤的治疗。

【解析】良性肿瘤的治疗原则是手术切除。但手术时间的选择，应根据肿瘤的种类、大小、位置、症状和有无并发症而有所不同。该犬病变位置在睾丸，故直接切除睾丸（去势术）即可。据此，选E。

90.【答案】A

【考点】本题考查兽医外科与手术学第三单元肿瘤/概论/肿瘤的治疗。

【解析】恶性肿瘤如能及早发现与诊断则往往有望获得临床治愈，手术治疗迄今为止仍不失为一种治疗手段，前提是肿瘤尚未扩散或转移。手术切除病灶，连同部分周围的健康组织，应注意切除附近的淋巴结。根据该犬的临床表现，诊断该犬患有恶性淋巴瘤，已无法进行手术治疗，可采用放射疗法、化学疗法、生物学疗法等。据此，选A。

91.【答案】A

【考点】本题考查兽医临床诊断学第五单元腹壁、腹腔及消化系统的检查/排粪动作及粪便的感官检查/粪便的感官检查。

【解析】题干明确指出是"20日龄仔猪"，而且"实验室检查发现致病性大肠杆菌"，首先考虑仔猪白痢。本病临床上以排灰白色、腥臭、糊状稀粪为特征。据此，选A。

92.【答案】C

【考点】本题考查兽医临床诊断学第五单元腹壁、腹腔及消化系统的检查/排粪动作及粪便的感官检查/粪便的感官检查。

【解析】根据题干呕吐物里带血，可以初步判断为胃出血或者小肠出血，此时，血液经消化道后随粪便排出，粪便为黑色或褐色（沥青样便）。据此，选C。

93.【答案】C

【考点】本题考查中兽医学第十九单元针灸/家畜常见病的针灸处方/马常见病针灸处方。

【解析】根据题干，该马可辨证为料伤五攒痛。A选项，脾俞、胃俞、后三里是治疗脾胃疾病的针灸穴位组合。B选项，三江、关元俞、迷交感是治疗结症的穴位组合。C选项，蹄头、玉堂、通关是治疗料伤五攒痛的穴位组合。D选项，肺俞、大椎、耳尖是治疗肺热咳嗽的穴位组合。E选项，抢风、胸堂、肾堂是治疗腰腿风的穴位组合。据此，选C。

94.【答案】D

【考点】本题考查中兽医学第十九单元针灸/家畜常见病的针灸处方/犬常见病针灸处方。

【解析】根据题干，该犬可辨证为肺热咳嗽。A选项，脾俞、胃俞、后三里是治疗脾胃疾病的针灸穴位组合。B选项，三江、关元俞、迷交感是治疗结症的穴位组合。C选项，蹄头、玉堂、通关是治疗料伤五攒痛的穴位组合。D选项，肺俞、大椎、耳尖是治疗肺热咳嗽的穴位组合。E选项，抢风、胸堂、肾堂是治疗腰腿风的穴位组合。据此，选D。

95.【答案】D

【考点】本题考查兽医内科学第八单元泌尿系统疾病/膀胱麻痹/临床症状。

【解析】根据"触诊腹部膀胱充盈,用力按压有尿液排出,尿沉渣检查无管型细胞"等临床症状,考虑该犬患有膀胱麻痹。据此,选D。

96.【答案】B

【考点】本题考查兽医内科学第八单元泌尿系统疾病/膀胱炎/诊断。

【解析】膀胱炎临床上以疼痛性频尿和尿液中出现大量膀胱上皮细胞、脓细胞、血液和磷酸铵镁结晶为特征。膀胱上皮细胞为变移上皮细胞,其特征为显微镜下呈扁圆形或多边形,可有多核或双核。磷酸铵镁结晶为多棱状、棺盖状结晶。题中该犬表现符合膀胱炎的临床症状,考虑该犬患有膀胱炎。据此,选B。

97.【答案】C

【考点】本题考查兽医外科与手术学第十八单元手术技术/胸部手术/牛心包切开术。

【解析】根据该牛的临床表现,可诊断为创伤性心包炎。牛创伤性心包炎大都采用手术治疗,可采用各种形式的胸廓切开术、心包切开术进行引流,寻找异物并防止液体和后来的缩窄损伤心脏。据此,选C。

98.【答案】B

【考点】本题考查兽医外科与手术学第十八单元手术技术/胸部手术/肋骨切除术。

【解析】根据题干"可见第5肋骨骨折,断端突向胸腔",判断该犬需要进行肋骨切开术,取出断裂的肋骨。据此,选B。

99.【答案】E

【考点】本题考查兽医产科学第五单元分娩/决定分娩过程的要素/胎儿与母体产道的关系。

【解析】题干中"胎儿背部靠近母体的下腹壁"表明胎位为下位,"胎儿两后肢已进入产道且伸直"表明胎向为纵向。正常的姿势在正生是两前腿伸直,头颈也伸直,并且放在两条前腿的上面。倒生时,两后腿伸直。这样胎儿以楔状进入产道,就容易通过盆腔。因此,题干中胎儿为倒生。据此,选E。

100.【答案】D

【考点】本题考查兽医产科学第五单元分娩/决定分娩过程的要素/胎儿与母体产道的关系。

【解析】题干中"胎儿的背部靠近母体的侧腹壁"表明胎位为侧位,"两前肢和胎头已进入产道且伸直"表明胎向为纵向。正常的姿势在正生是两前腿伸直,头颈也伸直,并且放在两条前腿的上面。倒生时,两后腿伸直。这样胎儿以楔状进入产道,就容易通过盆腔。因此,题干中胎儿为正生。据此,选D。

# 全国执业兽医资格考试试卷八(兽医全科类)(临床科目)

1.【答案】A

【考点】本题考查兽医产科学第七单元分娩期疾病/产道性难产/子宫捻转。

【解析】产道内矫正子宫捻转时,采用站立保定,前低后高。据此,选A。

2.【答案】A

【考点】本题考查兽医外科与手术学第十八单元手术技术/颈部手术/食道切开术。

【解析】食道切开术的手术通路与术式:用手术刀切开皮肤、筋膜(含皮肌),钝性分离颈静脉和肌肉（臂头肌或胸头肌）之间的筋膜。在牛颈部上 1/3 和中 1/3 手术时，需钝性分离肩胛舌骨肌后再剪开深筋膜；在颈下 1/3 手术时，需剪开肩胛舌骨肌筋膜及深筋膜。根据解剖位置，寻找食道。据此，选 A。

3.【答案】B

【考点】本题考查兽医内科学第十八单元其他内科疾病 / 肾上腺皮质功能亢进症（库兴氏综合征）/ 诊断。

【解析】肾上腺皮质功能亢进症又称库兴氏综合征，通常由糖皮质激素中的皮质醇分泌过多引起。实验室检查可见相对性或绝对性外周淋巴细胞减少，血清碱性磷酸酶（ALP）活性升高。胆固醇（CHOL）升高及丙氨酸氨基转移酶（ALT）活性升高。还可见中性粒细胞增多、嗜酸性粒细胞减少和单核细胞增多。据此，选 B。

4.【答案】E

【考点】本题考查兽医内科学第十四单元饲料源性毒物中毒 / 棉籽与棉籽饼粕中毒 / 防治。

【解析】棉籽饼去毒方法包括：①热炒，使棉酚与蛋白质结合而去毒。②加入石灰水使饼粕中的游离棉酚破坏或形成结合物。③硫酸亚铁中的二价铁离子与棉酚螯合，形成难以消化吸收的棉酚-铁复合物。④利用微生物及其酶的发酵作用破坏棉酚，可以达到去毒目的。本题为选非题。据此，选 E。

5.【答案】B

【考点】本题考查兽医产科学第十一单元新生仔畜疾病 / 新生仔畜溶血病 / 症状及诊断。

【解析】新生仔畜溶血病是由于胎儿的异种抗原在妊娠期进入母体，母体产生的特异性抗体通过初乳途径进入仔畜血液中，诱发抗原抗体反应造成溶血。血液检查发现高度溶血，呈浅黄红色，血沉加快，红细胞数减少，红细胞形状不整、大小不匀，血红蛋白显著降低，白细胞相对值升高。据此，选 B。

6.【答案】C

【考点】本题考查中兽医学第一单元基础理论 / 脏腑学说与气血 / 六腑的生理功能。

【解析】六腑中"传送之腑"是大肠。据此，选 C。

7.【答案】D

【考点】本题考查中兽医学第一单元基础理论 / 病因 / 六淫。

【解析】湿邪：六淫之中，湿为长夏的主气，湿有外湿和内湿之分，其主要性质为重浊、黏滞。据此，选 D。

8.【答案】C

【考点】本题考查兽医临床诊断学第十九单元常用治疗技术 / 常用穿刺术 / 胸腔穿刺部位及方法。

【解析】牛的胸腔穿刺部位是在右侧第 6~7 肋间，左侧第 5~6 肋间。据此，选 C。

9.【答案】D

【考点】本题考查兽医外科与手术学第十一单元跛行诊断 / 马、牛、犬跛行的诊断 / 马、牛跛行诊断的特殊性。

【解析】在跛行诊断中，外周神经阻滞法不能诊断的疾病是神经麻痹。据此，选 D。

10.【答案】A

【考点】本题考查兽医外科与手术学第十单元泌尿与生殖系统疾病 / 犬前列腺增生、前列腺囊肿和前列腺炎 / 前列腺增生。

【解析】因分泌过剩可引起犬前列腺腺型肥大的激素是雄激素。据此，选 A。

11.【答案】A

【考点】本题考查兽医临床诊断学第十三单元超声检查 / 超声诊断的临床应用 / 肝胆脾胰的超声检查。

【解析】动物做肝脏 B 超探查时，出现局限性液性暗区，其中有散在的光点或小光团，提示为肝脓肿。B、C、D、E 选项，是脓肿的超声描述。本题为选非题。据此，选 A。

12.【答案】C

【考点】本题考查兽医外科与手术学第十六单元麻醉技术 / 全身麻醉 / 常用吸入麻醉药物。

【解析】目前兽医临床上常用的吸入麻醉剂有恩氟烷（安氟烷）、异氟醚、氧化亚氮（笑气）、七氟烷。据此，选 C。

13.【答案】B

【考点】本题考查兽医临床诊断学第一单元兽医临床检查的基本方法 / 触诊 / 方法和类型。

【解析】肝脏、脾脏、胃、肾脏等脏器常用切入式触诊进行检查，因此B选项符合题意。A选项，心脏触诊适用于心搏动、心区震颤、心区疼痛的检查，一般使用浅部触诊法。C选项，肺触诊一般只适用于检查敏感性，一般使用浅部触诊法。D选项，胰脏触诊检查一般只用于检查胰脏的疼痛反应。胰脏位于腹膜后，位置深而柔软，不能触及。一般使用深压触诊法。胰脏的深入检查一般需要借助超声检查、临床生化检验等。E选项，卵巢一般使用超声检查。据此，选B。

14.【答案】D

【考点】本题考查兽医产科学第十二单元乳房疾病/其他乳房疾病/乳房坏疽。

【解析】乳房坏疽又称坏疽性乳腺炎，是指由腐败、坏死性微生物引起一个或两个乳区组织感染，发生坏死、腐败的病理过程。本病的治疗原则是抗菌、解毒、强心，防止和缓解毒血症的发生。乳区和全身可采用广谱抗生素肌内或静脉注射。对组织已开始坏死的患区，可用0.1%高锰酸钾溶液、3%过氧化氢注入患区，进行冲洗治疗。严禁热敷、按摩，以防炎症扩散。本题为选非题。据此，选D。

15.【答案】A

【考点】本题考查中兽医学第十一单元理气药及方剂/理气药/陈皮。

【解析】A选项，陈皮可理气健脾，燥湿化痰。用于脘腹胀满，食少吐泻，咳嗽痰多。B选项，青皮可疏肝止痛，破气化滞，消痰散结。用于胸胁胀痛，疝气疼痛，乳癖，乳痈，食积气滞，脘腹胀痛。C选项，枳实可破气消积，通便消痞。用于积滞内停，痞满胀痛，泻痢后重，大便不通，痰滞气阻，胸痹，结胸，脏器下垂。D选项，枳壳可理气宽中、行滞消胀。用于胸胁气滞，胀满疼痛，食积不化，痰饮内停，脏器下垂。E选项，厚朴可燥湿消痰下气除满。用于湿滞伤中，脘痞吐泻，食积气滞，腹胀便秘，痰饮喘咳。据此，选A。

16.【答案】B

【考点】本题考查兽医临床诊断学第三单元心血管系统的检查/心脏的检查/听诊。

【解析】马心脏二尖瓣口心音最强听取点位于左侧胸廓下1/3中央水平线与第5肋间交汇处。据此，选B。

17.【答案】B

【考点】本题考查兽医产科学第四单元妊娠/妊娠诊断/实验室诊断法。

【解析】母畜配种后，如果未妊娠，母畜的血浆孕酮含量因黄体退化而下降，而妊娠母畜则保持不变或上升。这种孕酮水平差异是动物早期妊娠诊断的基础，一般认为牛配种后24d，猪配种后40~45d，羊配种后20~25d测定准确率较高。据此，选B。

18.【答案】C

【考点】本题考查兽医产科学第五单元分娩/决定分娩过程的要素/胎儿与母体产道的关系。

【解析】胎向是指胎儿身体纵轴与母体身体纵轴的关系。胎向分为3种：①纵向，胎儿的纵轴与母体的纵轴互相平行。②横向，胎儿横卧于子宫内，胎儿的纵轴与母体的纵轴呈十字形的垂直。③竖向，胎儿的纵轴向上与母体的纵轴垂直。纵向是正常的胎向，横向及竖向是异常的。据此，选C。

19.【答案】C

【考点】本题考查兽医外科与手术学第十七单元手术基本操作/缝合/缝合材料。

【解析】中度铬制肠线自植入组织内20d开始吸收，张力强度丧失较快，有毛细管现象，偶尔还引起组织的过敏反应。据此，选C。

20.【答案】A

【考点】本题考查兽医外科与手术学第二单元损伤/软组织非开放性损伤。

【解析】淋巴外渗忌用温热疗法，以防止淋巴继续渗出，因此A选项符合题意。B、C、D、E选项，均为适用于淋巴外渗的治疗方法。本题为选非题。据此，选A。

21.【答案】E

【考点】本题考查中兽医学第七单元消导药及方剂/消导药/莱菔子。

【解析】A选项，神曲可消食化积，健胃和中，具有消食健胃的作用，尤以消谷积见长，并与山楂、麦芽合称三仙。B选项，麦芽可消食和中，回乳，尤以消草食见长。C选项，山楂可消食健胃，尤以消化肉食积滞见长。主治食积不消，肚腹胀满等。D选项，鸡内金可消食健脾，化石通淋。用于草料停滞而兼有脾虚证的病畜，以及用于化石通淋。E选项，莱菔子可消食导滞，降气化痰。治疗食积气滞首选的药物是莱菔子。据此，选E。

22.【答案】C

【考点】本题考查兽医外科与手术学第五单元眼科疾病/角膜溃疡与穿孔/诊断与治疗。

【解析】①角膜破裂直径<3mm：缝合破裂角膜。②虹膜脱出：将其还纳展平（新发病例）；剪去脱出部再用第三眼睑覆盖固定（脱出久病例）。③角膜穿孔/溃疡深/后弹力膜膨出：球结膜瓣遮盖术。治疗直径2~3mm的角膜穿孔宜采用的方法是用眼科无损伤缝合针和可吸收缝线进行缝合。据此，选C。

23.【答案】B

【考点】本题考查兽医外科与手术学第十八单元手术技术/疝及其他手术/脐疝修补术。

【解析】脐疝的手术疗法：术前禁食，按常规无菌技术施行手术。全身麻醉或局部浸润麻醉，切口在疝囊底部，呈梭形。为方便手术，最好仰卧保定或半仰卧保定。对马进行脐疝手术最好在全身麻醉下进行仰卧保定，将后肢向后伸直保定在地桩上，两侧肩部各垫上一个垫子。据此，选B。

24.【答案】D

【考点】本题考查兽医外科与手术学第八单元疝/概述/疝的分类。

【解析】弹力性嵌闭疝是由于腹内压升高而发生，腹膜与肠系膜被高度牵张，引起疝孔周围肌肉反射性痉挛，孔口显著缩小。据此，选D。

25.【答案】E

【考点】本题考查兽医内科学第四单元其他胃肠疾病/马急性胃扩张/临床症状。

【解析】液胀性胃扩张是继发性胃扩张，导管减压只是治标，应查明原因并治疗原发病。据此，选E。

26.【答案】E

【考点】本题考查中兽医学第十单元祛湿药及方剂/利湿药及方剂/滑石。

【解析】A选项，茯苓可渗湿利水，健脾益胃，宁心安神。用于水肿尿少，痰饮眩悸，脾虚食少，便溏泄泻，心神不安，惊悸失眠。B选项，猪苓可祛风散寒，除湿止痛。用于小便不利，水肿，泄泻，淋浊。C选项，泽泻可利水渗湿，泄热，化浊降脂。用于小便不利，水肿胀满，泄泻尿少，痰饮眩晕，热淋涩痛。D选项，茵陈可清利湿热，利胆退黄。用于黄疸尿少，湿温暑湿，湿疮瘙痒。E选项，滑石可利尿通淋，清热解暑，收湿敛疮。用于湿热黄疸，石淋、热淋，小便涩痛；热解膀胱所致尿赤涩痛，石淋，热淋；暑热所致烦渴、尿少；湿疹、湿疮。据此，选E。

27.【答案】B

【考点】本题考查兽医内科学第十七单元其他中毒病/灭鼠药中毒/防治。

【解析】磷化锌中毒时，灌服硫酸镁会与氯化锌生成卤碱，加重毒性，不宜选用，因此B选项符合题意。A、C、D、E选项，均属于解救磷化锌中毒的方法。本题为选非题。据此，选B。

28.【答案】C

【考点】本题考查兽医内科学第八单元泌尿系统疾病/猫下泌尿道疾病/治疗。

【解析】治疗猫磷酸铵镁结石，可用于酸化尿液的药物是蛋氨酸。据此，选C。

29.【答案】D

【考点】本题考查中兽医学第二单元辨证施治/防治法则/治未病。

【解析】治病求本是指在治疗疾病时，必须寻求出疾病的本质，针对本质进行治疗，不属于"治未病"的措施，因此D选项符合题意。A、B、C、E选项，均属于"治未病"的措施。本题为选非题。据此，选D。

30.【答案】C

【考点】本题考查兽医内科学第十八单元其他内科疾病/肾上腺皮质功能减退症（阿狄森氏病）/病因。

【解析】肾上腺皮质功能减退（阿狄森氏病）常见于自身免疫性疾病，双侧性肾上腺皮质严重损坏，全肾上腺皮质激素缺乏；2~5岁母犬多见。据此，选C。

31.【答案】B

【考点】本题考查兽医临床诊断学第八单元神经系统及运动机能的检查/运动机能的检查/共济失调。

【解析】运动性共济失调是指肌肉收缩力正常的情况下运动的协调障碍。运动性共济失调分为脊髓性失调、前庭性失调、小脑性失调、大脑性失调等。本题为选非题。据此，选B。

32.【答案】B

【考点】本题考查兽医内科学第十一单元矿物质代谢障碍疾病/骨软症/病因。

【解析】继发性骨软症是由日粮中补充过量的钙所致。据此，选B。

33.【答案】D

【考点】本题考查兽医临床诊断学第十九单元常用治疗技术/注射法/皮下注射法。

【解析】皮下注射适用于不宜经口服给药时，局部麻醉用药或术前供药，对肌肉有较强刺激的药物，预防接种等；不适用于变态反应诊断。本题为选非题。据此，选D。

34.【答案】D

【考点】本题考查兽医内科学第十五单元有毒植物与霉菌毒素中毒/赭曲霉毒素中毒/临床症状。

【解析】赭曲霉毒素A可由多种曲霉和青霉产生，动物摄入了霉变的饲料后，主要引起肝脏和肾脏的损伤。据此，选D。

35.【答案】A

【考点】本题考查兽医临床诊断学第十二单元X线检查/骨关节的X线检查/常见病变的基本X线表现。

【解析】骨质软化的X线影像表现为骨密度均匀降低，骨小梁模糊变细，密质骨变薄，负重骨骼可发生变形弯曲。据此，选A。

36.【答案】A

【考点】本题考查兽医产科学第一单元动物生殖激素/垂体激素促卵泡素的临床应用。

【解析】与促黄体素（LH）配合刺激卵泡发育的激素是促卵泡素（FSH），因此A选项符合题意。B选项，孕酮（$P_4$）用于催情，治疗子宫疾病，诱导泌乳，化学去势。C选项，促肾上腺皮质激素（ACTH）是维持肾上腺正常形态和功能的重要激素。D选项，人绒毛膜促性腺激素（hCG）可促卵泡发育、成熟和排卵，增强超排的同期排卵效果，治疗繁殖障碍。E选项，催产素（OT）可诱导临产母牛同期分娩，提高配种受胎率，终止误配，治疗产科病等。据此，选A。

37.【答案】C

【考点】本题考查兽医临床诊断学第九单元血液的一般检验/白细胞计数和白细胞分类计数/白细胞变化的临床意义。

【解析】嗜酸性粒细胞增多常见于免疫介导性疾病和过敏性疾病、寄生虫病、某些皮肤病、某些恶性肿瘤。据此，选C。

38.【答案】A

【考点】本题考查中兽医学第十九单元针灸/家畜常用穴位针法与主治/犬常用穴位。

【解析】A选项，水沟穴位于上唇唇沟上1/3与中1/3交界处。主治中暑，中风，休克，咳嗽。B选项，山根穴位于鼻背正中有毛与无毛交界处。主治中风，中暑，感冒，发热。C选项，承浆穴位于下唇正中，距下唇边缘约3cm处的凹陷中，一穴。主治歪嘴风，唇龈肿痛，流涎癖。D选项，承泣穴位于下眼眶上缘中部。左右侧各一穴。主治目赤肿痛，眵泪，云翳。E选项，三江穴位于内眼角下方的眼角静脉上。左右侧各一穴。主治便秘，腹痛，目赤肿痛。据此，选A。

39.【答案】D

【考点】本题考查兽医外科与手术学第十八单元手术技术/四肢手术/犬股骨干骨折内固定术。

【解析】常用的髓内针有各种类型，切面有圆形、三叶草形、菱形或V形等。对于稳定性骨折，选用圆形的髓内针比较方便；对于不稳定性骨折可选用其他类型的髓内针。因此，犬股骨骨折内固定时，使用最多的髓内针类型是圆形。据此，选D。

40.【答案】B

【考点】本题考查兽医外科与手术学第一单

元外科感染/概述/外科感染常见病原体。

【解析】烧伤伤面容易引起感染化脓，特别是绿脓杆菌的感染尤为严重，常并发败血症。

据此，选B。

41.【答案】D

【考点】本题考查兽医外科与手术学第十二单元四肢与脊柱疾病/骨膜炎/化脓性骨膜炎。

【解析】化脓性骨膜炎，病初局部应用乙醇热绷带，以普鲁卡因青霉素封闭，全身应用抗生素；随着肿胀局部软化，及时切开脓肿，形成窦道的要扩创，充分排出脓液，用锐匙刮净骨损伤表面的死骨，用中性盐高渗溶液引流，并包扎吸收绷带。急性化脓期后，改用10%磺胺鱼肝油、青霉素鱼肝油等纱布引流条。故A、C、E选项可行。B选项，在急性骨膜炎初期可以用10%醋酸铅冷敷。D选项，红外线照射是热疗，在化脓性骨膜炎易引发败血症，不适用。本题为选非题。据此，选D。

42.【答案】B

【考点】本题考查兽医内科学第十二单元维生素与微量元素缺乏症/B族维生素缺乏症/临床特点。

【解析】鸡出现趾爪向内蜷曲即趾爪蜷曲症，是维生素$B_2$（核黄素）缺乏症中禽的特征症状。据此，选B。

43.【答案】E

【考点】本题考查兽医内科学第十单元糖、脂肪及蛋白质代谢障碍疾病/犬猫糖尿病/临床症状。

【解析】糖尿病后期，患病动物体内脂肪等物质分解代谢，过多的脂肪代谢产生过多的酮体，使得呼出的气体和尿液有酮气味，即烂苹果味，引发糖尿病性酮酸中毒。据此，选E。

44.【答案】D

【考点】本题考查兽医内科学第十四单元饲料源性毒物中毒/棉籽与棉籽饼粕中毒/临床症状。

【解析】引起鸡产"桃红蛋"的主要中毒性疾病是棉籽饼中毒。据此，选D。

45.【答案】A

【考点】本题考查中兽医学第二单元辨证施治/辨证/卫气营血辨证。

【解析】A选项，清宫汤有清心解毒，养阴生津的功效。主治温病液伤，邪陷心包证，发热，神昏谵语。是热入心包证适用方剂，符合题意。B选项，镇肝熄风汤主治肝肾阴虚，肝风内动等。C选项，清肺散可清肺降火，止咳化痰。主治肺热咳嗽。证见精神倦怠，口渴喜饮，大便干燥，小便短赤，干咳频频，鼻流黏涕或脓涕，有时气喘，口色红燥，脉洪数。D选项，清瘟败毒饮可气血两清，清热解毒，凉血泻火。主治温疫热毒，气血两燔证。证见大热渴饮，头痛如劈，干呕狂躁，谵语神昏，视物错瞀，或发斑疹，或吐血、衄血，四肢或抽搐，舌绛唇焦，脉沉数，可沉细而数，或浮大而数。E选项，清燥救肺汤可清燥润肺，养阴益气。主治温燥伤肺，气阴两伤证。证见身热头痛，干咳无痰，气逆而喘，咽喉干燥，鼻燥，心烦口渴，胸满胁痛，舌干少苔，脉虚大而数。据此，选A。

46.【答案】D

【考点】本题考查兽医临床诊断学第四单元胸廓、胸壁及呼吸系统的检查/上呼吸道的检查/鼻及鼻液的检查。

【解析】马急性肺水肿的鼻液性质是浆液性（浆性）血性。据此，选D。

47.【答案】B

【考点】本题考查中兽医学第三单元中药和方剂总论/中药采集与产地/采集。

【解析】肉桂多于秋季（农历七至九月）剥取，刮去栓皮，阴干。据此，选B。

48.【答案】B

【考点】本题考查兽医内科学第十五单元有毒植物与霉菌毒素中毒/青霉毒素类中毒/中毒机理。

【解析】青霉素过敏导致血压下降，组胺可以使细动脉、毛细血管静脉扩张，使细静脉管通透性增加；缓激肽可以使某些血管以外的平滑肌收缩，使微循环的血管扩张。据此，选B。

49.【答案】C

【考点】本题考查兽医外科与手术学第十三单元皮肤病/犬脓皮症/诊断与治疗。

【解析】治疗犬细菌性脓皮症时，症状缓解后至少需要治疗7d。据此，选C。

80

50.【答案】A

【考点】本题考查中兽医学第十三单元收涩药及方剂/敛汗涩精药及方剂/五味子。

【解析】A选项，五味子可上敛肺气，下滋肾阴，收敛固涩，益气生津，补肾宁心。用于久咳虚喘，遗尿尿频，久泻不止，津伤口渴，自汗盗汗，内热消渴，心悸失眠。B选项，浮小麦可除虚热，止汗。用于骨蒸劳热，自汗盗汗。C选项，金樱子可固精缩尿，固崩止带，涩肠止泻。用于固精缩尿，固崩止带，涩肠止泻。D选项，牡蛎可敛阴，潜阳，止汗，涩精，化痰，软坚。用于惊悸失眠，眩晕耳鸣，瘰疬痰核，症瘕痞块，自汗盗汗，遗精崩带，胃痛泛酸。E选项，芡实可益肾固精，补脾止泻，除湿止带。用于遗精滑精，遗尿尿频，脾虚久泻，白浊，带下。据此，选A。

51.【答案】C

【考点】本题考查兽医外科与手术学第八单元疝/腹股沟疝和阴囊疝/一般治疗方法。

【解析】根据该马"阴囊肿大，触诊有热痛，直肠检查见腹股沟内有肠管脱入"等临床症状，符合腹股沟阴囊疝的临床表现。腹股沟阴囊疝以早期进行手术治疗为宜。据此，选C。

52.【答案】C

【考点】本题考查中兽医学第五单元清热药及方剂/清热凉血药及方剂/地骨皮。

【解析】A选项，桑白皮可泻肺平喘，行水消肿。用于肺热喘咳，尿少水肿，面目肌肤肿胀等。B选项，牡丹皮可清热凉血，活血散瘀。用于热入营血，跌扑闪挫。C选项，地骨皮可清热凉血，退虚热。用于入血分而清热凉血，治血热妄行所致的各种出血证，如阴虚发热、肺热咳嗽。D选项，大腹皮可行气宽中，行水消肿。用于湿阻气滞，脘腹胀闷，大便不爽，水肿胀满，脚气浮肿，小便不利。E选项，生姜皮可行水消肿。用于水肿初起，小便不利。据此，选C。

53.【答案】A

【考点】本题考查兽医内科学第八单元泌尿系统疾病/肾炎/临床症状。

【解析】根据"尿沉渣检查见大量肾上皮细胞及各种管型"，可推测该犬患有肾炎，触诊肾区敏感。据此，选A。

54.【答案】B

【考点】本题考查兽医外科与手术学第十一单元跛行诊断/概论/跛行的分类及临床特征。

【解析】该犬"脚趾甲过度卷曲生长并刺入肉垫"导致蹄的疼痛性疾病，会引发支跛，因此B选项符合题意。A选项，悬跛为运动中患肢在悬垂阶段出现机能障碍的跛行。悬垂阶段指的是肢体的运动阶段，包括肢体的抬举屈曲和迈步伸展。肢体抬举屈曲和迈步伸展都需要肌肉的力量，而肌肉及其附属器官主要在腕、跗关节以上，因此，患部通常在腕、跗关节以上。C选项，引起混合跛的原因，一是可能有两个患部：一个引起支跛，另一个引起悬跛，此种情况少见；二是只有一个患部：它既引起支跛又引起悬跛，该患部一般在腕、跗关节以上的关节或某些肌肉，特别是支持、固定关节的肌肉，此种情况比较多见。D选项，鸡跛属于特殊跛行，患肢运步呈现高度举扬，膝关节和跗关节高度屈曲，肢在空间停留片刻后又突然着地，如鸡行走的样子。E选项，间歇性跛行（间歇跛）属于特殊跛行，表现为开始一切正常，突然发生跛行，过一会跛行自然消失，常发生于动物动脉栓塞、膝盖骨脱位、关节石等。据此，选B。

55.【答案】C

【考点】本题考查兽医外科与手术学第十七单元手术基本操作/止血/术中止血方法。

【解析】结扎止血法是给家畜进行外科手术时常用的止血方法，即先用止血钳夹住血管断端，然后以丝线进行结扎，止血效果很好，又被称为彻底止血法。其中贯穿结扎止血是将带缝针的结扎线穿过所钳夹组织后进行结扎。常用8字缝合结扎或单纯贯穿结扎。据此，选C。

56.【答案】C

【考点】本题考查兽医外科与手术学第十二单元四肢与脊柱疾病/关节创伤、挫伤及关节炎/关节炎。

【解析】根据"跗关节肿胀明显，站立时不敢负重，跛行，体温40℃，肿胀部发热，有波动感，穿刺有混浊灰黄色的黏稠液体流出"，诊断本病最可能是化脓性滑膜炎。据此，选C。

**57.【答案】B**

【考点】本题考查兽医外科与手术学第六单元头、颈部疾病/颌面部疾病/马、牛鼻旁窦炎。

【解析】鼻旁窦包括额窦、上颌窦、蝶腭窦和筛窦，其中牛的额窦很大，而马的上颌窦发达。本病是明显的鼻旁窦蓄脓，牛常发生于额窦，马多发于上颌窦。据此，选B。

**58.【答案】C**

【考点】本题考查兽医产科学第六单元妊娠期疾病/阴道脱出/治疗。

【解析】根据"频频努责，可见一近似排球大小的囊状物垂于阴门之外，表面呈暗红色、水肿严重"，可诊断为中度阴道脱出，且该牛"水肿严重"，因此在整复脱出物前的处置方法是先用毛巾浸以3%明矾水进行冷敷，适当压迫15~30min。据此，选C。

**59.【答案】D**

【考点】本题考查兽医内科学第十一单元矿物质代谢障碍疾病/鸡胫骨软骨发育不良/临床症状。

【解析】根据该鸡群"部分鸡出现跛行、胫骨近端肿大，软骨基质丰富、未被钙化，软骨细胞小而皱缩"，判断出该鸡群所患疾病为胫骨软骨发育不良。据此，选D。

**60.【答案】B**

【考点】本题考查中兽医学第七单元消导药及方剂/方剂/保和丸。

【解析】A选项，四神丸可温肾散寒，涩肠止泻。主治肾阳不足所致的泄泻。证见肠鸣腹胀，五更溏泻，食少不化，久泻不止，面黄肢冷。B选项，保和丸可用于治疗食积停滞，脘腹胀满，嗳腐吞酸，不欲饮食等证。C选项，猪苓散可健脾利水。主治呕吐，膈上有停饮，吐后欲饮水。D选项，郁金散可清热解毒，燥湿止泻。主治肠黄，湿热泻痢。E选项，归脾汤可益气补血，健脾养心。主治心脾气血两虚证。证见心悸怔忡，健忘失眠，盗汗，体倦食少，面色萎黄，舌淡，苔薄白，脉细弱。据此，选B。

**61.【答案】B**

【考点】本题考查兽医产科学第八单元产后期疾病/胎衣不下/治疗。

【解析】根据该牛"产后18h出现弓背、努责症状，有小部分胎膜悬吊于阴门之外"，考虑该牛发生了胎衣不下。为加快排出子宫内已腐败分解的胎衣碎片和液体，可先肌内注射苯甲酸雌二醇（牛注射20mg），1h后肌内或皮下注射催产素（牛50~100IU），2h后重复一次。苯甲酸雌二醇和催产素应在产后尽早使用，对分娩后超过24h或难产后继发子宫弛缓者，效果不佳。据此，选B。

**62.【答案】A**

【考点】本题考查兽医内科学第六单元呼吸系统疾病/支气管肺炎/诊断。

【解析】根据"弛张热、咳嗽，呼吸次数增加，胸部叩诊呈局灶性浊音区"，可诊断为支气管肺炎。X线检查可见斑片状或斑点状的渗出阴影，大小和形状不规则，密度不均匀，边缘模糊不清。据此，选A。

**63.【答案】A**

【考点】本题考查兽医产科学第十单元公畜的不育/疾病性不育/羊附睾炎。

【解析】A选项，羊附睾炎是公羊常见的一种生殖疾病，以附睾出现炎症并可能导致精液变性和精子肉芽肿为特征。本病主要是由流产布鲁氏菌和马耳他布鲁氏菌感染所致。附睾感染一般都伴有不同程度的睾丸炎，呈现特殊的化脓性附睾及睾丸炎症状。公畜不愿交配，叉腿行走，后肢强拘，阴囊内容物紧张、肿大、疼痛，睾丸与附睾界线不清。精子活力降低，不成熟精子和畸形精子比例增加。符合题意。B选项，精囊腺炎常波及壶腹、附睾、前列腺、尿道球腺、尿道、膀胱、输卵管和肾脏，合称为精囊腺炎综合征。慢性病例无明显临床症状。已出现化脓症状，精液中带血及炎性分泌物。可能引起腹膜炎、弥漫性腹膜炎。C选项，阴囊损伤是公畜常见的生殖系统外伤之一，包括各种阴囊的穿透性和非穿透性损伤以及钝性挫伤，一般可见创口。有的病例阴囊皮肤无明显伤痕，但阴囊肿胀。D选项，急性前列腺炎全身症状明显，有高热，体温可达40℃以上，呕吐。常伴有急性膀胱炎和尿道炎、尿闭。触诊疼痛，白细胞增多。慢性前列腺炎与急性前列腺炎基本相同，症状较轻微，病程较长。脓肿破溃或吸收脓性产物，则出现脓毒血症的症状，休克或死亡。E选项，阴囊皮炎是绵羊和山羊阴囊皮肤常见寄生疥螨，导致阴囊皮肤肿胀增厚，出现皱褶并发红，弹性消失。据此，选A

64.【答案】A

【考点】本题考查兽医内科学第十六单元矿物类及微量元素中毒/铜中毒/中毒机理。

【解析】该羊有"采食高铜饲料"的病史，以及"尿液呈浅红色"等临床症状，提示该羊铜中毒，铜中毒时天冬氨酸氨基转移酶（AST）、精氨酸酶、山梨醇脱氢酶（SDH）、碱性磷酸酶（ALP）活性升高。据此，选A。

65.【答案】C

【考点】本题考查兽医内科学第四单元其他胃肠疾病/肠变位（肠套叠、肠扭转、肠嵌闭）/临床症状。

【解析】根据该牛"瘤胃蠕动音、肠蠕动音明显减弱，随努责排出少量松馏油样粪便，直肠检查发现腹内压升高，右肾下方可摸到手臂粗、圆柱状硬物"等临床症状，考虑该牛最可能是发生了肠套叠，因此C选项符合题意。A、B、D、E选项，均不能在腹部摸到手臂粗、圆柱状硬物。据此，选C。

66.【答案】B

【考点】本题考查兽医临床诊断学第三单元心血管系统的检查/心脏的检查/听诊。

【解析】根据"精神沉郁，食欲减退，黏膜轻度发绀，听诊发现第二心音性质显著改变"等临床特征，可以判断为主动脉瓣闭锁不全。具体为主动脉瓣闭锁不全导致（少量）舒张期血逆流入房室，进入肺静脉的血量减少，导致红细胞结合氧的量少了，进而出现黏膜发绀等症状。据此，选B。

67.【答案】E

【考点】本题考查兽医内科学第十二单元维生素与微量元素缺乏症/硒和维生素E缺乏症/临床症状。

【解析】根据病羊"在跑跳过程中突然倒地死亡，剖检可见骨骼肌色浅、肿胀、心肌色浅、有黄白色斑块和条纹"，考虑患有硒和维生素E缺乏症导致的营养性肌营养不良。因此，与本病发生有关的微量元素是硒。据此，选E。

68.【答案】A  69.【答案】B  70.【答案】C

【考点】本组题考查兽医外科与手术学第十二单元四肢与脊柱疾病/关节脱位/牛、犬髋关节脱位。

【解析】根据病马"右侧股骨大转子明显突出，站立时患肢缩短，外展，蹄尖向外，飞节向内，运动时呈三肢跳跃，患肢向后拖曳前行"，最可能的诊断是髋关节前方脱位。最佳的诊断方法是X线检查。治疗时进行闭合性整复，治疗过程中采用侧卧、全麻。据此，68题选A，69题选B，70题选C。

71.【答案】E  72.【答案】B

【考点】本组题考查兽医内科学第五单元肝胆、腹膜和胰腺疾病/肝炎。

【解析】本题的突破点是"剖检发现肝脏表面粗糙、质地坚硬、色泽暗淡且不均一"，很明显在提示该牛患有肝脏疾病。消瘦、苍白、皮肤浮肿、肝硬变为慢性肝炎的典型症状，题干所述与此相符，因此，考虑诊断该牛患有慢性肝炎。白蛋白是血清中的重要蛋白成分，几乎均由肝脏合成，患肝脏疾病时血清白蛋白通常会降低，出现肝源性水肿。综上，导致病牛出现水肿症状的是慢性肝炎引发的低白蛋白血症。慢性肝炎表现肝细胞性黄疸。因此检查病牛黄疸相关指标发现总胆红素升高，游离胆红素升高。据此，71题选E，72题选B。

73.【答案】D

【考点】本题考查兽医内科学第五单元肝胆、腹膜和胰腺疾病/肝炎/诊断。

【解析】本题的突破点是"剖检发现肝脏表面粗糙、质地坚硬、色泽暗淡且不均一"，很明显在提示该牛患有肝脏疾病。消瘦、苍白、皮肤浮肿、肝硬变为慢性肝炎的典型症状，题干所述与此相符，因此，考虑诊断该牛患有慢性肝炎。D选项，AST、ALP分别为天冬氨酸氨基转移酶、碱性磷酸酶，均属于肝功能检查的常见指标。A选项，CK为肌酸激酶，为心脏功能方面的重要指标。B选项，AMY为血清淀粉酶，临床上通常会利用它的活性测定进行急性胰腺炎的诊断。C 选项，LPS 指脂肪酶，主要存在于胰腺中。E 选项，GSH-Px 为谷胱甘肽过氧化物酶，不是血清酶，是机体内广泛存在的一种重要的过氧化物分解酶，为机体抗过氧化能力指标之一。A、B、C、E 选项中均有与肝功能无关的指标，均不正确，本题考察各种血清酶的英文缩写。据此，选 D。

74.【答案】B　75.【答案】D　76.【答案】C

【考点】本组题考查兽医内科学第三单元反刍动物前胃和皱胃疾病/瘤胃臌气。

【解析】根据题干中"反刍和嗳气停止，腹围膨大，左侧肷窝明显突起，呼吸困难，颈静脉怒张"等特征症状，考虑本病为瘤胃臌气。对病情严重、腹围显著膨大、呼吸极度困难的病牛，要及时进行瘤胃穿刺，放气急救，放气后，可由套管针注入甲酚皂溶液 15~20mL 或福尔马林 10~15mL，均加适量水，以制止继续发酵产气。本病的治疗原则为促进瘤胃积气排出（前高后低站立或穿刺）、缓泻制酵、恢复瘤胃机能。瘤胃穿刺放气应缓慢，以免压力突然消失，造成脑部缺血缺氧而昏迷，因此，治疗本病不可以快速放气。据此，74 题选 B，75 题选 D，76 题选 C。

77.【答案】C　78.【答案】C　79.【答案】C

【考点】本组题考查兽医外科与手术学第十二单元四肢与脊柱疾病/黏液囊疾病/牛腕前黏液囊炎的特点与治疗。

【解析】根据"腕关节前出现囊性肿胀，大如拳头，按压柔软、无热、有波动感，患部皮肤变硬、增厚、脱毛、无跛行"，考虑该牛最可能发生的疾病是腕前黏液囊炎。本病穿刺检查可见肿胀的内容物多为浆液性，混有纤维素小块，有时带有血色，因此确诊应进一步做穿刺检查。根治本病的方法是手术摘除。据此，77 题选 C，78 题选 C，79 题选 C。

80.【答案】A

【考点】本题考查兽医产科学第八单元产后期疾病/产后感染/产后子宫内膜炎的症状。

【解析】根据该牛"产后 4d，体温达 38.5℃，阴门流出少量黏性分泌物"的临床症状，以及"阴道检查未见阴道壁肿胀，子宫颈稍开张；直

肠检查未见子宫内有明显的内容物，子宫壁厚，收缩反应弱"的检查结果，判断该牛最可能发生的疾病是产后子宫内膜炎，因此 A 选项符合题意。B 选项，子宫积液是奶牛子宫蓄积大量棕黄色、棕褐色或灰白色的稀薄或黏稠液体，不能排出。C 选项，子宫积脓（子宫蓄脓）是子宫腔中蓄积大量的灰黄色、灰绿色或灰白色脓性或黏脓性液体。D 选项，产后败血症为阴道内流出少量带有恶臭的污红色或褐色液体，内含组织碎片且恶臭。E 选项，子宫壁增厚、质地粗糙硬化为增生性子宫肌炎的主要症状。产后子宫内膜炎为子宫内膜的急性炎症，常发生于分娩后的数天内。据此，选 A。

81.【答案】A

【考点】本题考查兽医产科学第八单元产后期疾病/产后感染/产后子宫内膜炎的治疗。

【解析】根据该牛"产后 4d，体温达 38.5℃，阴门流出少量黏性分泌物"的临床症状，以及"阴道检查未见阴道壁肿胀，子宫颈稍开张；直肠检查未见子宫内有明显的内容物，子宫壁厚，收缩反应弱"的检查结果，判断该牛最可能发生的疾病是产后子宫内膜炎。治疗时最适宜的子宫冲洗液是 0.1% 高锰酸钾、0.1% 依沙丫啶（利凡诺）、0.05%~0.1% 苯扎溴铵。据此，选 A。

82.【答案】E

【考点】本题考查兽医产科学第八单元产后期疾病/产后感染/产后子宫内膜炎的治疗。

【解析】根据该牛"产后 4d，体温达 38.5℃，阴门流出少量黏性分泌物"的临床症状，以及"阴道检查未见阴道壁肿胀，子宫颈稍开张；直肠检查未见子宫内有明显的内容物，子宫壁厚，收缩反应弱"的检查结果，判断该牛最可能发生的疾病是产后子宫内膜炎。A、B、C、D 选项，均可促进子宫内容物的排出。E 选项，孕酮为保胎的药物，不能促进子宫收缩，不能促进子宫内容物的排出。本题为选非题。据此，选 E。

83.【答案】E

【考点】本题考查兽医内科学第三单元反刍动物前胃和皱胃疾病/瘤胃积食/临床症状。

【解析】根据题干中"食欲减退，反刍缓

慢，瘤胃触诊内容物坚实，叩诊浊音界扩大，听诊蠕动音减弱"等特征症状，考虑本病为瘤胃积食。据此，选E。

84.【答案】A

【考点】本题考查兽医内科学第三单元反刍动物前胃和皱胃疾病/瘤胃臌气/临床症状。

【解析】根据题干中"反刍和嗳气停止，腹围膨大，左肷窝部触诊紧张而有弹性，叩诊呈鼓音，瘤胃蠕动音消失，呼吸高度困难"等特征症状，考虑本病为瘤胃臌气。据此，选A。

85.【答案】C

【考点】本题考查兽医内科学第三单元反刍动物前胃和皱胃疾病/前胃弛缓/临床症状。

【解析】根据题干中"瘤胃蠕动音减弱，触诊瘤胃内容物柔软"等特征症状，考虑本病为前胃弛缓。据此，选C。

86.【答案】B

【考点】本题考查兽医临床诊断学第四单元胸廓、胸壁及呼吸系统的检查/肺与胸膜的检查/叩诊。

【解析】根据"X线检查见两侧肺野密度降低、膈后移"，判断病羊的肺扩张，且密度降低说明是气体填充，诊断为肺气肿。肺气肿的肺部叩诊音是过清音。据此，选B。

87.【答案】E

【考点】本题考查兽医临床诊断学第四单元胸廓、胸壁及呼吸系统的检查/肺与胸膜的检查/叩诊。

【解析】根据题干，考虑诊断为支气管肺炎。临床表现为弛张热，呼吸频率加快，叩诊有局灶浊音区，听诊有捻发音；X线片表现为斑片状或斑点状的渗出性阴影，大小和形状不规则，密度不均匀，边缘模糊不清，可沿肺纹理分。据此，选E。

88.【答案】A

【考点】本题考查兽医临床诊断学第四单元胸廓、胸壁及呼吸系统的检查/肺与胸膜的检查/叩诊。

【解析】根据"胸腔穿刺可抽出大量液体"，考虑诊断为胸腔积液，叩诊有水平浊音。据此，选A。

89.【答案】A 90.【答案】C 91.【答案】D

【考点】本组题考查兽医产科学第二单元发情与配种/发情周期/发情周期的调节。

【解析】A选项，马属于季节性多次发情，发情从3、4月开始，至深秋季节停止，且为自发性排卵。B选项，牛为自发性排卵，属于全年多次发情，发情的季节性变化不明显。C选项，山羊为自发性排卵和季节性多次发情动物，发情季节为夏、秋、冬季（6月下旬~12月底或第2年1月初有发情周期循环，而以8~9月最为集中）。D选项，猫是季节性多次发情的动物，春、秋季为发情旺季，属于诱导排卵。E选项，猪为自发性排卵，属于全年发情动物，发情无明显的季节性。据此，89题选A，90题选C，91题选D。

92.【答案】A

【考点】本题考查兽医外科与手术学第十七单元手术基本操作/缝合/缝合方法。

【解析】根据题干，可诊断为皱胃阻塞，进行皱胃切开术。皱胃切开手术缝合时，先进行连续全层缝合，再进行库兴氏缝合（连续水平褥式内翻缝合）或伦勃特缝合（垂直褥式内翻缝合）。据此，选A。

93.【答案】B

【考点】本题考查兽医外科与手术学第十七单元手术基本操作/缝合/缝合方法。

【解析】根据题干，可诊断为瘤胃积食，进行瘤胃切开术。牛瘤胃切开术中首先进行的第一层缝合是螺旋缝合。螺旋缝合即单纯连续缝合，适用于皮下组织、筋膜、血管、胃肠道的缝合，以及无太大张力的较长创口的缝合。用一根长的缝线自始至终连续地缝合一个创口，最后打结。对瘤胃切口进行第二层连续伦勃特缝合或库兴氏缝合。据此，选B。

94.【答案】D

【考点】本题考查兽医外科与手术学第十七单元手术基本操作/缝合/缝合方法。

【解析】根据题干，可诊断为巨结肠导致的粪性闭结，进行大肠切开术。对于大肠切开术的缝合方法，对大动物，第一层全层连续内翻缝合肠壁切口，第二层连续伦勃特或库兴氏缝合；对于小动物（犬）的缝合方法为全层结节缝合。所以该犬行直肠切开术后，取出肠内异物，用2/0铬制肠线或1或2号丝线进行全层结节缝合，必要时可用3/0或4/0铬制肠线进行补针缝合。据此，选D。

95.【答案】B

【考点】本题考查兽医外科与手术学第十八单元手术技术/泌尿生殖器官手术/犬猫卵巢子宫摘除术。

【解析】犬卵巢与子宫摘除术主要用于绝育，也可用于治疗和预防卵巢子宫疾病，如卵巢囊肿、卵巢肿瘤、子宫蓄脓、阴道增生、乳腺肿瘤等。据此，选B。

96.【答案】A

【考点】本题考查兽医外科与手术学第十八单元手术技术/泌尿生殖器官手术/犬、猫剖腹产术。

【解析】剖腹产术是指切开母体腹壁及子宫取出胎儿的手术。剖腹产术主要适用于救助活的胎儿及难以经产道有效实施胎儿助产术的难产病例。如果难产时间已久，胎儿腐败及母畜全身状况不佳时，施行剖腹产术须谨慎。据此，选A。

97.【答案】B

【考点】本题考查兽医外科与手术学第十八单元手术技术/泌尿生殖器官手术/犬猫卵巢子宫摘除术。

【解析】开放型犬子宫蓄脓发生时，从阴门不定时流出少量脓性分泌物，呈奶酪样，乳黄色、灰色或红褐色，气味难闻。病犬阴门红肿，阴道黏膜潮红，腹围略增大。因此可诊断该犬患开放型犬子宫蓄脓，彻底治疗方法选择摘除卵巢子宫。据此，选B。

98.【答案】A  99.【答案】B  100.【答案】D

【考点】本组题考查中兽医学第二十单元病证防治/发热/辨证施治。

【解析】A选项，热邪入肺证见高热，呼吸喘粗，咳嗽，鼻液黄稠，口色鲜红，舌苔黄燥，脉洪数有力。B选项，气虚发热证见发热，热势或低或高，常在劳累后发作或加剧。C选项，血热妄行为温热病邪深入阴血，造成动血、动风、耗阴，导致阴虚内热。证见身热，神昏，黏膜、皮肤发斑，尿血，便血，口色深绛，脉数。D选项，阴虚发热证见脉细数，易惊或烦躁不安。E选项，热在气分为温热病邪由卫入气，邪正斗争激烈，脏腑功能失调所致的病证。以发热不恶寒而反恶热，舌红苔黄，脉数有力为辨证要点。多见邪热入肺、热入阳明和热结肠道三种类型。据此，98题选A，99题选B，100题选D。

# 全国执业兽医资格考试试卷九（兽医全科类）

# （临床科目）

1.【答案】D

【考点】本题考查兽医临床诊断学第十单元血液的临床常用生化检验/血清电解质/血清钾。

【解析】血钾减少（低钾血症）常见于持续高钾液体的丢失，呕吐和腹泻是最典型的情况。据此，选D。

2.【答案】B

【考点】本题考查兽医外科与手术学第十一单元跛行诊断/马、牛、犬跛行的诊断/马、牛跛行诊断的特殊性。

【解析】A、C、D、E选项，在上坡时都会加重。本题为选非题。据此，选B。

3.【答案】B

【考点】本题考查兽医外科与手术学第十六单元麻醉技术/局部麻醉/表面麻醉技术。

【解析】角膜表面麻醉常用丁卡因的浓度是0.5%。据此，选B。

4.【答案】A

【考点】本题考查兽医临床诊断学第十七单元症状及症候学/症候学/脱水。

【解析】临床上检查动物眼球凹陷和皮肤弹性是确定脱水的最好指标，一般根据体重减轻的百分率来评价机体脱水的程度。据此，选A。

5.【答案】B

【考点】本题考查兽医临床诊断学第十一单元排泄物、分泌物及其他体液的检验/粪便和呕吐物的检验/化学检验。

【解析】草食动物的正常粪便常呈弱碱性。据此，选B。

6.【答案】A

【考点】本题考查中兽医学第一单元基础理论/阴阳五行学说/阴阳学说的基本内容及应用。

【解析】滋阴抑阳：通过滋阴壮水来抑制阳火亢盛，壮水之主以制阳光，以滋阴壮水，抑制阳亢火盛的治法。适用于肾水不足、虚火上炎而见头晕目眩、腰酸足软、口干咽燥、骨蒸潮热、舌红、脉细数等症。据此，选A。

7.【答案】C

【考点】本题考查兽医内科学第九单元神经系统疾病/脑膜脑炎/治疗。

【解析】治疗脑膜脑炎时可降低颅内压的药物有40%乌洛托品、25%山梨醇液和20%甘露醇、东莨菪碱等。据此，选C。

8.【答案】B

【考点】本题考查兽医外科与手术学第二单元损伤/烧伤与冻伤/烧伤的分类、特征与治疗原则。

【解析】火场急救首先应防止动物因为烟雾造成的呼吸困难甚至窒息。据此，选B。

9.【答案】E

【考点】本题考查兽医外科与手术学第四单元风湿病/风湿病的病因及病理分期/病理分期。

【解析】阿孝夫小体（风湿性肉芽肿、风湿小体、阿绍夫小体）是病理上确诊风湿病的依据，而且是风湿活动的指标。据此，选E。

10.【答案】C

【考点】本题考查中兽医学第四单元解表药及方剂/辛凉解表药及方剂/柴胡。

【解析】A选项，薄荷可疏散风热，清利头目。用于轻清凉散，为疏散风热之要药，有发汗作用。B选项，升麻可发表透疹，升举阳气，清热解毒。用于中气下陷所致的久泻脱肛，子宫脱出等证。C选项，柴胡可发表解热，疏肝理气，升举阳气。用于退热，可治疗肝气郁结，为和解少阳经之要药。D选项，藿香可发表解暑，化湿开胃，理气止呕。用于湿阻脾胃，脘腹胀满，湿温初起，呕吐，泄泻，暑湿，发热恶寒，胸脘满闷等证。E选项，荆芥可祛风解表，透疹止痒，清血分伏热，理血止血。用于发汗解表，炒炭又可理血止血。据此，选C。

11.【答案】D

【考点】本题考查兽医外科与手术学第十四单元蹄病/马属动物蹄病/蹄冠蜂窝织炎的诊断与治疗。

【解析】蹄冠蜂窝织炎是发生在蹄冠皮下、真皮、蹄缘真皮及与蹄匣上方相邻被毛皮肤真皮的化脓性或化脓坏疽性炎症，症状为蹄冠形成圆形枕形肿胀，有热痛。蹄冠缘往往发生剥离，患肢表现为重度支跛，病畜体温升高，精神沉郁。据此，选D。

12.【答案】B

【考点】本题考查兽医临床诊断学第十八单元动物保定技术/主要动物的保定技术/牛的保定方法及注意事项。

【解析】最常用鼻钳进行保定的动物是牛。据此，选B。

13.【答案】D

【考点】本题考查兽医外科与手术学第三单元肿瘤/概论/肿瘤的治疗。

【解析】分化程度越低、新陈代谢越旺盛的细胞，对放射线越敏感。据此，选D。

14.【答案】A

【考点】本题考查兽医临床诊断学第六单元泌尿系统的检查/排尿动作及尿液的感官检查/

排尿动作的检查。

【解析】A选项，家畜频做排尿动作，但尿液仅呈细流状或滴状排出的症状称为尿淋漓，符合题意。B选项，尿液不自主地经常自行流出者，称为尿失禁。C选项，尿闭又称尿潴留，指肾脏的尿生成仍能进行，但尿液滞留在膀胱内而不能排出，触诊膀胱膨满、有压痛，加压时尿呈细流状或滴状排出，见于尿道阻塞或狭窄等。D、E选项，少尿和无尿指动物24h内排尿总量减少甚至接近没有尿液排出，临床上表现排尿次数和每次尿量均减少甚至久不排尿。据此，选A。

15. 【答案】C

【考点】本题考查兽医产科学第十一单元新生仔畜疾病/新生仔畜（猪、犬）低血糖症/病因。

【解析】新生幼犬的低血糖症是幼犬吮乳不足导致机体血糖急剧降低的一种代谢疾病。据此，选C。

16. 【答案】D

【考点】本题考查兽医内科学第八单元泌尿系统疾病/尿道炎/临床症状。

【解析】频尿是指排尿次数增多，而一次尿量不多，反而减少，呈滴状排除，24h内总尿量不多，尿液不断呈点滴状排出。主要由于膀胱、尿道、阴道黏膜敏感性增大引起，临床上见于膀胱炎、膀胱结石、前列腺疾病、尿道炎、阴道炎及家畜的发情期。据此，选D。

17. 【答案】A

【考点】本题考查中兽医学第十三单元收涩药及方剂/涩肠止泻药/诃子。

【解析】A选项，诃子可涩肠止泻，敛肺止咳，降火利咽。用于久泻久痢，便血脱肛，肺虚喘咳，久嗽不止，咽痛音哑。B选项，苏子可降气，消痰，平喘，润肠。用于痰壅气逆，咳嗽气喘，肠燥便秘。C选项，莱菔子可消食除胀，降气化痰。用于饮食停滞，脘腹胀痛，大便秘结，积滞泻痢，痰壅喘咳。D选项，葶苈子可泻肺降气，祛痰平喘，利水消肿，泄热逐邪。用于痰涎壅肺之喘咳痰多，肺痈，水肿，胸腹积水，小便不利。E选项，菟丝子可补益肝肾，固精缩尿，安胎，明目，止泻。用于补益肝肾，固精缩尿，安胎，明目，止泻。据此，选A。

18. 【答案】D

【考点】本题考查兽医内科学第十七单元其他中毒病/犬洋葱及大葱中毒/临床症状。

【解析】犬洋葱中毒会导致贫血（红细胞数减少）、血红蛋白发生变性、白细胞数增多，镜检可观察到海因茨小体。本题为选非题。据此，选D。

19. 【答案】C

【考点】本题考查中兽医学第三单元中药和方剂总论/中药性能/四气五味。

【解析】A选项，滋补、利尿是甘味药的主要功效。B选项，收敛、固涩是酸味药的主要功效。C选项，清热、燥湿是苦味药的主要功效。D选项，泻下、软坚是咸味药的主要功效。E选项，行气、行血是辛味药的主要功效。据此，选C。

20. 【答案】B

【考点】本题考查兽医临床诊断学第一单元兽医临床检查的基本方法/触诊/主要内容。

【解析】A、C、D、E选项，均适合采用触诊检查。B选项，眼结膜颜色的检查主要采用视诊的方法，观察其是否存在潮红、黄染、苍白、发绀等颜色，一般不会采用触诊检查。本题为选非题。据此，选B。

21. 【答案】D

【考点】本题考查中兽医学第二单元辨证施治/诊法/察口色方法、部位以及常见口色的主证。

【解析】口色中，黄色主湿，多为肝、胆、脾的湿热所引起。白色主虚证，为气血不足之兆。淡白为血虚，苍白是气血极度虚弱的反映，常见于严重的虫积或内脏出血。赤色主热证。赤红或鲜红多属热性病的卫分、气分阶段，常见于热性感染性疾病的初期、中期；赤紫或深绛为热入营血、热极伤阴或气滞血瘀的反映，常见于热性感染性疾病的后期。青色主寒、主痛、主风。黑色主寒极、热极。据此，选D。

22. 【答案】A

【考点】本题考查兽医产科学第七单元分

娩期疾病/助产手术/牵引术的适应证和基本方法。

【解析】行牵引术助产时，产科绳系在正生奶牛胎儿的球节（系关节）上方。据此，选A。

23.【答案】C

【考点】本题考查兽医临床诊断学第二单元整体及一般状态的检查/浅表淋巴结及淋巴管的检查/淋巴结的检查。

【解析】急性咽炎时会引起下颌淋巴结急性肿胀，根据淋巴结急性肿胀的特点：触诊明显增大、坚实、表面光滑、分叶结构不明显、活动性有限，且伴有明显的热、痛反应。可以得出，下颌淋巴结将肿大、变硬、敏感。据此，选C。

24.【答案】E

【考点】本题考查兽医外科与手术学第十二单元四肢与脊柱疾病/骨折/股骨骨折。

【解析】幼龄动物股骨骨折最常发生的部位是股骨颈或远端骨骺。据此，选E。

25.【答案】E

【考点】本题考查兽医内科学第七单元血液循环系统疾病/心肌炎/临床症状。

【解析】心肌炎时，第一心音强盛，第二心音显著减弱。因此，心肌炎是临床上不会出现第二心音增强。本题为选非题。据此，选E。

26.【答案】B

【考点】本题考查兽医产科学第五单元分娩/分娩过程/分娩过程的分期。

【解析】胎儿产出期：从子宫颈充分开大，胎囊及胎儿的前置部分楔入阴道（牛、羊），或子宫颈已能充分开张，胎囊及胎儿楔入盆腔（马、驴），母畜开始努责，至胎儿排出或完全排出（双胎及多胎）为止。此期阵缩和努责共同发生作用。产畜的共同临床表现为极度不安。产力组合是阵缩强烈，努责强烈。据此，选B。

27.【答案】E

【考点】本题考查兽医产科学第二单元发情与配种/发情周期/发情周期的分期。

【解析】母畜发情周期有三种分期法。四期分法：发情前期、发情期、发情后期、间情期；三期分法：兴奋期、抑制期、均衡期；二期分法：卵泡期、黄体期。据此，选E。

28.【答案】B

【考点】本题考查中兽医学第三单元中药和方剂总论/方剂/加减化裁。

【解析】A选项，药量增减为方中的药物不变，只增减药物的用量。B选项，药味增减，在主证未变、兼证不同的情况下，方中主药仍然不变，但根据病情适当增添或减去一些次要药味，也称随证加减。C选项，方剂合并，当病情复杂，主、兼各证均有代表性方剂时，可将两个或两个以上的方剂合并成一个使用，以扩大方剂的功能，增强疗效。D选项，剂型变化，同一个方剂，由于剂型不同，功效也有变化。一般注射剂、汤剂和散剂作用较快，药力较峻，适用于病情较重或较急者；丸剂作用缓慢，药力较缓，适用于病情较轻或较缓者。E选项，药物替代，方剂加减化裁中无此内容。据此，选B。

29.【答案】E

【考点】本题考查兽医临床诊断学第一单元兽医临床检查的基本方法/问诊/内容。

【解析】现病史包括本次发病动物的发病经过，因此E选项符合题意。A、B选项，动物品种及用途属于病例登记的内容。C、D选项，过敏史、免疫接种情况属于既往史内容。据此，选E。

30.【答案】D

【考点】本题考查兽医产科学第四单元妊娠/妊娠终止技术/妊娠终止时机的确定。

【解析】诱导分娩是指在母畜妊娠末期的一定时间内，采用外源激素处理（预产期前2d使用，严禁过早使用），控制母畜在人为确定的时间范围内分娩出正常仔畜。据此，选D。

31.【答案】B

【考点】本题考查兽医临床诊断学第十九单元常用治疗技术/常用穿刺术/瓣胃穿刺部位及方法。

【解析】兽医临床上牛瓣胃穿刺的正确部位是穿刺取右侧第8肋后缘或第9肋间前缘。据此，选B。

32.【答案】D

【考点】本题考查兽医外科与手术学第十二单元四肢与脊柱疾病/关节脱位/牛、马、犬髋骨脱位的类型与症状。

【解析】髌骨脱位最佳的诊断方法是X线检查。据此，选D。

33.【答案】E

【考点】本题考查兽医外科与手术学第七单元胸、腹部疾病/胸腔疾病/气胸。

【解析】E选项，胸壁透创早期最严重的并发症是张力性气胸。A选项，胸膜炎指壁层和脏层胸膜的炎症，是胸壁透创常见的并发症，但通常发生在后期。本病预后不良，常导致死亡。B选项，胸腔蓄脓是胸壁透创后胸膜腔发生的严重化脓性感染，常在胸壁透创后3~5d出现。患病动物体温升高，食欲减退，心跳加快，呼吸浅表、频数，可视黏膜发绀或黄染，有短、弱带痛的咳嗽。C选项，闭合性气胸指胸壁伤口较小，创道因皮肤与肌肉交错、血凝块或软组织填塞而迅速闭合，空气不再进入胸膜腔。大量气体进入时，有显著的呼吸困难和循环功能紊乱。伤侧胸部叩诊呈鼓音，听诊可闻呼吸音减弱。D选项，开放性气胸指胸壁创口较大，空气随呼吸自由出入胸腔。患病动物表现严重的呼吸困难、不安、心跳加快、可视黏膜发绀和休克症状。胸壁创口处可听到"呼呼"的声音。伤口越大，症状越严重。据此，选E。

34.【答案】E

【考点】本题考查兽医外科与手术学第二单元损伤/创伤/创伤的分类及临床特点。

【解析】呈管状创为咬创的临床特点之一，因此E选项符合题意。咬创是由动物的牙咬所致的组织损伤。被咬部呈管状创或近似裂创或呈组织缺损创，创内常有挫灭组织，出血少，常被口腔细菌所污染，可继发蜂窝织炎。A、C、D选项，说法均不正确。B选项，通过常识推断咬伤的创口一般并不大。据此，选E。

35.【答案】C

【考点】本题考查兽医产科学第九单元母畜的不育/疾病性不育/卵巢机能不全。

【解析】马绒毛膜促性腺激素具有促卵泡素和促黄体素的功能，同时能促进雄激素转化为雌激素，刺激孕酮形成，因此对于卵巢机能减退为首选药。据此，选C。

36.【答案】B

【考点】本题考查兽医内科学第十八单元其他内科疾病/肾上腺皮质功能减退症（阿狄森氏病）/病因。

【解析】本病病因为双侧性肾上腺皮质严重损坏，促肾上腺皮质激素缺乏。2~5岁母犬多见。据此，选B。

37.【答案】A

【考点】本题考查兽医外科与手术学第六单元头、颈部疾病/齿病/牙周炎。

【解析】A选项，齿磨灭不正属于牙齿异常，并不是牙周病。B、C、D、E选项，均属于牙周病症状。本题为选非题。据此，选A。

38.【答案】A

【考点】本题考查兽医产科学第八单元产后期疾病/子宫脱出/病因。

【解析】子宫脱出主要与产后强烈努责、外力牵引及子宫弛缓有关。子宫弛缓可延迟子宫颈闭合时间和子宫角体积缩小速度，更易受腹壁肌收缩和胎衣牵引的影响。产后强烈努责是在母畜分娩第三期由于存在某些能刺激母畜发生强烈努责的因素，导致子宫脱出。外力牵引是在分娩第三期，部分胎儿胎盘与母体胎盘分离后，脱落的部分悬垂于阴门之外，子宫的蠕动性收缩及母畜的努责，更有助于子宫脱出。此外，难产时，产道干燥，子宫紧包胎儿，若处理不当，强力拉出胎儿，也会导致子宫脱出。据此，选A。

39.【答案】E

【考点】本题考查中兽医学第十单元祛湿药及方剂/祛风湿药及方剂/独活寄生汤。

【解析】A选项，补中益气汤用于脾胃虚弱，清阳不升，或中气下陷，久泻久利，并伴有体倦乏力，舌淡脉弱等证和气虚发热证。B选项，百合固金汤可滋养肺肾，止咳化痰。用于肺肾阴亏，虚火上炎证。C选项，六味地黄汤用于肝肾阴虚，虚火上炎，潮热盗汗，腰膝痿软无力，耳鼻四肢温热，舌燥喉痛，滑精早泄。D选项，当归苁蓉汤用于老弱、久病、体虚患畜之便秘等证。E选项，独活寄生汤可祛风湿，止痹痛，益肝肾，补气血。用于痹证日久，肝肾两虚，气血不足证。证见腰膝疼痛、痿软、肢节屈伸不利，或麻木不仁，畏寒喜温，心悸气短，舌淡苔白，脉细弱。据此，选E。

40.【答案】E

【考点】本题考查兽医临床诊断学第十单元血液的临床常用生化检验/肾功能检查/尿素。

【解析】引起血浆尿素升高的原因主要有：肾灌注不良、肾衰竭、尿道阻塞和膀胱破裂。据此，选E。

41.【答案】C

【考点】本题考查兽医临床诊断学第十二单元X线检查/呼吸系统的X线检查/正常X线表现。

【解析】犬颈部侧位X线片中，在颈椎腹侧中部有一条与颈椎并行的带状低密度阴影，是气管。据此，选C。

42.【答案】A

【考点】本题考查中兽医学第六单元泻下药及方剂/攻下药及方剂/芒硝。

【解析】A选项，芒硝可软坚泻下，清热泻火。为里热燥结实证之要药。B选项，黄连可清热燥湿，泻火解毒，清心除烦。用于清心火。C选项，火麻仁可润肠通便，滋养补虚。用于津液亏损所致之粪便燥结，血虚便秘证。D选项，番泻叶可泻热通便，行水消胀。用于治疗热结津枯便秘，消化不良。E选项，郁李仁可润下通便，利水消肿。本品富含油脂，可治疗津亏便秘，水肿胀满。据此，选A。

43.【答案】A

【考点】本题考查兽医内科学第三单元反刍动物前胃和皱胃疾病/皱胃变位与扭转/临床症状。

【解析】牛皱胃右方变位可出现低钾血症和低氯血症。据此，选A。

44.【答案】D

【考点】本题考查兽医内科学第二单元口腔、唾液腺、咽和食道疾病/食道阻塞/病因。

【解析】犬争食软骨、肉块和筋腱时可突然引起的食道疾病是食道阻塞。据此，选D。

45.【答案】A

【考点】本题考查兽医外科与手术学第五单元眼科疾病/角膜炎/病因与症状。

【解析】角膜炎是最常发生的眼病，分为外伤性、表层性、深层性及化脓性等类型，其中表层性角膜炎的血管来自结膜，呈树枝状分布于角膜表面上，可看到其来源。据此，选A。

46.【答案】B

【考点】本题考查兽医内科学第五单元肝胆、腹膜和胰腺疾病/腹膜炎/防治。

【解析】治疗动物腹膜炎，为制止渗出应选择静脉注射的药物是10%氯化钙。据此，选B。

47.【答案】B

【考点】本题考查兽医内科学第十四单元饲料源性毒物中毒/硝酸盐与亚硝酸盐中毒/临床症状。

【解析】亚硝酸盐中毒时皮肤和黏膜呈蓝紫色（发绀）据此，选B。

48.【答案】B

【考点】本题考查兽医外科与手术学第二单元损伤/创伤/创伤愈合分期及其愈合过程。

【解析】B选项，污染创为被细菌和异物所污染，可能取一期愈合。A选项，褥疮是局部收到长时间压迫后所引起的因血液循环障碍而发生的皮肤坏疽。皮下组织化脓性溶解，并沿褥疮的边缘出现肉芽组织，坏死组织逐渐剥离，最后呈现褥疮性溃疡。不符合一期愈合的条件。C选项，化脓创是指创口内有大量细菌侵入，出现化脓性炎症的创伤，不符合一期愈合的条件。D选项，陈旧创是伤后经过时间较长，创内各组织的轮廓不易识别，出现明显的创伤感染症状，有的排出脓汁，有的排出肉芽组织。不符合一期愈合的条件。E选项，肉芽创常取二期愈合。据此，选B。

49.【答案】B

【考点】本题考查兽医内科学第十五单元有毒植物与霉菌毒素中毒/杂色曲霉毒素中毒/临床症状。

【解析】引起马属动物黄肝病和羊黄染病的霉菌毒素是杂色曲霉毒素。据此，选B。

50.【答案】A

【考点】本题考查兽医外科与手术学第一单元外科感染/局部外科感染/蜂窝织炎。

【解析】蜂窝织炎属于急性弥漫性化脓性炎症。据此，选A。

51.【答案】E

【考点】本题考查中兽医学第十九单元针灸/针灸基础知识/针灸基本知识。

【解析】A选项，白针可调整机体功能活动，治疗多数疾病。B选项，血针可泻热排毒，活血消肿，防治疾病。C选项，电针可加强或代替传统手捻针。D选项，气针利用气体在局部组织间存留时对腧穴或组织产生轻柔的刺激，使该部的末梢神经和血管兴奋或抑制，从而改善机体局部血液循环和影像的供应，增强其新陈代谢而起到治疗作用。E选项，艾灸可温经散寒，行气通络，扶阳固脱，拔毒泄热，升阳举陷。据此，选E。

52.【答案】C

【考点】本题考查兽医外科与手术学第五单元眼科疾病/角膜炎/治疗。

【解析】题干中所述的拨云散属于中药成药，还有决明散、明目散对间质性角膜炎有一定疗效。据此，选C。

53.【答案】D

【考点】本题考查中兽医学第五单元清热药及方剂/清热解毒药及方剂/蒲公英。

【解析】A选项，板蓝根可清热解毒，凉血利咽。用于外感风热，头痛咽痛。B选项，穿心莲可清热解毒，凉血消肿。用于感冒发热，咽喉肿痛，口舌生疮。C选项，金银花可疏风散热，清热解毒。用于外感风热及热毒疮肿。D选项，蒲公英可清热解毒，消肿散结。用于各种疔疮肿毒、肺痈、乳痈等证；湿热黄疸；热淋。E选项，白头翁可凉血止血，清热利尿。用于热毒血痢，为治热痢之要药。据此，选D。

54.【答案】B

【考点】本题考查兽医产科学第九单元母畜的不育/疾病性不育/犬子宫蓄脓。

【解析】由题干中血常规检查WBC（白细胞计数）为$20×10^9$个/L，以及"腹部B超检查见腹底部有条形液性暗区，加大增益可见暗区内低回声"，该液性暗区发生于子宫，可以初步诊断本病为犬子宫蓄脓。据此，选B。

55.【答案】B

【考点】本题考查兽医临床诊断学第九单元血液的一般检验/红细胞比容和相关参数的应用/红细胞比容。

【解析】健康犬的红细胞压积为37%~55%，题干中"血常规检查发现红细胞压积为20%"，说明红细胞压积减少，在血红蛋白量一定的情况下，预示血液中红细胞数减少。据此，选B。

56.【答案】C

【考点】本题考查中兽医学第十四单元补虚药及方剂/助阳药及方剂/巴戟散。

【解析】A选项，生脉散可补气生津，敛阴止汗。主治暑热伤气，气津两伤之证。B选项，红花散可活血理气，清热散瘀，消食化积。主治料伤五攒痛，即中兽医学中的蹄叶炎。C选项，巴戟散可温补肾阳，通经止痛，散寒除湿。主治肾阳虚衰。证见腰胯疼痛，后腿难移，腰脊僵硬。D选项，千金散可清热解毒，镇痉定惊。主治幼畜惊风高热，手足抽搐，痰涎壅盛。E选项，防风散主治大便下血。证见因食热物过度，风气蓄盛，销铄大肠膏脂，以致营卫之血渗流而下。据此，选C。

57.【答案】E

【考点】本题考查兽医产科学第六单元妊娠期疾病/流产/病因。

【解析】医疗错误性流产（医疗性流产）：全身麻醉，大量放血，手术，服用过量泻剂、驱虫剂、利尿剂，注射某些可引起子宫收缩的药物（如氨甲酰胆碱、毛果芸香碱、槟榔碱或麦角制剂），误用大量堕胎药（如雌激素制剂、前列腺素等）、刺激发情的制剂、孕畜忌用的药物及注射疫苗等，均有可能引起流产。据此，选E。

58.【答案】B

【考点】本题考查兽医临床诊断学第四单元胸廓、胸壁及呼吸系统的检查/肺与胸膜的检查/叩诊。

【解析】羊"胸部外伤，呼吸时双侧胸壁起伏不对称，呼吸急促，可视黏膜发绀"，可能为外伤造成该羊胸部某侧呼吸障碍、缺氧的表现。"伤侧叩诊呈鼓音"为本题的关键，叩诊鼓音主要见于：①浸润部位围绕着健康肺组织。②肺空洞。③气胸。④胸腔积液。⑤膈疝、膈肌破裂使充气肠管进入胸腔时。⑥支气管扩张。⑦皮下气肿等。A、B选项，气胸可导致肺部叩诊呈现鼓音，且双侧胸壁起伏不对称、伤侧叩诊呈鼓音提示为单侧气胸，而非双侧气胸，B选项符合题意。C选项，气管破裂不会导致肺部叩诊呈现鼓音，不符合题意。D选项，食道破裂为消化系统疾病，不造成呼吸急促、心率加快、可视黏膜发绀、叩诊呈鼓音等临床症状，不符合题意。E选项，胸腔积液会引起动物腹式呼吸，与题干中描述的胸式呼吸不一致，不符合题意。据此，选B。

59.【答案】A

【考点】本题考查兽医临床诊断学第十单元血液的临床常用生化检验/肝功能检查/血清酶。

【解析】题干中"跛行，起步强拘，进而前肢弯曲，血清碱性磷酸酶活性升高"等信息提示该羊为骨骼病变，X线检查最有助于骨骼类疾病的确诊。据此，选A。

60.【答案】A

【考点】本题考查兽医内科学第六单元呼吸系统疾病/异物性肺炎/临床症状。

【解析】本题的突破点为病灶内"无肺组织结构"，符合异物性肺炎（坏疽性肺炎）的症状。据此，选A。

61.【答案】A

【考点】本题考查兽医产科学第九单元母畜的不育/疾病性不育/持久黄体。

【解析】"该猪停止哺乳后一直未见发情，且给予促性腺激素释放激素（GnRH）和人绒毛膜促性腺激素（hCG）治疗无效"，提示不是卵巢机能减退；"全身检查和血常规检查未见异常"，判断该猪患持久黄体。前列腺素 $F_{2\alpha}$（$PGF_{2\alpha}$）及其类似物被公认为是治疗持久黄体的首选激素。据此，选A。

62.【答案】D

【考点】本题考查兽医内科学第十八单元其他内科疾病/肾上腺皮质功能亢进症（库兴氏综合征）/诊断。

【解析】根据该犬"多饮，垂腹，后肢后侧方脱毛，皮肤色素过度沉着、呈斑块状"等临床症状，以及"实验室检查尿蛋白阳性，空腹血糖含量为4.27mmol/L，血浆皮质醇含量升高"的检查结果，考虑患有犬肾上腺皮质功能亢进症（库兴氏综合征）。据此，选D。

63.【答案】B

【考点】本题考查兽医内科学第十一单元矿物质代谢障碍疾病/佝偻病/临床症状。

【解析】雏鸡"腿无力，喙与爪变软易弯曲，采食困难，步态不稳，常以跗关节着地，呈蹲伏状态，骨骼变软、肿胀"等临床表现提示本病最可能的诊断是佝偻病。据此，选B。

64.【答案】E

【考点】本题考查兽医外科与手术学第六单元头、颈部疾病/舌下囊肿/诊断与治疗。

【解析】根据题干，犬发生肿胀的解剖部位，以及触诊的检查，综合分析可以判断是颌下腺和舌下腺囊肿。所以，采取的手术治疗为颌下腺-舌下腺切除。据此，选E。

65.【答案】E

【考点】本题考查兽医外科与手术学第八单元疝/会阴疝/病因、症状与诊断。

【解析】病犬"排尿困难，肛门右侧肿胀、隆起，触压较柔软，倒立时压迫肿胀物体积变小"，符合会阴疝的临床表现，因此E选项符合题意。A选项，血肿会迅速出现，穿刺有血液，体积不会出现变化。B选项，脓肿出现红、肿、热、痛，分泌物恶臭等，体积不会出现变化。C选项，直肠憩室一般不会出现在体表。D选项，肿瘤不会出现体积变化。综上，本病可初步诊断为会阴疝。据此，选E。

66.【答案】C

【考点】本题考查兽医内科学第十单元糖、脂肪及蛋白质代谢障碍疾病/犬猫肥胖综合征/病因。

【解析】病犬"躯体丰满，易疲劳，喜卧"，以及"肾上腺皮质激素升高"等临床表现提示患犬猫肥胖综合征。高能饲料是引发本病的重要原因。据此，选C。

67.【答案】D

【考点】本题考查兽医临床诊断学第二单元整体及一般状态的检查/全身状况的检查/营养状况。

【解析】吉娃娃犬为小型犬，从其"体重3kg，身体呈桶状"，可以得知，该犬皮下脂肪蓄积量很多，所以犬的营养状况为肥胖。据此，选D。

68.【答案】B

【考点】本题考查兽医内科学第二单元口腔、唾液腺、咽和食道疾病/口炎/临床症状。

【解析】题干所述符合口炎的主要症状，因此B选项符合题意。A选项，咽炎主要症状：流涎、头颈伸展、吞咽困难、呕吐；流混有食糜、唾液和炎性产物的污秽鼻液；咽部触诊有痛性咳嗽。C选项，食道炎主要症状：轻度流涎、咽下困难并伴有头颈不断伸曲，病重不能吞咽。D选项，食道阻塞主要症状：突然发生、咽下障碍和痛苦不安；口鼻大量流涎；大量饮水或唾液从口腔和鼻腔喷涌而出；颈部可摸到阻塞物；胃管插入阻塞部不能前进。E选项，食道痉挛也会发生吞咽障碍。题干中牛"吞咽正常"是本题的突破点，A、C、D、E选项，所述疾病将引发不同程度的吞咽障碍，都可以排除。据此，选B。

69.【答案】B

【考点】本题考查中兽医学第一单元基础理论/病因/六淫。

【解析】A选项，风邪致病，多因受风而起。B选项，寒邪致病，多因受寒而引起。C选项，湿邪致病，多因潮湿而引起。D选项，暑邪致病，多因伤暑或中暑而引起。E选项，燥邪致病，多因伤燥而引起。本题为采食冰冻饲料后发病，该证最可能的病邪是寒邪。据此，选B。

70.【答案】D

【考点】本题考查兽医外科与手术学第九单元直肠与肛门疾病/犬肛门囊炎/诊断与治疗。

【解析】根据"甩尾，擦舔肛门，肛门囊部位肿胀，分泌物恶臭"，考虑该犬患有犬肛门囊炎。D选项，刺激剂疗法不属于治疗肛门囊炎的措施。本题为选非题。据此，选D。

71.【答案】A  72.【答案】B  73.【答案】B

【考点】本组题考查兽医内科学第三单元反刍动物前胃和皱胃疾病/瘤胃积食。

【解析】根据题干中"采食后突然发病"的病因，以及"反刍停止，腹部膨胀，左肷窝扁平，听诊瘤胃蠕动音消失"的症状，考虑本病为瘤胃积食。采用视诊、触诊、叩诊和听诊进行瘤胃检查，了解瘤胃收缩次数和强度及其内容物的性状和数量。必要时，可穿刺检查瘤胃液pH、纤毛虫等。其中触诊目的是判定瘤胃的运动机能和内容物的性状。①健康的牛触诊瘤胃：内容物似面团样，触压后可留痕。②瘤胃积食：触诊内容物坚实。③瘤胃臌气：触诊腹壁紧张有弹性。④瘤胃积液：冲击触诊有拍水音。⑤前胃弛缓：触诊内容物较软。有助于判定瘤胃内容物性状的检查方法是触诊。对本病有诊断意义的瘤胃内容物呈弱酸性，纤毛虫数量减少。据此，71题选A，72题选B，73题选B。

74.【答案】A  75.【答案】B  76.【答案】E

【考点】本组题考查兽医内科学第四单元其他胃肠疾病/肠炎。

【解析】肠炎是肠道黏膜表层及其深层组织的重剧性炎症。其特征为消化紊乱、腹痛、腹泻、发热、脱水、酸中毒；急性型祈祷姿势，弓腰、发热；慢性型腹泻便秘交替出现。根据题干所述临床症状，考虑该猪可能患有肠炎。该猪由于食欲减退，出现稀粪，机体处于脱水状态，如果一次大剂量的补充水，而不补充电解质，会造成脱水进一步的恶化，变成低渗性的脱水，使疾病进一步恶化。因此，本病最适宜的护理措施是少量多次饮水。据此，74题选A，75题选B，76题选E。

77.【答案】A  78.【答案】E  79.【答案】B

【考点】本组题考查兽医外科与手术学第十八单元手术技术/腹部手术/大肠切开术。

【解析】通过马"仅排少量黏液样粪便，腹部增大，后肢踢腹，时常卧地打滚"，以及"直肠检查见骨盆曲肠管内约20cm长的硬结"，可以诊断为马左上大结肠阻塞。保守疗法无效，应进行大肠切开术。手术切口的位置为左肷部。对于肠壁的缝合一般采取两层缝合，第一层采取贯穿全层连续内翻缝合（康乃尔氏缝合），第二层做浆膜肌层内翻缝合（如库兴氏缝合）。据此，

77题选A，78题选E，79题选B。

80.【答案】B

【考点】本题考查中兽医学第二十单元病证防治/咳嗽/病因病机。

【解析】根据题干所述临床症状，本病可辨证为风寒咳嗽。治疗宜采取的治法是疏风散寒，宣肺止咳。A选项，风热多因外感风热之邪，以致肺气宣降失常所致。见于风热感冒、急性支气管炎、咽喉炎等病程中。B选项，风寒因寒之邪侵袭肺，肺气闭郁而不得宣降所致。见于感冒、急慢性支气管炎。C选项，风湿多因风邪兼湿邪共同引起。D选项，燥热因感受燥邪郁而化火。E选项，气虚为机体正气虚弱所出现的各种证候。根据该犬的症状，考虑本病的辨证为寒证。据此，选B。

81.【答案】A

【考点】本题考查中兽医学第二十单元病证防治/咳嗽/辨证施治。

【解析】根据题干所述临床症状，本病可辨证为风寒咳嗽。治疗宜采取的治法是疏风散寒，宣肺止咳。A选项，疏风散寒、宣肺止咳是寒邪侵袭肺经的治则。B选项，疏风清热、化痰止咳是风热之邪侵袭机体的治则。C选项，清肺降火、化痰止咳是肺热咳喘的治则。D选项，益气补肺、化痰止咳是肺虚咳喘的治则。E选项，滋阴清热、润肺止咳是肺阴虚燥咳的治则。据此，选A。

82.【答案】D

【考点】本题考查中兽医学第二十单元病证防治/咳嗽/辨证施治。

【解析】根据题干所述临床症状，本病可辨证为风寒咳嗽。治疗宜采取的治法是疏风散寒，宣肺止咳。A选项，心俞穴位于倒数第8肋间，距背中线约6cm，背最长肌与髂肋肌趾间的肌沟中。左右侧各一穴。主治心脏疾患、癫痫。B选项，脾俞穴位于倒数第2肋间，距背中线约6cm。主治食欲不振、消化不良、呕吐、泄泻、膈肌痉挛、贫血。C选项，肝俞穴位于倒数第4肋间，距背中线约6cm。主治肝炎、黄疸、眼病。D选项，肺俞穴位于倒数第10肋间，距背中线约6cm。主治咳嗽、气喘。E选项，肾俞穴位于与第2腰椎横突末端相对的髂肋肌沟中。主治肾炎、多尿症、不孕症、腰部损伤、椎间盘疾病。据此，选D。

83.【答案】C 84.【答案】C 85.【答案】A

【考点】本组题考查兽医外科与手术学第八单元疝/脐疝。

【解析】病犬"脐部肿胀柔软，饱食和挣扎时肿胀增大，按压肿胀可缩小，皮肤无红、热、痛反应"，符合脐疝的临床表现；考虑本病最可能是脐疝。脐疝合理的手术切口形状是梭形，手术闭合时，先用2~3针扣状缝合法闭锁疝轮，然后补加结节缝合，皮肤使用结节缝合，内层切口一般使用连续缝合。据此，83题选C，84题选C，85题选A。

86.【答案】B 87.【答案】D 88.【答案】A

【考点】本组题考查兽医产科学第八单元产后期疾病/产后感染/产后败血症和脓毒血症的症状。

【解析】根据该牛"产后7d，精神沉郁、食欲废绝，卧地呻吟，体温40.5℃，结膜发绀，反刍停止，从阴门流出恶臭褐色液体，白细胞数显著升高"的临床症状，考虑该牛患产后败血症。治疗本病首选局部和全身抗菌消炎，绝对禁止冲洗子宫。据此，86题选B，87题选D，88题选A。

89.【答案】B

【考点】本题考查兽医临床诊断学第十七单元症状及症候学/症候学/红尿。

【解析】根据病牛的症状、生育史，考虑该红尿病例最可能为牛产后血红蛋白尿。本病是由于产后磷缺乏引起的营养代谢病。三磷酸腺苷在维持红细胞正常结构和功能上具有重要作用，缺磷会引起三磷酸腺苷的减少，使红细胞膜通透性改变，红细胞发生变形和溶解，常伴有黄疸，因此B选项符合题意。A选项，血尿见于泌尿器官的炎症、损伤或出血，尿结石等。C选项，肌红蛋白尿见于肌肉组织变性、炎症、广泛性损伤及代谢紊乱。D选项，卟啉尿见于遗传性卟啉病、铅中毒。E选项，药物性红尿见于内服大黄、安替比林、山道年等药物。据此，选B。

90.【答案】A

【考点】本题考查兽医临床诊断学第十七单元症状及症候学/症候学/红尿。

【解析】从犬"频尿、排尿困难，X线检查可见膀胱内有大小不等的高密度影"，可得出犬患膀胱结石，由于结石的存在，刺激膀胱黏膜，从而出现频尿，排尿困难，血尿，因此A选项符合题意。B选项，血红蛋白尿见于溶血性疾病。C选项，肌红蛋白尿见于肌肉组织变性、炎症、广泛性损伤及代谢紊乱。D选项，卟啉尿见于遗传性卟啉病、铅中毒。E选项，药物性红尿见于内服大黄、安替比林、山道年等药物。据此，选A。

91.【答案】C

【考点】本题考查兽医临床诊断学第十七单元症状及症候学/症候学/红尿。

【解析】肌红蛋白尿见于肌肉组织变性、炎症、广泛性损伤及代谢紊乱。肌红蛋白在机体肌肉等组织中含量丰富，当机体心肌或骨骼肌组织发生严重损伤时，如肌肉疼痛性痉挛、皮肌炎、非习惯性过度运动等，肌红蛋白从肌细胞内游离，可出现肌红蛋白尿。根据题干推测，马休息半个月后的一次剧烈运动，造成肌肉中肌红蛋白溶解，导致排红尿，与临床上肌红蛋白尿症状相符，因此C选项符合题意。A选项，血尿见于泌尿器官的炎症、损伤或出血，尿结石等。B选项，血红蛋白尿见于溶血性疾病。D选项，卟啉尿见于遗传性卟啉病、铅中毒。E选项，药物性红尿见于内服大黄、安替比林、山道年等药物。据此，选C。

92.【答案】E

【考点】本题考查兽医临床诊断学第十七单元症状及症候学/症候学/黄疸。

【解析】题干中犬"眼结膜黄染"提示有黄疸症状出现，再结合"尿液呈红棕色，血细胞镜检可见红细胞表面海因茨小体"，考虑是因洋葱中毒所致的溶血性黄疸。据此，选E。

93.【答案】B

【考点】本题考查兽医临床诊断学第十七单元症状及症候学/症候学/黄疸。

【解析】题干中见牛"眼结膜苍白、黄染"提示有黄疸、贫血症状出现，再结合"稽留热、尿呈暗褐色，血细胞镜检在细胞内有梨子形物质出现"，考虑是因巴贝斯虫感染所致的溶血性黄疸。据此，选B。

94.【答案】C

【考点】本题考查兽医临床诊断学第十七单元症状及症候学/症候学/黄疸。

【解析】题干中犬"眼结膜黄染"提示有黄疸症状出现，再结合"体温升高、嗜睡、呕吐、便血"，以及"暗视野血液检查见细小球链状物质"，考虑是因钩端螺旋体感染所致的实质性黄疸（肝细胞性黄疸）。据此，选C。

95.【答案】A

【考点】本题考查兽医外科与手术学第十八单元手术技术/腹部手术/腹部手术通路及探查技术。

【解析】左肷部切口适用于反刍动物的瘤胃积食时、瘤胃切开术、创伤性网胃腹膜炎的胃内探查、瓣胃梗阻和皱胃积食的胃冲洗、皱胃左方变位整复术、左侧腹腔探查等的手术通路。据此，选A。

96.【答案】B

【考点】本题考查兽医外科与手术学第十八单元手术技术/腹部手术/腹部手术通路及探查技术。

【解析】右肷部切口是反刍动物小肠及结肠袢的闭结或小肠扭转的排除、肠套叠整复、皱胃扭转整复术及右侧腹腔探查术的手术通路。据此，选B。

97.【答案】E

【考点】本题考查兽医外科与手术学第十八单元手术技术/泌尿生殖器官手术/犬膀胱切开术。

【解析】通过题干可推出母犬患膀胱结石，术式为母犬在耻骨前缘腹中线上切口，公犬在腹中线旁2~3cm处做平行于腹中线上切口（包皮侧一指宽）。据此，选E。

98.【答案】A

【考点】本题考查兽医外科与手术学第十四单元蹄病/马属动物蹄病/蹄裂。

【解析】通过题干可推出，马患的是蹄裂，对于蹄裂的治疗方法可选用薄削蹄冠部蹄角质纵裂。据此，选A。

99.【答案】D

【考点】本题考查兽医外科与手术学第十四单元蹄病/马属动物蹄病/蹄冠蜂窝织炎的诊断与治疗。

【解析】根据病马"体温40.1℃，左后肢蹄角与皮肤交界处出现圆枕形肿胀，重度支跛"，考虑所患蹄病是蹄冠蜂窝织炎。在蹄冠部皮肤上做数个线状切口（垂直切口）属于本病适宜的治疗方法。据此，选D。

100.【答案】E

【考点】本题考查兽医外科与手术学第十四单元蹄病/马属动物蹄病/远籽骨滑膜囊炎。

【解析】根据"右前肢支跛，蹄尖负重，系部直立，指动脉搏动明显（亢进）"的临床症状，以及"检蹄器压迫蹄叉有痛感，但蹄底和蹄叉处无明显眼观病变，楔木试验阳性"的检查结果，考虑本病为无败性远籽骨骨膜囊炎。适宜的治疗方法是掌部封闭。据此，选E。

# 全国执业兽医资格考试试卷十（兽医全科类）（临床科目）

1.【答案】D

【考点】本题考查兽医内科学第三单元反刍动物前胃和皱胃疾病/皱胃变位与扭转/防治。

【解析】皱胃左方变位病例多采用保守疗法，先右侧卧，然后转为仰卧，经左右摇晃后转为左侧卧，即滚转法。据此，选D。

2.【答案】C

【考点】本题考查中兽医学第二单元辨证施治/诊法/察口色方法、部位以及常见口色的主证。

【解析】口色中，青色主寒、主痛、主风。黄色主湿，多为肝、胆、脾的湿热所引起。白色主虚证，为气血不足之兆。淡白为血虚，苍白是气血极度虚弱的反映，常见于严重的虫积或内脏出血。赤色主热证。赤红或鲜红多属热性病的卫分、气分阶段，常见于热性感染性疾病的初期、中期；赤紫或深绛为热入营血、热极伤阴或气滞血瘀的反映，常见于热性感染性疾病的后期。黑色主寒极、热极。据此，选C。

3.【答案】D

【考点】本题考查兽医临床诊断学第一单元兽医临床检查的基本方法/视诊/基本方法。

【解析】A、B、C、E选项，均符合视诊的基本方法。D选项，视诊一般不对动物进行保定，表述错误。本题为选非题。据此，选D。

4.【答案】A

【考点】本题考查中兽医学第四单元解表药及方剂/辛凉解表药及方剂薄荷。

【解析】A选项，薄荷味辛性凉，入肺、肝经。可疏散风热，清利头目。用于风热感冒、风热上犯。常与金银花相须。B选项，麻黄可发汗解表、宣肺平喘、利水消肿。用于风寒表实无汗证。C选项，防风可祛风解表，胜湿解痉。用于散风寒，善于通行全身。为祛风之要药。D选项，紫苏可发表散寒，行气和胃。发汗力较强。表虚自汗者忌用。E选项，白芷可解表散寒，祛风止痛，通鼻窍，消肿排脓。用于外感风寒，头痛牙痛，风湿痹痛，鼻渊，疮痈肿毒。据此，选A。

5.【答案】D

【考点】本题考查兽医外科与手术学第二单元损伤/烧伤与冻伤/烧伤的分类、特征与治疗原则。

【解析】一度烧伤的特征是皮肤表层损伤，真皮层大部损伤为二度烧伤的特征。本题为选非题。据此，选D。

6.【答案】C

【考点】本题考查兽医外科与手术学第十七单元手术基本操作/止血/术中止血方法。

【解析】压迫止血是使用无菌纱布压迫出血部位，以达到临时止血的效果，其中A、B、D、E选项对于压迫止血均正确。C选项，大动脉出血不能使用压迫止血。本题为选非题。据此，选C。

7.【答案】A

【考点】本题考查兽医临床诊断学第十二单元X线检查/X线检查的基础/X线检查技术。

【解析】X线检查时，为了使得被检器官的内腔或周围形成密度差异，从而显示其影像，常常需要注入造影剂。据此，选A。

8.【答案】A

【考点】本题考查兽医内科学第十单元糖、脂肪及蛋白质代谢障碍疾病/马肌红蛋白尿症/临床症状。

【解析】A选项，犬坐样姿势是马肌红蛋白尿症可能出现的症状。B、C选项，马肌红蛋白尿症可发生股四头肌和臀肌强直，硬如木板，一般不会出现共济失调、强直痉挛。D、E选项，尿液的性质为肌红蛋白尿。据此，选A。

9.【答案】E

【考点】本题考查兽医产科学第七单元分娩期疾病/产道性难产/骨盆狭窄。

【解析】骨盆入口倾斜度小会造成产道性难产，对于胎儿排出有阻力。本题为选非题。据此，选E。

10.【答案】B

【考点】本题考查兽医临床诊断学第十单元血液的临床常用生化检验/血清电解质/血清氯。

【解析】血清电解质包括血清钾、血清钠、血清氯、血清钙、血清磷。肾衰竭、大量出汗、严重呕吐、腹泻均可使上述电解质丢失。A、C、D、E选项，均引起血清氯离子降低。B选项，心力衰竭不引起血清氯离子降低。本题为选非

题。据此，选B。

11.【答案】B

【考点】本题考查兽医临床诊断学第三单元心血管系统的检查/心脏的检查/叩诊。

【解析】肺萎缩可引起心脏浊音区增大。据此，选B。

12.【答案】E

【考点】本题考查中兽医学第十单元祛湿药及方剂/化湿药及方剂/平胃散。

【解析】平胃散的方药组成，除了厚朴、陈皮、甘草、生姜、大枣外，还有苍术。据此，选E。

13.【答案】B

【考点】本题考查兽医外科与手术学第十八单元手术技术/头部手术/牛断角术。

【解析】牛断角术，适用于牛性情恶劣，角形不正、弯曲，其生长损伤眼球或其他软组织。保定与麻醉时采用将牛在四柱栏或六柱栏内保定，头部确实固定，配合角神经传导麻醉。据此，选B。

14.【答案】B

【考点】本题考查兽医内科学第十七单元其他中毒病/有机磷农药中毒/中毒机理。

【解析】体内与有机磷农药化学结构相似的物质是乙酰胆碱。据此，选B。

15.【答案】A

【考点】本题考查兽医产科学第三单元受精/受精过程/皮质反应及多精子入卵的阻滞。

【解析】受精过程中，与皮质反应无关的是完成第二次减数分裂，因此A选项符合题意。B、C、D、E选项，均属于皮质反应。本题为选非题。据此，选A。

16.【答案】C

【考点】本题考查兽医产科学第六单元妊娠期疾病/流产/病因。

【解析】C选项，喝冷水属于饲喂及饮食不当性流产原因，不属于畜群损伤性和管理性流产原因。A、B、D、E选项，均属于畜群损伤性和管理性流产原因。本题为选非题。据此，选C。

17.【答案】D

【考点】本题考查兽医内科学第八单元泌尿

系统疾病/尿石症/临床症状。

【解析】公牛乙状弯曲部易发生结石阻塞。据此，选D。

18.【答案】A

【考点】本题考查兽医临床诊断学第十五单元电图检查/心电图基础/导联。

【解析】心电图检查采用的aVL是指加压单极左前肢导联。据此，选A。

19.【答案】A

【考点】本题考查兽医内科学第三单元反刍动物前胃和皱胃疾病/瘤胃臌气/病因。

【解析】继发性瘤胃臌气，急性者主要见于食道阻塞、藜芦、毒芹中毒（造成瘤胃神经麻痹），慢性者见于前胃弛缓、创伤性网胃腹膜炎、瘤胃积食、食道阻塞、瓣胃阻塞、迷走神经性消化不良、瘤胃与腹壁粘连等疾病。因此，继发瘤胃臌气的疾病不包括瘤胃酸中毒。本题为选非题。据此，选A。

20.【答案】E

【考点】本题考查兽医临床诊断学第十七单元症状及症候学/症候学/黄疸。

【解析】实质性黄疸也称肝性黄疸、肝细胞性黄疸，主要是毒素和病毒所致，造成肝细胞物质代谢障碍。一方面肝脏处理间接胆红素能力下降，间接胆红素蓄积。另一方面由于肝细胞坏死，毛细胆管破裂，胆汁排出障碍，导致肝脏中直接胆红素蓄积并进入血液。E选项，肝炎可引发实质性黄疸的发生。据此，选E。

21.【答案】C

【考点】本题考查兽医外科与手术学第十五单元术前准备/手术器械的种类与使用/手术器械的消毒。

【解析】浸泡器械的乙醇浓度为70%，并且浸泡不少于30min。手臂用乙醇消毒后需用生理盐水冲洗。其他乙醇浓度不是最适消毒浓度。据此，选C。

22.【答案】A

【考点】本题考查兽医外科与手术学第五单元眼科疾病/青光眼/症状。

【解析】A选项，眼内压升高是青光眼的主要症状。B选项，眼前房内的房水混浊是虹膜炎的症状。C选项，晶状体混浊是白内障的症状。D选项，角膜混浊是角膜炎的症状。E选项，泪液增多是结膜炎的症状。据此，选A。

23.【答案】A

【考点】本题考查兽医内科学第五单元肝胆、腹膜和胰腺疾病/肝炎/临床症状。

【解析】肝炎的实验室检查的典型变化是乳酸脱氢酶（LDH）、丙氨酸氨基转移酶（ALT）、天冬氨酸氨基转移酶（AST）3种反映肝损伤的血清酶类活性升高。据此，选A。

24.【答案】B

【考点】本题考查中兽医学第三单元中药性能及方剂组成/配伍禁忌/十八反。

【解析】十八反中，乌头主要与半夏、贝母、瓜蒌、白蔹、白及和天花粉相反。据此，选B。

25.【答案】D

【考点】本题考查兽医临床诊断学第二单元整体及一般状态的检查/体温、脉搏、呼吸及血压测定/脉搏。

【解析】颅内压升高能够引起脉搏频率减少，因此D选项符合题意。A、B、C、E选项，所述疾病均能够引起脉搏频率增加。据此，选D。

26.【答案】D

【考点】本题考查中兽医学第一单元基础理论/脏腑学说与气血/五脏的生理功能。

【解析】心主血脉、藏神、主汗、开窍于舌。据此，选D。

27.【答案】E

【考点】本题考查兽医外科与手术学第十单元泌尿与生殖系统疾病/前列腺增生、前列腺囊肿和前列腺炎/前列腺增生。

【解析】犬前列腺增生的首选治疗方法是去势术。据此，选E。

28.【答案】E

【考点】本题考查兽医内科学第八单元泌尿系统疾病/尿石症/临床症状。

【解析】膀胱结石以疼痛性频尿和尿中出现较多的膀胱上皮细胞、炎性细胞、血液、磷酸铵镁结晶为特征。据此，选E。

29.【答案】E

【考点】本题考查兽医外科与手术学第十一单元跛行诊断/马、牛、犬跛行的诊断/马、牛跛行诊断的特殊性。

【解析】A、B、C、D选项，圆周运动、乘挽运动、上坡运动（悬跛加重、后肢支跛加重）、下坡运动（前肢支持器官疾患时跛行明显）、软硬地运动均可使马跛行症状典型化。E选项，起卧运动不能促使马跛行症状典型化。本题为选非题。据此，选E。

30.【答案】D

【考点】本题考查兽医临床诊断学第五单元腹壁、腹腔及消化系统的检查/反刍动物前胃的检查/瘤胃的检查。

【解析】听诊反刍动物，正常瘤胃蠕动音为雷鸣音或远炮音，小肠蠕动音类似于含漱音、流水音。据此，选D。

31.【答案】D

【考点】本题考查兽医外科与手术学第十六单元麻醉技术/全身麻醉/麻醉后护理、麻醉并发症与抢救。

【解析】为了防止呕吐，全身麻醉时应将头部稍垫高，口朝下，将舌拉出口，因此D选项符合题意。A、B、C、E选项，均属于为了防止呕吐，全身麻醉时采取的正确措施。本题为选非题。据此，选D。

32.【答案】C

【考点】本题考查中兽医学第十三单元收涩药及方剂/涩肠止泻药/诃子。

【解析】A选项，白术可健脾益气，燥湿利水，固表止汗，安胎。用于脾虚食少，腹胀泄泻，痰饮眩悸，水肿，自汗，胎动不安。B选项，苍术可燥湿健脾，祛风除湿，明目。用于湿阻中焦，脘腹胀满，泄泻，水肿，风湿痹痛，风寒感冒，夜盲，眼目昏涩。C选项，诃子可涩肠止泻，敛肺止咳，降火利咽。用于久泻久痢，便血脱肛，肺虚喘咳，久嗽不止，咽痛音哑。D选项，桔梗可宣肺祛痰，排脓消痈。用于咳嗽痰多，胸闷不畅，咽痛音哑，肺痈吐脓。E选项，郁金可活血止痛，行气解郁，清心凉血，利胆退黄。用于胸胁刺痛，胸痹心痛，热病神昏，癫痫发狂，血热吐衄，黄疸尿赤。据此，选C。

33.【答案】B

【考点】本题考查兽医外科与手术学第十六单元麻醉技术/局部麻醉/表面麻醉技术。

【解析】表面麻醉是利用麻醉药的渗透作用，使其透过黏膜而阻滞浅在的神经末梢。据此，选B。

34.【答案】A

【考点】本题考查中兽医学第七单元消导药及方剂/消导药/神曲。

【解析】A选项，神曲可消食化积，健胃和中，具有消食健胃的作用，尤以消谷积见长，并与山楂、麦芽合称三仙。B选项，山楂可消食健胃，尤以消化肉食积滞见长。主治食积不消，肚腹胀满等。C选项，蜂蜜可润肺，滑肠，解毒，补中。本品甘而滋润，滑利大肠。用于体虚不宜用攻下药的肠燥便秘等；润肺止咳，用于肺燥干咳，肺虚久咳等；益气补中，用于脾虚胃弱等。D选项，大黄可攻积导滞，泻火凉血，活血祛瘀。用于荡涤肠胃实热，燥结积滞，为苦寒攻下之要药。E选项，芒硝可软坚泻下，清热泻火。有润燥软坚、泻下清热的功效，为治里热燥结实证之要药。据此，选A。

35.【答案】D

【考点】本题考查兽医临床诊断学第六单元泌尿系统的检查/排尿动作及尿液的感官检查/排尿反射。

【解析】膀胱平滑肌又称逼尿肌，膀胱逼尿肌和内外括约肌由盆神经、腹下神经和阴部神经3组神经支配，当腹下神经兴奋时，可使逼尿肌松弛，内括约肌收缩，阻抑排尿，反之亦然，因此D选项符合题意。A、B、C、E选项，与腹下神经无关。据此，选D。

36.【答案】A

【考点】本题考查中兽医学第二单元辨证论治/辨证/八纲辨证。

【解析】A选项，表证：病位在肌表，病变较浅，起病急，病程短，病位浅。B选项，里证：病位在脏腑，病变较深，多见于外感病中后期。C选项，寒证：或阴盛，或阳虚或阴盛阳虚同时存在。D选项，热证：或阳盛，或阴虚或阳盛阴虚同时存在。E选项,虚证:机体正气虚弱所出现的各种证候。据此,选A。

37.【答案】D

【考点】本题考查兽医内科学第二单元口腔、唾液腺、咽和食道疾病/食道阻塞/临床症状。

【解析】食道阻塞往往在动物采食过程中突然发生,采食中止,突然起病;口腔和鼻腔大量流涎;低头伸颈;几番吞咽后,大量饮水或唾液从口腔和鼻腔喷涌而出;颈部可摸到阻塞物,突然发生、咽下障碍和痛苦不安属于食道阻塞的临床特点。据此,选D。

38.【答案】E

【考点】本题考查兽医外科与手术学第六单元头、颈部疾病/齿病/牙周炎。

【解析】牙周炎急性期齿龈红肿、变软;转为慢性时,齿龈萎缩、增生。轻压齿龈,牙周有脓汁排出,牙齿松动。口腔恶臭、出血、厌食、不能咀嚼硬质食物、体重减轻等。X线检查可见牙齿间隙增宽,齿槽骨吸收。本题为选非题。据此,选E。

39.【答案】B

【考点】本题考查兽医外科与手术学第十二单元四肢与脊柱疾病/骨折/影响骨折愈合的因素。

【解析】A、C、D、E选项,均为影响骨折愈合的因素,导致骨折修复延迟愈合。B选项,局部无肿痛及异常活动不会导致骨折修复延迟愈合。本题为选非题。据此,选B。

40.【答案】C

【考点】本题考查兽医产科学第八单元产后期疾病/产道损伤/阴道及阴门损伤。

【解析】阴道及阴门损伤的病畜表现出极度疼痛的症状,尾根高举、焦躁不安、弓背并频频努责。阴门损伤时症状明显,可见撕裂的创口边缘不整齐、出血,周围组织肿胀,阴门内黏膜变成紫红色并有血肿。阴道创伤时从阴道内流出血水及血凝块,阴道黏膜充血、肿胀、有新鲜创口。阴道壁发生穿透创在阴道前端时,病畜很快就出现腹膜炎症状,如果不及时治疗,马和驴常很快死亡,牛也预后不良。如果破口发生在阴道前端下壁上,肠管及肠系膜等还可能突入阴道腔内,甚至脱出于阴门之外。C选项,左肷窝隆起是瘤胃臌气的症状之一,不属于牛阴道损伤的临床症状。本题为选非题。据此,选C。

41.【答案】C

【考点】本题考查中兽医学第十四单元补虚药及方剂/补气药及方剂/四君子汤。

【解析】A选项,四物汤可补血调血。用于血虚、血瘀诸证。B选项,四逆汤可温中祛寒,回阳救逆。用于阳虚欲脱,冷汗自出,四肢厥逆,下利清谷,脉微欲绝等证。C选项,四君子汤。用于脾胃气虚证,证见面色萎黄,语声低微,气短乏力,食少便溏,舌淡苔白,脉虚数。D选项,白头翁汤用于热毒痢疾,里急后重,下痢脓血等证。E选项,大承气汤用于治疗阳明腑实证。证见大便不通,脘腹痞满,腹痛拒按等。据此,选C。

42.【答案】C

【考点】本题考查兽医外科与手术学第二单元损伤/创伤/创伤的治疗。

【解析】适用于初期缝合的创伤特征是创伤尚未感染。据此,选C。

43.【答案】A

【考点】本题考查兽医产科学第一单元动物生殖激素/丘脑下部激素/促性腺激素释放激素的临床应用。

【解析】促性腺激素释放激素(GnRH)促进垂体前叶产生促卵泡素(FSH)和促黄体素(LH),FSH促进卵泡发育,产生雌激素引起母畜发情,所以GnRH可以诱导母畜产后发情。据此,选A。

44.【答案】D

【考点】本题考查兽医外科与手术学第一单元外科感染/局部外科感染/厌气性感染和腐败性感染。

【解析】腐败性感染治疗时应开放创口。本题为选非题。据此,选D。

45.【答案】A

【考点】本题考查兽医产科学第七单元分娩期疾病/助产手术/牵引术的适应证和基本方法。

【解析】牵引术适应于母畜产力性难产,此

时胎儿和产道均正常，母畜产力不足。据此，选A。

46．【答案】C

【考点】本题考查兽医外科与手术学第十七单元手术基本操作/缝合/缝合的基本原则。

【解析】缝合的创伤，若在手术后出现感染症状，应迅速拆除部分缝线，以便排出创液。本题为选非题。据此，选C。

47．【答案】B

【考点】本题考查兽医内科学第十二单元维生素与微量元素缺乏症/维生素A缺乏症/临床症状。

【解析】在维生素A缺乏症的早期，不易表现夜盲症的动物是猪。本题为选非题。据此，选B。

48．【答案】B

【考点】本题考查中兽医学第一单元基础理论/阴阳五行学说/阴阳学说的基本内容及应用。

【解析】A、B选项，阴阳消长，是指阴阳双方不断运动变化，此消彼长，又力求维系动态平衡的关系。营养物质（阴）的化生必然要耗用能量（阳）的生理过程体现的阴阳关系是阳消阴长，因此B选项符合题意。C选项，阳损及阴指由于阳气虚弱积累及阴精化生不足。D选项，阴盛阳虚指阳虚则不能制阴，故阴偏盛。常见于肾阳虚不能温煦脏腑所致的阴寒内盛证候。证见形寒肢冷、痰饮、水肿、泄泻等。E选项，阳盛阴虚指阴液不足，不能滋润、不能制阳引起的一系列病理变化及证候。可见低热、手足心热、午后潮热、盗汗、口燥咽干、心烦失眠、头晕耳鸣、舌红少苔、脉细数等证。据此，选B。

49．【答案】D

【考点】本题考查兽医内科学第七单元血液循环系统疾病/贫血/病因。

【解析】A、B、C选项，铁、钴、铜等微量元素，以及叶酸、维生素$B_2$缺乏会引发营养性贫血。E选项，缺乏维生素$B_6$会导致贫血。维生素$B_6$是一种含吡哆醇、吡哆醛、吡哆胺的B族维生素，这是血红素生成的原料之一。D选项，缺钙不会引起贫血。本题为选非题。据此，选D。

50．【答案】A

【考点】本题考查兽医内科学第四单元其他胃肠疾病/犬胃扩张-扭转综合征/临床症状。

【解析】腹围增大属于犬胃扩张-扭转综合征的临床特征。据此，选A。

51．【答案】A

【考点】本题考查兽医产科学第二单元发情与配种/发情周期/发情周期的调节。

【解析】在家畜中，对光照长度变化敏感的是马和绵羊。母马受白昼光照渐长的刺激而表现发情。绵羊是过了夏至光照缩短后不久开始发情。夏季人工缩短光照，可使绵羊发情季节提早。据此，选A。

52．【答案】B

【考点】本题考查兽医外科与手术学第三单元肿瘤/常见肿瘤。

【解析】鳞状细胞癌发于眼睑皮肤结膜交界处的皮肤棘细胞层，结合题干症状，考虑该牛眼睑瘤样物很可能是鳞状细胞癌。据此，选B。

53．【答案】D

【考点】本题考查中兽医学第八单元止咳化痰平喘药及方剂/温化寒痰药及方剂/旋覆花。

【解析】A选项，红花可活血通经，祛瘀止痛。用于恶露不行，症瘕痞块，胸痹心痛，瘀滞腹痛，胸胁刺痛，跌扑损伤，疮疡肿痛。B选项，菊花可疏风清热，清肝明目，清热解毒。C选项，金银花可疏风散热，清热解毒。用于外感风热及热毒疮肿。D选项，旋覆花可下气消痰，降逆止呕。用于风寒咳嗽，胸膈痞闷，喘咳痰多。E选项，密蒙花可清热泻火，养肝明目，退翳。用于目赤肿痛，多泪羞明（畏光），目生翳膜，肝虚目暗，视物昏花。根据该马"鼻液清稀，轻度咳喘"的症状，上述选项只有旋覆花可治疗咳喘。据此，选D。

54．【答案】C

【考点】本题考查兽医内科学第十一单元矿物质代谢障碍疾病/纤维性骨营养不良/临床症状。

【解析】根据该马"异嗜，喜啃树皮，消化紊乱，跛行，弓背，有吐草团现象，鼻甲骨隆起，下颌间隙狭窄，尿液澄清、透明"，考虑该马患有纤维性骨营养不良。纤维性骨营养不良的特征表现为骨组织纤维化。据此，选C。

**55.【答案】A**

【考点】本题考查兽医产科学第八单元产后期疾病/子宫脱出/症状。

【解析】奶牛子宫脱出后，从阴门中脱出一个很长的囊状物，像小麻袋样不规则的长圆形肿胀物。肿胀物上布满呈蘑菇状、椭圆形、海绵样突起，即母体胎盘（子宫阜）。据此，选A。

**56.【答案】A**

【考点】本题考查兽医内科学第六单元呼吸系统疾病/支气管肺炎/临床症状。

【解析】根据仔猪"食欲减退，呼吸困难，咳嗽，体温升高，肺部听诊可听到湿啰音，叩诊呈局灶性浊音"，可推断出该猪患有支气管肺炎。据此，选A。

**57.【答案】D**

【考点】本题考查兽医外科与手术学第十二单元四肢与脊柱疾病/关节创伤、扭伤及关节炎/关节创伤。

【解析】关节透创是指由于外力作用下引起关节囊穿透性的损伤，特点是从伤口流出黏稠、透明、浅黄色的关节滑液，有时混有血液或由纤维素形成的絮状物，与题干中描述的症状相符。据此，选D。

**58.【答案】A**

【考点】本题考查兽医内科学第十五单元有毒植物与霉菌毒素中毒/黄曲霉毒素中毒/临床症状。

【解析】根据犬"食欲减退，消瘦，间歇性腹泻，粪便带血，黏膜黄染，贫血，血凝时间延长"的临床症状，以及血清ALT（丙氨酸氨基转移酶）活性升高（ALT为肝脏生化指标，表明动物肝脏出现问题），考虑可能是黄曲霉毒素中毒。为预防本病，应定期监测犬粮中黄曲霉毒素水平。据此，选A。

**59.【答案】E**

【考点】本题考查兽医内科学第四单元其他胃肠疾病/犬胃扩张-扭转综合征。

【解析】根据题干中"训练后突发"的病因，以及"呼吸困难，结膜发绀，胸腹部X线侧位片可见肋弓前后大面积圆形低密度影，后腔静脉狭窄；正位片可见膈后大面积横梨形低密度影，肠管后移"等症状，考虑本病为胃扩张-扭转综合征。据此，选E。

**60.【答案】D**

【考点】本题考查兽医临床诊断学第十单元血液的临床常用生化检验/血清电解质/血清钾。

【解析】低钾血症的症状包括嗜睡、肌肉无力和心律不齐。据此，选D。

**61.【答案】C**

【考点】本题考查兽医内科学第十八单元其他内科疾病/肾上腺皮质功能亢进症（库兴氏综合征）/诊断。

【解析】根据该犬"脱毛，呈对称性；皮肤色素沉着，无明显瘙痒症状，触摸皮温较低"，考虑患有犬肾上腺皮质功能亢进症。本病的确诊应依据肾上腺皮质功能试验及内分泌测定的结果。肾上腺皮质功能试验包括血浆皮质醇含量测定、小剂量地塞米松抑制试验、ACTH（促肾上腺皮质激素）刺激试验、高血糖素耐量试验和大剂量地塞米松试验。皮肤病理实验是为了验证脱毛非病原感染引起的，$TT_4$（血清总甲状腺素）检查是为了与甲状腺功能减退相区别。因此，本病实验室诊断应选择的项目是皮肤病理检查+$TT_4$。据此，选C。

**62.【答案】B**

【考点】本题考查兽医产科学第十一单元新生仔畜疾病/新生仔畜溶血病/症状及诊断。

【解析】同窝新生仔猪"表现震颤、畏寒，眼结膜和齿龈黄染"，可判断为黄疸症状；吮乳后10h同窝均发病，可判断为新生仔畜溶血性贫血。本病是因为母乳中还有免疫特异性抗体，仔畜吮乳后，血红细胞会溶解破裂，导致贫血、黄疸。据此，选B。

**63.【答案】C**

【考点】本题考查中兽医学第二十单元病证防治/慢草与不食/辨证施治。

【解析】根据该牛"贪吃精料后发病"的病因，以及"证见食欲废绝，反刍停止，嗳气酸臭，粪稀且有未消化的饲料，口色红，脉洪数"的临床症状，考虑该牛发生食滞型慢草与不食。治法为消积导滞，健脾理气。这是食积不消的治则，因此 C 选项符合题意。A 选项，温中散寒、涩肠止泻是治疗脾阳虚寒泄泻的治则。B 选项，清热燥湿、解毒止痢是肠黄、湿热泻痢的治则。D 选项，健脾化湿、利水消肿是湿邪困脾不能运化水湿的治则。E 选项，破气消胀、宽肠通便是积滞内停、痞满胀痛、泻痢后重、大便不通的治则。据此，选 C。

64. 【答案】A

【考点】本题考查兽医内科学第七单元血液循环系统疾病 / 心力衰竭 / 病因。

【解析】根据该犬 "胸部听诊呈广泛性啰音"，考虑患有急性心力衰竭，并引发肺水肿。结合选项，因为快速超量输液可引发急性心衰，考虑该犬是由快速超量输液导致的急性心衰。A 选项中静脉输液量最大（1000mL），最有可能因为快速超量输液导致急性心衰。据此，选 A。

65. 【答案】C

【考点】本题考查兽医产科学第四单元妊娠 / 妊娠诊断 / 实验室诊断法。

【解析】奶牛妊娠 24d 后即可检测到一定浓度的孕酮，此时孕酮值可作为妊娠诊断的指标，孕酮主要存于血液中。因此此时具有诊断价值的样本和检测项目分别是血液、$P_4$（孕酮）。据此，选 C。

66. 【答案】D

【考点】本题考查兽医外科与手术学第九单元直肠与肛门疾病 / 直肠和肛门脱 / 症状。

【解析】根据该猪 "肛门处见圆球形、暗红色肿胀物"，诊断可能患有直肠脱垂。A、B、C、E 选项，所述均为直肠脱垂的临床表现。D 选项，直肠脱垂一般没有饮欲增加的表现。本题为选非题。据此，选 D。

67. 【答案】B

【考点】本题考查兽医外科与手术学第十八单元手术技术 / 头部手术 / 羊多头蚴包囊摘除术。

【解析】确诊患有脑包虫病，手术摘除多头蚴包囊，手术切口主要定位在额骨（根据解剖结构，羊的颅骨除有薄的耳肌外，不再有肌肉，故额骨、顶部都可被选为颅腔手术的通道）。据此，选 B。

68. 【答案】B  69. 【答案】A  70. 【答案】D

【考点】本组题考查兽医临床诊断学第四单元胸廓、胸壁及呼吸系统的检查 / 上呼吸道的检查 / 鼻及鼻液的检查。

【解析】根据题干描述的内容，"病犬精神沉郁，食欲下降，频繁打喷嚏，大量流鼻液"，利用视诊观察鼻液的颜色与性状，加之显微镜检查鼻液的微生物，从而更好地诊断疾病。无色透明、稀薄如水的鼻液性质可能是浆液性（浆性）鼻液。已知该犬发病病因为主人家正在装修而导致呼吸系统感染，鼻部出现症状，首先应采取的措施是改变饲养环境，再进行其他的治疗。据此，68 题选 B，69 题选 A，70 题选 D。

71. 【答案】A  72. 【答案】C  73. 【答案】C

【考点】本组题考查兽医内科学第五单元肝胆、腹膜和胰腺疾病 / 胰腺炎。

【解析】本题突破点为 "血清学检查见淀粉酶升高"。动物发生急性胰腺炎时，血清中 α-淀粉酶和脂肪酶的活性显著升高并且具有诊断意义。故首先考虑急性胰腺炎。其余症状及指标均与胰腺炎相符合。脂肪酶检测可进一步确诊该犬患有胰腺炎。长期饲喂高脂肪食物、运动量小、肥胖、高脂血症时易发本病，因此预防本病，不宜再进行高脂饮食。据此，71 题选 A，72 题选 C，73 题选 C。

74. 【答案】D  75. 【答案】B  76. 【答案】A

【考点】本组题考查兽医外科与手术学第八单元疝 / 腹股沟疝和阴囊疝 / 一般治疗方法。

【解析】"该猪阴囊突然膨大，触诊柔软有弹性，无热无痛；听诊有肠蠕动音" 等临床症状，符合腹股沟阴囊疝的临床表现。诊断最可能的疾病是腹股沟阴囊疝。腹股沟阴囊疝以早期进行手术治疗为宜。腹股沟环做水平纽扣状缝合或结节缝合，皮肤切口结节缝合。据此，74 题选 D，75 题选 B，76 题选 A。

77. 【答案】B  78. 【答案】D  79. 【答案】C

【考点】本组题考查兽医产科学第八单元产后期疾病 / 产后感染 / 产后子宫内膜炎。

【解析】根据该牛产后 5d（发病时间对本题很重要，以此来与慢性子宫内膜炎进行区分），出现 "精神沉郁，食欲减退，产奶量下降，体温 40.2℃。从阴道内排出棕红色臭味分泌物，卧地时排出量较多" 的临床症状，判断该牛最可能发生的疾病是产后子宫内膜炎。分娩时或产后期中，微生物可以通过各种感染途径侵入子宫。当母畜产后首次发情时，子宫可排除其腔内的大部分或全部感染菌。而首次发情延迟或子宫弛缓不能排出感染菌的动物，可能发生子宫炎。尤其是在发生难产、胎衣不下、子宫脱出、流产或当猪的死胎遗留在子宫内时，使子宫弛缓、复旧延迟，均易引起子宫发炎。体表外伤不属于本病发生诱因。若未及时治疗，体温升高至41℃，且连续几天不退，精神极度沉郁，全身症状明显。说明本病由于产后子宫内膜炎发生了败血症或脓毒血症。据此，77题选B，78题选D，79题选C。

80.【答案】E  81.【答案】B  82.【答案】A

【考点】本组题考查兽医外科与手术学第十四单元蹄病/马属动物蹄病/白线裂。

【解析】根据马"前肢蹄底发生白线裂，表现轻度支跛"，考虑所患蹄病是蹄白线裂。蹄壁粗糙不属于引发本病的病因。本病最多发生于马、骡的前蹄侧壁或蹄踵壁。本病向深部发展最可能引起化脓性蹄真皮炎。据此，80题选E，81题选B，82题选A。

83.【答案】A

【考点】本题考查兽医临床诊断学第五单元腹壁、腹腔及消化系统检查/排粪动作及粪便的感官检查/粪便的感官检查。

【解析】马的粪便一般为圆块状。据此，选A。

84.【答案】D

【考点】本题考查兽医临床诊断学第五单元腹壁、腹腔及消化系统检查/排粪动作及粪便的感官检查/粪便的感官检查。

【解析】牛的粪便形状为叠饼状，含水量约85%，放牧吃青草时呈稠粥样。据此，选D。

85.【答案】E

【考点】本题考查兽医临床诊断学第五单元腹壁、腹腔及消化系统检查/排粪动作及粪便的感官检查/粪便的感官检查。

【解析】犬的粪便形状为圆柱状。据此，选E。

86.【答案】D

【考点】本题考查兽医外科与手术学第十八单元手术技术/腹部手术/大肠切开术。

【解析】对于犬肠道手术，手术的通路在脐后腹中线切口。据此，选D。

87.【答案】A

【考点】本题考查兽医外科与手术学第十八单元手术技术/腹部手术/腹部手术通路及探查技术。

【解析】根据题干，牛患创伤性网胃腹膜炎，需要进行剖腹术取出网胃内异物。本病手术通路应选择左肷部切口。据此，选A。

88.【答案】D

【考点】本题考查兽医产科学第七单元分娩期疾病/助产手术/牛和犬剖腹产术的适应证和基本方法。

【解析】剖腹产术是指切开母体腹壁及子宫取出胎儿的手术。剖腹产术主要适用于救助活的胎儿及难以经产道有效实施胎儿助产术的难产病例。牛的该手术通路是脐后腹中线切口。据此，选D。

89.【答案】B

【考点】本题考查兽医产科学第九单元母畜的不育/疾病性不育/奶牛子宫积液及子宫积脓。

【解析】子宫积脓：子宫腔中蓄积大量的灰黄色、灰绿色或灰白色脓性或黏脓性液体。根据题干，该牛"子宫内积有脓性液体，屡配不孕"，可判断出最可能继发的疾病是子宫积脓。据此，选B。

90.【答案】A

【考点】本题考查兽医产科学第九单元母畜的不育/疾病性不育/奶牛子宫积液及子宫积脓。

【解析】子宫积液：奶牛子宫内蓄积有大量棕黄色、棕褐色或灰白色脓性或黏脓性液体。根据该奶牛"阴道中有清亮、黏稠液体排出，尾根有结痂，直肠检查发现子宫体积明显增大、有波动感，两侧子宫角相似"，可初步诊断为子宫积液。据此，选A。

91.【答案】E

【考点】本题考查兽医产科学第九单元母畜的不育/疾病性不育/慢性子宫内膜炎。

【解析】根据"屡配不孕，但并无明显可见临床异常表现，发情周期基本正常，子宫冲洗液可见絮状物"，本病最可能的诊断是慢性子宫内膜炎。据此，选E。

92.【答案】A  93.【答案】C  94.【答案】B

【考点】本组题考查中兽医学第十九单元针灸/家畜常用穴位针法与主治/牛常用穴位。

【解析】A 选项，阴俞穴：公牛在睾丸后上方中心缝上；母牛在肛门与阴门上联合趾间正中缝的中点。主治公牛阴肾黄，垂缕不收；母牛三脱症和带症。B 选项，肺俞穴位于倒数第 9 肋间，距棘突 12cm 处凹陷中。主治肺热，咳嗽，劳伤气喘，肺把胸膊痛。C 选项，脾俞穴位于倒数第 3 肋间，距棘突 12cm 处凹陷中。主治胃冷吐涎，肚胀，结症，泄泻，冷痛。D 选项，肷俞穴位于肷窝内穿肠放气处。左右侧各一穴。主治气胀，绞肠痧，顽固性粪结。E 选项，肾俞穴位于百会穴旁开 6cm 处，或肠骨外角最高点与背中线 1/2 处，与腰脊做平行线，百会穴旁开与此线交汇处是穴位。左右侧各一穴。主治腰痿，腰胯风湿，闪伤腰胯。该牛辨证为阴道脱出，据此，92 题选 A，93 题选 C，94 题选 B。

95.【答案】E

【考点】本题考查兽医内科学第十二单元维生素与微量元素缺乏症/B 族维生素缺乏症/临床特点。

【解析】本题中的"痉挛性鹅步"是维生素 $B_5$（泛酸）缺乏症，即泛酸缺乏症。据此，选 E。

96.【答案】B

【考点】本题考查兽医内科学第十二单元维生素与微量元素缺乏症/B 族维生素缺乏症/临床特点。

【解析】趾爪向内弯曲又称趾爪蜷曲症，是维生素 $B_2$（核黄素）缺乏症中禽的特征症状。据此，选 B。

97.【答案】A

【考点】本题考查兽医内科学第十二单元维生素与微量元素缺乏症/维生素 A 缺乏症/临床症状。

【解析】根据该牛眼角膜增厚，视力障碍等临床症状，可诊断为维生素 A 缺乏症。据此，选 A。

98.【答案】C  99.【答案】D  100.【答案】E

【考点】本组题考查兽医外科与手术学第五单元眼科疾病/角膜炎/病因与症状。

【解析】A 选项，卡他性结膜炎出现结膜潮红、肿胀和分泌物等。B 选项，化脓性结膜炎有大量脓性分泌物。C 选项，浅表性角膜炎出现结膜充血，角膜水肿，浅表性血管增生，增生部位混浊等。D 选项，角膜炎均出现角膜周围充血，然后再新生血管。表层性角膜炎的血管来自结膜，呈树枝状分布于角膜面上，可看到其来源；深层性角膜炎的血管来自角膜缘的毛细血管网，呈刷状，自角膜缘伸入角膜内，看不到其来源。E 选项，溃疡性角膜炎通常由细菌或外伤引起，伴有表面呈暗灰色及破损等变化。角膜荧光素染色检查是角膜缺损和溃疡的检查方法。据此，98 题选 C，99 题选 D，100 题选 E。

# 全国执业兽医资格考试试卷十一（兽医全科类）

## （临床科目）

1.【答案】E

【考点】本题考查兽医临床诊断学第十五单元心电图检查/正常心电图/心电图的组成与命名。

【解析】图中所示犬Ⅱ导联心电图，箭头指示的波是 P 波。据此，选 E。

2.【答案】A

【考点】本题考查兽医临床诊断学第十二单

元 X 线检查 / 呼吸系统的 X 线检查 / 常见疾病的 X 线诊断。

【解析】A 选项，X 线片胸部有大量团块状软组织密度阴影，符合肿瘤特征。B 选项，大叶性肺炎肝变期变化较为典型，肺叶中部呈现大片均匀致密的阴影，上界呈现弧形隆起。C 选项，肺气肿 X 线片表现为肺透明度增大，肺容积增大。D 选项，胸腔积液则在 X 线片中有明显水平线。E 选项，异物性肺炎初期，肺门区域沿肺纹理分布小叶性渗出性阴影，随着病情发展可在肺叶下部出现小片状模糊阴影融合，呈现团块状或弥散性阴影，密度不均匀。据此，选 A。

3.【答案】C

【考点】本题考查中兽医学第一单元基础理论 / 病因 / 六淫。

【解析】六淫中，具有重浊、趋下特性的病邪是湿。据此，选 C。

4.【答案】B

【考点】本题考查兽医产科学第十二单元乳房疾病 / 奶牛乳腺炎 / 分类及症状。

【解析】判定奶牛隐性乳腺炎的标准之一是每毫升乳汁中含有的体细胞数为 50 万个以上。据此，选 B。

5.【答案】C

【考点】本题考查中兽医学第八单元止咳化痰平喘药及方剂 / 止咳平喘药及方剂 / 百部。

【解析】A 选项，杏仁可止咳平喘，润肠通便。用于风寒、风热、肺热咳嗽；年老肠燥、津亏便秘等证。B 选项，紫菀可润肺下气，化痰止咳。用于外感咳嗽，肺热咳嗽，劳伤久咳。C 选项，百部可润肺下气止咳，杀虫灭虱。用于新久咳嗽；外用于多种虱虫。D 选项，款冬花可润肺下气，止咳化痰。E 选项，白果可敛肺气，定喘嗽，止带浊，缩小便。用于哮喘，痰嗽，小便频数。据此，选 C。

6.【答案】D

【考点】本题考查兽医内科学第一单元总论 / 中毒性疾病概述 / 中毒性疾病的诊断。

【解析】无机毒物的致病特点为与毒物剂量有关、慢中毒等。据此，选 D。

7.【答案】D

【考点】本题考查兽医产科学第九单元母畜的不育 / 饲养管理及利用性不育 / 管理利用性不育。

【解析】管理利用性不育包括营养性不育、管理性不育、衰老性不育。营养性不育包括营养不良性不育和营养过剩性不育。据此，选 D。

8.【答案】A

【考点】本题考查兽医临床诊断学第四单元胸廓、胸壁及呼吸系统的检查 / 肺与胸膜的检查 / 叩诊。

【解析】健康动物肺区的正常叩诊音是清音，肺区中央部位清音明显，肺区边缘部位带半浊音性质。据此，选 A。

9.【答案】E

【考点】本题考查兽医内科学第十七单元其他中毒病 / 瘤胃酸中毒 / 临床症状。

【解析】最急性型瘤胃酸中毒病例的瘤胃内纤毛虫数减少。本题为选非题。据此，选 E。

10.【答案】D

【考点】本题考查中兽医学第十单元祛湿药及方剂 / 祛风湿药及方剂 / 木瓜。

【解析】A 选项，羌活可引药至肢体上部。B 选项，威灵仙可引药入骨。C 选项，独活可引药至肢体下部。D 选项，木瓜可引药至后肢。E 选项，秦艽可引药至背部。据此，选 D。

11.【答案】D

【考点】本题考查兽医内科学第十四单元饲料源性毒物中毒 / 棉籽与棉籽饼粕中毒 / 临床症状。

【解析】棉籽饼中毒特征包括出血性胃肠炎、全身水肿、血红蛋白尿、实质器官变性、桃红蛋。症状表现为消瘦、慢性胃肠炎、肾炎、体温变化不大。急性中毒表现饮、食欲废绝，结膜充血，粪尿带血，呼吸急促，肺泡音减弱；慢性中毒表现生长缓慢、厌食、麻痹等。实质器官变性可以推断 A、B、C、E 选项都是正确的。本题为选非题。据此，选 D。

12.【答案】D

【考点】本题考查兽医产科学第二单元发情与配种/常见动物的发情特点及发情鉴定。

【解析】牛和黄牛为全年多次发情，发情周期为21d（17~24d），发情持续时间为18h（10~24h）。山羊和绵羊为季节性多次发情，发情周期：绵羊为17d（14~20d），山羊为21d（16~24d）；发情持续时间：绵羊为24~30h（16~35h），山羊为40h（24~48h）。猪为全年发情，发情周期21d（18~22d），发情持续时间为2~3d（1~5d）；常见发情症状为母猪排尿、爬跨，50%静立反射。据此，选D。

13.【答案】B

【考点】本题考查兽医临床诊断学第十二单元X线检查/消化系统的X线检查/常见疾病的X线诊断。

【解析】正常食道在普通常规X线检查时一般不显影。进行造影检查时，当造影剂进入食道后，显示钡流呈圆柱状致密阴影，迅速地沿食道径路向后推进，于几秒内进入胃中。图中造影剂全部停留在食道内中间部位无法通过，可以推断出该犬存在食道阻塞，因此B选项符合题意。A选项，显影应为食道壁的一层或全层局限性膨出，形成囊袋。C、E选项，显影应为食道变粗。D选项，显影应为食道变细。据此，选B。

14.【答案】A

【考点】本题考查兽医外科与手术学第十单元泌尿与生殖系统疾病/尿道损伤/症状与诊断。

【解析】A选项，急性尿道损伤的典型症状是尿中带血。B选项，尿闭是尿道阻塞的特征。C选项，体温升高是炎症的特征。D选项，阴囊肿大是阴囊炎的特征。E选项，前列腺肿大是前列腺炎的特征。据此，选A。

15.【答案】A

【考点】本题考查兽医外科与手术学第五单元眼科疾病/结膜炎/诊断与治疗。

【解析】治疗结膜炎一般不适用手术治疗，因此A选项符合题意。B、C、D、E选项，所述均为治疗结膜炎的原则。本题为选非题。据此，选A。

16.【答案】D

【考点】本题考查兽医内科学第四单元其他胃肠疾病/肠变位（肠套叠、肠扭转、肠嵌闭）/治疗。

【解析】肠变位治疗的基本原则为尽早实施手术修复，严禁投喂一切泻剂。其中术前准备的主要措施为减压、补液、强心、镇痛。而利尿则对心肾功能有影响，不利于生命体征的维持。本题为选非题。据此，选D。

17.【答案】E

【考点】本题考查兽医内科学第十单元糖、脂肪及蛋白质代谢障碍疾病/禽痛风/临床症状与病理变化。

【解析】A、B选项，为家禽关节型痛风的临床症状。C、E选项，痛风时血液尿酸浓度升高，而非降低，因此E选项说法错误。D选项，痛风时血液尿酸浓度升高，过高的血尿酸会在肾脏内形成结晶和结石，引起肾水肿（肾脏肿大）。本题为选非题。据此，选E。

18.【答案】E

【考点】本题考查兽医外科与手术学第十五单元术前准备/手术器械的种类与使用/手术器械的消毒。

【解析】A选项，煮沸灭菌法为较常用的灭菌方法，简便易行，除要求速干的物品（如棉花、纱布敷料等）外，可广泛应用于多种物品的消毒。B选项，通过紫外线照射，可有效地净化空气，明显减少空气中的细菌数量，同时也可杀灭物体表面附着的微生物。紫外线的杀菌范围广，可杀死一切微生物。C选项，高压蒸汽灭菌法应用最普遍，效果可靠。D选项，流通蒸汽灭菌法是指在常压条件下，采用100℃流通蒸汽加热杀灭微生物的方法，灭菌时间通常为30~60min。E选项，碘酊又称碘酒，只用于皮肤消毒。本题为选非题。据此，选E。

19.【答案】B

【考点】本题考查中兽医学第九单元温里药及方剂/温里药/肉桂。

【解析】A选项，独活可祛风散寒，除湿止

痛。用于风寒湿痹，腰膝疼痛。B选项，肉桂可温补肾阳，温中散寒，行血止痛。用于腰膝冷痛，肾虚作喘，眩晕目赤，心腹冷痛，虚寒吐泻，寒疝腹痛。C选项，羌活可解表散寒，祛风胜湿，止痛。用于风寒感冒，风寒湿痹，项强筋急，骨节酸疼，风水浮肿，痈疽疮毒。D选项，陈皮可理气健脾，燥湿化痰。用于脘腹胀满，食少吐泻，咳嗽痰多；疏肝解郁，理气宽中，调经止痛。E选项，香附用于肝郁气滞，胸胁胀痛，疝气疼痛，乳房胀痛，脾胃气滞，脘腹痞闷，胀满疼痛。据此，选B。

20.【答案】B

【考点】本题考查兽医产科学第六单元妊娠期疾病/阴道脱出/病因。

【解析】阴道脱出常见于奶牛、犬、猪，其次是绵羊和山羊，马少见。据此，选B。

21.【答案】E

【考点】本题考查兽医外科与手术学第十七单元手术基本操作/止血/全身和局部预防性止血方法。

【解析】局部预防性止血方法包括：①肾上腺素止血，在1000mL普鲁卡因溶液中加入0.1%肾上腺素溶液2mL进行注射，利用肾上腺素收缩血管作用达到手术基部止血的目的。②止血带止血，主要适用于四肢、阴茎和尾部的手术。指用专用的橡皮管止血带或普通乳胶管等，在手术部位上1/3处缠绕数周并固定，可暂时阻断血流，减少手术中失血，有利于手术操作，其保留的时间不得超过2h。E选项符合题意。其他选项均属于全身性止血药物。据此，选E。

22.【答案】C

【考点】本题考查兽医内科学第十单元糖、脂肪及蛋白质代谢障碍疾病/奶牛酮病/病因。

【解析】奶牛酮病可分为原发性与继发性两种。原发性酮病病因：奶牛高产（产后采食量下降）；产前过度肥胖；日粮中精料太多、粗料太少（精料中高蛋白质、高脂肪，但低碳水化合物）；采食太多青贮料（丁酸盐过多，酮体生成增加）；维生素$B_{12}$及矿物质钴、碘、磷的缺乏；肝脏疾病。继发性酮病病因：可见于前胃弛缓、创伤性网胃腹膜炎、皱胃变位、子宫炎、乳腺炎等疾病中。本题为选非题。据此，选C。

23.【答案】B

【考点】本题考查中兽医学第五单元清热药及方剂/清热泻火药及方剂/石膏。

【解析】A选项，知母可清热降火，滋阴润燥。用于肺胃实热证。B选项，石膏可清热泻火。煅用生肌敛疮，除烦止渴，用于肺胃大热，高热不退；外用治疗湿疹、烫伤等。C选项，芦根可清热生津，清肺止咳、除烦止呕。用于治疗肺热咳喘，并可止血。D选项，夏枯草可清肝明目、解毒散结。用于目赤肿痛，瘰疬瘿瘤。E选项，栀子可清热泻火，利湿退黄，凉血止血。用于肝经湿热黄疸。据此，选B。

24.【答案】E

【考点】本题考查中兽医学第三单元中药和方剂总论/中药性能/升降浮沉。

【解析】升浮药物主上行而向外，属阳，具有升阳、发表、祛风、散寒、催吐、开窍等作用。据此，选E。

25.【答案】D

【考点】本题考查兽医内科学第十五单元有毒植物与霉菌毒素中毒/T-2毒素中毒/临床症状。

【解析】T-2毒素中毒表现厌食、体温下降；呕吐、腹泻、生长停滞、消瘦。据此，选D。

26.【答案】A

【考点】本题考查兽医内科学第八单元泌尿系统疾病/膀胱麻痹/临床症状。

【解析】根据"不排尿，触诊膀胱增大、不敏感，按压有尿液排出"等临床症状，考虑该犬患有膀胱麻痹。据此，选A。

27.【答案】C

【考点】本题考查兽医临床诊断学第十三单元超声检查/超声诊断的临床应用/肝胆脾胰的超声检查。

【解析】犬脾脏超声检查部位是左侧第11~12肋间。据此，选C。

28.【答案】D

【考点】本题考查兽医外科与手术学第一单元外科感染/局部外科感染/蜂窝织炎。

【解析】溶血性链球菌是发生蜂窝织炎时最常见的化脓性病原菌之一，因此D选项符合题意。其余选项通常不引发蜂窝织炎。据此，选D。

29.【答案】A

【考点】本题考查兽医临床诊断学第十五单元心电图检查/心电图检查的临床应用/心律失常。

【解析】牛创伤性心包炎时心动过速，从心电图上看为窦性心动过速。据此，选A。

30.【答案】C

【考点】本题考查兽医临床诊断学第五单元腹壁、腹腔及消化系统的检查/反刍动物前胃的检查/瘤胃的检查。

【解析】健康牛瘤胃蠕动次数为1~3次/min。据此，选C。

31.【答案】D

【考点】本题考查兽医临床诊断学第五单元腹壁、腹腔及消化系统的检查/肝、脾的检查/肝脏的检查。

【解析】犬肝脏常用的触诊检查方法为深压触诊法。深压触诊法：用一个或两个并拢的手指逐渐深压腹部被检查部位，用于探测腹腔深在病变的部位及确定腹腔压痛点，在手指深压的基础上，迅速将手抬起，并查看病畜是否疼痛，因此D选项符合题意。A选项，双手触诊法：左手置于被检查部位的背面（腰部）或腔内（阴道、肛门），右手置于腹部进行触摸，可用于检查肝脏、脾脏、肾脏、子宫等脏器。B选项，浅部触诊法：指以手轻放于被检查的部位，适当加压或不加按压而轻柔地进行滑动触摸，主要检查体表温度和湿度，弹性及硬度，敏感性，肌肉紧张性，关节、软组织及浅部的动脉、静脉、神经等。C选项，切入触诊法：检查者以一个或几个并拢的手指，沿一定部位进行深入的切入或压入，以感知内部器官的性状，常用于检查肝脏、脾脏、胃、肾脏等脏器（肝脏的触诊方法中，深压触诊法比切入触诊法更常用）。E选项，冲击触诊法：用3~4个并拢的指端，稍用力急促地反复向下冲击被检查局部，通过指端以感触有无浮动的肿块或脏器，常用于检查大动物腹腔器官及腹腔积液（波动感、晃水音）。据此，选D。

32.【答案】D

【考点】本题考查兽医外科与手术学第十六单元麻醉技术/全身麻醉/常用吸入麻醉药物。

【解析】五个选项全部都是吸入性麻醉药。吸入性麻醉药具有全麻效能强和易于控制的优点，在其发展过程中，从乙醚、氯仿发展为氟烷、甲氧氟烷，克服了易燃易爆的缺点，再发展为恩氟烷（安氟醚）、异氟醚（异氟烷），减少了肝、肾毒性，再到七氟烷、地氟烷，强调了可控性，现在开始用于人医和兽医临床。氧化亚氮为麻醉性能较弱的气体麻醉药，仅与其他吸入性全麻药应用于麻醉维持。故目前兽医临床常用的吸入性麻醉药是恩氟烷、异氟醚。据此，选D。

33.【答案】D

【考点】本题考查兽医内科学第十二单元维生素与微量元素缺乏症/锌缺乏症/防治原则。

【解析】预防锌缺乏的最佳钙锌比例是100:1。据此，选D。

34.【答案】B

【考点】本题考查兽医临床诊断学第十五单元心电图检查/心电图检查的临床应用/电解质紊乱。

【解析】猫泌尿系统综合征为动物生殖泌尿系统疾病，一般不引发心脏疾病，心电图检查意义不大，因此B选项符合题意。其余选项所述诊断方法均适用于猫泌尿系统综合征的检查。本题为选非题。据此，选B。

35.【答案】D

【考点】本题考查兽医临床诊断学第八单元神经系统及运动机能的检查/反射机能的检查/通常检查的反射活动及方法。

【解析】叩诊槌叩击跟腱，正常表现为跗关节伸展、球关节屈曲。据此，选D。

36.【答案】B

【考点】本题考查兽医外科与手术学第十二单元四肢与脊柱疾病/骨折/骨折的临床特点。

【解析】骨折的特有症状为异常活动，其他选项均可由炎症或外伤引发。据此，选B。

37.【答案】E

【考点】本题考查中兽医学第十一单元理气药及方剂/理气药/砂仁。

【解析】A选项，杜仲可补肝肾，强筋骨，暖宫安胎。B选项，黄芩可清热燥湿，泻火解毒，安胎。用于清上焦之火。C选项，杏仁可止咳平喘，润肠通便。用于风寒、风热、肺热咳嗽；年老肠燥，津亏便秘等证。D选项，桃仁可活血祛瘀，润肠通便，止咳平喘。用于症瘕痞块，肺痈肠痈，跌扑损伤，肠燥便秘，咳嗽气喘。E选项，砂仁可化湿行气，温脾止泻，安胎。用于湿浊中阻，脘痞不饥，脾胃虚寒，呕吐泄泻，妊娠恶阻，胎动不安。据此，选E。

38.【答案】D

【考点】本题考查中兽医学第六单元泻下药及方剂/攻下药及方剂/番泻叶。

【解析】A选项，大青叶可清热解毒，凉血消斑。用于高热烦渴，神昏，斑疹。B选项，枇杷叶可化痰止咳，和胃降逆。用于肺热痰嗽，阴虚劳嗽，各种出血证。C选项，艾叶可祛寒止痛，温经止血。用于多种出血证，少腹冷痛，宫冷不孕；外治皮肤瘙痒。D选项，番泻叶可泻热通便，行水消胀。用于治疗热结津枯便秘，消化不良。E选项，荷叶可清热解暑，升发清阳。用于暑热泄泻，脾虚气陷。据此，选D。

39.【答案】C

【考点】本题考查兽医外科与手术学第十一单元跛行诊断/马、牛、犬跛行的诊断/马、牛跛行诊断的特殊性。

【解析】马、牛的跛行除采用一般诊断方法外，还可以采取特殊的诊断方法予以确诊。其中牛蹄有病时，常常不站立而躺卧着，因此与马不同的诊断方法是躺卧视诊。据此，选C。

40.【答案】E

【考点】本题考查兽医外科与手术学第一单元外科感染/局部外科感染/蜂窝织炎。

【解析】疏松结缔组织易发蜂窝织炎。据此，选E。

41.【答案】C

【考点】本题考查兽医产科学第三单元受精/配子在受精前的准备/配子的运行。

【解析】猪精子在生殖道内维持受精能力时间为24~72h。据此，选C。

42.【答案】C

【考点】本题考查兽医外科与手术学第五单元眼科疾病/青光眼/诊断与治疗。

【解析】晶状体摘除术是治疗白内障的手术方法。本题为选非题。据此，选C。

43.【答案】C

【考点】本题考查中兽医学第二单元辨证施治/防治法则/治未病。

【解析】题干中用温热性药物治疗热象病症，即以热治热，属于反治，因此C选项符合题意。A选项，异治：同一病证，因时、因地、因治疗对象不同，或由于病情进展程度、病机变化，以及用药过程中正邪消长等差异，治疗上应相应采取不同治法。B选项，正治：逆其证候性质而治的一种治疗原则，又称为逆治。即治疗采用的方药性质与疾病证候的性质相反。D选项，同治：不同的疾病，在其发展过程中，由于出现了相同的病机，因而采用同一方法治疗的法则。E选项，治标：在大出血、暴泻、剧痛等标症甚急的情况下，及时救治标病，如止血、止泻、止痛等，然后治其本病的治疗原则。据此，选C。

44.【答案】A

【考点】本题考查兽医外科与手术学第十六单元麻醉技术/局部麻醉/浸润麻醉技术。

【解析】浸润麻醉的方式包括直线浸润、菱形浸润、扇形浸润、基部浸润等方式。B、C、D、E选项，均属于浸润麻醉的方式。本题为选非题。据此，选A。

45.【答案】C

【考点】本题考查兽医产科学第八单元产后期疾病/胎衣不下/病因。

【解析】母畜分娩出胎儿后，如果胎衣在正常的时限内不能排出，称为胎衣不下或胎膜滞留。各种家畜排出胎衣的正常时间为：马5~90min，猪10~60min，羊0.5~4h（山羊较快，绵羊较慢），牛<12h。据此，选C。

46.【答案】A

【考点】本题考查兽医外科与手术学第二单元损伤/创伤/创伤的概念与组成。

【解析】该创面组成结构示意图中标注3所指的是创壁。据此，选A。

47.【答案】E

【考点】本题考查兽医产科学第九单元母畜的不育/疾病性不育/卵巢机能不全。

【解析】卵巢机能减退激素疗法：①促性腺激素，如促卵泡素（FSH）、人绒毛膜促性腺激素（hCG）、孕马血清促性腺激素（PMSG）或孕马全血。②雌激素：苯甲酸雌二醇（或丙酸雌二醇）、己烯雌酚。雌二醇（$E_2$）引起外表发情症状，但对卵巢无刺激作用。据此，选E。

48.【答案】A

【考点】本题考查兽医临床诊断学第十单元血液的临床常用生化检验/血清电解质/血清钾。

【解析】氯化钾是绝对不能静脉推注的，这不是补钾的正确方式。B、C、D、E选项，所描述的补钾方式均正确。本题为选非题。据此，选A。

49.【答案】A

【考点】本题考查兽医临床诊断学第四单元胸廓、胸壁及呼吸系统的检查/肺与胸膜的检查/听诊。

【解析】生理状况下马肺部听不到支气管呼吸音；而犬在其整个肺部都能听到明显的支气管呼吸音。据此，选A。

50.【答案】B

【考点】本题考查中兽医学第四单元解表药及方剂/辛温解表药及方剂/白芷。

【解析】A选项，石膏可清热泻火，煅用生肌敛疮，除烦止渴。用于肺胃大热，高热不退。B选项，白芷可解表散寒，祛风止痛，通鼻窍，消肿排脓。用于外感风寒，头痛牙痛，风湿痹痛，鼻渊，疮痈肿毒。C选项，薄荷可疏散风热，清利头目。用于轻清凉散，为疏散风热的要药，有发汗作用。D选项，柴胡可发表解热，疏肝理气，升举阳气。用于退热，肝气郁结，为和解少阳经之要药。E选项，蝉蜕可疏风散热。用于明目退翳，祛风解痉，解毒退疹。据此，选B。

51.【答案】D

【考点】本题考查兽医内科学第十一单元矿物质代谢障碍疾病/牛血红蛋白尿病/病因。

【解析】首先由题干中"牛、产后、红尿"3个信息怀疑为产后血红蛋白尿病，其主要病因是磷缺乏、产奶量高导致磷排出增加。据此，选D。

52.【答案】B

【考点】本题考查兽医产科学第一单元动物生殖激素/前列腺素/前列腺素的临床应用。

【解析】前列腺素可引发流产，但题干中注射前列腺素类似物后未发现其出现阴门肿胀、腹痛等流产症状，说明该动物为绵羊。因为绵羊胎盘从妊娠中期开始产生孕酮（$P_4$），从而对前列腺素 $F_{2\alpha}$（$PGF_{2\alpha}$）变得不敏感。据此，选B。

53.【答案】C

【考点】本题考查兽医产科学第七单元分娩期疾病/助产手术/截胎术的适应证和基本方法。

【解析】对复杂的难产，如伴有胎位、胎势异常，矫正后不易拉出或不易矫正的病例，宜采用剖腹产。如果胎儿已经死亡，可用截胎术。据此，选C。

54.【答案】D

【考点】本题考查中兽医学第八单元止咳化痰平喘药及方剂/冬瓜仁。

【解析】D选项，冬瓜仁可治疗题干所述症状。A选项，郁李仁可润下通便，利水消肿。本品富含油脂，用于津亏便秘，水肿胀满。与题干所述症状无关。B选项，酸枣仁可养心补肝，宁心安神，敛汗，生津。用于虚烦不眠，惊悸多梦，体虚多汗，津伤口渴。与题干所述症状无关。C选项，柏子仁可养心安神，润肠通便，止汗。用于阴血不足，虚烦失眠，心悸怔忡，肠燥便秘，阴虚盗汗。与题干所述症状无关。E选项，火麻仁可润肠通便、滋养补虚。用于津液亏损所致之粪便燥结，血虚便秘等证。与题干所述症状无关。据此，选D。

55.【答案】E

【考点】本题考查兽医内科学第五单元肝胆、腹膜和胰腺疾病/胰腺炎/诊断。

【解析】本题突破点为"血清淀粉酶超过正常值5倍"。动物发生急性胰腺炎时，血清中α-淀粉酶和脂肪酶的活性显著升高并且具有诊断意义。故首先考虑急性胰腺炎。其余症状及指标均与急性胰腺炎相符合。据此，选E。

56.【答案】D

【考点】本题考查兽医临床诊断学第十九单元常用治疗技术/常用穿刺术/腹腔穿刺部位及方法。

【解析】题干中"皮肤弹性降低，可视黏膜黄染，下腹部膨大，冲击式触诊有液体震荡音"，提示该牛可能有腹腔积液，则需要采用腹腔穿刺进行确诊。牛腹腔穿刺部位在脐与膝关节连线的中点。据此，选D。

57.【答案】A

【考点】本题考查兽医外科与手术学第六单元头、颈部疾病/齿病/齿槽骨膜炎的症状与治疗。

【解析】根据该犬咀嚼异常6d后症状减轻并逐渐消失，并在齿根部骨质增生，形成骨赘，考虑本病为非化脓性齿槽骨膜炎，因此A选项符合题意。B选项，牙周炎会形成牙周袋，伴有牙齿松动。C选项，化脓性齿槽骨膜炎齿龈出血、剧痛水肿、恶臭等。D选项，齿髓炎是牙髓腔内的感染，可能伴有剧痛。E选项，牙龈炎伴有牙龈红肿出血。据此，选A。

58.【答案】A

【考点】本题考查中兽医学第二十单元病证防治/淋证/辨证施治。

【解析】根据该马"排尿困难，疼痛不安，尿色鲜红，口色红，舌苔黄，脉数"等临床症状，病马可辨证为膀胱湿热，血淋；治疗宜选用的方剂是小蓟饮子，因此A选项符合题意。B选项，草薢分清饮可温肾利湿，分清化浊。

主治真元不足，下焦虚寒之膏淋、白浊。证见小便频数，混浊不清，白如米泔，凝如膏糊，舌淡苔白，脉沉。C选项，六味地黄丸可滋阴补肾。主治肾阴亏损，头晕耳鸣，腰膝酸软，骨蒸潮热，盗汗遗精，消渴等证。D选项，补中益气汤主治脾胃虚弱，清阳不升，或中气下陷，久泻久利，并伴有体倦乏力，舌淡脉弱等证和气虚发热证。E选项，八正散可清热泻火、利水通淋。主治湿热淋证。证见尿频尿急，尿时涩痛，淋漓不畅，尿色浑赤，甚则癃闭不通，小腹急满，口燥咽干，舌苔黄腻，脉滑数。据此，选A。

59.【答案】B

【考点】本题考查兽医外科与手术学第五单元眼科疾病/白内障/诊断与治疗。

【解析】白内障的临床特征主要表现为晶状体或晶状体及其囊混浊，瞳孔变色，视力消失或减退。晶状体混浊明显时，肉眼检查即可确诊，眼呈白色或蓝白色。所以本题犬患白内障，治疗方法为人工晶体植入术、晶状体摘除术或晶状体乳化白内障摘除术。据此，选B。

60.【答案】C

【考点】本题考查兽医外科与手术学第十八单元手术技术/腹部手术/腹部手术通路及探查技术。

【解析】牛患创伤性网胃腹膜炎，需要进行剖腹术取出网胃内异物。本病手术切口应选择左肷部切口。将切开肋骨中轴，直线切开皮肤、皮肌、浅肌膜、胸深肌膜，显露肋骨的外侧面。创钩扩开创口，止血。在肋骨中轴纵行切开肋骨骨膜，使骨膜上形成工字形切口。用骨膜剥离器使整个骨膜和肋骨分离。不需要切开肋间肌。本题为选非题。据此，选C。

61.【答案】A

【考点】本题考查兽医临床诊断学第十五单元心电图检查/心电图检查的临床应用/心肌梗死。

【解析】由题中犬表现可推断该犬有可能出现心肌梗死，表现在心电图上的主要特征是出现异常Q波，S-T段升高及T波倒置。据此，选A。

62.【答案】D

【考点】本题考查兽医内科学第七单元血液循环系统疾病/牛创伤性心包炎/临床症状。

【解析】瘤胃的容积大，不易损伤胃壁，而尖锐异物随食物进入网胃后，网胃的体积小，在网胃的强力收缩作用下，可刺伤或穿透网胃壁、膈肌和心包。因此，损伤的器官最可能是网胃。据此，选D。

63.【答案】B

【考点】本题考查兽医外科与手术学第十四单元蹄病/马属动物蹄病/蹄叶炎。

【解析】根据该马"跛行，不愿运动，两后蹄踵负重，步态紧张。蹄壁增温、敏感"的临床症状，以及"X线检查显示，蹄骨背侧缘与蹄壁背侧缘不平行，彼此之间出现夹角，蹄骨转位"的检查结果，考虑该马所患蹄病是蹄叶炎。据此，选B。

64.【答案】D

【考点】本题考查兽医内科学第六单元呼吸系统疾病/胸膜炎/防治。

【解析】根据题干怀疑为胸膜炎引起的胸腔积液，胸膜炎治疗原则为消除炎症，制止渗出，促进渗出物吸收和排除，防止中毒和对症治疗。促进渗出物的吸收和排除可用利尿剂、强心剂；胸腔大量积液时（呼吸困难），穿刺排液体暂时缓解病情，并将抗生素直接注入胸腔。治疗方法不包括大量补液。本题为选非题。据此，选D。

65.【答案】B

【考点】本题考查兽医内科学第十二单元维生素与微量元素缺乏症/铜缺乏症/临床特点。

【解析】钼中毒的特征为持续性腹泻和被毛褪色，常与铜缺乏同时发生，本病仅发生于反刍动物。据此，选B。

66.【答案】B

【考点】本题考查兽医产科学第六单元妊娠期疾病。

【解析】母猪过肥或妊娠后期腹压过高，子宫压迫直肠，肛门括约肌松弛等原因，会诱发母猪脱肛。严重脱肛的猪只，要及时进行手术治疗，而后可用温热的1%明矾溶液或0.1%高锰酸钾溶液洗净脱出的肠管及肛门周围。据此，选B。

67.【答案】C

【考点】本题考查兽医外科与手术学第十二单元四肢与脊柱疾病/关节脱位/马、牛、犬髌骨脱位的类型与症状。

【解析】根据该驴临床症状，最可能的诊断是髌骨上方脱位。A、D选项，关节炎会出现关节肿大。B选项，内方脱位时，关节可以屈曲，且蹄尖向内旋。E选项，外方脱位时，患肢一般呈屈曲状。据此，选C。

68.【答案】D  69.【答案】D  70.【答案】E

【考点】本组题考查兽医产科学第六单元妊娠期疾病。

【解析】根据"妊娠后期，两后肢站立不稳，交替负重，喜卧"的临床症状，以及"无受伤史；神经反应性基本正常，其X线侧位片未见明显异常"，本病最可能的诊断是孕畜截瘫。对孕畜截瘫的治疗方法是静脉注射葡萄糖酸钙。饥饿及营养不良，缺乏钙、磷等矿物质及维生素D，阳光照射不足，也可导致孕畜截瘫。神经损伤不属于孕畜截瘫的病因。据此，68题选D，69题选D，70题选E。

71.【答案】A  72.【答案】E  73.【答案】B

【考点】本组题考查兽医产科学第七单元分娩期疾病/产道性难产/子宫捻转。

【解析】"分娩预兆明显，持续努责未见胎儿露出"，提示发生难产。根据"检查发现两侧阴唇不对称，产道向前逐渐狭窄，只能容纳一手臂进入子宫，其他未发现异常"的检查结果，最可能发生了子宫捻转。出现子宫捻转，常选用翻转母体、产道内矫正、直肠内矫正、剖腹矫正或剖腹产的方法，其中最实用安全的治疗方法为翻转母体法。急剧翻滚属于与本病发生有关的因素。据此，71题选A，72题选E，73题选B。

74.【答案】D  75.【答案】E  76.【答案】C

【考点】本组题考查兽医外科与手术学第十二单元四肢与脊柱疾病/犬髋关节发育异常。

【解析】犬髋关节发育异常是以髋臼变浅、股骨头不全脱位、跛行、疼痛、肌肉萎缩为特征的一种疾病，几乎所有品种的犬都可发生，特别是大型品种犬的幼犬、快速生长的品种，如牧羊犬发病率较高。根据品种、发病年龄、临床症状和触诊可初步诊断，确诊需通过X线诊断。标准的X线检查方法是动物行仰卧位，两后肢向后拉直、放平，并向内旋转，两髌骨甲上。X线球管对准股中部拍摄。根据髋臼缘钝锐、白窝深浅、股骨头脱位程度和骨赘形成等，判断髋关节构形及发育异常的严重程度。并根据7个等级（优秀、良好、合格、可疑、轻度、中度和严重）打分。前三种用于品种选育，后三种用于本病的诊断。一般来说，病程长，髋臼变浅和不全脱位程度越重，并渐而继发退行性关节病和全脱位。与本病发生有关的最密切因素是遗传因素。据此，74题选D，75题选E，76题选C。

77.【答案】E  78.【答案】C  79.【答案】C

【考点】本组题考查兽医内科学第七单元血液循环系统疾病/牛创伤性心包炎。

【解析】不愿走下坡路是创伤性网胃心包（腹膜）炎的典型症状，结合其他临床症状，考虑该牛患创伤性网胃心包（腹膜）炎。其血液学变化：白细胞总数升高，其中中性粒细胞数升高，而淋巴细胞数则降低。创伤性网胃心包（腹膜）炎会出现典型的前胃弛缓症状，前胃弛缓症状与迷走神经性消化不良相关。据此，77题选E，78题选C，79题选C。

80.【答案】C  81.【答案】D  82.【答案】D

【考点】本组题考查兽医外科与手术学第八单元疝/腹股沟疝和阴囊疝/一般治疗方法。

【解析】根据该犬"有不明原因腹痛，触诊腹部紧张，拒绝触摸，左侧最后乳腺外侧（靠近腹股沟）有一个3.0cm×4.5cm的肿物，触诊柔软，有压痛"等临床症状，符合嵌闭性腹股沟疝的临床表现。注意与其他病区分。例如，乳腺炎会出现红、肿、热、痛；脓肿会出现红、肿、热、痛，穿刺有脓液；肿瘤会出现坚硬肿胀，且多发可能转移；腹壁疝的位置位于腹壁。公畜的腹股沟疝有遗传性，母畜腹压升高有可能引发腹股沟疝。本病以早期进行手术治疗为宜，因此，疝修补术是治疗本病的有效方法。据此，80题选C，81题选D，82题选D。

83.【答案】C  84.【答案】D  85.【答案】B

【考点】本组题考查兽医外科与手术学第十四单元蹄病/牛的蹄病/腐蹄病。

【解析】根据病牛跛行，系部球节屈曲，以蹄尖着地，趾间隙及冠部肿胀，并有小裂口、恶臭气味，考虑所患蹄病是腐蹄病。注意与其他蹄病区分。例如，蹄底挫伤通常由外力导致，蹄部有石子碎屑等；蹄裂是蹄壁角质分裂形成各种状态的裂隙，马属动物高发。蹄叶炎通常肢体向腹部下方伸；趾间皮炎皮肤呈湿疹性皮炎症状。细菌（坏死杆菌）感染是本病的主要病因。治疗本病的主要原则是抗菌消炎。据此，83题选C，84题选D，85题选B。

86.【答案】A  87.【答案】D  88.【答案】A

【考点】本组题考查中兽医学第十九单元针灸/家畜常用穴位针法与主治/犬常用穴位。

【解析】A选项，大肠俞穴位于与第4腰椎横突末端相对的髂肋肌中。主治消化不良，肠炎，便秘，椎间盘疾病。B选项，曲池穴位于肘关节前外侧，肘横纹外端凹陷处。主治前肢及肘部疼痛，神经麻痹。C选项，肩井穴位于肩关节外上缘凹陷中，左右各一穴。主治前肢风湿，肩部闪伤。D选项，山根穴位于鼻背正中有毛无毛交界处。主治中风，中暑，感冒，发热。E选项，肾堂穴位于股内侧上部的隐静脉上，左右肢各一穴。主治腰胯闪伤，疼痛。据此，86题选A，87题选D，88题选A。

89.【答案】A

【考点】本题考查兽医外科与手术学第五单元眼科疾病/角膜炎/病因与症状。

【解析】根据"左眼半闭、流泪，角膜混浊，结膜呈粉红色"等临床症状，提示该马患有角膜炎，因此A选项符合题意。B选项，结膜炎会出现结膜充血潮红等。C选项，虹膜炎时虹膜纹理不清晰。D选项，视网膜炎一般眼部症状不明显，但视力逐渐减退，直到失明。E选项，青光眼会出现眼内压升高，眼球前突。据此，选A。

90.【答案】B

【考点】本题考查兽医外科与手术学第五单

元眼科疾病/结膜炎/病因与症状。

【解析】根据该犬"羞明（畏光）流泪、眼睑轻度肿胀，结膜潮红、充血，虹膜纹理清晰"等临床症状，考虑该犬患有结膜炎，因此B选项符合题意。A选项，角膜炎会出现角膜溃疡、混浊等，题干中未提及。C选项，犬患虹膜炎时虹膜纹理不清晰，而该犬虹膜纹理清晰。D选项，视网膜炎一般眼部症状不明显，但视力会逐渐减退，直到失明。E选项，青光眼会出现眼内压升高，眼球前突。据此，选B。

91.【答案】C

【考点】本题考查兽医外科与手术学第五单元眼科疾病/虹膜炎/病因与症状。

【解析】根据该牛"两眼羞明（畏光）流泪、轻度肿胀，角膜及眼前房水混浊，瞳孔缩小，虹膜纹理不清"等临床症状，考虑该牛患有虹膜炎，因此C选项符合题意。A选项，角膜炎会出现角膜溃疡、混浊等。B选项，结膜炎会出现结膜充血潮红等。D选项，视网膜炎一般眼部症状不明显，但视力逐渐减退，直到失明。E选项，青光眼会出现眼内压升高，眼球前突。据此，选C。

92.【答案】A

【考点】本题考查兽医内科学第十六单元矿物类及微量元素中毒/食盐中毒/临床症状。

【解析】题干中提到"腹泻，惊厥"，而腹泻属于消化紊乱，惊厥属于神经症状；再加上极度口渴（烦渴）、大量饮水的特征，可判断为典型的食盐中毒。据此，选A。

93.【答案】D

【考点】本题考查兽医内科学第十六单元矿物类及微量元素中毒/铜中毒/防治原则。

【解析】根据该羊换饲料后患病的病史，以及"剧烈腹痛，惨叫，体温正常或偏低，频频排出水样粪便，结膜苍白，尿呈浅红色"等临床症状，提示该羊为铜中毒。据此，选D。

94.【答案】C

【考点】本题考查兽医内科学第十六单元矿物类及微量元素中毒/无机氟化物中毒/临床症状。

【解析】题干所述病牛具有氟牙症（牙面有黄褐色斑）和氟骨症（背腰僵硬，跛行，颌骨、掌骨呈对称性肥厚），本病最可能的诊断是慢性无机氟化物中毒。据此，选C。

95.【答案】E

【考点】本题考查兽医外科与手术学第十八单元手术技术/腹部手术/肠管切除及端端吻合术。

【解析】题中可推出该猫患巨结肠症，治疗方法为肠管切除术。据此，选E。

96.【答案】E

【考点】本题考查兽医外科与手术学第十八单元手术技术/腹部手术/肠管切除及端端吻合术。

【解析】题中可推出该犬患肠套叠，且套叠处肠管呈暗紫色，相应的肠系膜血管无搏动，说明肠管坏死，治疗方法为肠管切除术。据此，选E。

97.【答案】C

【考点】本题考查兽医外科与手术学第十八单元手术技术/腹部手术/犬脾摘除术。

【解析】可视黏膜苍白，说明存在大出血；B超检查脾脏结构紊乱不清，说明脾脏破裂。治疗方法为脾脏摘除术。据此，选C。

98.【答案】B　99.【答案】A　100.【答案】D

【考点】本组题考查兽医临床诊断学第九单元血液的一般检验/白细胞计数和白细胞分类计数/白细胞特征。

【解析】A选项，晚幼中性粒细胞细胞质内含少量嗜天青颗粒和明显中性颗粒；细胞核呈椭圆形、紫红色，着色细致，分叶达3~5叶。B选项，杆状核中性粒细胞的细胞核呈马蹄形或腊肠形，染色呈浅紫蓝色，细胞核染色质细致。C选项，分叶达3~5叶是哺乳动物中性粒细胞的特征。D选项，小淋巴细胞的直径为7~9μm；细胞核致密，轻度凹陷，染色质粗糙聚集。细胞质极少、呈浅蓝色。染色中心（或致密的染色质区域）不能与核仁相混淆，染色中心在细胞核内呈深染团块。中淋巴细胞和大淋巴细胞直径为9~11μm，细胞质较多。细胞质内可能含有红紫色颗粒（嗜天青颗粒），细胞核呈圆形。E选项，单核细胞较大，含有多形态的细胞核。细胞核有时呈肾形，但通常伸长并分叶，染色质较中性粒细胞松散。单核细胞的细胞质呈蓝灰色，可能含有空泡或细小的粉色颗粒。据此，98题选B，99题选A，100题选D。

# 全国执业兽医资格考试试卷十二（兽医全科类）（临床科目）

1.【答案】D

【考点】本题考查兽医外科与手术学第五单元眼科疾病/眼科检查方法/眼病的临床治疗技术。

【解析】0.5%~1%阿托品溶液用于散瞳，治疗虹膜炎、周期性眼炎及做眼底检查。据此，选D。

2.【答案】E

【考点】本题考查兽医内科学第九单元神经系统疾病/脑膜脑炎/治疗。

【解析】在牛脑膜脑炎治疗原则中，降低颅内压是十分关键的一步，而降低颅内压主要用到20%甘露醇或25%山梨醇，防治脑水肿。据此，选E。

3.【答案】C

【考点】本题考查兽医外科与手术学第十二单元四肢与脊柱疾病/骨折/骨折的愈合过程。

【解析】原始骨痂形成期：骨折短管内、外已形成的骨样组织，逐步钙化成新生骨，即膜内化骨，骨痂逐渐形成，分为内骨痂和外骨痂，进而形成原始骨痂，骨折经过骨痂形成和爬行替代作用这两个过程，临床愈合才告完成。这一阶段约需1个月。临床特征是局部炎症消散，不肿不痛，骨折端基本稳定，但尚不够坚固，病肢可稍微负重。X线片上可见骨干骨折四周包围有梭形骨痂阴影，骨折线仍隐约可见。据此，选C。

4.【答案】D

【考点】本题考查兽医外科与手术学第二单元损伤/损伤的并发症/溃疡。

【解析】溃疡局部禁止使用有刺激性的防腐剂，如鱼石脂。因此，治疗皮肤炎性溃疡不宜使用的药物是20%鱼石脂软膏。本题为选非题。据此，选D。

5.【答案】E

【考点】本题考查兽医外科与手术学第九单元直肠与肛门疾病/犬肛门囊炎/病因与症状。

【解析】犬肛门囊的位置位于类似时钟的4点、8点处。据此，选E。

6.【答案】D

【考点】本题考查兽医内科学第十八单元其他内科疾病/应激综合征/临床症状。

【解析】测试应激敏感猪时通常采用的方法是氟烷试验和检测血清中的肌酸激酶（CK）。据此，选D。

7.【答案】E

【考点】本题考查兽医内科学第十二单元维生素与微量元素缺乏症/硒和维生素E缺乏症/诊断。

【解析】硒在谷胱甘肽过氧化特酶（GSH-Px）催化作用中具有关键作用，可以说硒是该酶的活性中心。动物发生硒缺乏时，该酶的活性降低，机体的抗氧化能力下降。据此，选E。

8.【答案】C

【考点】本题考查中兽医学第八单元止咳化痰平喘药及方剂/清化热痰药及方剂/瓜蒌。

【解析】C选项，瓜蒌可清化热痰，润肠通

便。A选项，贝母可润肺化痰，清热止咳，开郁散结。B选项，半夏可燥湿化痰，降逆止呕，消痞散结。D选项，前胡可降气化痰，散风清热。用于痰热喘满，咯痰黄稠，风热咳嗽，痰多。E选项，桔梗可宣肺祛痰，排脓消痈。用于咳嗽痰多，胸闷不畅，咽痛音哑，肺痈吐脓。据此，选C。

9.【答案】B

【考点】本题考查中兽医学第二单元辨证施治/诊法/切脉部位和方法、常见脉象的主证。

【解析】犬常用的切脉部位是股内动脉。据此，选B。

10.【答案】A

【考点】本题考查兽医外科与手术学第十六单元麻醉技术/局部麻醉/浸润麻醉技术。

【解析】浸润麻醉的方式包括直线浸润、菱形浸润、扇形浸润、基部浸润等方式。B、C、D、E选项，均属于浸润麻醉的方式。A选项，表面麻醉技术、浸润麻醉技术、传导麻醉技术和脊髓麻醉技术同属于局部麻醉技术。本题为选非题。据此，选A。

11.【答案】A

【考点】本题考查兽医临床诊断学第十单元血液的临床常用生化检验/肝功能检查/血清酶。

【解析】临床上提示犬和猫肝细胞发生损伤的是丙氨酸氨基转移酶（ALT）。B、E选项，α-淀粉酶（α-AMS）、脂肪酶（LPS）为胰损伤的指标；C、D选项，肌酸激酶（CK）、天冬氨酸氨基转移酶（AST）和乳酸脱氢酶（LDH或LD）为心肌损害指标。据此，选A。

12.【答案】D

【考点】本题考查兽医外科与手术学第五单元眼科疾病/白内障/诊断与治疗。

【解析】白内障的特征是晶状体或晶状体及其囊混浊，瞳孔变色，视力消失或减退。据此，选D。

13.【答案】B

【考点】本题考查兽医临床诊断学第五单元腹壁、腹腔及消化系统的检查/排粪动作及粪便的感官检查/排粪动作的检查。

【解析】病畜未做排粪动作而不自主地排出粪便，常提示排便失禁。据此，选B。

14.【答案】E

【考点】本题考查兽医外科与手术学第二单元损伤/创伤/创伤的概念与组成。

【解析】一般的创伤均由创围（创口）、创缘、创壁、创腔、创底和创面组成。血凝块不属于创伤组成部分。本题为选非题。据此，选E。

15.【答案】B

【考点】本题考查兽医产科学第一单元动物生殖激素/胎盘促性腺激素/人绒毛膜促性腺激素的临床应用。

【解析】A、C、D、E选项，均能直接作用于子宫。B选项，人绒毛膜促性腺激素（hCG）的主要作用是促进卵泡排出。本题为选非题。据此，选B。

16.【答案】E

【考点】本题考查兽医产科学第一单元动物生殖激素/垂体激素/促卵泡素、促黄体素的临床应用。

【解析】E选项，促黄体素（LH）可促进卵泡成熟，进而促进黄体形成。黄体主要作用是在妊娠时分泌孕酮用于保胎，因此LH可用于预防黄体发育不全性流产。A选项，促卵泡素（FSH）的作用是促进卵泡发育。B选项，催产素（OT）可治疗持久黄体（不发情）、黄体囊肿（持续发情）。C选项，雌激素（E）可用于催情，诱导泌乳，也有促进子宫内容物排出的作用。D选项，前列腺素（PGs）可溶解黄体。据此，选E。

17.【答案】A

【考点】本题考查兽医产科学第九单元母畜的不育/饲养管理及利用性不育/繁殖技术性不育。

【解析】输精为配种技术，由于输精时间延误而导致的不育属于繁殖技术性不育，因此A选项符合题意。B选项，管理利用性不育，包括使役过重、哺乳或泌乳过多等引起的不育。C选项，衰老性不育是指母畜年龄过大。D选项，环境气候性不育也属于饲养管理不当导致的不育。E选项，营养性不育是指过胖或过瘦。据此，选A。

18.【答案】B

【考点】本题考查兽医外科与手术学第十二单元四肢与脊柱疾病/骨折/骨折的临床特点。

【解析】图中骨折线几乎与骨干纵轴垂直，故为横形骨折，据此，选B。

19.【答案】B

【考点】本题考查兽医外科与手术学第十七单元手术基本操作/缝合/打结种类与注意事项。

【解析】视频中为方结，结扎后较为牢固，通常用于结扎小动脉。据此，选B。

20.【答案】B

【考点】本题考查兽医外科与手术学第八单元疝/脐疝/症状。

【解析】根据图提供的信息，最可能的诊断是脐疝。症状为脐部呈现局限性球形肿胀，质地柔软，也有的紧张，但缺乏红、痛、热等炎性反应。病初多数能在挤压疝囊或改变体位时疝内容物还纳到腹腔，并可摸到疝轮，仔猪和幼犬在饱腹或挣扎时脐疝可增大。听诊可听到肠蠕动音。犊牛脐疝一般由拳头大小可发展至小儿头大，甚至更大。由于结缔组织增生及腹压大，往往摸不清疝轮。脱出的网膜常与疝轮粘连，或肠壁与疝囊粘连，也有疝囊与皮肤发生粘连的。据此，选B。

21.【答案】D

【考点】本题考查兽医临床诊断学第十单元血液的临床常用生化检验/肾功能检查/肌酐。

【解析】肾功能指标包括尿素、肌酐、氨、尿酸、尿蛋白/肌酐比。肾功能衰竭时肌酐升高，因此D选项符合题意。A选项，血浆三酰甘油（甘油三酯）升高见于糖尿病、甲状腺功能减退、肾病综合征、肾功能衰竭、急性坏死性胰腺炎。B选项，血糖升高见于采食碳水化合物饲料、剧烈运动、应激、糖皮质激素的分泌增加、含糖的液体静脉注射、糖尿病。C、E选项，白蛋白、血清胆固醇升高主要见于肝脏或胆管疾病。据此，选D。

22.【答案】C

【考点】本题考查中兽医学第四单元解表药及方剂/辛凉解表药及方剂/薄荷。

【解析】C选项，薄荷，辛、凉。入肺、肝经。可疏散风热，清利头目。主治风热感冒，风热上犯。常与金银花相须。A选项，桂枝可发汗解肌，温阳利水。B选项，防风可祛风解表，胜湿解痉。D选项，荆芥可祛风解表，透疹止痒，清血分伏热，理血止血。E选项，麻黄可发汗解表，宣肺平喘，利水消肿。据此，选C。

23.【答案】C

【考点】本题考查兽医临床诊断学第一单元兽医临床检查的基本方法/问诊/内容。

【解析】现病史包括本次发病动物的发病经过，因此C选项符合题意。A、B、D、E选项，均属于既往史内容。据此，选C。

24.【答案】B

【考点】本题考查兽医外科与手术学第十五单元术前准备/手术器械的种类与使用/手术器械的消毒。

【解析】煮沸灭菌法为较常用的灭菌方法，高压蒸汽灭菌法应用最普遍，效果可靠。据此，选B。

25.【答案】A

【考点】本题考查兽医临床诊断学第三单元心血管系统的检查/心脏的检查/听诊。

【解析】两心音都减弱见于严重的心功能不全、濒死期、严重的发热性疾病、贫血、心包积液、胸水等。两心音都增强见于发热初期、疼痛、贫血、应用强心剂、心脏肥大和心脏病代偿性亢进等。因此，心包积液时，听诊第一心音、第二心音依次为减弱、减弱。据此，选A。

26.【答案】B

【考点】本题考查兽医内科学第十三单元其他营养代谢病/肉鸡腹水综合征/诊断。

【解析】本题主要考察肉鸡腹水综合征的防治方法，在肉鸡腹水综合征出现时多采用药物治疗、综合管理、鸡舍通风、慢速降温、饲喂低蛋白质和低能饲料、降低钠含量等。据此，选B。

27.【答案】E

【考点】本题考查兽医外科与手术学第十一单元跛行诊断/马、牛、犬跛行的诊断/牛跛行诊断的特殊性。

【解析】强迫躺卧多见于关节脱位。据此，选E。

28.【答案】E

【考点】本题考查中兽医学第七单元消导药及方剂/消导药/麦芽。

【解析】A选项，莱菔子（萝卜的成熟种子）可消食导滞，降气化痰。B选项，山楂可消食健胃，尤以消化肉食积滞见长。用于食积不消，肚腹胀满等。C选项，鸡内金可消食健脾，化石通淋。用于草料停滞而兼有脾虚证的病畜，以及用于化石通淋。D选项，神曲可消食化积，健胃和中。用于消食健胃，尤以消谷积见长，并与山楂、麦芽合称三仙。E选项，麦芽可消食和中，回乳，尤以消草食见长。具有消食和中、回乳作用的药物是麦芽。据此，选E。

29.【答案】B

【考点】本题考查兽医内科学第十六单元矿物类及微量元素中毒/铜中毒/防治原则。

【解析】铜中毒的治疗方法：停止铜供给，静脉注射三硫（或四硫）钼酸钠溶液；在精料中添加钼、锌、硫。临床中铜中毒与钼中毒是一对组合，铜中毒给予钼支持，钼中毒给予铜支持，其中钼制剂有多种类型。据此，选B。

30.【答案】D

【考点】本题考查兽医外科与手术学第十四单元蹄病/马属动物蹄病/蹄叶炎。

【解析】患急性蹄叶炎的动物，精神沉郁，食欲减少，不愿站立和运动。两前蹄患病时，病马后肢伸至腹下，两前肢向前伸出，以蹄踵着地；两后蹄患病时，前肢后屈于腹下；四蹄均发病时，站立姿势与两前蹄发病类似，体重尽可能落在蹄踵上。如果强迫运步，患病动物运步缓慢、步样紧张、肌肉震颤。触诊病蹄增温，蹄冠处尤其明显。叩诊或压诊患蹄敏感。据此，选D。

31.【答案】E

【考点】本题考查中兽医学第六单元泻下药及方剂/攻下药及方剂/大承气汤。

【解析】大承气汤组方中除大黄、芒硝和厚朴外，还有枳实。据此，选E。

32.【答案】A

【考点】本题考查兽医产科学第二单元发情与配种/常见动物的发情特点及发情鉴定/奶牛和黄牛。

【解析】A选项，牛发情持续时间为18h。B选项，猪发情持续时间为40~60h。C选项，马发情持续时间为5~7d。D选项，犬发情持续时间为9d（4~12d）。E选项，猫发情持续时间为3~6d。综上比较，发情持续时间最短的动物是牛。据此，选A。

33.【答案】A

【考点】本题考查兽医产科学第二单元发情与配种/发情周期/发情周期的调节。

【解析】A选项，牛为常年发情动物。B、D、E选项，属于季节性多次性发情动物。C选项，犬为季节性单次发情动物。据此，选A。

34.【答案】B

【考点】本题考查兽医内科学第二单元口腔、唾液腺、咽和食道疾病/食道阻塞/防治。

【解析】疏导（润滑管腔、缓解痉挛、清除阻塞物）是治疗食道阻塞的有效方法。据此，选B。

35.【答案】D

【考点】本题考查兽医产科学第一单元动物生殖激素/性腺激素/孕酮的临床应用。

【解析】马和绵羊到了妊娠后期，胎盘成为孕酮的主要来源。牛妊娠期间的孕酮来源于黄体。据此，选D。

36.【答案】E

【考点】本题考查兽医临床诊断学第十单元血液的临床常用生化检验/肝功能检查/血清酶。

【解析】健康状况下，天冬氨酸氨转移酶（AST）高达400U/L的动物是马。据此，选E。

37.【答案】C

【考点】本题考查兽医外科与手术学第十八单元手术技术/头部手术/眼睑内翻矫正术。

【解析】图中为眼睑内翻矫正术，用于治疗眼睑内翻（图中为下眼睑内翻）。据此，选C。

38.【答案】E

【考点】本题考查兽医内科学第七单元血液循环系统疾病/牛创伤性心包炎/临床症状。

【解析】根据题干，牛创伤性心包炎后期呈现拍水音或金属音。据此，选E。

39.【答案】A

【考点】本题考查兽医内科学第十四单元

饲料源性毒物中毒/棉籽与棉籽饼粕中毒/临床症状。

【解析】犊牛棉籽饼中毒的典型症状为视力障碍。据此，选A。

40.【答案】A

【考点】本题考查兽医临床诊断学第九单元血液的一般检验/白细胞计数和白细胞分类计数/白细胞特征。

【解析】A选项，嗜酸性粒细胞的细胞核分叶，细胞质中有红色、橙红色、深粉色颗粒。B选项，中性粒细胞的细胞核蓝质红，着色细致；核杆状或分叶。C选项，嗜碱性粒细胞的嗜碱性颗粒呈蓝紫色。D选项，淋巴细胞的细胞质少，呈蓝色；细胞核圆、有深染；牛有核仁环。E选项，单核细胞最大；细胞核的核质松散；单核细胞质呈蓝灰色，有空泡或颗粒。据此，选A。

41.【答案】B

【考点】本题考查兽医产科学第七单元分娩期疾病/助产手术/牵引术的适应证和基本方法。

【解析】B选项，（继发性）子宫弛缓适用于牵引术助产。A、E选项，胎儿过大、骨盆狭窄适用于剖腹产术助产。C、D选项，胎儿下位、胎儿横向适用于矫正术助产。据此，选B。

42.【答案】C

【考点】本题考查兽医内科学第十五单元有毒植物与霉菌毒素中毒/蕨中毒/中毒机理。

【解析】蕨叶子中含有硫胺酶可分解硫胺素（维生素$B_1$）。但反刍动物瘤胃可合成硫胺素，一般不会出现维生素$B_1$缺乏症；而马属于单胃动物，会出现硫胺素缺乏症。据此，选C。

43.【答案】E

【考点】本题考查兽医临床诊断学第十三单元超声检查/超声诊断的基础/动物体组织结构的回声性质与声像诊断。

【解析】B超检查时，钙化灶显示为强回声。据此，选E。

44.【答案】C

【考点】本题考查兽医临床诊断学第十九单元常用治疗技术/液体疗法/液体选择及应用。

【解析】液体疗法中，静脉输液原则是先快后慢、先浓后淡、见尿补钾、随时调整。本题为选非题。据此，选C。

45.【答案】E

【考点】本题考查中兽医学第三单元中药性能及方剂组成/方剂/组成原则。

【解析】大黄可攻积导滞、泻火凉血、活血祛瘀。芒硝可软坚泻下、清热泻火，具有润燥软坚、泻下清热的功效。大黄与芒硝均为攻下药，合用的配伍属于相须。据此，选E。

46.【答案】C

【考点】本题考查兽医内科学第十七单元其他中毒病/有机磷农药中毒/临床症状。

【解析】犬有机磷中毒的主要途径为消化道。据此，选C。

47.【答案】A

【考点】本题考查中兽医学第十单元祛湿药及方剂/利湿药及方剂/茵陈。

【解析】A选项，治疗肝胆湿热首选的药物是茵陈。B选项，猪苓可祛风散寒，除湿止痛。用于小便不利，水肿，泄泻，淋浊。C选项，泽泻可利水渗湿，泄热，化浊降脂。用于小便不利，水肿胀满，泄泻尿少，痰饮眩晕，热淋涩痛。D选项，滑石可利尿通淋，清热解暑，收湿敛疮。用于湿热黄疸，石淋、热淋，小便涩痛；热解膀胱所致尿赤涩痛，石淋、热淋；暑热所致烦渴、尿少；湿疹、湿疮。E选项，茯苓可渗湿利水，健脾益胃，宁心安神。用于水肿尿少，痰饮眩悸，脾虚食少，便溏泄泻，心神不安，惊悸失眠。据此，选A。

48.【答案】D

【考点】本题考查兽医外科与手术学第一单元外科感染/局部外科感染/疖和痈。

【解析】单个毛囊及其所属皮脂腺发生的急性化脓性感染称为疖，因此D选项符合题意。A选项，痈是由金黄色葡萄球菌感染引起的多个临近毛囊的深部感染。B选项，蜂窝织炎是疏松结缔组织内发生的急性弥漫性化脓性炎症。C选项，肉芽肿是由巨噬细胞及其演化的细胞局限性浸润和增生所形成的界线清楚的结节状病灶。E选项，脓肿是组织或器官内形成的局限性脓腔（外有脓膜、内有脓汁）。据此，选D。

49.【答案】B

【考点】本题考查兽医内科学第四单元其他胃肠疾病/马急性胃扩张/防治。

【解析】治疗马气胀性胃扩张时，首先进行导胃减压，暂时缓解症状。据此，选B。

50.【答案】B

【考点】本题考查兽医外科与手术学第二单元损伤/烧伤与冻伤/烧伤的分类、特征与治疗原则。

【解析】三度烧伤特征是皮肤全层或深层组织（筋膜、肌肉、骨骼）损伤。据此，选B。

51.【答案】C

【考点】本题考查中兽医学第一单元基础理论/脏腑学说与气血/五脏的生理功能。

【解析】心的主要功能是主血脉、藏神、主汗。据此，选C。

52.【答案】A

【考点】本题考查兽医临床诊断学第十二单元X线检查/X线检查的基础/X线检查技术。

【解析】X线特性：①穿透作用：与波长（千伏越高，波长越短，穿透力越强）、检查物体的密度、厚度相关（密度厚度越大，被吸收的X线越多，穿透的越少）。②荧光作用：X线照射到荧光物质后会发生荧光反应。③感光作用：可使胶片感光。④电离作用：可使物质发生电离，形成正、负离子。⑤生物学作用：具有辐射性，对人体有害。其中，穿透作用和荧光作用是X线透视检查的基础。据此，选A。

53.【答案】A

【考点】本题考查兽医外科与手术学第十三单元皮肤病/马拉色菌病病因与症状。

【解析】马拉色菌是一种单细胞真菌，形态酷似花生或鞋垫状，所以图中为马拉色菌。据此，选A。

54.【答案】B

【考点】本题考查兽医产科学第一单元动物生殖激素/胎盘促性腺激素/马绒毛膜促性腺激素的临床应用。

【解析】马绒毛膜促性腺激素能显著促进卵泡发育，可用于催情、同期发情、超数排卵等。据此，选B。

55.【答案】D

【考点】本题考查兽医外科与手术学第十一单元跛行诊断/概论/跛行的分类及临床特征。

【解析】黏着步样指呈现缓慢短步，见于肌肉风湿、破伤风等。据此，选D。

56.【答案】C

【考点】本题考查兽医外科与手术学第八单元疝/腹股沟疝和阴囊疝/一般治疗方法。

【解析】根据该猪在右侧倒数1~2个乳房外侧腹股沟处出现肿胀，触摸肿胀物可摸到肠管等临床症状，诊断最可能的疾病是腹股沟疝。应在腹股沟环做水平纽扣状缝合或结节缝合，皮肤切口结节缝合。据此，选C。

57.【答案】D

【考点】本题考查兽医外科与手术学第十单元泌尿与生殖系统疾病/膀胱破裂/症状与诊断。

【解析】膀胱破裂的部位可在膀胱的顶部、背部、腹侧和侧壁。膀胱破裂后尿液立即进入腹腔，因破裂口的大小及破裂的时间不同，其临床症状轻重不等。主要出现排尿障碍、腹膜炎、尿毒症和休克的综合征。膀胱不全破裂或裂口较小的病例，特别是牛，破裂口常常可被纤维蛋白覆盖而临床自愈。直肠检查膀胱内尿液充盈不足，病牛除排尿障碍外，一般没有全身症状。膀胱完全破裂的病例，无尿排出或仅排出少量尿液。大量尿液进入腹腔，腹下部腹围迅速增大。据此，选D。

58.【答案】D

【考点】本题考查兽医内科学第三单元反刍动物前胃和皱胃疾病/皱胃变位与扭转/临床症状。

【解析】根据题干中"食欲不振，瘤胃蠕动音弱，左肷部突起，髋关节水平线下方第8~12肋间有冲击拍水音，听、叩诊有钢管音"等特征症状，考虑本病为皱胃变位。据此，选D。

59.【答案】B

【考点】本题考查中兽医学第二十单元病证防治/虚劳/病因病机。

【解析】根据题干所述临床症状，本病可辨证为肺气虚，因此B选项符合题意。A选项，肺阴虚主证为干咳连声，昼轻夜重，甚则气喘，鼻液黏稠，低热不退，或午后潮热，盗汗，口干舌燥，粪球干小，尿少色深，口色红，舌无苔，脉细数。C选项，痰饮阻肺主证为咳嗽，气喘，鼻液量多，色白而黏稠，苔白腻，脉滑。D选项，燥热伤肺是因燥热盛而致气阴两伤之候。可见口燥渴，鼻干，咽干等。E选项，风寒束肺主证为咳嗽，气喘，兼有发热轻而恶寒重，鼻流清涕，口色青白，舌苔薄白，脉浮紧。据此，选B。

## 60. 【答案】B

【考点】本题考查兽医内科学第三单元反刍动物前胃和皱胃疾病/瘤胃臌气/诊断。

【解析】根据病牛"青草地放牧"的饲养史，以及"突然停食，腹部迅速膨大，左侧肷窝鼓起，叩诊呈鼓音"的临床症状，考虑本病为瘤胃臌气，可进一步采取瘤胃穿刺的方法放气确诊。据此，选B。

## 61. 【答案】E

【考点】本题考查兽医外科与手术学第八单元疝/会阴疝/病因、症状与诊断。

【解析】在肛门、阴门近旁或其下方出现无热、无痛、柔软的肿胀，常为一侧性，肿胀对侧肌肉松弛。如疝内容物为膀胱时，挤压肿胀有时可见到喷尿，患病动物频频排尿，但量不多或无尿。检查者用手由下向上挤压肿胀时常会逐渐缩小，并伴随着动性排尿，松手时又可增大，或隔一段时间后越来越大。直肠检查可有助于确诊。如压挤肿物时不见排尿又无大小变化，而仍怀疑为膀胱脱出时，则可用灭菌针头做穿刺，检查是否有尿液存在。若肿胀物硬并出现疼痛，常为嵌闭性会阴疝。犬的疝内容物常为直肠囊（或直肠袋），其次为膀胱或前列腺。据此，选E。

## 62. 【答案】B

【考点】本题考查兽医内科学第十二单元维生素与微量元素缺乏症/钴缺乏症/临床特点。

【解析】A选项，佝偻病以骨骼变形为主。B选项，钴缺乏主要出现厌食、消瘦、异嗜、贫血等症状，如果对于诊断仍不明确也可通过排除法得出答案。C选项，锰缺乏多发于禽类，但羊也可发生锰缺乏，主要表现为骨骼生长缓慢、四肢变形。D选项，铜中毒主要表现为腹痛、腹泻、惨叫、肝功能异常、贫血。E选项，铅中毒主要表现为脑病症状（兴奋狂躁、感觉过敏、肌肉震颤）、神经症状。据此，选B。

## 63. 【答案】B

【考点】本题考查兽医外科与手术学第十二单元四肢与脊柱疾病/关节脱位/马、牛、犬髌骨脱位的类型与症状。

【解析】髌骨上方脱位主要发生于牛，它会突然发生。牛在运动过程中，由于髌骨在上下滑动时被固定在滑车嵴近端，患关节不能屈曲。站立时，大腿、小腿强直，呈向后伸直肢势。膝关节、跗关节均不能屈曲。运步时蹄尖着地，拖曳前进，同时患肢高度外展，或患肢不能着地，以三肢跳跃。触摸髌骨上方移位，被异常固定在股骨内侧滑车嵴的顶端。膝内直韧带高度紧张。上方脱位后，在运动中有时会突然发出复位声，即髌骨回到滑车沟内，恢复正常肢势。据此，选B。

## 64. 【答案】A

【考点】本题考查中兽医学第十四单元补虚药及方剂/补气药及方剂/黄芪。

【解析】A选项，黄芪属于补气药。B选项，黄连为清热燥湿药，可清热燥湿、泻火解毒、清心除烦。用于清心火。C选项，黄精可补气养阴，健脾，润肺，益肾。用于脾胃气虚，体倦乏力。D选项，黄柏为清热燥湿药，可清热燥湿，泻火除蒸，解毒疗疮。用于湿热泻痢，黄疸尿赤，热淋涩痛，骨蒸劳热。E选项，黄芩为清热燥湿药，可清热燥湿、泻火解毒、安胎。用于清上焦之火。据此，选A。

## 65. 【答案】D

【考点】本题考查兽医临床诊断学第二单元整体及一般状态的检查/被毛和皮肤的检查/皮下组织的检查。

【解析】题干中提到"皮下气肿"，而A、B选项为肿块的触诊感觉，C选项为水肿的触诊感觉，D选项为气肿的触诊感觉，E选项为蜂窝织炎的触诊感觉。据此，选D。

## 66. 【答案】D

【考点】本题考查兽医产科学第七单元分娩期疾病/助产手术/牛和犬剖腹产术的适应证和基本方法。

【解析】题干中"胎儿、产道、骨盆均正

常"，可排除 A、B、C、E 选项。子宫颈开张不全分为四度。一度狭窄：胎儿勉强通过；二度狭窄：进子宫颈时胎儿头不过；三度狭窄：仅前蹄能入子宫颈管中；四度狭窄：子宫颈仅开一小口。牵引术可用于一度及二度狭窄。二度狭窄拉出可使胎儿受到伤害、子宫颈破裂。三度和四度狭窄时，进行剖腹产手术。根据题干中"子宫颈只开了三指"，子宫颈狭窄情况较为严重，需用剖腹产手术进行助产。据此，选 D。

67.【答案】B

【考点】本题考查兽医外科与手术学第十八单元手术技术/泌尿生殖器官手术/犬膀胱切开术。

【解析】根据题干所述可诊断为结石，结石手术时，母犬从耻骨前缘向前在腹白线上切开。据此，选 B。

68.【答案】D

【考点】本题考查兽医外科与手术学第十四单元蹄病/牛的蹄病/腐蹄病。

【解析】根据病牛体温升高，跛行。后肢趾间皮肤充血，冠部出现肿胀，考虑所患蹄病是腐蹄病。10%硫酸铜溶液蹄浴属于治疗本病的措施。据此，选 D。

69.【答案】E

【考点】本题考查兽医临床诊断学第四单元胸廓、胸壁及呼吸系统的检查/肺与胸膜的检查/叩诊。

【解析】根据"吸入麻醉结束拔出气管插管后，背侧皮下气肿"，可诊断为气管插管造成肺部损伤，导致皮下气肿，叩诊为鼓音。健康组织被致密的病变所包围，使肺组织的弹性丧失，传音强化；或肺和胸腔内形成异常的气腔，且空腔壁的紧张力较高；或肺泡内同时有气体和液体存在，使肺泡扩张、弹性降低时，叩诊可出现鼓音。主要见于：①浸润部位围绕着健康肺组织。②肺空洞。③气胸。④胸腔积液。⑤膈疝、膈肌破裂使充气肠管进入胸腔时。⑥支气管扩张。⑦皮下气肿等。据此，选 E。

70.【答案】A

【考点】本题考查兽医外科与手术学第十三单元皮肤病/真菌性皮肤病/诊断与治疗。

【解析】根据题干所述可诊断为猫癣，属于真菌性皮肤病。真菌性皮肤病又称皮肤癣病，是由嗜毛发真菌引起的毛干和角质层的感染。犬、猫主要感染的是犬小孢子菌，其次是石膏样小孢子菌和须发癣菌，但在不同地区和不同气候条件下，犬致病真菌的种类也会发生变化，猫的真菌性皮肤病95%以上是由犬小孢子菌所致，传染的方式是直接接触感染。据此，选 A。

71.【答案】C

【考点】本题考查兽医临床诊断学第五单元腹壁、腹腔及消化系统的检查/反刍动物前胃的检查/瘤胃的检查。

【解析】根据题干，腹部膨大是由于瘤胃臌气或积食，需要进行叩诊确定膨大性质为积食还是臌气。据此，选 C。

72.【答案】B

【考点】本题考查中兽医学第五单元清热药及方剂/清热燥湿药及方剂/白头翁汤。

【解析】B 选项，白头翁汤用于治疗热毒痢疾，里急后重，下痢脓血等证。A 选项，四君子汤主治脾胃气虚证。证见面色萎黄，语声低微，气短乏力，食少便溏，舌淡苔白，脉虚数。C 选项，茵陈蒿汤具有清热、利湿、退黄之功效。主治湿热黄疸。证见一身面目俱黄，黄色鲜明，发热，无汗或但头汗出，口渴欲饮，恶心呕吐，腹微满，小便短赤，大便不爽或秘结，舌红苔黄腻，脉沉数或滑数有力。D 选项，小承气汤具有清下热结，消满除痞之功效。用于伤寒阳明腑实证。证见大便秘结，胸腹痞满，舌苔黄，脉滑数等。E 选项，大承气汤用于治疗阳明腑实证。证见大便不通，脘腹痞满，腹痛拒按等。根据题干，适合治疗本病的方剂是白头翁汤。据此，选 B。

73.【答案】A

【考点】本题考查兽医产科学第七单元分娩期疾病/胎儿性难产/胎儿过大的临床症状和处理方法。

【解析】A 选项，胎儿过大是指胎儿体格与母体大小或骨盆大小不相适应。题干中已经明显说明胎儿头颅比正常大1/4，也未提及其他病理性因素，因此是胎儿过大引起的难产，符合题意。B选项，骨盆狭窄指因骨盆骨折、异常或损伤引起骨盆腔的大小和形态异常，妨碍排出胎儿。C选项，子宫颈狭窄也是母体产道性难产的一种。D选项，子宫弛缓是指在分娩的开口期及胎儿排出期子宫肌层的收缩频率、持续期及强度不足。E选项，阴道狭窄是母体阴道过小导致胎儿不能排出。据此，选A。

74.【答案】A

【考点】本题考查兽医内科学第十二单元维生素与微量元素缺乏症/维生素A缺乏症/临床症状。

【解析】根据该犬"角膜干燥，混浊"等临床症状，可诊断为维生素A缺乏症。据此，选A。

75.【答案】D

【考点】本题考查兽医外科与手术学第十二单元四肢与脊柱疾病/黏液囊疾病/肘头黏液囊炎的特点与治疗。

【解析】D选项，肘头部（腕关节前）逐渐形成一隆起（肿胀），无热无痛，初期较软，后期变硬，轻度跛行，其余未见异常符合黏液囊疾病的临床症状。A、C选项，有菜花样或细胞学检查等提示肿瘤，题干未提及。B选项，迅速形成，穿刺有血液流出提示血肿，题干未提及。E选项，红、肿、热、痛，穿刺有脓液流出提示脓肿，题干未提及。据此，选D。

76.【答案】E

【考点】本题考查兽医内科学第十单元糖、脂肪及蛋白质代谢障碍疾病/奶牛酮病/病因。

【解析】根据病牛"血液酮体升高"等临床症状，考虑可能患有奶牛酮病。本病发生的主要原因是血糖降低。据此，选E。

77.【答案】E

【考点】本题考查中兽医学第十九单元针灸/家畜常见病的针灸处方/马常用穴位。

【解析】E选项，姜牙穴主治冷痛及其他腹痛，可治疗题干所述症状。A选项，玉堂穴位于口内上腭第三棱褶上，距中线旁开一指处，左右各一穴。主治胃热，不可治疗题干所述症状。B选项，鼻俞穴主治肺热，感冒，鼻肿，中暑。不可治疗题干所述症状。C选项，开天穴位于眼球上，押手固定眼球后，与虫体头部最近的黑白睛交界处是穴位。主治混睛虫病，不可治疗题干所

述症状。D选项，抽筋穴位于两鼻孔内角连线重点稍上方处，手握上唇向前拉，两鼻孔则显露出拉紧的上唇提肌肌腱，腱两侧现出凹陷，在两凹陷间腱中央取穴，一穴。主治肺把低头难，不可治疗题干所述症状。据此，选E。

78.【答案】D

【考点】本题考查兽医内科学第十一单元矿物质代谢障碍疾病/纤维性骨营养不良/病因。

【解析】因该马出现异嗜现象，骨骼肿胀变形，考虑该马患有纤维性骨营养不良。根据题干中"精料以麸皮和米糠为主"，推断出现该症状的原因是日粮中磷含量过高。据此，选D。

79.【答案】B  80.【答案】A

【考点】本组题考查兽医外科与手术学第十八单元手术技术/四肢手术/犬股骨干骨折内固定术。

【解析】图中骨折位于股骨远端，靠近膝关节，无法使用接骨板固定，故应选择髓内针和克氏针交叉固定。手术通路的皮肤切口应位于膝关节前外侧。据此，79题选B，80题选A。

81.【答案】A  82.【答案】C  83.【答案】D

【考点】本组题考查兽医内科学第五单元肝胆、腹膜和胰腺疾病/胰腺炎。

【解析】本题突破点为血清淀粉酶和脂肪酶的活性升高。动物发生急性胰腺炎时，血清中α-淀粉酶和脂肪酶的活性显著升高并具有诊断意义。故首先考虑急性胰腺炎。胰腺炎应禁食禁水，治疗本病的首选药物是抑制胰腺外分泌及应用胰酶抑制剂抑肽酶。据此，81题选A，82题选C，83题选D。

84.【答案】D  85.【答案】A  86.【答案】E

【考点】本组题考查兽医产科学第八单元产后期疾病/奶牛生产瘫痪/治疗。

【解析】根据该奶牛"产后第2天出现精神沉郁，站立不稳，随后倒地不起，意识不清，知觉丧失，四肢屈于腹下，头颈弯向右侧胸部，体温36.1℃"，诊断可能发生的疾病是生产瘫痪。发病的直接原因是低血钙。生产瘫痪最适宜的治疗方法是补充钙剂或乳房送风。据此，84题选D，85题选A，86题选E。

87.【答案】D

【考点】本题考查中兽医学第二十单元病证防治/泄泻/辨证施治。

【解析】根据症状，该牛可辨证为伤食泻。治则是消积导滞，调和脾胃，因此D选项符合题意。A选项，温肾健脾，涩肠止泻可用于脾肾阳虚泄泻，如每至黎明即见腹泻、腹痛的病证。B选项，清热燥湿，利水止泻可用于暑湿泄泻、急性腹泻，兼有发热、大便水样、气味臭秽、小便不利等证。C选项，温中散寒，利水止泻可用于脾胃虚弱，食滞胀气，腹痛呕吐，寒湿肠鸣泄泻等证。E选项，补脾益气，利水止泻可用于大便时溏时泻，迁延反复，完谷不化，饮食减少，食后脘闷不舒，稍进油腻食物则大便次数增多，尿少，面色萎黄，身重胸满，神疲倦怠，舌淡苔白，脉细弱等证。据此，选D。

88.【答案】E

【考点】本题考查中兽医学第二十单元病证防治/泄泻/辨证施治。

【解析】根据症状，该牛可辨证为伤食泻，因此E选项符合题意。A选项，脾虚泻主证为饮食稍多，大便次数即明显增多而发生泄泻，伴有不消化食物，大便时溏时泻，迁延反复，饮食减少，神疲倦怠，舌淡苔白，脉细弱。B选项，寒泻主证为泄泻清稀，甚则如水样，腹痛肠鸣，脘闷食少，苔白腻，脉濡缓，苔薄白，脉浮。C选项，热泻主证为泄泻腹痛，泻下急迫，或泻而不爽，粪色黄褐，气味臭秽，肛门灼热，或身热口渴，小便短黄，苔黄腻，脉滑数或濡数。D选项，肾虚泻主证为黎明之前脐腹作痛，肠鸣即泻，泻下完谷，泻后即安，小腹冷痛，形寒肢冷，腰膝酸软，舌淡苔白，脉细弱。据此，选E。

89.【答案】B

【考点】本题考查中兽医学第二十单元病证防治/泄泻/辨证施治。

【解析】根据症状，该牛可辨证为伤食泻。治则是消积导滞，调和脾胃。治疗本病适宜的方剂是保和丸，因此B选项符合题意。A选项，巴戟散可温补肾阳，通经止痛，散寒除湿。主治肾阳虚衰。C选项，猪苓散可健脾利水。主治呕吐，膈上有停饮，吐后欲饮水。D选项，郁金散可清热解毒，燥湿止泻。主治肠黄，湿热泻痢。

E选项，参苓白术散可补脾胃，益肺气。用于脾胃虚弱，食少便溏，气短咳嗽，肢倦乏力。据此，选B。

90.【答案】E  91.【答案】B  92.【答案】E

【考点】本组题考查兽医内科学第六单元呼吸系统疾病/胸膜炎。

【解析】根据题干中的关键信息"脉搏加快，呼吸急促，腹式呼吸，站立时左肘头外展"，可基本诊断为胸膜炎，再根据血液学检查与听诊检查（拍水音）进一步诊断为胸膜炎。叩诊胸部可出现水平浊音。确诊本病的检查方法是胸腔穿刺检查。如做胸腔内液体检查，其穿刺液为渗出液，特点是蛋白质多，相对密度高。据此，90题选E，91题选B，92题选E。

93.【答案】E  94.【答案】A  95.【答案】E

【考点】本组题考查兽医产科学第六单元妊娠期疾病/妊娠毒血症。

【解析】根据"妊娠后期母羊精神沉郁，意识紊乱，黏膜黄染，食欲减退，瘤胃弛缓，反刍停止，运动失调，呆滞凝视，卧地不起，数天后死亡"的临床症状，以及"剖检见病羊多怀有3只以上胎儿，母羊肝脏肿大，呈土黄色，质地变脆（本题的突破点）"的检查结果，考虑本病最可能的诊断是妊娠毒血症。病羊人工引产的适宜药物是地塞米松。诱发本病的主要原因是营养失衡（主要见于母羊怀双羔、三羔或胎儿过大，此时胎儿消耗大量营养物质，而母羊不能满足这种需要）。预防本病的有效方法是在妊娠中后期补充高能、低脂饲料。据此，93题选E，94题选A，95题选E。

96.【答案】B  97.【答案】E  98.【答案】A

【考点】本组题考查兽医临床诊断学第十九单元常用治疗技术/注射法。

【解析】A选项，腹腔注射是将药液注入腹腔内的一种注射方法，有些重危病例常因血液循环障碍，静脉注射十分困难，而腹膜的吸收速度很快，且可大剂量注射。在这种情况下，可采用腹腔注射。故需要大量补液，但静脉通路无法实施时，可以使用的注射方法是腹腔注射。B选项，胸腔注射是为治疗胸膜炎将某些药物直接注射入胸腔中，或用于胸腔穿刺采取胸腔内积液、积气以减轻对胸腔器官的压力。故临床中胸腔内镜检查，为了压缩肺，可以使用的注射方法是胸腔注射。C选项，动脉内注射主要用于肢蹄、乳房及头颈部的急性炎症或化脓性炎症疾病的治疗。D选项，气管内注射法是一种呼吸道的直接给药方法。宜用于肺部的驱虫及气管与肺部疾病的治疗。E选项，耳静脉内注射是将药液注入静脉内或利用液体静压将一定量的无菌溶液、药液或血液直接滴入静脉内，使药物随血液很快分布全身的一种注射方法。适用于用药量大、对局部刺激性大的药液。静脉注射的优点是迅速发挥药效，常用以补液、输血、需急救动物的用药（如强心药）、注射有刺激性较强的药物（如氯化钙）。多随动物的不同而选择不同部位静脉注射。牛、马多用颈静脉，猪用耳静脉或前腔静脉。据此，96题选B，97题选E，98题选A。

99.【答案】E

【考点】本题考查兽医产科学第十二单元乳房疾病／奶牛乳腺炎／诊断。

【解析】A选项，卡他性乳腺炎的病理特征主要是腺泡、腺管、输乳管和乳池的腺状上皮及其他上皮细胞剥脱和变性，其渗出的白细胞及脱落的上皮沉积在上皮细胞的表面，因炎症只涉及上皮表层，故称卡他性乳腺炎。B选项，血乳静置后底部会有血细胞。C选项，纤维蛋白性乳腺炎是一种极其严重的急性乳腺炎，其特征是纤维蛋白渗出到乳池和输乳管的黏膜表面，或沉淀在乳腺实质深处，可继发乳腺坏死或脓性液化。通常由卡他性乳腺炎发展而来，患部热、肿、痛严重，乳房淋巴结肿大。触诊乳池基部时，可听到捻发音。伴有全身症状，体温升高到40~41℃，饮食减退或废绝。D选项，出血性乳腺炎以乳汁呈血样变化为特征。E选项，CMT是加州乳腺炎试验的简称，即首先在美国加利福尼亚州使用的一种乳腺炎检测试验，通过间接测定乳中体细胞数（SCC）来诊断隐性乳腺炎。乳汁体细胞计数（SCC）在产次少的青年牛的乳中，应该控制在40万个/mL以内；产次多、年龄较大的牛的乳中，应该控制在50万个/mL以内。我国的判定标准仍采用50万个/mL的范围。CMT阳性即可确诊为隐性乳腺炎。据此，选E。

100.【答案】B

【考点】本题考查兽医产科学第十二单元乳房疾病／其他乳房疾病／血乳。

【解析】B选项，血乳即乳中混血，挤出的乳汁呈深浅不等的血红色。乳房皮肤充血或出现紫红色斑点，乳汁稀薄。A选项，卡他性乳腺炎的病理特征主要是腺泡、腺管、输乳管和乳池的腺状上皮及其他上皮细胞剥脱和变性，其渗出的白细胞及脱落的上皮沉积在上皮细胞的表面。C选项，患部热、肿、痛严重，乳房淋巴结肿大。D选项，出血性乳腺炎乳房表面青紫，部分乳区或整个乳房肿大。E选项，隐性乳腺炎无明显症状。据此，选B。

# 全国执业兽医资格考试试卷十三（兽医全科类）（临床科目）

1.【答案】D

【考点】本题考查兽医外科与手术学第一单元外科感染／局部外科感染／蜂窝织炎。

【解析】发生在疏松结缔组织内的急性弥漫性化脓性炎症称为蜂窝织炎，一般多由皮肤或黏膜的微小创口的原发病灶感染引起。据此，选D。

2.【答案】D

【考点】本题考查中兽医学第一单元基础理论/经络/十二经脉的命名及循行路线。

【解析】十二经脉中，循行于后肢的有太阴脾经、阳明胃经、厥阴肝经、少阳胆经、少阴肾经、太阳膀胱经。所以，动物的后肢阳明经是胃经。据此选D。

3.【答案】E

【考点】本题考查兽医产科学第四单元妊娠/母体的妊娠识别/妊娠识别的机理。

【解析】A选项，犬没有连续的性周期。每年4~6月，犬出现一次性周期。排卵后，不论母犬是否受孕，孕酮的分泌方式都不会改变。所以，犬不需要母体的妊娠识别。B选项，牛的妊娠识别因子为IFN-τ。C选项，目前没有有关猫妊娠识别因子的说明。D选项，马妊娠识别因子为绒毛膜促性腺激素。E选项，猪的妊娠识别因子就是由胚泡产生的雌激素。据此，选E。

4.【答案】E

【考点】本题考查兽医外科与手术学第七单元胸、腹部疾病/胸腔疾病/气胸。

【解析】气胸是由于胸壁膜破裂，空气经创口进入胸腔所引起。胸部的叩诊为鼓音。据此，选E。

5.【答案】E

【考点】本题考查兽医临床诊断学第五单元腹壁、腹腔及消化系统的检查/肝、脾检查/肝脏的检查。

【解析】牛肝脏检查包括叩诊、触诊等，均采取站立体位。据此，选E。

6.【答案】E

【考点】本题考查兽医临床诊断学第十一单元排泄物、分泌物及其他体液的检验/尿液的检验/一般性状检查。

【解析】正常马的尿液由于含有高浓度的碳酸钙结晶，以及含有肾盂内腺体分泌的黏液而呈云雾状（混浊）。据此，选E。

7.【答案】A

【考点】本题考查兽医外科与手术学第二单元损伤/损伤的并发症/窦道和瘘管。

【解析】窦道治疗应通畅引流，即开放窦道，放置引流使分泌物及时排出，取二期愈合。据此，选A。

8.【答案】B

【考点】本题考查中兽医学第三单元中药性能及方剂组成/配伍禁忌/十八反。

【解析】配伍禁忌十八反：乌头反贝母、瓜蒌、半夏、白蔹、白及；甘草反甘遂、大戟、海藻、芫花；藜芦反人参、沙参、丹参、玄参、细辛、芍药。所以，乌头与半夏配伍可能对动物产生毒害作用。据此，选B。

9.【答案】E

【考点】本题考查兽医产科学第十单元公畜的不育/先天性不育/隐睾。

【解析】隐睾、睾丸发育不全和两性畸形为先天性不育，A、B、C、D选项均为疾病性不育。据此，选E。

10.【答案】E

【考点】本题考查兽医外科与手术学第十七单元手术基本操作/缝合/缝合方法。

【解析】皮肤缝合常用间断缝合，此视频中为两个间断缝合的三叠结。据此，选E。

11.【答案】C

【考点】本题考查兽医外科与手术学第五单元眼科疾病/结膜炎诊断与治疗。

【解析】对眼结膜消毒时，应采用3%硼酸溶液冲洗患眼。据此，选C。

12.【答案】D

【考点】本题考查兽医外科与手术学第十六单元麻醉技术/全身麻醉/麻醉前用药的目的与种类。

【解析】乙酰丙嗪是吩噻嗪的衍生物，从二十世纪五十年代初应用于人医，五十年代末应用于兽医，作为大小动物的基础麻醉药和镇静药。据此，选D。

13.【答案】A

【考点】本题考查兽医产科学第五单元分娩/决定分娩过程的要素/胎儿与母体产道的关系。

【解析】胎向有三种：纵向、横向和竖向，正常的胎向为纵向。胎位也有三种：上位、下位和侧位，上位是正常胎位。B、C、D、E选项，均为异常胎向。据此，选A。

14.【答案】E

【考点】本题考查兽医产科学第二单元发情与配种/常见动物的发情特点及发情鉴定/猪。

【解析】母猪发情时静立反射明显，一般初步鉴定选择静立反射检查。据此，选E。

15.【答案】A

【考点】本题考查兽医内科学第十八单元其他内科疾病/肾上腺皮质功能减退症（阿狄森氏病）/治疗。

【解析】在治疗本病时要静脉注射生理盐水，以纠正动物脱水；补充糖皮质激素；补钠排钾，改善低钠血症、高钾血症；静脉注射碳酸氢钠，纠正酸中毒；在发生低血糖时，要给予高糖，以维持正常血糖浓度等。本题为选非题。据此，选A。

16.【答案】A

【考点】本题考查兽医外科与手术学第十四单元蹄病/马属动物蹄病/白线裂。

【解析】白线裂向深部伸展，可转变为空壁，并可引起化脓性蹄真皮炎。据此，选A。

17.【答案】C

【考点】本题考查兽医产科学第三单元受精/受精过程。

【解析】受精的第一阶段为精子穿过放射冠和透明带；第二阶段为精子进入卵质膜，此过程就会先穿过卵周隙；第三阶段为雌雄原核的形成，第四阶段为配子结合，即雌、雄原核融合。本题为选非题。据此，选C。

18.【答案】D

【考点】本题考查兽医临床诊断学第一单元兽医临床检查的基本方法/叩诊/方法。

【解析】半浊音是介于清音与浊音之间的过渡音响，表明被叩击部位的组织或器官柔软、致密、有一定的弹性，含有少量气体。半浊音是健康动物肺区边缘、心脏相对浊音区的正常叩诊音。据此，选D。

19.【答案】A

【考点】本题考查兽医外科与手术学第二单元损伤/软组织非开放性损伤/血肿和血清肿。

【解析】在皮肤的完整性尚未破坏的情况下，皮下及肌肉组织的淋巴管发生断裂，淋巴积聚在局部，所形成的一种非开放性损伤称为淋巴外渗。正常为橙黄色稍透明的液体。据此，选A。

20.【答案】E

【考点】本题考查中兽医学第十一单元理气药及方剂/理气药/槟榔。

【解析】A选项，苦参可清热燥湿、祛风杀虫、利尿。用于治湿热所致黄疸、泻痢等。B选项，蛇床子有燥湿祛风、杀虫止痒、温肾壮阳之功效。用于阴痒带下，湿疹瘙痒，湿痹腰痛，肾虚阳痿，宫冷不孕。C选项，贯众可杀虫、清热解毒。用于驱杀绦虫、钩虫、蛲虫，与芜荑、百部等同用；单用可用于湿热毒疮、时行瘟疫等。D选项，南瓜子驱虫，单用可驱杀绦虫，还可用于血吸虫病。E选项，槟榔杀虫消积、行气利水，能驱杀多种肠内寄生虫，并有轻泻之功。据此，选E。

21.【答案】A

【考点】本题考查兽医内科学第十六单元矿物类及微量元素中毒/铅中毒/中毒机理。

【解析】铅最初分布于全身，随后约有95%以三盐基磷酸铅的形式贮积在骨组织中，少量存留于肝脏、肾脏、脾脏、肺、心脏、脑、肌肉、骨髓及血液。血液中的铅约有95%分布在红细胞内。因此，慢性铅中毒时，机体贮积铅的最主要组织器官是骨。据此，选A。

22.【答案】A

【考点】本题考查兽医产科学第八单元产后期疾病/奶牛生产瘫痪/防治。

【解析】静脉注射钙剂或乳房送风是治疗生产瘫痪最有效的常用疗法，治疗越早、疗效越高。据此，选A。

23.【答案】B

【考点】本题考查兽医内科学第十七单元其他中毒病/有机氟化物中毒/中毒机理。

【解析】有机氟化物中毒时，形成柠檬酸的拮抗物氟柠檬酸，直接引起组织内柠檬酸蓄积。据此，选B。

24.【答案】B

【考点】本题考查兽医外科与手术学第二单元损伤/创伤/创伤的概念与组成。

【解析】创口周围的皮肤或黏膜称为创围。据此，选B。

25.【答案】D

【考点】本题考查中兽医学第五单元清热药及方剂/清热凉血药及方剂/生地。

【解析】A选项，熟地为补血要药，用于血虚诸证。B选项，黄芩可清热燥湿、泻火解毒、安胎。C选项，黄连可清热燥湿、泻火解毒。D选项，生地可清热凉血、养阴生津。E选项，黄柏可清湿热、泻火毒、退虚热。据此，选D。

26.【答案】D

【考点】本题考查兽医临床诊断学第九单元血液的一般检验/白细胞计数和白细胞分类计数/白细胞变化的临床意义。

【解析】通常可在慢性溶血、高脂血症、慢性恶丝虫病等中见到嗜碱性粒细胞增多。因其在外周血液中难以见到，因此在临床上嗜碱性粒细胞减少的意义不大。据此，选D。

27.【答案】C

【考点】本题考查兽医内科学第七单元血液循环系统疾病/心肌炎/防治。

【解析】心肌炎时，自由基产生增多，而超氧化物歧化酶活性下降，自由基加重心肌细胞损伤。维生素C具有保护心肌不受自由基和脂质过氧化损伤作用。据此，选C。

28.【答案】C

【考点】本题考查兽医产科学第一单元动物生殖激素/胎盘促性腺激素/人绒毛膜促性腺激素的临床应用。

【解析】促进卵子排出的为促黄体素（LH）或人绒毛膜促性腺激素（hCG）。A、B选项，催产素和松弛素均用在分娩时促生产。D选项，孕酮的作用是维持妊娠。E选项，雌激素主要是促进和维持第二性征的发育。据此，选C。

29.【答案】A

【考点】本题考查兽医内科学第八单元泌尿系统疾病/膀胱麻痹/治疗。

【解析】治疗膀胱麻痹时应硝酸士的宁消除病因，进行导尿对症治疗，可选用神经兴奋剂和具有提高膀胱肌肉收缩力的药物，如可提高脊髓兴奋性，用于后躯麻痹；新斯的明、氯化氨甲酰甲胆碱可提高膀胱肌肉收缩力。为防止感染可使用抗生素和尿道消毒药，如阿莫西林。A选项，山莨菪碱与阿托品作用类似，它起到缓解痉挛的作用，不用于膀胱麻痹。本题为选非题。据此，选A。

30.【答案】C

【考点】本题考查兽医产科学第五单元分娩/分娩预兆/分娩前乳房的变化。

【解析】经产奶牛在产前10d左右乳头可以挤出少量的清凉胶样液体或初乳；产前2d，除乳房极度膨胀、皮肤发红外，乳头中充满白色初乳，乳头表面覆盖一层蜡样物。发生漏乳后大多数在数小时至1d即可分娩。据此，选C。

31.【答案】D

【考点】本题考查兽医外科与手术学第六单元头、颈部疾病/齿病/牙齿不正的分类与治疗。

【解析】在动物齿数定额以外所新生的牙齿均称为赘生齿。据此，选D。

32.【答案】B

【考点】本题考查兽医产科学第九单元母畜的不育/饲养管理及利用性不育/繁殖技术性不育。

【解析】引起繁殖技术性不育的原因包括发情鉴定不准确、配种技术不当和妊娠诊断不准确等。据此，选B。

33.【答案】C

【考点】本题考查兽医内科学第五单元肝胆、腹膜和胰腺疾病/胆石症/病因。

【解析】由胆管系统尤其是肝外胆管的闭塞、胆汁排出障碍、毛细胆管破裂后直接胆红素进入血液所引起的黄疸称为阻塞性黄疸，胆总管有结石阻塞胆汁排出会造成胆汁淤积。据此，选C。

34.【答案】C

【考点】本题考查兽医临床诊断学第十四单元内镜诊断技术/消化道内镜检查/消化道内镜检查种类。

【解析】前消化道内镜包括食道镜、胃镜、十二指肠镜。一般选用前向直视型胃镜，适用于检查、治疗食道、胃、十二指肠球部病变，所以可检查到十二指肠。据此，选C。

35.【答案】D

【考点】本题考查兽医临床诊断学第十五单元心电图检查/心电图检查的临床应用/电解质紊乱。

【解析】高血钾心电图的典型特点是T波高尖。具体表现为血清钾大于6mmol/L时，出现基底窄而高尖的T波；为7~9mmol/L时，P-R间期延长，P波消失，QRS波群变宽，R波逐渐降低，S波逐渐升高，S-T段与T波融合；大于9mmol/L时，出现正弦波，QRS波群延长，T波高尖。据此，选D。

36.【答案】E

【考点】本题考查兽医临床诊断学第十单元血液的临床常用生化检验/血气及酸碱平衡分析/剩余碱。

【解析】剩余碱能表示血浆、全血或血细胞外液中碱储量，是评价代谢性酸碱平衡失调的重要指标，正值增加代表代谢性碱中毒。据此，选E。

37.【答案】E

【考点】本题考查兽医临床诊断学第十八单元动物保定技术/主要动物的保定技术/牛的保定方法及注意事项。

【解析】牛常用的保定方式采用压鼻法，又称为钳鼻法，即用牛鼻钳夹住鼻中隔保定，或牵拉鼻环绳即可。据此，选E。

38.【答案】B

【考点】本题考查兽医外科与手术学第六单元头、颈部疾病/耳病/耳血肿。

【解析】耳血肿是耳部较大血管破裂，血液流至耳软骨与皮肤之间。犬因剧烈摇头、甩耳或抓挠引起耳部血管损伤时，最易导致耳血肿。据此，选B。

39.【答案】E

【考点】本题考查兽医临床诊断学第二单元整体及一般状态的检查/体温、脉搏、呼吸及血压测定/脉搏。

【解析】动物脉搏数减少一般见于引起颅内压升高的疾病（如慢性脑室积水、脑肿瘤）、胆汁血症（实质性肝炎或胆道阻塞等）和某些药物中毒（钾离子中毒）等。另外，脉搏数减少也可见于心脏传导阻滞及窦性心动过缓等时。据此，选E。

40.【答案】E

【考点】本题考查兽医内科学第七单元血液循环系统疾病/贫血/病因。

【解析】造血功能减退（再生障碍性贫血）有以下几个病因：①骨髓受细胞毒性损伤造成的，有放射线（辐射病）、化学毒（如经三氯乙烯处理的豆粕中毒）、植物毒（如蕨类植物中毒）和真菌毒素（如马穗状葡萄菌菌毒病、梨孢镰刀菌毒病）。②感染病毒造成的，有猫白血病、传染性泛白细胞减少症、犬欧利希体病、牛羊的毛圆线虫病等。③骨髓组织萎缩造成的，有慢性粒细胞白血病、淋巴细胞白血病、网状内皮组织增生、转移性肿瘤和骨髓纤维化。④红细胞生成素减少造成的，有慢性肾脏疾病和内分泌腺疾病，包括垂体功能低下、肾上腺功能低下、甲状腺功能低下、雄性腺功能低下及雌性激素过多。长期使用对造血机能有抑制作用的药物如氯霉素、环磷酰胺、氨甲蝶呤、长春碱等也会引发本病。E选项，敌鼠钠盐毒性作用是破坏凝血机制和损伤毛细血管。本题为选非题。据此，选E。

41.【答案】C

【考点】本题考查中兽医学第十四单元补虚药及方剂/补气药及方剂/白术。

【解析】A选项，白果可敛肺定喘，收涩除湿。用于久病或肺虚引起的咳喘。B选项，白矾可杀虫，止痒，燥湿化痰，止血止泻。有解毒杀虫之功效。主要用于痈肿疮毒、湿疹疥癣，口舌生疮等。C选项，白术可补脾益气，燥湿利水，固表止汗。是补脾益气的重要药物，兼具安胎之效。D选项，白芍可平抑肝阳，敛阴养血。用于肝阴不足，肝阳上亢，躁动不安等。E选项，白前可祛痰镇咳，清肺热，降肺气。用于肺气壅塞、痰多诸证。据此，选C。

42.【答案】E

【考点】本题考查兽医内科学第十一单元矿物质代谢障碍疾病/鸡胫骨软骨发育不良/防治。

【解析】含硫氨基酸对骨基质糖蛋白和骨胶原蛋白正常形成是必需的，保持适宜的含硫氨基酸水平对肉鸡正常骨营养代谢、降低胫骨软骨发育不良的发生至关重要。含硫氨基酸包括蛋氨酸、胱氨酸和半胱氨酸。据此，选E。

43.【答案】D

【考点】本题考查兽医临床诊断学第十二单元X线检查/骨关节的X线检查/正常X线表现。

【解析】在X线片上，管状长骨可显示其密质骨、松质骨、骨髓腔、骨干、干骺端、骨骺线、骨骺或骨突。因为关节端密质骨表面上的关节软骨X线不能显示，故X线显示的关节间隙比真正的关节间隙宽些。本题为选非题。据此，选D。

44.【答案】B

【考点】本题考查兽医内科学第一单元总论/营养代谢性疾病概述/营养代谢性疾病的防治原则。

【解析】防治营养代谢病，应该加强饲养管理、"代谢谱"监测、饲料营养监测，并合理调配日粮。B选项，消毒隔离是传染病的防治措施。本题为选非题。据此，选B。

45.【答案】E

【考点】本题考查中兽医学第一单元基础理论/阴阳五行学说/五行学说的基本内容及应用。

【解析】A选项，水有滋润、下行、闭藏的特性。B选项，土有生化万物的特性。C选项，火有温热向上的特性。D选项，金性清肃、收敛。E选项，木有升发、舒畅、条达的特性。据此，选E。

46.【答案】C

【考点】本题考查兽医临床诊断学第十九单元常用治疗技术/注射法/肌内注射法。

【解析】氯化钙等刺激性强的药物不适宜进行肌内注射。其他选项中的药物刺激性均不强。本题为选非题。据此，选C。

47.【答案】B

【考点】本题考查兽医外科与手术学第十四单元蹄病/牛的蹄病/蹄叶炎。

【解析】牛四肢蜷在腹下，指（趾）动脉搏动明显，可诊断为牛蹄叶炎，且四肢均有病变，均为敢抬不敢踏，故成紧张步样。据此，选B。

48.【答案】D

【考点】本题考查兽医产科学第六单元妊娠期疾病/流产/症状。

【解析】由题干可知病犬分娩2d后出现发热，阴道持续流出恶臭分泌物，可怀疑有胎儿未排出，已在子宫内死亡，溶解腐败，从而产生大量毒素，使得病犬发热及持续流出分泌物。产后2d，子宫内团块有可能是子宫内死胎，也有可能是胎盘滞留，需用影像学检查判断，如超声检查或者X线检查。据此，选D。

49.【答案】B

【考点】本题考查兽医产科学第十二单元乳房疾病/奶牛乳腺炎/分类及症状。

【解析】出血性乳腺炎时，乳房红、肿、热、痛，炎性反应明显，全身反应严重，体温升高，食欲减退，精神沉郁，有明显的临床表现。据此，选B。

50.【答案】A

【考点】本题考查兽医产科学第十一单元新生仔畜疾病/新生仔畜（猪、犬）低血糖症/症状及诊断。

【解析】根据题干中新生仔猪"后肢、颈下及胸腹下水肿明显，四肢无力，做游泳状运动，头后仰，体温下降"等症状本病最可能为新生仔畜低血糖症，病猪血糖水平显著降低。据此，选A。

51.【答案】D

【考点】本题考查中兽医学第二十单元病证防治/发热/辨证施治。

【解析】根据题干所述，口色深红为气分热证、热度炽盛，见于热性病中期；舌苔黄主热证、里证；苔厚为病邪深重或有痰饮食积；脉沉数主里热证；又见排粪困难，粪球干小，尿短赤等症，辨证为气分热证中的热结肠道且伴有津亏，需以滋阴、清热、通便为治则，故选用增液承气汤加减化解。据此，选D。

52.【答案】A

【考点】本题考查中兽医学第二十单元病证防治/发热/辨证施治。

【解析】根据题干所述，口色红主热证；舌苔黄主热证、里证；苔腻为湿浊内停；脉洪数为气分热盛，多见外感热病；又见排尿时弓腰努责，淋漓不畅，疼痛，频频排尿且尿少，尿色赤黄等症，可知是湿热下注膀胱、气化功能受阻所致。故辨证为膀胱湿热，以清利湿热为治则，可选用治疗热淋的常用方剂八正散。据此，选A。

53.【答案】E

【考点】本题考查兽医内科学第三单元反刍动物前胃和皱胃疾病/前胃弛缓/临床症状。

【解析】原发性前胃弛缓的原因之一为长期喂饲粗硬劣质难以消化的饲料。首先表现为食欲、饮欲减退，进而多数病畜食欲废绝，反刍无力，次数减少，甚至停止。瘤胃蠕动音减弱或消失。瘤胃触诊，其内容物松软。瘤胃内容物pH可下降到5.5~6.5，甚至5.5以下。纤毛虫活性降低，数量减少，甚至消失。据此，选E。

54.【答案】D

【考点】本题考查兽医产科学第六单元妊娠期疾病/阴道脱出/症状及诊断。

【解析】阴道脱出发生于分娩前后，产前由于部分脱出的病因未解除，或阴道发炎，受到刺激，导致不断努责，可见一排球大的囊状物从阴门中突出，表面光滑，呈粉红色，轻度脱出站立可自动缩回。中度、重度阴道脱出如长时间不能缩回，黏膜发生瘀血，变为紫红色，黏膜水肿；严重时，表面干裂，流出血水，表面被摩擦及粪便污染，常使阴道黏膜破裂、发炎、糜烂或坏死。牛子宫脱出为长囊状。据此，选D。

55.【答案】A

【考点】本题考查兽医外科与手术学第三单元肿瘤/常见肿瘤/骨瘤与骨肉瘤的症状与治疗。

【解析】骨肉瘤是来自成骨细胞的恶性肿瘤，会导致骨发生溶解。据此，选A。

56.【答案】B

【考点】本题考查兽医外科与手术学第十四单元蹄病/马属动物蹄病/蹄叶炎。

【解析】由题干"母马，产后7d出现体温升高，精神沉郁，双后肢伸至腹下，叩诊四个蹄部均敏感"，可以推断出该马患急性蹄叶炎，患急性蹄叶炎时呈紧张步样，肌肉震颤，运步缓慢。据此，选B。

57.【答案】C

【考点】本题考查中兽医学第十九单元针灸/家畜常用穴位针法与主治/犬常用穴位。

【解析】根据题干所述，口干舌红、热盛伤津；舌苔黄，主热证、里证；苔腻，湿浊内停；脉濡数，主湿热证；又见暑日发病，神昏发热，张口伸舌，呼吸急促，运步不稳，尿少等暑邪症，辨证为中暑。可以水沟（又名人中）、大椎为主穴，配合强心补液。C选项，人中又名水沟，主治中风、中暑、休克、咳嗽，符合题意。A选项，上关主治歪嘴风、破伤风、下颌脱臼、耳聋。B选项，承泣主治目赤肿痛、睛生云翳、白内障。D选项，抢风主治闪伤夹气、前肢风湿、前肢麻木。E选项，睛明主治肝经风热、肝热传眼、睛生云翳。据此，选C。

58.【答案】B

【考点】本题考查兽医内科学第五单元肝胆、腹膜和胰腺疾病/胆囊炎/临床症状。

【解析】肝胆解剖位置位于腹前部，膈的后方，大部分位于右季肋部。通过题干中对病变位置描述可以确定为胆囊。X线检查可见一袋状致密性阴影，说明胆囊处于发炎状态。据此，选B。

59.【答案】C

【考点】本题考查兽医外科与手术学第十二单元四肢疾病与脊柱疾病/骨折。

【解析】A、B、D选项正确，患肢应取上侧卧保定，方便患肢悬吊牵引，所以C选项错误。E选项，之所以先把患肢悬吊是为了初步把骨头复位，在发生骨折时，由于肌肉发生肿胀，引起原来的骨头发生错位，无法恢复到原来位置，提前悬吊，拉伸使手术时复位更容易。本题为选非题。据此，选C。

60.【答案】A

【考点】本题考查兽医内科学第十二单元维生素与微量元素缺乏症/钴缺乏症/临床特点。

【解析】根据题干可知，该绵羊患钴缺乏症，健康动物尿液中甲基丙二酸（MMA）和亚胺甲基谷氨酸（FIGLU）含量甚微，但当钴缺乏时，FIGLU浓度可从0.08mmol/L升高到0.2mmol/L，MMA浓度可达15mmol/L以上。据此，选A。

61.【答案】D

【考点】本题考查兽医内科学第十四单元饲料源性毒物中毒/尿素及氨中毒/中毒机理。

【解析】尿素中毒是指家畜采食过量尿素引起的以肌肉强直、呼吸困难、循环障碍、新鲜胃内容物有氨气味为特征的一种中毒病。尿素可在反刍动物瘤胃中脲酶的作用下被分解，当瘤胃内容物的pH在8左右时，脲酶的作用最为旺盛，可使大量的尿素在短时间内被分解，其分解产物除氨对机体具有毒害作用外，氨甲酰铵也有毒害作用。大脑组织对血氨最敏感，容易出现脑功能紊乱和麻痹等神经症状。根据题干"病牛瘤胃臌气，肌肉痉挛，呼吸困难，流涎"，以及剖检"病死牛新鲜瘤胃内容物有氨气味"，可推断出该牛可能是尿素中毒。则病牛瘤胃内容物的pH在8左右。据此，选D。

62.【答案】A

【考点】本题考查兽医产科学第六单元妊娠期疾病/孕畜水肿/症状及诊断。

【解析】根据题干中"指压留痕，产后症状消失"，可知为孕畜浮肿，症状通常为乳房过度水肿。据此，选A。

63.【答案】D

【考点】本题考查兽医外科与手术学第十单元泌尿与生殖系统疾病/膀胱破裂/治疗。

【解析】根据题干中的症状（未见排尿，腹腔穿刺液有氨气味）可诊断为膀胱破裂，需采用膀胱修补术治疗。据此，选D。

64.【答案】C

【考点】本题考查兽医外科与手术学第六单元头、颈部疾病/舌下囊肿/病因与症状。

【解析】根据题干"穿刺放出大量清亮无色稍黏稠液体"，可诊断为舌下囊肿，是唾液腺囊肿中最易发生的一种。据此，选C。

65.【答案】E

【考点】本题考查兽医内科学第三单元其他胃肠疾病/马急性胃扩张/临床症状。

【解析】根据题干中采食后突然发病、腹痛剧烈（急起急卧、倒地翻滚）、黏膜发绀、嗳气且腹围无明显变化而呼吸困难，即可考虑是急性胃扩张；胃部叩诊听到短促高亢的流水音，即可初步诊断是急性胃扩张。据此，选E。

66.【答案】D

【考点】本题考查兽医内科学第二单元口腔、唾液腺、咽和食道疾病/食道阻塞/临床症状。

【解析】根据题干"因偷食土豆受到惊扰，发生哽咽，张口伸舌，大量流涎"，以及"在颈部可触摸到坚硬肿物"，最可能的诊断为食道阻塞。据此，选D。

67.【答案】C

【考点】本题考查兽医临床诊断学第一单元兽医临床检查的基本方法/叩诊/方法。

【解析】根据"呼吸困难，腹式呼吸。胸壁触诊表现出呻吟及躲避"，可诊断为胸膜炎且出现胸水，因此胸壁叩诊（站立位）音为水平浊音。据此，选C。

68.【答案】A

【考点】本题考查兽医内科学第十二单元维生素与微量元素缺乏症/钴缺乏症/临床特点。

【解析】根据题干提示的羊群消瘦、被毛粗乱、食欲减退，表示本病呈慢性经过，且伴有异嗜（互相啃食被毛、舔食墙土）；以及个别羔羊腹泻、贫血，即可初步诊断为钴缺乏症。据此，选A。

69.【答案】D

【考点】本题考查兽医内科学第八单元泌尿系统疾病/膀胱炎/诊断。

【解析】根据题干所述症状，可诊断为膀胱炎。膀胱炎临床上以疼痛性频尿和尿中出现较多的膀胱上皮细胞、炎性细胞、血液和磷酸铵镁结晶为特征。本题为选非题。据此，选D。

70.【答案】B

【考点】本题考查兽医内科学第三单元反刍动物前胃和皱胃疾病/创伤性网胃腹膜炎/临床症状。

【解析】根据奶牛"突然瘤胃轻度鼓气，卧下及起立时姿势异常，运步困难，愿意行走上坡路，行走下坡路困难；网胃区叩击出现不安，听诊心率明显加快并有心外杂音"，可判定为牛创伤性网胃心包炎，本病会导致心积液和心包炎，所以心脏浊音区应该扩大。据此，选B。

71.【答案】A

【考点】本题考查兽医外科与手术学第十八单元手术技术/头部手术/眼睑内翻矫正术。

【解析】根据题干中描述"双侧眼微闭，上眼睑睫毛不整齐"，可诊断为眼睑内翻，故需进行眼睑内翻矫正术。据此，选A。

**72.【答案】B**

【考点】本题考查兽医产科学第七单元分娩期疾病/产力性难产/子宫弛缓。

【解析】药物催产的原则是用药时子宫颈必须充分开张，骨盆无狭窄或其他异常，胎向、胎位、胎势均无异常。题干中描述该猪已产出6胎后无力生产，应为继发性子宫弛缓，因此可选择药物催产，猪的催产药物优先使用催产素，麦角新碱可引起子宫直性收缩而不常用。据此，选B。

**73.【答案】D**

【考点】本题考查兽医内科学第十五单元有毒植物与霉菌毒素中毒/杂色曲霉素中毒/临床症状。

【解析】根据题干中"2月龄羔羊""采食发霉饲草7d后发病"，以及表现黄疸，即可考虑杂色曲霉菌毒素中毒。实验室检查"尿胆红素阳性"，即可初步诊断为杂色曲霉菌毒素中毒。据此，选D。

**74.【答案】C**

【考点】本题考查兽医产科学第八单元产后期疾病/奶牛产后截瘫/症状。

【解析】根据题干所述母牛经历难产且强行拉出胎儿才出现"母体后肢不能站立，两后肢强直外展"，可怀疑该牛是产后截瘫。产后截瘫的常见原因是难产时间过长，或强力拉出胎儿，使坐骨神经及闭孔神经受到胎儿躯体的粗大部分（如头和前肢、肩胛围、骨盆围）长时间压迫和挫伤，引起麻痹；或者使荐髂关节韧带剧伸、骨盆骨折及肌肉损伤，因而母畜产后不能起立。这些损伤发生在分娩过程中，但产后才发现瘫痪症状。据此，选C。

**75.【答案】B**

【考点】本题考查兽医产科学第八单元产后期疾病/奶牛产后截瘫/诊断。

【解析】A选项，生产瘫痪其临床特征是低血钙，体温逐渐下降，全身肌肉无力，知觉丧失及四肢瘫痪。C选项，酮病的特征主要是高血酮。D、E选项，椎间盘突出和软瘫症随时可发生，不会仅发生于妊娠期，不符合题意。据此，

选B。

**76.【答案】C**

【考点】本题考查兽医产科学第八单元产后期疾病/奶牛生产瘫痪/诊断。

【解析】需要注意产后截瘫与生产瘫痪的鉴别诊断。产后截瘫为后肢不能站立，生产瘫痪为四肢瘫痪。据此，选C。

**77.【答案】D**

【考点】本题考查兽医内科学第八单元泌尿系统疾病/尿石症/诊断。

【解析】根据题干"尿频，尿血，尿淋漓，腹部触诊膀胱压痛明显且有可移动的豆粒样物体"，怀疑膀胱结石，确诊要进行X线检查。据此，选D。

**78.【答案】C　79.【答案】C**

【考点】本组题考查兽医外科与手术学第十八单元手术技术/泌尿生殖器官手术/犬膀胱切开术。

【解析】对于膀胱切开术手术通路，母犬从耻骨前缘向前在腹白线上切开5~10cm，公犬在脐后阴茎旁2~3cm做腹中线的平行切口，长5~10cm。用可吸收缝线缝合膀胱切口，但不可穿过黏膜层。一般做一层浆膜肌层内翻缝合（如库兴氏缝合），但膀胱壁薄，应做两层内翻缝合。据此，78题选C，79题选C。

**80.【答案】C　81.【答案】A**

【考点】本组题考查兽医内科学第六单元呼吸系统疾病/异物性肺炎/临床症状。

【解析】根据题干，判断出该牛患异物性肺炎。异物性肺炎全身症状严重，发病快，表现剧烈咳嗽、不安、惊恐、精神高度沉郁及肺炎症状。病初呈支气管肺炎症状，呼吸急速而困难，腹式呼吸，痛性湿咳。体温升高至40℃以上，呈弛张热型，伴有寒战出汗。心律不齐，脉细数。病后期发生肺坏疽，呼气有腐败性恶臭气味，两鼻孔流出腐败性恶臭而污秽的鼻液，呈褐灰色带红或浅绿色，在咳嗽或低头时大量流出。血液学检查可见白细胞总数增加2倍以上，中性粒细胞比例升高，初期呈核左移，后期因化脓引起毒血症影响骨髓造血机能使白细胞数降低，呈核右移，并有贫血现象。据此，80题选

C，81题选A。

82.【答案】E

【考点】本题考查兽医内科学第六单元呼吸系统疾病/异物性肺炎/防治。

【解析】根据题干，判断出该牛患异物性肺炎。异物性肺炎是由于异物被吸入肺内或腐败细菌侵入肺而引起的一种坏疽性肺炎，需要及时进行抗菌治疗。A选项，头孢噻呋是头孢菌素类抗生素。B选项，恩诺沙星为喹诺酮类抗菌药。C选项，氨苄西林为β-内酰胺类抗生素。D选项，庆大霉素为氨基糖苷类抗生素。E选项，两性霉素B为多烯类抗真菌药物，本品对细菌无抗微生物活性。本题为选非题。据此，选E。

83.【答案】D  84.【答案】A  85.【答案】A

【考点】本组题考查中兽医学第二单元辨证论治/辨证/脏腑辨证。

【解析】根据题干所述，舌苔白，主表证、寒证；脉无力，主虚证；又见精神倦怠，毛焦肷吊，食欲不振，体瘦，粪渣粗大、完谷不化等耗伤脾气、脾失健运之症，辨证为脾气虚中的脾虚不运，需以益气健脾为治则，可配以四君子汤。据此，83题选D，84题选A，85题选A。

86.【答案】C  87.【答案】A  88.【答案】B

【考点】本组题考查兽医产科学第九单元母畜的不育/疾病性不育/卵巢囊肿。

【解析】根据奶牛产后持续不规则发情，且直肠检查两侧卵巢均壁薄的异常结果，怀疑可能是卵巢囊肿中的卵泡囊肿。卵泡囊肿会导致病牛持续发情，特征之一是荐坐韧带松弛。卵巢囊肿的治疗大多数是通过直接引起黄体化而使动物恢复发情周期，如促黄体素（LH）或人绒毛膜促性腺激素（hCG）+前列腺素（PG）疗法、促性腺激素释放激素（GnRH）配合$PGF_{2\alpha}$疗法、注射孕酮制剂、激光疗法等。治疗成功需要中枢神经系统暴露到外源性或内源性孕酮才能发挥作用。据此，86题选C，87题选A，88题选B。

89.【答案】E  90.【答案】D  91.【答案】E

【考点】本组题考查兽医内科学第四单元其他胃肠疾病/肠变位（肠套叠、肠扭转、肠嵌闭）。

【解析】当小肠套叠时，常发呕吐。瘦小的病猪，触诊腹部，有时可触到套叠肠管如香肠样，压迫该肠段，疼痛明显。根据该仔猪临床症状判断出是肠套叠。对仔猪进行超声检查是本病最佳检查方法。根本的治疗在于早期确诊后进行开腹整复。为提高整复手术的疗效，在手术前实施常规疗法，如镇痛、补液和强心，并适当纠正酸中毒。少数轻度肠套叠病畜，经对症治疗，能自行恢复。疑似肠套叠时，可试用镇痛解痉剂，如1%阿托品1~3mL，皮下注射，以解除肠痉挛、缓解疼痛，有时可使病猪获得治愈。据此，89题选E，90题选D，91题选E。

92.【答案】A  93.【答案】A  94.【答案】E

【考点】本组题考查兽医外科与手术学第十二单元四肢与脊柱疾病/犬髋关节发育异常/症状与诊断。

【解析】根据题干"间歇性跛行，起立困难"，以及"他动运动检查，髋关节伸展、外旋和外展时表现疼痛性反应"，最可能诊断为髋关节发育异常。标准的X线检查方法是动物行仰卧位，两后肢向后拉直、放平，并向内旋转、两髌骨朝上。治疗时可做三骨切开、股骨头切除或全髋关节置换术。据此，92题选A，93题选A，94题选E。

95.【答案】D  96.【答案】B

【考点】本组题考查兽医外科与手术学第八单元疝/创伤性腹壁疝。

【解析】创伤性腹壁疝可发生于各种家畜，由于腹肌或腱膜受到钝性外力的作用而形成腹壁疝的较为多见。创伤性腹壁疝的主要症状是腹壁受伤后局部突然出现一个局限性扁平、柔软的肿胀（形状、大小不同），触诊时有疼痛，常为可复性，多数可摸到疝轮。创伤性腹壁疝治疗为外科手术治疗，外科手术需要全身麻醉，可选用吸入麻醉药。据此，95题选D，96题选B。

97.【答案】A

【考点】本题考查兽医外科与手术学第十七单元手术基本操作/缝合/缝合方法。

【解析】B选项，单纯连续缝合不能用于张力过大的创口。C选项，锁边缝合用于缝合皮肤。D选项，挤压缝合用于肠管吻合缝合。E选项，水平褥式缝合为内翻缝合，常用于空腔器官创口的缝合。A选项，单纯结节缝合可用于肌肉缝合。据此，选A。

98.【答案】C

【考点】本题考查中兽医学中兽医学第六单元泻下药及方剂/攻下药及方剂/大承气汤。

【解析】大承气汤：大黄（后下）、芒硝、厚朴、枳实。功能为攻下热结，破结通肠。主治结症、便秘。据此，选C。

99.【答案】A

【考点】本题考查中兽医学中兽医学第二十单元病证防治/发热/辨证施治。

【解析】半表半里证发热：风寒之邪乘虚而入，而邪不太盛不能直入于里，正气不强不能祛邪外出，正邪交争，病在少阳半表半里之间。主证：正气强抗则为热，邪气争袭则为寒，且少阳之腑为胆，故临证以寒热往来、脉弦等为特征。治疗：病机主要是少阳枢机不利，故治宜和解少阳。方例：小柴胡汤。据此，选A。

100.【答案】E

【考点】本题考查中兽医学中兽医学第二十单元病症防治/发热/辨证施治。

【解析】阴虚发热：主证为低热不退，午后热甚，身热，耳鼻及四肢末梢微热；易惊或烦躁不安；皮肤弹力减退；唇干口燥，粪球干小，尿少色黄；口色红或淡红，少苔或无苔，脉细数。治疗方法为滋阴清热。方例：秦艽鳖甲汤。据此，选E。

# 全国执业兽医资格考试试卷十四（兽医全科类）（临床科目）

1.【答案】A

【考点】本题考查兽医外科与手术学第一单元外科感染/概述/外科感染的症状与治疗。

【解析】外科感染的局部治疗中，外部用药有改善血液循环、消肿、加速感染灶局限化及促进肉芽组织生长的作用，适用于浅在感染。如鱼石脂软膏用于疖等较小的感染，50%硫酸镁溶液湿敷用于蜂窝织炎。选项中鱼石脂软膏并未言明浓度，最佳选项为50%硫酸镁。据此，选A。

2.【答案】D

【考点】本题考查兽医产科学第一单元动物生殖激素/垂体激素/促卵泡素的临床应用。

【解析】D选项，促卵泡素（FSH）的作用：对母畜，促进卵泡的生长和发育，分泌雌激素（E）。对公畜，刺激睾丸内生精小管的发育和管内的精子生成。A选项为催产素（OT）。B选项为雌激素（E）。C选项为促黄体素（LH）。E选项为促乳素（PRL或Pr）。对母畜，LH可促进已发育的卵泡发育成熟，分泌雌激素。与FSH比例适应时，引起排卵，形成黄体。促进分泌孕酮（$P_4$）和雌激素（E）。据此，选D。

3.【答案】B

【考点】本题考查兽医临床诊断学第十五单元心电图检查/心电图基础/导联。

【解析】加压单极肢导联系统的3个导联分别以符号aVR、aVL和aVF表示。据此，选B。

4.【答案】D

【考点】本题考查中兽医学第八单元止咳化痰平喘药及方剂/止咳平喘药及方剂/紫苏子。

【解析】酸、苦、咸、寒、凉多沉降，如大黄、芒硝。种子、果实、矿物、贝壳及质重者多属沉降，如苏子。苏子，即紫苏的种子（紫苏子），可降气、消痰、平喘、润肠。用于痰壅气逆，咳嗽气喘，肠燥便秘。据此，选D。

5.【答案】D

【考点】本题考查兽医临床诊断学第十八单元动物保定技术/主要动物的保定技术/马的保定方法及注意事项。

【解析】马保定时可配合使用鼻捻子、耳夹子、开口器、颈圈、侧杆、吊马器等。据此，选D。

6.【答案】D

【考点】本题考查兽医产科学第五单元分娩/分娩预兆/分娩前骨盆韧带的变化。

【解析】临近分娩时骨盆韧带变得松软。在荐坐韧带软化的同时，荐髂韧带也变软，荐骨后端的活动性因而增大。据此，选D。

7.【答案】D

【考点】本题考查中兽医学第十七单元驱虫药及方剂/驱虫药/蛇床子。

【解析】D选项，蛇床子可燥湿祛风，杀虫止痒，温肾壮阳。用于阴痒带下，湿疹瘙痒，湿痹腰痛，肾虚阳痿，宫冷不孕。A选项，车前子可利尿通淋，渗湿止泻，明目，祛痰。用于热淋涩痛，水肿胀满，暑湿泄泻，目赤肿痛，痰热咳嗽。B选项，五味子可收敛固涩，益气生津，补肾宁心。用于久咳虚喘，遗尿尿频，久泻不止，津伤口渴，自汗盗汗，内热消渴，心悸失眠。C选项，紫苏子可降气，消痰，平喘，润肠。用于痰壅气逆，咳嗽气喘，肠燥便秘。E选项，葶苈子可泻肺降气，祛痰平喘，利水消肿，泄热逐邪。用于痰涎壅肺之喘咳痰多，肺痈，水肿，胸腹积水，小便不利。据此，选D。

8.【答案】A

【考点】本题考查中兽医学第十一单元理气药及方剂/理气药/陈皮。

【解析】A选项，陈皮可理气健脾，燥湿化痰。用于脘腹胀满，食少吐泻，咳嗽痰多。如橘皮散（青皮、陈皮、厚朴、桂心、细辛、茴香、当归、白芷、槟榔），可治疗马属动物伤水冷痛，腹痛起卧，肠鸣如雷。B选项，乌药可顺气止痛，温肾散寒。用于寒郁气逆所致的胸腹胀痛，可治虚寒性的尿频数等。C选项，厚朴可燥湿消痰，下气除满。用于湿滞伤中，脘痞吐泻，食积气滞，腹胀便秘，痰饮喘咳。如大承气汤。

D选项，青皮可疏肝止痛，破气化滞，消痰散结。用于胸胁胀痛，疝气疼痛，乳癖，乳痈，食积气滞，脘腹胀痛。如天台乌药散。E选项，香附可疏肝解郁，理气宽中，调经止痛。用于肝郁气滞，胸胁胀痛，疝气疼痛，乳房胀痛，脾胃气滞，脘腹痞闷，胀满疼痛，月经不调，经闭痛经。据此，选A。

9.【答案】E

【考点】本题考查兽医产科学第七单元分娩期疾病/产道性难产/子宫捻转。

【解析】子宫颈后捻转：阴道检查，无论在产前或临产时发生的捻转，都表现为阴道壁紧张，阴道腔越向前越狭窄，阴道壁的前端可见或大或小的螺旋状皱襞。如果螺旋状皱襞从阴道背部开始向哪一侧旋转，则子宫就向该方向捻转。阴道前端的宽窄及襞的大小，依捻转程度而定，同时它们也代表着捻转程度的轻重。不超过90°时，手可以自由通过，达到180°时，手仅能勉强伸入。以上两种情况可以在阴道前端的下壁摸到一个较大的皱襞，并且由此向前管腔即弯向一侧。达270°时，手即不能伸入；达到360°时管腔拧闭。在这两种情况下，阴道壁的皱襞均较细小，阴道检查看不到子宫颈口，只能看到前端的皱襞。直肠检查，所发现的情况与颈前捻转相同。子宫捻转超过180°时，多使子宫血液循环受阻，引起胎儿死亡，如果不及时诊断救治，可引起子宫破裂。据此，选E。

10.【答案】D

【考点】本题考查中兽医学第五单元清热药及方剂/清热解毒药及方剂/黄连解毒汤。

【解析】黄连解毒汤的组方为黄连、黄芩、黄柏、栀子，功能为泻火解毒，主治三焦热盛或疮疡肿毒。证见大热烦躁，甚则发狂，以及外科疮疡肿毒等。据此，选D。

11.【答案】A

【考点】本题考查兽医内科学第十单元糖、脂肪及蛋白质代谢障碍疾病/禽痛风/病因。

【解析】禽痛风是由于蛋白质代谢障碍和肾脏受到损伤，使尿酸盐在体内蓄积而致的营养代谢性疾病，血液生化检验可见尿酸水平持久升高。据此，选A。

12.【答案】E

【考点】本题考查兽医内科学第五单元肝胆、腹膜和胰腺疾病/胆石症/临床症状。

【解析】胆结石含有的主要成分可分为3类，即胆固醇结石、胆色素结石、混合性结石，在X线平片（普通X线片）上分别表现为不显影、多不显影、有时显影。据此，选E。

13.【答案】C

【考点】本题考查兽医临床诊断学第十三单元超声检查/超声诊断的临床应用/泌尿系统的超声检查。

【解析】牛、马、犬肾脏超声检查均可使用的体位是立位，犬还可使用卧位或坐位。据此，选C。

14.【答案】E

【考点】本题考查兽医临床诊断学第十二单元X线检查/X线检查的基础/X线成像及其基本原理。

【解析】骨质疏松时，骨结构在X线的吸收随之减少，透光度增加，X线上表现与正常骨质相比颜色变暗，骨皮质的X线表现主要是骨皮质变薄，同时可见骨小梁明显减少、变细。据此，选E。

15.【答案】C

【考点】本题考查兽医外科与手术学第十二单元四肢与脊柱疾病/关节脱位/牛、马、犬髌骨脱位的治疗。

【解析】髌骨脱位是指正常情况下可根据膝关节屈伸而在股骨滑车内上、下滑动的髌骨，超过正常的活动范围。本病多发于犬。根据脱位的程度不同，选用不同的治疗方法。对于不太严重的脱位，可进行人工整复或让动物行走自行恢复。若习惯性反复发作的病例，根据具体情况行关节囊缝合术、滑车成形术、胫骨和股骨切除术、胫骨粗隆移位术、股骨矫正切骨术等。本题为选非题。据此，选C。

16.【答案】B

【考点】本题考查兽医内科学第十五单元有毒植物与霉菌毒素中毒/蕨中毒（牛、羊）/临床症状。

【解析】蕨中毒是动物采食大量蕨类植物后引起的急性或慢性中毒性疾病。临床以高热、贫血、无粒细胞血症、血小板减少、血凝不良、全身泛发性出血、共济失调等为特征。牛的急性中毒以骨髓损伤和再生障碍性贫血为特征，慢性蕨中毒以地方性血尿病或膀胱肿瘤为主要表现；羊表现视网膜退化、失明（睁眼瞎）及脑灰质软化；单胃动物主要表现维生素$B_1$（硫胺素）缺乏症，马临床主要表现共济失调。据此，选B。

17.【答案】A

【考点】本题考查兽医临床诊断学第十四单元内镜诊断技术/内镜的基础/内镜种类。

【解析】兽医内镜诊断是一种借助光学仪器插入动物的天然孔道或体腔内以观察某些组织、器官的病变，确定其部位、范围的临床检查方式。消化道内镜常用作消化道疾病的检查，主要检查食道、胃、小肠和大肠，常用食道镜、胃镜、结肠镜等。选项中的喉镜对辅助诊断动物的上呼吸道机能紊乱有一定价值。本题为选非题。据此，选A。

18.【答案】B

【考点】本题考查兽医临床诊断学第十单元血液的临床常用生化检验/血气及酸碱平衡分析/pH。

【解析】正常状态下，机体有一套调节酸碱平衡的机制。疾病过程中，尽管有酸、碱物质的增减变化，但一般不易发生酸碱平衡紊乱，只有在严重情况下，机体内产生或丢失的酸碱过多而超过机体调节能力，或机体对酸碱调节机制出现障碍时，进而导致酸碱平衡失调。机体不大可能同时出现呼吸性的酸、碱中毒。本题为选非题。据此，选B。

19.【答案】B

【考点】本题考查中兽医学第十二单元理血药及方剂/止血药及方剂/白及。

【解析】A选项，槐花可凉血止血，清肝泻火。用于便血、痔血、血痢、崩漏、吐血、衄血、肝热目赤、头痛眩晕。B选项，白及可收敛止血，消肿生肌。用于咯血、吐血、外伤出血、疮疡肿毒、皮肤皲裂。C选项，小蓟可凉血止血，散瘀解毒消痈。可用于衄血、吐血、尿血、血淋、便血、崩漏、外伤出血、痈肿疮毒。D选项，蒲黄可止血，化瘀，通淋。用于吐血、衄血，咯血，崩漏，外伤出血，经闭痛经，胸腹刺痛，跌扑肿痛，血淋涩痛。如秦艽散（秦艽、炒蒲黄、瞿麦、车前子、天花粉、黄芩、大黄、红花、当归、白芍、栀子、甘草、淡竹叶），可治尿血。E选项，地榆可凉血止血，解毒敛疮。用于便血，痔血，血痢，崩漏，水火烫伤，痈肿疮毒。据此，选B。

20.【答案】B

【考点】本题考查兽医内科学第八单元泌尿系统疾病/膀胱炎/临床症状。

【解析】犬膀胱炎症状为尿少而频，血尿，混浊恶臭尿，排尿困难，尿失禁。据此，选B。

21.【答案】E

【考点】本题考查兽医外科与手术学第十单元泌尿与生殖系统疾病。

【解析】阴茎损伤多发于包皮和阴茎部的直接损伤，如受到打击或蹴踢，跳跃矮墙时碰伤，交配时阴茎挫伤，人工采精时使用假阴道不恰当，火器伤等。尿道探查时过度牵引阴茎也常引起阴茎或龟头损伤。有自淫癖的公畜也易发。犬交配时将其强行分离易引起阴茎骨骨折。本题为选非题。据此，选E。

22.【答案】E

【考点】本题考查兽医外科与手术学第一单元外科感染/局部外科感染/厌气性和腐败性感染。

【解析】感染是致病菌对动物机体的侵入、生长和繁殖并与机体相互作用的一种病理性反应过程。外科感染指的是用手术方法治疗感染性疾病及在创伤或手术后发生感染并发症所引起的病理反应过程。外科感染常见的化脓性致病菌有葡萄球菌、链球菌、大肠杆菌、绿脓杆菌、肺炎球菌等，属非特异性感染。结核杆菌、破伤风梭菌、产气荚膜梭菌、炭疽杆菌等所致的感染属特异性感染。据此，选E。

23.【答案】C

【考点】本题考查兽医外科与手术学第十六单元麻醉技术/全身麻醉/非吸入性麻醉药物种类与应用。

【解析】根据麻醉剂引入体内的方式不同，全身麻醉可分为两大类，即吸入和非吸入麻醉。后者又可分为静脉内麻醉、肌肉内麻醉、内服麻醉、直肠内麻醉和腹腔内麻醉等。选项中的面罩给药是吸入麻醉的一种给药方式。本题为选非题。据此，选C。

24.【答案】C

【考点】本题考查中兽医学第八单元止咳化痰平喘药及方剂/止咳平喘药及方剂/枇杷叶。

【解析】枇杷叶可化痰止咳，降逆和胃。用于肺热咳喘，外感咳嗽痰多。据此，选C。

25.【答案】C

【考点】本题考查兽医内科学第一单元总论/营养代谢性疾病概述/营养代谢性疾病的诊断。

【解析】血清学检查主要是通过免疫手段，对血清中各种抗体或物质浓度进行检查的方法。不适用于营养代谢性疾病。本题为选非题。据此，选C。

26.【答案】C

【考点】本题考查兽医内科学第十四单元饲料源性毒物中毒/硝酸盐与亚硝酸盐中毒/防治。

【解析】硝酸盐和亚硝酸盐特效解毒剂是亚甲蓝、甲苯胺蓝。据此，选C。

27.【答案】C

【考点】本题考查兽医临床诊断学第一单元兽医临床检查的基本方法/叩诊/方法。

【解析】小肠中含气，正常叩诊音根据肠管内含气量不同呈现鼓音或半浊音。本题为选非题。据此，选C。

28.【答案】E

【考点】本题考查兽医外科与手术学第十七单元手术基本操作/缝合/缝合材料。

【解析】缝合针适用于封闭组织或贯穿结扎，其规格可分为直型、1/2弧形、3/8弧形、5/8弧形及半弯型。缝合针的尖端可分成圆锥和三角形两种。直型圆针用于缝合空腔器官，如胃肠、子宫、膀胱等。弯圆针主要用于肌肉、内脏器官如肝脏、肾脏、脾脏等脆弱组织的缝合。弯针具有一定的弯曲角度，便于操作，不需要太大的空间，适合于缝合深部组织。而三角针适用于皮肤、腱和瘢痕组织的缝合。据此，选E。

29.【答案】A

【考点】本题考查兽医内科学第一单元总论/

中毒性疾病概述/中毒性疾病的病因。

【解析】中毒性疾病的病因有以下几种。①饲料中毒：过量饲喂、调制不当、未经脱毒处理。②霉败饲料：保管不当，发霉变质。③农药污染：误食，误用，放牧引起。④毒鼠药：误食毒饵或死鼠发生二次中毒。⑤药物：如用量过大，用药时间过长，或者配比不当、混合不均匀。⑥微量元素和维生素（维生素A、维生素D）：使用过量或配比不当。⑦有毒植物：有明显的地区性和季节性，动物饥不择食而中毒。⑧其他：工业污染，恶意投毒，尿素，油漆，涂料，煤气，消毒剂，动物毒等。内分泌紊乱不属于中毒性疾病的病因。本题为选非题。据此，选A。

30.【答案】A

【考点】本题考查兽医产科学第八单元产后期疾病/产后感染/产后子宫内膜炎的症状。

【解析】产后子宫内膜炎为子宫内膜的急性炎症。常发生于分娩后的数天之内，如果不及时治疗，炎症易于扩散，引起子宫浆膜层及子宫周围组织的炎症，并常转归为慢性过程，最终导致长期不孕。本病常见于牛、马，也见于羊和猪。据此，选A。

31.【答案】E

【考点】本题考查兽医内科学第十八单元其他内科疾病/肾上腺皮质功能亢进症（库兴氏综合征）/诊断。

【解析】根据多尿、烦渴、垂腹、两侧性脱毛等一组症状，可初步诊断为肾上腺皮质功能亢进症，确定诊断应依据肾上腺皮质功能试验的结果。肾上腺皮质功能试验包括筛选试验（血浆皮质醇含量测定、小剂量地塞米松抑制试验、ACTH刺激试验和高血糖耐量试验）和特殊试验（大剂量地塞米松试验）两大类。据此，选E。

32.【答案】E

【考点】本题考查兽医外科与手术学第五单元眼科疾病/眼科检查方法/泪液检查。

【解析】Schirmer试验（Schirmer tear test, STT）是一种常见的检测泪液分泌的方法。Schirmer试验有助于诊断由泪液分泌减少或泪液成分异常引起的干眼症，干眼症又称为角膜干燥症。据此，选E。

33.【答案】C

【考点】本题考查兽医临床诊断学第五单元腹壁、腹腔及消化系统的检查/胃的检查/小动物胃的检查。

【解析】小动物胃检查一般取仰卧姿势进行叩诊。当空腹叩诊时，从剑状软骨后直到脐部呈鼓音；采食后则呈浊音。在食滞性胃扩张时，浊音区扩大；气胀性胃扩张时，出现大面积鼓音区。胃扭转时，腹部膨胀，叩诊呈鼓音或金属音。据此，选C。

34.【答案】A

【考点】本题考查兽医临床诊断学第五单元腹壁、腹腔及消化系统的检查/排粪动作及粪便的感官检查/排粪动作的检查。

【解析】犬正常每天排粪1~3次。据此，选A。

35.【答案】D

【考点】本题考查兽医外科与手术学第十三单元皮肤病/犬脓皮症/病因与症状。

【解析】犬脓皮症是一种皮肤脓化性疾病，主要是因化脓菌感染所引起的。脓皮病是由动物皮肤不洁、毛囊口污染阻塞、局部皮肤过度摩擦和引起皮脂腺机能障碍等因素所致的。其中以中间型葡萄球菌为主要致病菌。此外，本病还可由金黄色葡萄球菌、链球菌、化脓性棒状杆菌、大肠杆菌、奇异变形杆菌等所致。据此，选D。

36.【答案】C

【考点】本题考查兽医内科学第六单元呼吸系统疾病/肺充血和肺水肿/临床症状。

【解析】肺水肿的症状为极度呼吸困难，粉红色泡沫状鼻液，胸部叩诊浊音，听诊广泛水泡音（湿啰音），X线检查可见肺叶阴影加重，肺门血管纹理显著。据此，选C。

37.【答案】E

【考点】本题考查中兽医学第六单元泻下药及方剂/润下药及方剂/蜂蜜。

【解析】E选项，蜂蜜可清热润肺，润燥止痛，解毒补中。用于润肺止咳，治疗体虚肠燥便秘，外用治疗疮疡肿毒。A选项，麻油（食用油）可润燥通便，解毒，生肌。用于治疗肠燥便秘，疮肿，溃疡。B 选项，火麻仁可润肠通便，滋养补虚。用于津液亏损所致之粪便燥结，血虚便秘等证。方如脾约麻仁丸。C 选项，郁李仁可润下通便，利水消肿。本品富含油脂，可治疗津亏便秘，水肿胀满。方如五仁丸。D 选项，苦杏仁可止咳平喘，润肠通便。用于风寒、风热、肺热咳喘；年老肠燥，津亏便秘等证。据此，选 E。

38．【答案】B

【考点】本题考查兽医临床诊断学第九单元血液的一般检验/白细胞计数和白细胞分类计数/白细胞特征。

【解析】淋巴细胞的细胞核呈圆形或椭圆形。据此，选 B。

39．【答案】E

【考点】本题考查兽医内科学第十单元糖、脂肪及蛋白质代谢障碍疾病/奶牛肥胖综合征/治疗。

【解析】妊娠母牛过度肥胖是奶牛肥胖综合征的主要原因。引起母牛过度肥胖的因素有：干乳期，甚至从上一个泌乳后期开始，大量饲喂谷物或者青贮玉米；干乳期过长，能量摄入过多；未把干乳期和正在泌乳的牛分群饲养，精料供应过多。据此，应当防止干乳期过度肥胖。选 E。

40．【答案】C

【考点】本题考查兽医内科学第十二单元维生素与微量元素缺乏症/锰缺乏症/临床特点。

【解析】锰缺乏症是由动物体内锰含量不足所致的一种营养缺乏病，临床上以骨骼畸形、繁殖机能障碍及新生畜运动失调为特征。禽表现为骨骼短粗和跗肠腱脱出，又称滑腱症，多呈地方流行性。各种动物均可发生，其中以家禽最敏感，其次是仔猪、犊牛、羔羊等。据此，选 C。

41．【答案】D

【考点】本题考查中兽医学第一单元基础理论/经络/十二经脉的命名及循环路线。

【解析】前肢：太阴肺经、阳明大肠经、厥阴心包经、少阳三焦经、少阴心经、太阳小肠经；后肢：太阴脾经、阳明胃经、厥阴肝经、少

阳胆经、少阴肾经、太阳膀胱经。所以动物的后肢阳明经为胃经。据此，选 D。

42．【答案】C

【考点】本题考查兽医临床诊断学第五单元腹壁、腹腔及消化系统的检查/肠管的检查/马属动物肠管的检查。

【解析】临床实践中，马属动物肠管检查以听诊和直肠检查最为重要。其中听诊的区域为左右侧腹胁区或各肠段体表相对投影区。左肷部可听小肠音和小结肠音，左腹下 1/3 听左侧大结肠音；右肷部听盲肠音，右肋弓下听右侧大结肠音。正常马的小肠音似流水音、含漱声，大肠音似雷鸣音、远炮音。据此，选 C。

43．【答案】A

【考点】本题考查兽医临床诊断学第九单元血液的一般检验/红细胞比容和相关参数的应用/红细胞比容。

【解析】营养性缺铁性贫血是体内铁缺乏，从而导致血红蛋白（Hb）合成减少的一种贫血；临床上以小细胞低色素性贫血、血清铁蛋白减少、铁剂治疗有效为特征。据此，选 A。

44．【答案】A

【考点】本题考查兽医临床诊断学第六单元泌尿系统的检查/排尿动作及尿液的感官检查/尿液的感官检查。

【解析】犬膀胱炎属泌尿器官炎症的一种，尿液中出现较多的血液，故属于血尿。据此，选 A。

45．【答案】B

【考点】本题考查兽医临床诊断学第六单元泌尿系统的检查/排尿动作及尿液的感官检查/尿液的感官检查。

【解析】犬洋葱中毒是说犬食用含有 N-丙基二硫化物或硫化丙烯的洋葱后，降低了红细胞内能保护血红蛋白免受氧化破坏的葡萄糖-6-磷酸脱氢酶的活性，因此氧化剂能使得血红蛋白变性凝固，进而导致红细胞快速溶解、海因茨小体形成。犬洋葱中毒后排红色或红棕色尿液，尿血红蛋白检验阳性。据此，选 B。

46．【答案】B

【考点】本题考查兽医临床诊断学第十二单

元X线检查/循环系统的X线检查/正常X线表现。

【解析】X线检查中，以"时钟表面"定位心脏，5~9点的位置是右心室。据此，选B。

47.【答案】A

【考点】本题考查兽医产科学第十二单元乳房疾病/其他乳房疾病/乳池和乳头管狭窄及闭锁。

【解析】乳池和乳头管狭窄及闭锁由乳头和乳池黏膜下结缔组织增生或纤维化，形成肉芽肿和瘢痕而导致。肉芽肿主要发生在乳池棚及其附近，由于乳池棚裂口而使结缔组织增生，形成环状或半环状、乳头状、块状隆起，阻塞乳槽。指捏乳头基部一带，可清楚地触知缺乏游动性的结节。轻症不影响乳汁挤出；如果有大的肉芽肿，挤奶时出奶不畅，乳汁呈点滴状或细线状排出，甚至阻塞。当乳头管口狭窄时，乳汁射向一方，或射向四方。根据题干所述"乳头外观无异常，但出现挤奶困难"，可以怀疑是乳池和乳头管狭窄及闭锁，又因"乳汁呈点滴状排出"，进一步怀疑是乳池问题，最可能是乳池狭窄。据此，选A。

48.【答案】A

【考点】本题考查兽医内科学第十三单元其他营养代谢病/异嗜癖/防治。

【解析】根据该羊"被毛粗乱，消瘦，食欲减退，互相啃食被毛"的症状，可推断出该羊患异嗜癖。皮毛蛋白质中含量较高的氨基酸是含硫氨基酸（蛋氨酸、胱氨酸），饲料中其他氨基酸满足需要但缺乏含硫氨基酸情况下会导致皮毛发育不良，被毛粗乱，互相啃食毛发。据此，选A。

49.【答案】E

【考点】本题考查兽医产科学第九单元母畜的不育/疾病性不育/慢性子宫内膜炎。

【解析】根据题干"发情正常但屡配不孕，时常自阴门排出黏稠分泌物，呈清鼻液样，直肠检查发现子宫角变粗，收缩减弱"，可判断出该奶牛可能患有慢性卡他性子宫内膜炎。据此，选E。

50.【答案】E

【考点】本题考查兽医内科学第三单元反刍动物前胃和皱胃疾病/皱胃变位与扭转/临床症状。

【解析】根据题干所述"奶牛产后3周发病，视诊腹围缩小，体温、呼吸正常"，怀疑皱胃变位。此时听诊左侧腹壁第9~12肋弓下缘、肩-膝水平线上下能够听到皱胃音，似流水音或滴答音。据此，选E。

51.【答案】A

【考点】本题考查兽医外科与手术学第十单元泌尿与生殖系统疾病/膀胱破裂/症状与诊断。

【解析】根据猫的临床症状及"X线检查，腹部未见膀胱影像，腹部触诊未触及膀胱"，以及"腹围增大，主诉近2d未排尿"，该猫可能患有膀胱破裂。据此，选A。

52.【答案】C

【考点】本题考查兽医内科学第六单元呼吸系统疾病/大叶性肺炎/临床症状。

【解析】流铁锈色鼻液，为大叶性肺炎和传染性胸膜肺炎发展到一定阶段的特征，故叩诊应为广泛性浊音（大片性浊音）。据此，选C。

53.【答案】B

【考点】本题考查兽医内科学第七单元血液循环系统疾病/牛创伤性心包炎/临床症状。

【解析】根据题干所述该牛"不愿上下坡，颈静脉怒张，胸部肿胀"，可怀疑发生创伤性心包炎，听诊有摩擦音（前期）或拍水音（后期）。据此，选B。

54.【答案】E

【考点】本题考查兽医内科学第十五单元有毒植物与霉菌毒素中毒/牛霉烂甘薯中毒/临床症状。

【解析】根据题干"精神不振，食欲大减，反刍减少，呼气性呼吸困难，肩胛、腰背部皮下发生气肿，鼻翼扇动，张口伸舌，可视黏膜发绀，眼球突出，瞳孔散大和全身性痉挛，窒息死亡"，可以推断出该牛患有黑斑病甘薯毒素中毒。据此，选E。

55.【答案】C

【考点】本题考查兽医产科学第六单元妊娠期疾病/阴道脱出/症状及诊断。

【解析】阴道脱出是指阴道底壁、侧壁和上

壁的部分组织出现肌肉松弛、扩张，子宫和子宫颈也随之向后移动，松弛的阴道壁会形成折褶而在阴门内嵌堵（阴道内翻），或突出于阴门外（阴道外翻），可能是部分或全部脱出。多见于妊娠末期母牛。按脱出程度的不同分：①轻度：以产前为主。病畜卧下时，可见前庭和阴道下壁（有时是上壁）形成一个皮球大小、粉红色、湿润、光滑的瘤状物，阻塞在阴门里，或暴露在阴门外；当病畜站起时，脱出的部分会自行缩回。治疗时注意使病畜多站立且采取前低后高的姿势。妊娠牛注射孕酮，至分娩前20d。②中度：即阴道脱出且伴有膀胱和肠道脱入骨盆腔，可见排球大小的囊状物突出于阴门外；站立时，脱出的部分无法回缩。③重度：子宫、子宫颈后移，且子宫颈脱出于阴门外；尿道口位于阴道脱出末端下壁的下端，排尿不畅；有时可于脱出的囊内触到胎儿的前置部分。中度和重度脱出时，必须及时整复并加以固定，防止复发。题干所述阴道脱出且可见子宫颈和部分胎儿，更符合重度阴道脱出的特点。据此，选C。

56.【答案】D

【考点】本题考查兽医内科学第八单元泌尿系统疾病/膀胱炎/临床症状。

【解析】根据"屡做排尿姿势，终末尿为血尿，混有脓汁、上皮细胞、白细胞、红细胞及磷酸铵镁结晶"，可诊断此犬患有膀胱炎。据此，选D。

57.【答案】C

【考点】本题考查兽医内科学第五单元肝胆、腹膜和胰腺疾病/胆囊炎/临床症状。

【解析】根据此犬症状分析，应是由胆石症引起的急性胆囊炎，"X线检查可见右上腹部一鸭蛋大小的袋状致密性阴影"，根据解剖位置判断应该是胆结石，同时伴有按压痛。据此，选C。

58.【答案】A

【考点】本题考查兽医内科学第十五单元有毒植物与霉菌毒素中毒/杂色曲霉毒素中毒/临床症状。

【解析】根据题干中"采食霉变饲料"，"巩膜黄染，尿黄，病死率约50%，剖检见皮肤和脏器官高度黄染，肝脏肿大、质脆，胆囊充满胆汁"，其原因为杂色曲霉毒素中毒（特征为全身黄染、尿黄）。据此，选A。

59.【答案】A

【考点】本题考查兽医外科与手术学第六单元头、颈部疾病/耳病/中耳炎和内耳炎。

【解析】根据题干"头部向左侧歪斜，左耳下垂，有回转运动，转圈"，可推断出该犬可能患有单侧性中耳炎。据此，选A。

60.【答案】A

【考点】本题考查兽医外科与手术学第十八单元手术技术/腹部手术/瘤胃切开术。

【解析】根据题干，可诊断为瘤胃积食，严重的瘤胃积食，可做瘤胃切开手术，常规手术切口为左肷部中切口。据此，选A。

61.【答案】D  62.【答案】E

【考点】本组题考查兽医内科学第八单元泌尿系统疾病/尿石症/临床症状。

【解析】题干所述该公牛频频弓腰、举尾，有排尿动作但未见或少量尿液排出，直肠检查见膀胱充盈，提示为尿道结石。公牛多发于乙状弯曲或会阴部。据此，61题选D，62题选E。

63.【答案】D  64.【答案】B  65.【答案】D

【考点】本组题考查兽医内科学第十七单元其他中毒病/犬洋葱及大葱中毒。

【解析】题干所述犬偷食剩菜后排红色尿，口腔黏膜苍白，且血常规检查白细胞数增加，红细胞数、血红蛋白减少，提示为犬洋葱中毒。犬洋葱中毒可见尿潜血、蛋白和尿血红蛋白阳性。治疗本病需停喂葱类食物；补充抗氧化剂维生素E；输液（支持疗法，补充营养）；利尿（促进体内血红蛋白排出）；输血。据此，63题选D，64题选B，65题选D。

66.【答案】D  67.【答案】A  68.【答案】A

【考点】本组题考查兽医外科与手术学第八单元疝/会阴疝/病因、症状与诊断。

【解析】根据题干"长期便秘，排便不畅，精神、饮食欲未见异常，于肛门右侧发现5cm×8cm的肿物，直肠指检发现内含大量粪便"，考虑该犬患有会阴疝。本病常见于牛（水牛多见）、猪和犬等动物，其中母畜和公犬多发。性激素失调、前列腺肿大及慢性便秘等因素会引起本病。据此，66题选D，67题选A，68题选A。

**69.【答案】A**

【考点】本题考查兽医产科学第二单元发情与配种/配种/人工授精技术。

【解析】人工输精受胎率的高低主要取决于精子品质、输精时间、输精技术和输入的有效精子数。在人工输精时，比较重要的检查项目是精子密度和存活率，对于生育力低下的公畜还要进行死活精子和畸形精子的比率以及一些特殊的理化检查。题干所述该种公猪性欲、精液气味和精液量均正常，但受胎率却极低。对该公猪精液检查的首要项目应是精子存活率和密度。据此，选A。

**70.【答案】C**

【考点】本题考查兽医产科学第二单元发情与配种/配种/人工授精技术。

【解析】人工输精受胎率的高低主要取决于精子品质、输精时间、输精技术和输入的有效精子数。在人工输精时，比较重要的检查项目是精子密度和存活率，对于生育力低下的公畜还要进行死活精子和畸形精子的比率以及一些特殊的理化检查。若精液检查未见异常则要考虑其他因素，如精液的稀释和保存及输精时间、技术等。题干所述该种公猪性欲、精液气味和精液量均正常，但受胎率却极低。若采精频率正常但精子数量下降，则应考虑提高精子数量。促黄体素对于公畜能促进睾丸间质细胞发育分泌雄激素——睾酮，以增加精液量，可用于治疗公畜性欲减退、精子密度不足。据此，选C。

**71.【答案】D**

【考点】本题考查兽医产科学第二单元发情与配种/配种/人工授精技术。

【解析】人工输精受胎率的高低主要取决于精子品质、输精时间、输精技术和输入的有效精子数。在人工输精时，比较重要的检查项目是精子密度和存活率，对于生育力低下的公畜还要进行死活精子和畸形精子的比率以及一些特殊的理化检查。题干所述该种公猪性欲、精液气味和精液量均正常，但受胎率却极低。若精液检查未见异常则要考虑其他因素。各选项所述的是精液的稀释和保存及输精，其中关于猪的输精时间最佳应是发情开始后15~30h。D选项，"发情48h后开始输精"不准确，可能会导致受胎率下降。据此，选D。

**72.【答案】B　73.【答案】C　74.【答案】A**

【考点】本组题考查兽医外科与手术学第十八单元手术技术/腹部手术/牛皱胃左方变位整复术。

【解析】根据题干所述左侧腹壁局限性隆起且叩、听诊有钢管音，加之发生于产后1周，并且有瘤胃蠕动音减弱等症状，最可能的诊断是皱胃（真胃）左方变位，进行整复术的目的是将皱胃归位。皱胃的解剖学正常位置是腹中线偏右，右季肋部和剑状软骨部，大部分与腹腔底部紧贴，约与第8~12肋骨相对。

进行整复术时，从右肷部切口进行手术最好的保定方式是站定保定。据此，72题选B，73题选C，74题选A。

**75.【答案】B　76.【答案】A　77.【答案】A**

【考点】本组题考查兽医内科学第十四单元饲料源性毒物中毒/尿素及氨中毒。

【解析】根据题干所述，该精料配方中尿素添加量明显超出合理范围，且含有豆类、南瓜等含脲酶的饲料，尿素分解速度升高，氨的释放大大增加，最可能出现尿素及氨中毒。该类中毒的病畜在死亡前血液pH下降并伴有高血钾。若喂料后立即饮水，尿素分解速度更快。治疗需停止饲喂尿素，灌服食醋或5%醋酸加适量水；对症治疗。据此，75题选B，76题选A，77题选A。

**78.【答案】B**

【考点】本题考查中兽医学第二单元辨证施治/辨证/脏腑辨证。

【解析】心火上炎证多因六淫内郁化火所致。主证：舌尖红，舌体糜烂或溃疡，躁动不安，口渴喜饮，苔黄，脉数。治则：清心泻火。方例：洗心散或泻心汤加减。据此，选B。

**79.【答案】C**

【考点】本题考查中兽医学第二单元辨证施

治/辨证/脏腑辨证。

【解析】心气虚证多由久病体虚、暴病伤正、误治、失治、老龄脏气亏虚等因素引起。主证：心悸、气短、自汗、胸闷不适、神疲体倦、面色淡白、脉细无力或结代。舌苔薄白，脉浮，恶风寒，鼻流清涕、咳嗽、气喘等。治则：补益心气，安定心神。方例：养心汤加减。据此，选C。

80.【答案】A

【考点】本题考查中兽医学第二单元辨证施治/辨证/脏腑辨证。

【解析】心血虚证多因久病体虚，血液生化不足；或失血过多，劳伤过度，损伤心血所致。主证：心悸、躁动、易惊、口色淡白、脉细弱。治则：补血养心，镇惊安神。方例：归脾汤加减。据此，选A。

81.【答案】A

【考点】本题考查兽医临床诊断学第十八单元动物保定技术/主要动物的保定技术/马的保定方法及注意事项。

【解析】马保定时可配合使用鼻捻子、耳夹子、开口器、颈圈、侧杆、吊马器等，最常用的是耳夹子保定。据此，选A。

82.【答案】B

【考点】本题考查兽医临床诊断学第十八单元动物保定技术/主要动物的保定技术/牛的保定方法及注意事项。

【解析】牛的保定：①头保定：使用笼头、鼻圈或牛鼻钳来控制牛头。②倒牛法。据此，选B。

83.【答案】C

【考点】本题考查兽医临床诊断学第十八单元动物保定技术/主要动物的保定技术/猪的保定方法及注意事项。

【解析】仔猪保定：双手提举两后肢小腿是最常用的方法；也可侧卧，半仰卧；或使用V形手术架，进行仰卧保定和四肢的固定。据此，选C。

84.【答案】D 85.【答案】B 86.【答案】A

【考点】本组题考查中兽医学第十九单元针灸/家畜常用穴位针法与主治/马常用穴位。

【解析】A选项，颈脉穴位于下颌骨角后方约6cm的大血管上。主治脑黄、中暑、中毒、遍身黄、破伤风。B选项，蹄头穴位于四蹄毛边上约1cm处，前蹄从正中向外旁开2~3cm处、后蹄在正中线上。主治缠腕痛、五攒痛、蹄头痛、冷痛、结症。C选项，风门穴位于耳后3cm、据鬣下缘6cm，寰椎翼前缘的凹陷处；左右侧各一穴。主治破伤风、颈风湿、风邪证。D选项，百会穴位于腰荐十字部，即最后腰椎与第1荐椎棘突间的凹陷中；一穴。主治腰胯闪伤、风湿、破伤风、便秘、肚胀、泄泻、疝痛、不孕症。E选项，前三里穴位于前臂外侧上部，桡骨上、中1/3交界处，腕桡侧伸肌与指总伸肌之间的肌沟中；左右肢各一穴。主治脾胃虚弱、前肢风湿。据此，84题选D，85题选B，86题选A。

87.【答案】B 88.【答案】C 89.【答案】C

【考点】本组题考查兽医产科学第二单元发情与配种/常见动物的发情特点及发情鉴定。

【解析】猪的发情期平均为2~3d（1~5d），黄体在发情周期的第10天开始发生退化。发情后的第20~36天（第18~48天）排卵开始，4~8h内完成排卵。产后首次发情时间是在断奶后3~9d。牛产后发情多出现在产后40d前后，天气炎热或冬季寒冷时可延长至60~70d。牛的发情持续时间为18h（10~24h）；在发情开始后28~32h，或在发情结束后12h（10.5~15.5h）排卵。通常一次仅有一个卵泡发育成熟，是所有家畜中仅有的在发情结束后排卵的动物。我国北方的绵羊和山羊产后第一次发情均在下一个发情季节。南方山羊在产羔后2~3个月断奶，断奶后一般可出现发情配种，基本上可以做到2年3胎。马产后第一次发情在分娩后6~13d开始，平均在第9天。母猫产后出现发情的时间很短促，可在产后24h左右发情，但一般情况下，多在小猫断奶后14~21d发情。据此，87题选B，88题选C，89题选C。

90.【答案】C 91.【答案】C

【考点】本组题考查兽医临床诊断学第一单元兽医临床检查的基本方法/触诊/方法和类型。

【解析】触诊是检查者通过触觉及实体感觉进行检查的一种方法。即检查者用手触摸按压动物体的相应部位，判定病变的位置、大小、形状、硬度、湿度、温度及按压敏感性等，以推断疾病的部位和性质。此外，也可借助于诊疗器械进行间接触诊。题干所述肿物的硬度和性状用触诊法最佳。据此，90题选C，91题选C。

92.【答案】A

【考点】本题考查兽医外科与手术学第十八单元手术技术/颈部手术/食道切开术。

【解析】某牛在采食块状饲料时，突发食道阻塞，张口呼吸。急救应实施食道切开术。据此，选A。

93.【答案】A

【考点】本题考查兽医外科与手术学第十八单元手术技术/胸部手术/胸部食道切开术。

【解析】根据"X线检查发现在胸腔入口前气管背侧有一不规则形状的高密度阴影"的检查结果，考虑胸部发生食道阻塞，应实施食道切开术。据此，选A。

94.【答案】A

【考点】本题考查兽医产科学第九单元母畜的不育/疾病性不育/卵巢囊肿。

【解析】根据"表现持续而强烈的发情行为"（排除黄体囊肿），且"直肠检查发现卵巢为圆形，有突出于表面的直径约2.5cm的结构，触诊该突起感觉壁薄"的临床症状，判断该牛可能发生的疾病是卵泡囊肿。据此，选A。

95.【答案】B

【考点】本题考查兽医产科学第九单元母畜的不育/疾病性不育/卵巢囊肿。

【解析】根据"产后2个多月未见发情"（排除卵泡囊肿），且"直肠检查发现，一侧卵巢比对侧正常卵巢约大一倍，其表面有一个3.0cm的突起，触摸该突起感觉壁厚，子宫未触及妊娠变化"的临床症状，判断该牛可能发生的疾病是黄体囊肿。据此，选B。

96.【答案】A

【考点】本题考查中兽医学第八单元止咳化痰平喘药及方剂/止咳平喘药及方剂/止嗽散。

【解析】止嗽散能止咳化痰，疏风解表。主治外感风寒咳嗽。据此，选A。

97.【答案】E

【考点】本题考查中兽医学第八单元止咳化痰平喘药及方剂/止咳平喘药及方剂/苏子降气汤。

【解析】苏子降气汤能降气平喘，温肾纳气。主治上实下虚的咳喘证。据此，选E。

98.【答案】B  99.【答案】D  100.【答案】C

【考点】本组题考查中兽医学第二十单元病证防治/发热/辨证施治。

【解析】A选项，辛凉解表是风热表证的治疗原则。B选项，和解少阳是半表半里发热的治疗原则。C选项，辛温解表是风寒表证的治疗原则。D选项，清热生津是肺热伤津、气分实热证的治疗原则。E选项，清暑化湿是暑邪挟湿的治疗原则。据此，98题选B，99题选D，100题选C。

# 全国执业兽医资格考试试卷十五（兽医全科类）（临床科目）

1.【答案】C

【考点】本题考查中兽医学第一单元基础理论/脏腑学说与气血/五脏的生理功能。

【解析】肝藏血，主疏泄，主筋，开窍于目。据此，选C。

2.【答案】E

【考点】本题考查中兽医学第十九单元针灸/家畜常见病的针灸处方/犬常见病针灸处方。

【解析】三江穴位于内眼角下方约3cm处的眼角静脉上。主治冷痛、肚胀、目盲、肝热传眼。多见用血针。据此，选E。

3.【答案】D

【考点】本题考查兽医产科学第一单元动物生殖激素/性腺激素/孕酮的临床应用。

【解析】孕酮又称黄体酮，属于甾体类激素。主要由黄体及胎盘（马、绵羊）分泌，肾上腺皮质、睾丸和排卵前的卵泡也能够产生少量孕酮。牛、山羊、猪、兔、小鼠和犬整个妊娠期都需要黄体来维持妊娠，破坏黄体则会导致流产；马和绵羊的妊娠后期，胎盘成为孕酮的主要来源，那时破坏黄体不会造成妊娠中断。据此，选D。

4.【答案】C

【考点】本题考查中兽医学第三单元中药和方剂总论/配伍禁忌/十八反。

【解析】"本草明言十八反，半蒌贝蔹及攻乌，藻戟遂芫俱战草，诸参辛芍叛藜芦。"十八反指对动物产生毒害作用的十八种药物，故名"十八反"。主要有乌头反半夏、瓜蒌、贝母、白蔹、白及；甘草反海藻、大戟、甘遂、芫花；藜芦反人参、沙参、丹参、玄参、细辛、芍药。据此，选C。

5.【答案】E

【考点】本题考查兽医产科学第二单元发情与配种/配种/母畜配种时机的确定。

【解析】发情前期、发情期、发情后期、发情间期是指发情周期的四期分法。兴奋期、抑制期、均衡期是指发情周期的三期分法。发情期是母畜表现明显的性欲并接受交配的时期。据此，选E。

6.【答案】C

【考点】本题考查兽医外科与手术学第十四单元蹄病/马属动物蹄病/蹄叶炎。

【解析】A选项，蹄冠蜂窝织炎为发生在蹄冠皮下、真皮、蹄缘真皮及与蹄匣上方相邻皮肤真皮化脓性或化脓坏疽性炎症。B选项，局限性蹄皮炎又称蹄底溃疡，为蹄底和蹄球结合部的局限性病变，是蹄底后1/3处的非化脓性坏死，真皮有局限性损伤和出血，后期角质有缺损。C选项，蹄叶炎是真皮层弥散性、无败性炎症。D选项，腐蹄病又称传染性蹄皮炎，为牛常见蹄病，急性病例蹄底发现小孔或大洞，用探针可测出其深度。E选项，指间皮炎是皮肤呈湿疹性皮炎症状，有腐败气味。球部相邻的皮肤肿胀，表皮增厚和稍充血，指（趾）间隙有渗出物。据此，选C。

7.【答案】C

【考点】本题考查兽医临床诊断学第二单元整体及一般状态的检查/可视黏膜的检查/眼结合膜的检查方法。

【解析】检查眼结膜时，应在自然光线下进行，避免光线直接照射。应进行两眼的对照比较，必要时还应与其他可视黏膜进行对照。据此，选C。

8.【答案】E

【考点】本题考查中兽医学第十单元祛湿药及方剂/利湿药及方剂/金钱草。

【解析】各选项均是利湿药。A选项，泽泻可利水渗湿，泄热，化浊降脂；用于小便不利，水肿胀满，泄泻尿少，痰饮眩晕，热淋涩痛；如五苓散。B选项，茵陈可清湿热，利黄疸，苦泄下降，功专清利湿热。C选项，猪苓可渗湿利水；用于小便不利，水肿，泄泻，淋浊；如五苓散。D选项，茯苓可渗湿利水，健脾益胃，宁心安神；用于水肿尿少，痰饮眩悸，脾虚食少，便溏泄泻，心神不安，惊悸失眠；如参苓白术散。E选项，金钱草可清热解毒，利水通淋，排石；用于湿热黄疸，石淋，热淋，小便涩痛。据此，选E。

9.【答案】A

【考点】本题考查中兽医学第十六单元安神开窍药及方剂/安神开窍药/朱砂。

【解析】各选项均是安神开窍药。A选项，朱砂可清心镇惊，安神，明目，解毒；用于心悸易惊，失眠多梦，癫痫发狂，小儿惊风，视物昏花，口疮，喉痹，疮疡肿毒。B选项，酸枣仁可养心补肝，宁心安神，敛汗，生津；用于虚烦不眠，惊悸多梦，体虚多汗，津伤口渴。C选项，柏子仁可养心安神，润肠通便，止汗；用于阴血不足，虚烦失眠，心悸怔忡，肠燥便秘，阴虚盗汗。D选项，远志可安神益智，祛痰，消肿。用于心肾不交所致失眠多梦，健忘惊悸，神志恍惚，咳痰不爽，疮痈肿毒，乳房肿痛。E选项，石菖蒲可化湿开胃，开窍豁痰，醒神益智；用于脘痞不饥，噤口痢，神昏癫痫，健忘耳聋。据此，选A。

10.【答案】B

【考点】本题考查中兽医学第四单元解表药及方剂/辛凉解表药及方剂/小柴胡汤。

【解析】小柴胡汤：和解少阳，扶正祛邪。主治少阳病。据此，选B。

11.【答案】E

【考点】本题考查中兽医学第七单元消导药及方剂/消导药/莱菔子。

【解析】A选项，神曲可消食化积，健脾和胃。用于饮食停滞，消化不良，脘腹胀满，食欲不振，呕吐泻痢等证。B选项，山楂可消食健胃，活血化瘀。用于消积化滞，伤食腹胀；又可补气活血，治疗瘀血疼痛，恶露不尽。C选项，麦芽可消食健胃，行滞回乳。用于食积不消，乳汁积滞不通之乳痈证。D选项，鸡内金可消食健脾，化石通淋。用于脾胃虚弱所致消化不良，肚腹胀满，食欲不振等；也可用于石淋涩痛。E选项，莱菔子可消食除胀，降气化痰。用于饮食停滞，脘腹胀痛，大便秘结，积滞泻痢，痰壅喘咳。据此，选E。

12.【答案】D

【考点】本题考查兽医外科与手术学第十五单元术前准备/手术动物病情稳定性治疗与术前准备/手术动物病情稳定性治疗。

【解析】手术期间应监测麻醉深度（眼睑反射、眼球位置、咬肌紧张度等）、体温、呼吸系统（潮气量、血氧饱和度等）、循环系统（脉搏、血压、心电图等）、神经系统（神智、痛觉、眼睑角膜反射等）、体位（大动物体位改变后对呼吸、循环影响）等，不包括消化系统监测。本题为选非题。据此，选D。

13.【答案】A

【考点】本题考查兽医产科学第二单元发情与配种/发情周期/发情周期中卵巢的变化。

【解析】奶牛安静发情是指母牛在发情时缺乏外部表现，但其卵巢内有卵泡发育成熟而排卵的现象。这种发情状态被称为安静排卵或隐性发情，主要原因是体内生殖激素分泌失调，如雌激素分泌不足或促乳素分泌不足，导致孕酮不足，降低中枢对雌激素的敏感性。安静发情在带犊母牛或使役过重的母牛中较为常见，这些母牛由于营养不足、长时间饲喂单一饲料、大量泌乳、环境温度突然改变或内分泌激素发生紊乱等因素影响，表现出异常发情状态。发情初期可以直接补充雌激素（如雌二醇）来预防安静发情。据此，选A。

14.【答案】B

【考点】本题考查兽医产科学第六单元妊娠期疾病/流产/治疗。

【解析】若孕畜出现腹痛、起卧不安、呼吸、脉搏加快等临床症状，提示有可能要发生流产。处理的原则是用抑制子宫收缩药来安胎，可以采取以下方法：①每天或隔天肌内注射一次孕酮，连用数次。如果是习惯性流产，可以在妊娠后一定时间使用孕酮、硫酸阿托品。②给予溴剂、氯丙嗪等镇静剂，禁止使用麻醉性镇痛剂如赛拉唑等。③严禁做阴道检查，并控制直肠检查的次数，以此避免对母畜产生刺激。④牵遛母畜，以减少努责。据此，选B。

15.【答案】D

【考点】本题考查兽医内科学第十八单元其他内科疾病/甲状旁腺功能减退症/临床症状。

【解析】甲状旁腺功能减退表现为间断性肌肉收缩并引起强直性痉挛，神经质明显，心率升高，血钙下降、血磷升高。据此，选D。

16.【答案】D

【考点】本题考查兽医外科与手术学第十一单元跛行诊断/概论/跛行的分类及临床特征。

【解析】悬跛最基本的特征是"抬不高、迈不远"。前方短步、运步缓慢、抬腿困难是临床上确定悬跛的依据。据此，选D。

17.【答案】C

【考点】本题考查兽医内科学第十单元糖、脂肪及蛋白质代谢障碍疾病/奶牛酮病/发病机理。

【解析】奶牛尿液有类似烂苹果气味，提示患有酮病。据此，选C。

18.【答案】C

【考点】本题考查兽医外科与手术学第一单元外科感染/局部外科感染/脓肿。

【解析】大多数脓肿是由感染引起，最常继发于急性化脓性感染的后期。静脉注射水合氯醛、氯化钙、高渗盐水等刺激性的化学药品，若漏出到静脉外也能发生脓肿。据此，选C。

19.【答案】B

【考点】本题考查兽医外科与手术学第九单元直肠与肛门疾病/直肠和肛门脱/症状。

【解析】单纯性直肠脱垂，呈圆筒状肿胀脱出向下弯曲下垂，手指不能沿脱出的直肠和肛门之间向盆腔的方向插入。而伴有肠套叠的脱出，脱出的肠管由于后肠系膜的牵引，而使脱出的圆筒状肿胀向上弯曲，坚硬而厚，手指可沿直肠和肛门之间向骨盆方向插入，不遇障碍。在犬，若直肠前段肠管套叠后脱出，圆筒状肿胀向下弯曲下垂，手指也可沿直肠和肛门之间向骨盆方向插入，不遇障碍。据此，选B。

20.【答案】B

【考点】本题考查兽医产科学第十一单元新生仔畜疾病/新生仔畜（猪、犬）低血糖症/病因。

【解析】仔猪在生后几天内缺乏糖原异生能力，因此母畜产后少乳或无乳，仔猪吮乳反射弱或无，或消化不良易引发本病。据此，选B。

21.【答案】A

【考点】本题考查兽医产科学第五单元分娩/决定分娩过程的要素/胎儿与母体产道的关系。

【解析】胎位：也就是胎儿的位置，具体指的是胎儿的背部与母体的背部或者腹部之间的关系。上位为胎儿俯卧在子宫中，背部在上，接近母体的背部及荐部，也称为背荐位，是正常的胎位。据此，选A。

22.【答案】D

【考点】本题考查兽医临床诊断学第十一单元排泄物、分泌物及其他体液的检验/尿液的检验/一般性状检查。

【解析】尿比重下降见于尿崩症、慢性肾炎、使用利尿药等。据此，选D。

23.【答案】E

【考点】本题考查中兽医学第十一单元理气药及方剂/理气药/槟榔。

【解析】A选项，陈皮可理气健脾，燥湿化痰。用于中气不和而引起的肚腹胀满，食欲不振，呕吐，腹泻等。B选项，砂仁可行气和中，温脾止泻，安胎。用于脾胃气滞或气虚诸证，气滞胎动不安。C选项，香附可理气解郁，散结止痛。D选项，草果可温中燥湿，祛痰祛寒。E选项，槟榔可杀虫消积，行气利水。能驱杀多种肠内寄生虫，并有轻泻作用。据此，选E。

24.【答案】C

【考点】本题考查兽医产科学第六单元妊娠期疾病/流产/症状。

【解析】隐性流产时，母畜没有明显的临床症状。常见胚胎早期死亡，通常表现出屡配不孕、返情推迟、妊娠率降低等，而多胎动物（羊、猪、犬等）可出现窝产仔数或年产仔数下降的现象。多胎动物的隐性流产可能是全流产或部分流产；即使有部分流产，也可以维持妊娠。据此，选C。

25.【答案】B

【考点】本题考查兽医临床诊断学第十单元血液的临床常用生化检验/血清电解质/血清氯。

【解析】血清氯降低：常见于碱中毒，也常见于与低钠血症相关的病证。当高氯或低钠液体大量丢失时会导致不伴有低钠血症的低氯血症发生，如动物在采食后持续呕吐造成胃分泌液（盐酸）的丢失（空胃时丢失以钾为主）。据此，选B。

26.【答案】C

【考点】本题考查兽医临床诊断学第三单元心血管系统的检查/心脏的检查/听诊。

【解析】心搏动增强时，触诊会感觉心搏动很强烈，而且区域面积也很大。原因有①生理性：动物运动、兴奋、恐惧等，生理性心搏动出现加强等状况。②病理性：可导致心脏功能亢进的多种病症，如发热病初期、剧痛性疾病等；也包括心包炎、心肌炎、心室肥大、内膜炎初期等各种疾病；心悸是一种心律失常，一般是由心搏动过快引起的，会伴随着体壁整体的颤动。据此，选C。

27.【答案】E

【考点】本题考查兽医产科学第四单元妊娠/妊娠诊断/临床检查法。

【解析】直肠检查法是大家畜早期妊娠诊断最准确、有效的方法之一。据此，选E。

28.【答案】A

【考点】本题考查兽医外科与手术学第四单元风湿病/风湿病分类、症状与治疗/诊断与治疗。

【解析】氢化可的松注射液、地塞米松注射液、醋酸泼尼松注射液（强的松）、泼尼松龙注射液（强的松龙）等都是临床上比较常见常用的药物。据此，选A。

29.【答案】C

【考点】本题考查兽医临床诊断学第四单元胸廓、胸壁及呼吸系统的检查/胸廓、胸壁的检查/视诊。

【解析】软骨病会影响到胸骨的形态和硬度。营养不良，尤其在胚胎时期的营养因素会影响到胸骨发育。肺气肿有可能会造成漏斗胸或扁平胸。发育不良尤其是遗传性的发育不良会造成扁平胸。本题为选非题。据此，选C。

30.【答案】A

【考点】本题考查兽医产科学第三单元受精/受精过程/精、卵的识别与结合。

【解析】卵原细胞在增殖过程中会分化为初级卵母细胞。经过减速分裂分化成次级卵母细胞，再经过两次减数分裂后可形成1枚卵细胞（卵子）。据此，选A。

31.【答案】B

【考点】本题考查中兽医学第八单元止咳化痰平喘药及方剂/清化热痰药及方剂/瓜蒌。

【解析】B选项，瓜蒌可清化热痰，宽中散结。用于治疗咳嗽气喘，气逆不降，咳喘痰多。A选项，川芎具有活血行气，祛风止痛之效，用于气血瘀滞为患的病证。C选项，白前可祛痰，降气止咳。既可祛痰以除肺气之壅实，又能止咳喘以制肺气之上逆，肺气壅塞，痰多诸证。D选项，紫菀可化痰止咳，润肺下气。用于久咳不止，痰多喘急。E选项，苏子可发表散寒，行气和胃。据此，选B。

32.【答案】A

【考点】本题考查兽医临床诊断学第九单元血液的一般检验/白细胞计数和白细胞分类计数/白细胞变化的临床意义。

【解析】中性粒细胞增多见于：生理学或肾上腺素诱发，皮质类固醇或者应激诱发，急性细菌感染和化脓性炎症，慢性炎症，严重组织损伤，急性大出血，免疫介导性疾病，肿瘤性或持续性白细胞增多。据此，选A。

33.【答案】D

【考点】本题考查兽医临床诊断学第二单元整体及一般状态的检查/体温、脉搏、呼吸及血压测定/呼吸。

【解析】动物在安静状态下，呼吸频率要按胸腔、腹部的上下运动或鼻翼的张开运动来计算，也可以用呼吸声来计算。禽类可以通过观察肛门部位的羽毛抽动次数来计算。本题为选非题。据此，选D。

34.【答案】E

【考点】本题考查兽医临床诊断学第一单元兽医临床检查的基本方法/听诊/应用范围。

【解析】听诊的注意事项：①通常应该在安静的室内进行。②定期对听诊器进行检查，观察是否有松动，是否有橡胶管道老化、破损或阻塞。③将听诊器的接耳端松紧合适地插入到待检查的外耳道中，接体端（听筒）要紧紧地贴在动物的体表来对相关部位进行检查，不要太用力。④被毛的摩擦是一种常见的干扰形式，应尽量避免，并在需要时将其润湿。本题为选非题。据此，选E。

35.【答案】E

【考点】本题考查兽医临床诊断学第十五单元心电图检查/心电图基础/导联。

【解析】动物常用的导联方法有几种。①双极肢导联，又称标准肢导联，以罗马数字Ⅰ、Ⅱ和Ⅲ表示。②加压单极肢导联，分为aVR（右前肢加压单极肢导联）、aVL（左前肢加压单极肢导联）、aVF（左后肢加压单极肢导联）。③A-B导联，即心尖-心基导联。④双极胸导联，即将原来的肢导联电极R、L和F移到胸（背）部的相应部位。⑤单极胸导联，又称心前导联，是横面心电向量在相应导联轴上的投影。据此，选 E。

36.【答案】D

【考点】本题考查兽医内科学第十一单元矿物质代谢障碍疾病/佝偻病/临床症状。

【解析】佝偻病 X 线检查显示骨密度下降，长骨末端呈"羊毛状"，血清 ALP（碱性磷酸酶）升高，对临床诊断有重要的参考价值。据此，选 D。

37.【答案】E

【考点】本题考查兽医内科学第四单元其他胃肠疾病/肠变位（肠套叠、肠扭转、肠嵌闭）/治疗。

【解析】肠变位的防治：尽早开腹整复，禁服泻剂。可在整复术前行镇痛、补液、强心、纠正酸中毒等常规疗法，以提高手术疗效。本题为选非题。据此，选 E。

38.【答案】A

【考点】本题考查兽医临床诊断学第十七单元症状及症候学/症候学/发热。

【解析】热型包括稽留热、弛张热、间歇热、不规则热/不定型热、双相热、回归热、波浪热。本题为选非题。据此，选 A。

39.【答案】E

【考点】本题考查兽医内科学第六单元呼吸系统疾病/异物性肺炎/临床症状。

【解析】异物性肺炎后期出现肺部坏疽，呼出的气体有一股腐败性的臭味，从两个鼻孔里流出来腐败性的恶臭污秽鼻液（褐灰色或浅绿色），而且在咳嗽低头时会大量流出。据此，选 E。

40.【答案】A

【考点】本题考查兽医内科学第九单元神经系统疾病/癫痫。

【解析】癫痫的临床特点是癫痫发作呈突发性、短暂性和反复性，发作时呈发作性痉挛与抽搐、意识障碍及自主神经机能异常，在发作的间歇期，患病动物与健康时一样。据此，选 A。

41.【答案】D

【考点】本题考查兽医产科学第七单元分娩期疾病/助产手术/矫正术的适应证和基本方法。

【解析】正常分娩时，单胎动物的胎儿呈纵向（正生或倒生）、上位、头、颈及四肢伸直，与此不同的各种异常情况均可用矫正术进行矫正。据此，选 D。

42.【答案】B

【考点】本题考查兽医产科学第七单元分娩期疾病/助产手术/矫正术的适应证和基本方法。

【解析】矫正是指通过推拉、翻转、矫正或拉直胎儿肢体，使胎向、胎位和胎势恢复到正常水平的一种技术。据此，选 B。

43.【答案】C

【考点】本题考查兽医产科学第十单元公畜的不育/疾病性不育/睾丸炎。

【解析】患有急性睾丸炎的动物，最好停止使用，安静修养。初期（24h 内）可冷敷，后期可以通过温敷来促进血液循环，以帮助炎症渗出物消散。局部涂抹鱼石脂软膏、复方醋酸铅散。阴囊可以用网状的绷带挂起来。全身应用抗生素。局部可在精索区注射盐酸普鲁卡因青霉素溶液（2% 盐酸普鲁卡因 20mL，青霉素 80 万 IU）。本题为选非题。据此，选 C。

44.【答案】B

【考点】本题考查兽医外科与手术学第三单元肿瘤/常见肿瘤/犬、猫、牛、马等动物淋巴肉瘤的症状与治疗。

【解析】化疗是最有效的治疗多中心淋巴肉瘤的方法。对于淋巴肉瘤，建议采用泼尼松龙-环磷酰胺-长春新碱为治疗方案的序贯疗法（化学疗法，简称化疗）。据此，选 B。

45.【答案】A

【考点】本题考查兽医外科与手术学第十二单元四肢与脊柱疾病/骨折/骨折的临床特点。

【解析】骨折的诊断：根据外伤史和局部症状，一般不难诊断。根据需要，可用下列方法辅助检查。X 线检查、直肠检查、骨折传导音的检查。故牛骨折最好的诊断方法是 X 线检查。据此，选 A。

46.【答案】A

【考点】本题考查兽医外科与手术学第十七单元手术基本操作/止血/术中止血方法。

【解析】毛细血管出血其血色介于动、静脉血液之间，多呈渗出性点状出血。一般可自行止血或稍加压迫即可止血。据此，选 A。

47.【答案】A

【考点】本题考查兽医外科与手术学第十五单元术前准备/手术器械的种类与使用/常用手术器械。

【解析】图中的执刀方式是指压式。指压式用于切开皮肤、腹膜、钳夹组织。执笔式用于切割短小切口、分离血管、神经。全握式用于切开较长皮肤切口、筋膜、增生组织。反挑式可免伤深部组织，如腹膜切开。据此，选A。

48.【答案】A

【考点】本题考查兽医外科与手术学第十七单元手术基本操作/缝合/缝合方法。

【解析】图中为结节缝合，结节缝合又称单纯间断缝合，适用于皮肤、皮下组织、筋膜、黏膜、血管、神经、胃肠道等的缝合。据此，选A。

49.【答案】A

【考点】本题考查兽医外科与手术学第十二单元四肢与脊柱疾病/骨折/骨折的临床特点。

【解析】A选项，骨折线与骨干纵轴相垂直的骨折是横形骨折。横形骨折的骨折线呈水平或接近水平方向，骨折断端相对较为整齐。例如，在直接暴力作用下，如重物打击，可能导致骨干发生横行骨折。B选项，斜形骨折的骨折线与骨干纵轴呈一定角度。C选项，螺旋形骨折的骨折线呈螺旋状。D选项，粉碎性骨折是骨折块在3块及以上。E选项，T形骨折则常见于关节部位，骨折线呈T形。据此，选A。

50.【答案】E

【考点】本题考查兽医临床诊断学第十四单元内镜诊断技术/消化道内镜检查/消化道内镜检查种类。

【解析】逆行胰胆管造影内镜可以直接观察胆管和胰管的内部情况，清晰地显示管腔是否有阻塞、狭窄、结石、肿瘤等病变，并能进行相应的治疗操作。据此，选E。

51.【答案】A

【考点】本题考查兽医外科与手术学第七单元胸、腹部疾病/胸腔疾病/气胸。

【解析】图片所示气胸的类型为开放性气胸。胸壁创口较大，空气随呼吸自由出入胸腔者为开放性气胸。开放性气胸时，胸腔负压消失，肺组织被压缩，进入肺组织的空气量明显减少。吸气时，胸廓扩大，空气经创口进入胸腔。由于两侧胸腔的压力不等，纵隔被推向健侧，健侧肺也受到一定程度的压缩。呼气时胸廓缩小，气体经创口排出，纵隔也随之向损伤一侧移动。如此一呼一吸，纵隔左右移动称纵隔摆动。据此，选A。

52.【答案】A

【考点】本题考查兽医临床诊断学第十单元血液的临床常用生化检验/肝功能检查/胆红素及其代谢产物。

【解析】A选项，总胆红素属于黄疸的生化检验指标。B选项，血清白蛋白不属于黄疸的生化检验指标。C、D、E选项，均为肝酶，均用于评估肝功能。据此，选A。

53.【答案】D

【考点】本题考查兽医临床诊断学第十九单元常用治疗技术/常用穿刺术/静脉穿刺部位及方法。

【解析】桡外侧静脉是犬静脉穿刺最常用的血管。据此，选D。

54.【答案】C

【考点】本题考查兽医外科与手术学第十六单元麻醉技术/全身麻醉/麻醉分期。

【解析】第Ⅲ期2级是从眼球运动停止到肋间肌开始麻痹的时期。此时间脑完全抑制，而中脑及脊髓开始自下而上的抑制，是手术最佳麻醉状态。据此，选C。

55.【答案】B

【考点】本题考查兽医内科学第四单元其他胃肠疾病/肠变位（肠套叠、肠扭转、肠嵌闭）/分类。

【解析】肠扭转指肠管沿自身的纵轴或以肠系膜基部为轴而做不同程度的扭转，使肠腔发生闭塞、肠壁血液循环发生障碍的疾病。比较常见的是左侧大结肠扭转，左上大结肠和左下大结肠一起沿纵轴向左或向右做180°~270°偏转；其次是小肠系膜根部的扭转，整个空肠连同肠系膜以前肠系膜根部为轴向左或向右做360°~720°偏转；再次为盲肠扭转，整个盲肠以其基底部为轴向左或向右做360°偏转。肠管沿自身的横轴而折转的，则称为折叠。如左侧大结肠向前内方折叠，盲肠尖部向后上方折叠等。据此，选B。

56.【答案】B

【考点】本题考查兽医外科与手术学第九单元直肠与肛门疾病/犬肛门囊炎/病因与症状。

【解析】犬肛门囊炎轻症者出现排便困难，里急后重，甩尾，擦舔或咬肛门。重症者肛门明显肿胀、痉挛。有时出现肛周脓肿，还有的出血，从肛门囊流出脓汁，甚至已形成瘘管。在一些小的纯种犬，这种排泄瘘多在时钟钟面4点和8点的位置上。据此，选B。

57.【答案】A

【考点】本题考查兽医临床诊断学第十单元血液的临床常用生化检验/肝功能检查/胆红素及其代谢产物。

【解析】胆红素是红细胞代谢分解的副产物，经肝脏代谢。严重溶血时，超过机体排泄胆红素的能力时，会出现高胆红素血症（黄疸）。据此，选A。

58.【答案】A

【考点】本题考查兽医临床诊断学第十三单元超声检查/超声诊断的临床应用/泌尿系统的超声检查。

【解析】犬后腹部超声检查显示横切面双叶形、纵切面卵圆形的等回声，间杂小回声光点的器官是前列腺。据此，选A。

59.【答案】D

【考点】本题考查兽医临床诊断学第十三单元超声检查/超声诊断的临床应用/肝胆脾胰的超声检查。

【解析】动物做肝脏B超探查时，出现局限性液性暗区（脓液），其中有散在的光点或小光团（细小的脓性凝块或脓球），提示为肝脓肿。据此，选D。

60.【答案】A

【考点】本题考查兽医外科与手术学第十八单元手术技术。

【解析】根据图示，摘除位置是扁桃体。据此，选A。

61.【答案】A

【考点】本题考查中兽医学第二单元辨证施治/辨证/脏腑辨证。

【解析】根据题干猪"高热、汗出、口渴贪饮、尿液短赤、口色鲜红、舌苔黄燥、脉洪数"，可推断为热入阳明，适宜方例是白虎汤。据此，选A。

62.【答案】E

【考点】本题考查兽医内科学第十五单元有毒植物与霉菌毒素中毒/黄曲霉毒素中毒/临床症状。

【解析】黄曲霉素中毒临床特征性表现为黄疸、出血、水肿和神经症状。根据题干"皮肤黏膜黄染，尿色深黄，剖检可见内脏器官广泛黄染，怀疑霉菌毒素中毒"，可推断出该羊群可能是黄曲霉毒素。据此，选E。

63.【答案】B

【考点】本题考查兽医内科学第十六单元矿物类及微量元素中毒/铜中毒/临床特点。

【解析】根据题干"剧烈腹痛、腹泻、惨叫。有时排出浅红色尿液，给予钼制剂后逐渐康复"，可推断出该羊群可能是铜中毒。据此，选B。

64.【答案】A

【考点】本题考查兽医内科学第十四单元饲料源性毒物中毒/氢氰酸中毒/中毒机理。

【解析】根据题干中采食高粱苗，及呼吸困难，呼吸有苦杏仁味，可视黏膜鲜红可推断出该绵羊可能患有氢氰酸中毒。据此，选A。

65.【答案】B

【考点】本题考查兽医内科学第十二单元维生素与微量元素缺乏症/铁缺乏症/临床特点。

【解析】铁缺乏共同的症状是贫血。临床表现为生长缓慢，食欲减退，异嗜，嗜睡，喜卧，可视黏膜苍白，呼吸频率加快。仔猪一般发生在2周龄，3周龄为发病高峰期，表现精神沉郁，离群俯卧，食欲减退，生长迟滞，体重减轻，腹泻，粪便颜色正常。皮肤和可视黏膜苍白，呼吸频率加快，脉搏加快。稍加运动，则心搏动亢进，喘息不止。血清铁、血清铁蛋白浓度低于正常水平。据此，选B。

66.【答案】A

【考点】本题考查兽医内科学第二单元口

腔、唾液腺、咽和食道疾病/食道阻塞/临床症状。

【解析】根据题干"采食过程中突然停止进食，脖颈高仰，触诊颈部左侧中1/3处有硬突起"，可推断出该牛可能患有食道阻塞。据此，选A。

67.【答案】A

【考点】本题考查兽医内科学第七单元血液循环系统疾病/心力衰竭/临床症状。

【解析】左心衰竭时，首先呈现肺循环瘀血，导致肺水肿，妨碍气体交换，动脉血氧分压降低，反射性地引起呼吸运动加强，病畜表现呼吸困难，可视黏膜发绀，听诊出现啰音，湿性咳嗽等。右心衰竭时，腔静脉压升高，呈现体循环瘀血，肝脏、肾脏、胃、肠等器官瘀血和全身水肿，导致相应器官的功能障碍。据此，选A。

68.【答案】A

【考点】本题考查兽医内科学第三单元反刍动物前胃和皱胃疾病/创伤性网胃腹膜炎/临床症状。

【解析】根据题干"只愿意上坡，触诊剑状软骨后表现痛苦，躲闪"，可推断出该牛可能是创伤性网胃腹膜炎（剑状软骨后方为网胃）。据此，选A。

69.【答案】C

【考点】本题考查兽医外科与手术学第十单元泌尿与生殖系统疾病/犬前列腺增生、前列腺囊肿和前列腺炎/前列腺增生。

【解析】本题题干中所描述的是老龄未绝育公犬出现体温升高，排尿不畅，排便困难的症状。由X线团块位置考虑为前列腺相关疾病。前列腺肥大主要是由于性激素紊乱而导致的老龄犬前列腺功能障碍，其典型临床特点是排便不畅。X线和临床症状均符合前列腺肥大的症状特征。其余选项表现为泌尿系统的症状，便秘并非其典型症状，所以排除。尿淋漓非典型症状，所有选项都有可能出现。据此，选C。

70.【答案】B

【考点】本题考查兽医产科学第九单元母畜的不育/疾病性不育/卵巢囊肿。

【解析】卵泡囊肿的母牛会出现无规律、长时间或连续性的发情，或者长时间没有发情的迹象。根据题干"产后无规律、长时间发情，直肠检查两侧卵巢上有充满液体且壁薄的结构"，可推断为卵泡囊肿。据此，选B。

71.【答案】A

【考点】本题考查兽医外科与手术学第十八单元手术技术/泌尿生殖器官手术/公猫尿道造口术。

【解析】根据题干中公猫频繁出现尿闭，导尿管难以插入尿道，可以采用尿道造口术。猫常用的尿道造口术是会阴部尿道造口。据此，选A。

72.【答案】B

【考点】本题考查中兽医学第十四单元补虚药及方剂/补气药及方剂/补中益气汤。

【解析】补中益气汤：炙黄芪、党参、白术、当归、陈皮、炙甘草、升麻、柴胡。水煎服。功能为补中益气、升阳举陷。主治脾胃气虚及气虚下陷诸证。证见精神倦怠，草料减少，发热，汗自出，口渴喜饮，粪便稀溏，舌质淡，苔薄白或久泻脱肛，子宫脱出等。据此，选B。

73.【答案】B

【考点】本题考查兽医临床诊断学第十二单元X线检查/骨关节的X线检查/骨关节常见疾病的X线诊断/常见疾病的X线诊断。

【解析】该犬骨折后X线检查显示"原骨折线增宽，骨断端光滑，骨髓腔闭合，骨密度增大"，提示为骨折不愈合。据此，选B。

74.【答案】D 75.【答案】B

【考点】本组题考查中兽医学第二十单元病证防治/泄泻/辨证施治。

【解析】热泻主证：精神沉郁，食欲减退或废绝，口渴多饮，有时轻微腹痛，蜷腰卧地，泻粪稀薄、腥臭黏腻，发热，尿赤短，口色赤红，舌苔黄厚，口臭，脉沉数。治法：清肠泄热解毒。方例：郁金散加减。针治：带脉、尾本、后三里、大肠俞等穴。据此，74题选D，75题选B。

76.【答案】B　77.【答案】C

【考点】本组题考查中兽医学第二单元辨证施治/辨证/脏腑辨证。

【解析】根据该牛"眼结膜黄染，黄色鲜明如橘，尿黄混浊，口色红黄，舌苔黄腻，脉弦数"，可推断出该牛可能是肝胆湿热证。治则：清理肝胆湿热。方例：茵陈蒿汤。据此，76题先B，77题选C。

78.【答案】A　79.【答案】A　80.【答案】E

【考点】本组题考查兽医内科学第八单元泌尿系统疾病/膀胱炎。

【解析】特发性膀胱炎是一种病因不明的膀胱疾病，主要表现为膀胱炎症，可能涉及多个系统的异常。这种疾病可能表现为急性或慢性，且容易复发。猫特发性膀胱炎的症状包括尿频、尿痛、尿血等，严重时可能导致尿道阻塞，进而引发急性肾后性尿毒症，甚至死亡。会造成尿液中磷酸铵镁离子过饱和。当尿液中的镁离子、铵离子和磷酸根离子达到过饱和状态，以及尿液pH同时又大于6.5的时候，就会形成鸟粪石结石（磷酸铵镁结晶）。猫尿道口再造位置在肛门和阴茎之间的会阴部。据此，78题选A，79题选A，80题选E。

81.【答案】A　82.【答案】B　83.【答案】A

【考点】本组题考查兽医产科学第八单元产后期疾病/奶牛生产瘫痪。

【解析】根据题干"产后第2天突然四肢瘫痪，知觉丧失，倒地不起，体温36.2℃"，可推断出该奶牛可能患有奶牛生产瘫痪。本病主要特征：病牛是3~6胎的高产奶牛，分娩后3d内，有典型的瘫痪姿势和血钙下降（通常低于0.08mg/mL，最常见的是0.02~0.05mg/mL）。治疗生产瘫痪最常见的方法是静脉补钙或乳房送风法，越早治疗效果越好。据此，81题选A，82题选B，83题选A。

84.【答案】B　85.【答案】E　86.【答案】C

【考点】本组题考查兽医内科学第十七单元其他中毒/有机氟化物中毒。

【解析】有机氟化物中毒是动物误食了被有机氟农药或鼠药污染的饲草或饮水而引起的中毒病。临床上以中枢神经系统机能障碍和心血管系统机能障碍，呈现突然发病，全身强直性或间歇性痉挛、抽搐、昏迷、心率加快、血压下降为特征。根据该猫的临床症状，可推断出该猫可能患有有机氟化物中毒。有机氟化合物进入动物机体后，转化为氟乙酸，后者与细胞内线粒体的辅酶A作用，生成氟乙酰辅酶A，再与草酰乙酸反应，生成氟柠檬酸，氟柠檬酸可以抑制乌头酸酶，中断正常的三羧酸循环，使丙酮酸代谢受阻，妨碍正常的氧化磷酸化过程。治疗本病的药物是乙酰胺（解氟灵）。据此，84题选B，85题选E，86题选C。

87.【答案】C　88.【答案】A　89.【答案】B

【考点】本组题考查兽医外科与手术学第二单元损伤/软组织非开放性损伤/血肿和血清肿。

【解析】根据题干"触诊有波动感，无热无痛，穿刺有清亮黄色液体渗出"，可推断出该猫可能是淋巴外渗。淋巴外渗是在钝性外力作用下，使皮肤或筋膜与下部组织分离，淋巴管破裂，淋巴聚积在组织内的一种非开放性损伤，穿刺有黄色液体渗出。常发于淋巴管丰富的皮下结缔组织。治疗方法为制止溢血、镇痛、防感染、促进肿胀吸收和加速组织修复。病初冷敷，可减少疼痛与肿胀。2d后改用温热疗法、红外线照射，也可局部涂擦刺激性药物，如樟脑乙醇或5%鱼石脂软膏等。并发感染时，按外科感染治疗。淋巴外渗时，还可以穿刺排出渗出的淋巴，注入95%的乙醇或乙醇福尔马林以闭塞断裂的淋巴管，几分钟后将乙醇或乙醇福尔马林抽出，反复注入生理盐水冲洗。在处理严重的淋巴外渗时，将浸泡过乙醇福尔马林的纱布填塞到外渗部位，经过一段时间后，可有效促进外渗部位的恢复。据此，87题选C，88题选A，89题选B。

90.【答案】E　91.【答案】C

【考点】本组题考查兽医外科与手术学第十二单元四肢与脊柱疾病/关节脱位/牛、犬髋关节脱位的类型与症状。

【解析】根据题干"后肢拖曳前行，患肢不能外展，但内收容易，患肢向外呈弧形"，可推断出该牛可能是髋关节外上方脱位。诊断本病的最佳方法是X线检查。据此,90题选E,91题选C。

**92.【答案】C  93.【答案】B**

【考点】本组题考查兽医外科与手术学第十三单元皮肤病/犬脓皮症/病因与症状。

【解析】根据题干图片可推断出该犬可能患有脓皮症。脓皮症病灶多为圆形脱毛、圆形红斑、黄色结痂、丘疹；脓疱、斑丘疹或结痂斑。诊断本病常用细菌分离培养。据此,92题选C,93题选B。

**94.【答案】B**

【考点】本题考查兽医外科与手术学第十二单元四肢与脊柱疾病/脊髓损伤/症状与诊断。

【解析】由题干可知,该犬被车冲撞后,"损伤部位后方麻痹、感觉消失,而腱反射亢进,有时还会有后肢痉挛性收缩",很可能是胸部脊髓节段损伤（脑部脊髓损伤会造成反射保持不变或增强）。据此,选B。

**95.【答案】A**

【考点】本题考查兽医外科与手术学第十二单元四肢与脊柱疾病/脊髓损伤/症状与诊断。

【解析】由题干可知,该犬被车冲撞后,"丧失前肢的反射机能,全身的肌肉痉挛、抽搐,粪尿失禁、便秘、尿闭",很可能是颈部脊髓节段部分损伤（损伤节段以后两侧对称性的运动及感觉功能障碍）。据此,选A。

**96.【答案】C**

【考点】本题考查兽医外科与手术学第十二单元四肢与脊柱疾病/脊髓损伤/症状与诊断。

【解析】由题干可知,该犬被车冲撞后,"后躯瘫痪,膝、腱的反射消失,后肢麻痹,无法站立",很可能是腰部脊髓中间节段损伤（腰部脊髓中1/3受损时,因股神经核受损而造成膝反射消失；荐部脊髓前端受损时,跟腱反射消失）。据此,选C。

**97.【答案】B**

【考点】本题考查兽医内科学第四单元其他胃肠疾病/胃炎/临床症状。

【解析】犬、猫胃炎在临床上以精神沉郁、呕吐和腹痛为主要症状。呕吐是本病的最明显的症状。病初呕吐食糜、泡沫状黏液、胃液,呕吐物中常带有血液、脓汁或絮状物,大量饮水后可加重呕吐。患病动物有渴感,但饮水后易发呕吐。食欲减退或废绝,体温升高,饮欲增强。口臭,舌呈黄白色,脱水严重,眼球凹陷。触诊腹壁紧张,抗拒,前肢向前伸展,触诊胃区可出现呻吟,喜欢蹲坐或趴卧于凉地上。据此,选B。

**98.【答案】D**

【考点】本题考查兽医内科学第四单元其他胃肠疾病/肠炎/临床症状。

【解析】肠炎最为突出的症状是腹泻。①十二指肠前部和胃发炎,或小肠患有严重的局限性病灶时,均可引起呕吐。②患结肠炎时,可出现里急后重,粪便稀软、呈水样或胶冻状,并带有难闻的臭味。③小肠出血性肠炎,粪便呈黑绿色或黑红色;大肠出血性肠炎,粪便表面附有鲜红丝或血块。④病原微生物所致肠炎,体温升高,精神沉郁,食欲减退或废绝。重剧肠炎动物机体脱水,迅速消瘦,电解质丢失和酸中毒。急性病例有弓腰、不安等腹痛症状,触诊腹壁紧张、敏感。有些患病动物,由于腹痛,胸壁紧贴冷的地面,举高后躯,呈祈祷姿势。病初肠蠕动音增强,其后出现反射性肠音降低,发生肠臌气。据此,选D。

**99.【答案】A**

【考点】本题考查兽医产科学第七单元分娩期疾病/胎儿性难产/胎势异常的临床症状和处理方法。

【解析】根据"产道检查见胎儿头颈姿势无异常",以及"右前肢弯曲,右前蹄位于左蹄之后、头颈之下",表明难产的原因是肘关节屈曲,使胎儿在胸部位置的体积增大。据此,选A。

**100.【答案】B**

【考点】本题考查兽医产科学第七单元分娩期疾病/胎儿性难产/胎势异常的临床症状和处理方法。

【解析】根据"产道检查见胎儿头颈姿势无异常",以及"左前肢向后伸展,位于胎儿躯干之下",表明难产的原因是肩关节屈曲。据此,选B。

# 全国执业兽医资格考试模拟试卷一（兽医全科类）
# （临床科目）

1.【答案】B
【考点】本题考查兽医外科与手术学第三单元肿瘤/概论/肿瘤的症状。
【解析】由于恶性肿瘤具有浸润性生长和转移的生物学特性，所以可破坏局部组织和血管引起出血、合并感染，浸润神经可引起剧烈疼痛，如转移到重要的生命器官可导致死亡。因而恶性肿瘤的侵袭性生长对机体危害极大。据此，选B。

2.【答案】A
【考点】本题考查兽医临床诊断学第十九单元常用治疗技术/常用穿刺术/胸腔穿刺部位及方法。
【解析】犬胸腔穿刺通常在第7或第9肋间。据此，选A。

3.【答案】C
【考点】本题考查兽医外科与手术学第十八单元手术技术/泌尿生殖器官手术/犬猫乳腺切除术。
【解析】乳腺切除术适应于乳腺肿瘤、化脓、坏死或严重创伤。其中乳腺肿瘤最为有效可行的手术方法是采取一侧乳腺切除，以降低局部复发率。据此，选C。

4.【答案】A
【考点】本题考查兽医外科与手术学第十七单元手术基本操作/缝合/缝合方法。
【解析】结节缝合又称单纯间断缝合，适用于皮肤、皮下组织、筋膜、黏膜、血管、神经、胃肠道等的缝合。据此，选A。

5.【答案】C
【考点】本题考查兽医内科学第十单元糖、脂肪及蛋白质代谢障碍/奶牛肥胖综合征/临床症状。
【解析】奶牛肥胖综合征均发生于肥胖母牛，肉牛多发于产犊前，奶牛于产犊后突然停食、躺卧等。根据临床病理学检验结果（如肝功能损害、酮体含量升高等）进行诊断。根据肝脏活体采样检查进行诊断，肝内脂肪含量在20%以上。本题为选非题。据此，选C。

6.【答案】C
【考点】本题考查兽医临床诊断学第三单元心血管系统的检查/心脏的检查/听诊。
【解析】心内杂音包括器质性杂音和非器质性杂音。器质性杂音包括：收缩期杂音、舒张期杂音、连续性杂音。非器质性杂音包括：相对闭锁不全性杂音和贫血性杂音，均发生在收缩期。心外杂音包括心包摩擦音、心包拍水音和心肺性杂音。据此，选C。

7.【答案】A
【考点】本题考查中兽医学第一单元基础理论/阴阳五行学说/阴阳学说的基本内容及应用。
【解析】阴阳双方存在着相互排斥、相互斗争、相互制约的关系为阴阳对立。据此，选A。

8.【答案】A
【考点】本题考查兽医内科学第六单元呼吸系统疾病/支气管炎/临床症状。
【解析】支气管炎是各种原因引起动物支气管黏膜表层或深层的炎症，临床上以咳嗽、流鼻液和不定热型为特征。各种动物均可发生，但幼龄和老龄动物常见。寒冷季节或气候突变时容易发病。据此，选A。

9.【答案】C
【考点】本题考查兽医内科学第五单元肝胆、腹膜和胰腺疾病/腹膜炎/临床症状。
【解析】犬和猫的急性弥漫性腹膜炎初期（干性腹膜炎），精神委顿，食欲不振，显著发热（高热或中热），反复呕吐。腹壁张力升高并吊起，呼吸浅速、呈胸式，脉搏急促而强硬。触压腹部，表现强烈的疼痛反应。以后，腹腔内出现并蓄积渗出液（湿性腹膜炎），腹痛即明显缓和，但发热依旧，脉搏加快。呼吸促迫，全身状态恶化。腹下部两侧呈对称性腹周膨大，触诊腹壁感有波动，腹壁叩诊有水平浊音区，随体位而改变。据此，选C。

10.【答案】A

【考点】本题考查兽医外科与手术学第四单元风湿病/风湿病分类、症状与治疗/诊断与治疗。

【解析】风湿病应用解热、镇痛及抗风湿药，在这类药物中，以水杨酸类药物的抗风湿作用最强。这类药物包括水杨酸、水杨酸钠及阿司匹林等。临床经验证明，应用大剂量的水杨酸制剂治疗风湿病，特别是治疗急性肌肉风湿病疗效较高，而对慢性风湿病疗效较差。据此，选A。

11.【答案】C

【考点】本题考查兽医产科学第三单元受精/受精过程/皮质反应及多精子入卵的阻滞。

【解析】卵质膜反应：精子的质膜和卵质膜的融合会改变卵质膜的性质，以防止多精子的受精，这个过程称为卵质膜反应。其中，最显著的改变是卵质膜上的微绒毛数量减少，而卵质膜上的精子受体通常位于微绒毛上，从而使精子受体数量下降。据此，选C。

12.【答案】E

【考点】本题考查兽医外科与手术学第十单元泌尿与生殖系统疾病/膀胱破裂/病因。

【解析】膀胱破裂主要继发于尿道阻塞性疾病、外伤、母猪膀胱积尿时阉割。如果新生幼驹在分娩过程中时，胎儿膀胱内充满了尿液，在经过母体骨盆腔的时候，由于腹部压力的增加瞬间，易导致膀胱受到压力而破裂，这种情况大多数发生在公驹上。据此，选E。

13.【答案】A

【考点】本题考查兽医产科学第四单元妊娠/妊娠诊断/实验室诊断法。

【解析】一般认为，孕酮含量测定法进行妊娠诊断在牛配种后24d、猪40~45d、羊20~25d时，均能获得较高的测定准确度。据此，选A。

14.【答案】E

【考点】本题考查中兽医学第一单元基础理论/阴阳五行学说/五行学说的基本内容及应用。

【解析】五行相侮：是指五行中某一行对其所不胜之行的反向克制，即反克，又称"反侮"，是事物间关系失去相对平衡的另一种表现。据此，选E。

15.【答案】B

【考点】本题考查兽医外科与手术学第九单元直肠与肛门疾病/犬肛门囊炎/病因与症状。

【解析】犬肛门囊炎轻症者出现排便困难，里急后重，甩尾，擦舔或咬肛门。重症者肛门明显肿胀、痉挛。有时出现肛周脓肿，还有的出血，从肛门囊流出脓汁，甚至已形成瘘管。在一些小的纯种犬，这种排泄瘘多在时钟面4点和8点的位置。据此，选B。

16.【答案】A

【考点】本题考查兽医临床诊断学第九单元血液的一般检验/白细胞计数和白细胞分类计数/白细胞变化的临床意义。

【解析】外周血中杆状核粒细胞增多和杆状核阶段以前的幼稚细胞出现称为核左移。核左移伴有白细胞总数增多者称为再生性左移，表示机体迫切需要，骨髓能释放大量粒细胞至外周血，常见于急性化脓性感染、急性中毒、急性大出血等。核左移但白细胞总数不增加或降低者，称为退行性左移或变质性左移，表示骨髓释放功能受抑制，常见于严重感染，机体抵抗力低下时，如伤寒、败血症等。据此，选A。

17.【答案】B

【考点】本题考查兽医外科与手术学第二单元损伤/创伤/创伤的分类及临床特点。

【解析】新鲜创：伤后的时间较短，创内尚有血液流出或存有血凝块，且创内各部组织的轮廓仍能识别，有的虽被严重污染，但未出现创伤感染症状。据此，选B。

18.【答案】B

【考点】本题考查兽医外科与手术学第十七单元手术基本操作/组织切开/软组织的切开与分离。

【解析】钝性分离最适用于正常肌肉、筋膜

和良性肿瘤等的分离。据此，选B。

19.【答案】E

【考点】本题考查兽医内科学第十二单元维生素与微量元素缺乏症/B族维生素缺乏症/临床症状。

【解析】维生素$B_1$（硫胺素）缺乏症：禽类会出现进行性肌麻痹，经常表现为多发性神经炎，呈现出"观星姿势"。据此，选E。

20.【答案】B

【考点】本题考查兽医内科学第三单元反刍动物前胃和皱胃疾病/瓣胃阻塞/防治。

【解析】瓣胃阻塞的治疗原则是增强瓣胃蠕动机能，促进瓣胃内容物排出。硫酸镁具有缓泻作用，可促进积聚物的排出，常作为治疗瓣胃阻塞的首选药。据此，选B。

21.【答案】B

【考点】本题考查兽医外科与手术学第十四单元蹄病/马属动物蹄病/蹄钉伤。

【解析】在装蹄时，如钉蹄从肉壁下缘、肉底外缘嵌入，损伤蹄真皮，即发生钉伤。蹄钉直接刺入蹄真皮或靠近蹄真皮穿过，持续压迫蹄真皮，均能引起炎症。前者为直接钉伤，后者为间接钉伤。据此，选B。

22.【答案】E

【考点】本题考查兽医临床诊断学第十一单元排泄物、分泌物及其他体液的检验/尿液的检验/显微镜检查。

【解析】尿沉渣检查能够有效鉴别血尿和血红蛋白尿。尿呈暗红色或酱油色，不混浊无沉淀，镜检无或仅有少量红细胞，见于血红蛋白尿；血尿是指离心沉淀尿中每个高倍镜视野≥3个红细胞，或非离心尿液超过1个或1h尿红细胞计数超过10万个，或12h尿沉渣计数超过50万个，均表示尿液中红细胞异常增多，是常见的泌尿系统症状。据此，选E。

23.【答案】B

【考点】本题考查兽医外科与手术学第一单元外科感染/局部外科感染/厌气性机腐败性感染。

【解析】厌气性感染的主要致病菌有产气荚膜杆菌、恶性水肿杆菌、溶组织杆菌、水肿杆菌及腐败弧菌。临床上，常见的厌气性感染有厌气性（气性）坏疽、厌气性（气性）蜂窝织炎、恶性水肿及厌气性败血症；腐败性感染的主要致病菌有变形杆菌、产芽孢杆菌、腐败杆菌、大肠杆菌及某些球菌。其临床特点是局部组织坏死，溃烂呈黏泥样、褐绿色或巧克力色、恶臭。本题为选非题。据此，选B。

24.【答案】B

【考点】本题考查兽医外科与手术学第十七单元手术基本操作/缝合/缝合方法。

【解析】连续锁边缝合多用于皮肤直线形切口及薄而活动性较大部位的缝合。与单纯连续缝合基本相似，只在缝合中每次都将缝线交锁。此种缝合能使创缘对合良好，并使每一针缝线在进行下一次缝合前就得以固定。据此，选B。

25.【答案】E

【考点】本题考查兽医临床诊断学第一单元兽医临床检查的基本方法/视诊主要内容。

【解析】视诊的主要内容包括观察动物皮下脂肪的蓄积程度，肌肉的丰满程度；判断动物的精神状态及活动情况；观察动物粪便及尿液的多少、性状和混有物的情况；检查某些与外界直通的体腔；动物体表皮肤及被毛的状态。体温不能通过视诊来判定。本题为选非题。据此，选E。

26.【答案】D

【考点】本题考查中兽医学第二单元辨证施治/辨证/脏腑辨证。

【解析】久泻不止、脱肛或子宫阴道脱出的症候见于脾气下陷证，可按益气升阳治疗。据此，选D。

27.【答案】A

【考点】本题考查兽医临床诊断学第十五单元心电图检查/心电图检查的临床应用/心房、心室肥大。

【解析】左心房肥大：仅P波时限延长，主要表现为犬的大于0.05s，猫的大于0.04s，可以确认为左心房肥大，这时候的P波呈现双峰或有切迹，或者是呈现二尖瓣型P波。据此，选A。

28.【答案】A

【考点】本题考查兽医临床诊断学第二单元整体及一般状态的检查/可视黏膜的检查/眼结

合膜的检查方法。

【解析】血液中去氧血红蛋白增多时，可视黏膜为蓝紫色；去氧血红蛋白减少时，可视黏膜为红色。据此，选A。

29.【答案】C

【考点】本题考查兽医产科学第二单元发情与配种/发情周期/发情周期的分期。

【解析】发情周期的四期分法：通过分析母畜发情周期中生殖器官的形态学变化，把发情周期划分为发情前期、发情期、发情后期和发情间期。本题为选非题。据此，选C。

30.【答案】E

【考点】本题考查兽医外科与手术学第十六单元麻醉技术/全身麻醉/常用吸入麻醉药物。

【解析】常用吸入麻醉药物有氟烷、恩氟烷、异氟醚、安氟醚、氧化亚氮、七氟烷。一氧化碳不属于麻醉剂。本题为选非题。据此，选E。

31.【答案】A

【考点】本题考查兽医内科学第十单元糖、脂肪及蛋白质代谢障碍疾病/禽痛风/病因。

【解析】尿酸排泄障碍会引发禽痛风。而造成尿酸排泄障碍最常见的原因是禽日粮中长期缺乏维生素A，导致肾小管和输尿管上皮细胞代谢障碍，造成尿酸排出受阻；其次是日粮高钙低磷，或镁过高可引起尿石症而损伤肾脏，导致尿酸排泄受阻；饮水不足或食盐过多所造成的尿酸排泄障碍，主要是因尿量下降，尿液浓缩所致。据此，选A。

32.【答案】C

【考点】本题考查兽医临床诊断学第四单元胸廓、胸壁及呼吸系统的检查/肺与胸膜的检查/视诊。

【解析】在临检时，要注意腹壁和胸廓起伏运动的协调性和强度。犬以外的健康动物都是胸腹式呼吸，而健康犬以胸式呼吸为主。据此，选C。

33.【答案】B

【考点】本题考查兽医临床诊断学第十四单元内镜诊断技术/内镜的基础。

【解析】内镜是集中了传统光学、人体工程学、精密机械、现代电子、数学、软件等于一体的检测仪器，具有图像传感器、光学镜头、光源照明、机械装置等。它可以经口腔进入胃内或经其他天然孔道进入体内。利用内镜可以看到X线检查不能显示的病变。它可以直接观察到脏器内病变，确定部位和范围，并可进行照相、活检或刷片，大大提高了肿瘤的诊断准确率。据此，选B。

34.【答案】C

【考点】本题考查兽医内科学第一单元总论/中毒性疾病概述/中毒性疾病的防治原则。

【解析】促进毒物的排出临床上常用的方法有放血法、透析法和使用利尿剂，在使用利尿剂的同时，应注意机体钾离子的平衡。据此，选C。

35.【答案】C

【考点】本题考查兽医外科与手术学第十五单元术前准备/手术动物病情稳定性治疗与术前准备/手术动物病情稳定性治疗。

【解析】骨折的动物，如果不影响重要生命器官，一般在骨折后3d局部肿胀及炎症减轻、体温不升高时进行手术内外固定。据此，选C。

36.【答案】D

【考点】本题考查中兽医学第二单元辨证施治/防治法则/内治八法。

【解析】温经散寒适用于寒气偏盛，气血凝滞，经络不通，关节活动不利的痹证。代表方为黄芪桂枝五物汤（黄芪、桂枝、芍药、生姜、大枣）。据此，选D。

37.【答案】C

【考点】本题考查兽医外科与手术学第六单元头、颈部疾病/耳病/外耳炎。

【解析】在治疗外耳炎时，对因耳部疼痛而高度敏感的动物，可在处置前向外耳道内注入可卡因甘油。据此，选C。

38.【答案】A

【考点】本题考查中兽医学第四单元解表药及方剂/辛温解表药及方剂/麻黄汤、桂枝汤。

【解析】麻黄汤具有发汗解表、宣肺平喘的功能，主治外感风寒表实证；桂枝汤解肌发表、调和营卫，主治外感风寒表虚证。据此，选 A。

39. 【答案】A

【考点】本题考查中兽医学第二单元辨证施治/诊法。

【解析】中兽医诊察疾病的方法主要有望、闻、问、切四种，简称"四诊"。望、闻、问、切四诊，是调查了解疾病的四种方法，各有其独特的作用，不能相互取代。四诊之中，察口色和切脉是中兽医诊断学的特色。本题为选非题，据此，选 A。

40. 【答案】B

【考点】本题考查兽医内科学第四单元其他胃肠疾病/肠变位（肠套叠、肠扭转、肠嵌闭）/分类。

【解析】肠扭转指肠管沿自身的纵轴或以肠系膜基部为轴而作不同程度的扭转，使肠腔发生闭塞、肠壁血液循环发生障碍的疾病。比较常见的是左侧大结肠扭转、左上大结肠和左下大结肠一起沿纵轴向左或向右做180°~270°偏转；其次是小肠系膜根部的扭转，整个空肠连同肠系膜以前肠系膜根部为轴向左或向右做360°~720°偏转；再次为盲肠扭转，整个盲肠以其基底部为轴向左或向右做360°偏转。肠管沿自身的横轴而折转的则称为折叠，如左侧大结肠向前内方折叠，盲肠尖部向后上方折叠等，据此，选 B。

41. 【答案】E

【考点】本题考查中兽医学第一单元基础理论/脏腑学说与气血/五脏的生理功能。

【解析】肾主藏精，主水，主纳气，主骨，生髓，通于脑，开窍于耳，司二阴。据此，选 E。

42. 【答案】D

【考点】本题考查兽医临床诊断学第二单元整体及一般状态的检查/群畜临床检查的特点/临床检查的方法和程序。

【解析】猪群体检查的原则是按静态→动态→饮食状态的顺序进行。按圈管或批次进行分群，然后一群一群进行检查。据此，选 D。

43. 【答案】D

【考点】本题考查兽医外科与手术学第七单元胸、腹部疾病/胸腔疾病/气胸。

【解析】开放性气胸胸壁创口较大，空气随呼吸自由出入胸腔者为开放性气胸。开放性气胸时，胸腔负压消失，肺组织被压缩，进入肺组织的空气量明显较少。吸气时，胸廓扩大，空气经创口进入胸腔。由于两侧胸腔的压力不等，纵隔被推向健侧，健侧肺也受到一定程度的压缩。呼气时胸廓缩小，气体经创口排出，纵隔也随之向损伤一侧移动。如此一呼一吸，纵隔左右移动称纵隔摆动。据此，选 D。

44. 【答案】B

【考点】本题考查兽医内科学第九单元神经系统疾病/脑膜脑炎/治疗。

【解析】治疗动物脑膜脑炎，当病畜狂躁不安时，可用安溴注射液50~100mL，做静脉注射，以调整中枢神经机能紊乱，增强大脑皮层保护性抑制作用。心功能不全时，可应用安钠咖和氧化樟脑等强心剂。据此，选 B。

45. 【答案】E

【考点】本题考查兽医外科与手术学第二单元损伤/烧伤与冻伤/烧伤的分类、特征与治疗原则。

【解析】二度烧伤：皮肤表层及真皮层部分或大部分损伤，伤部被毛烧光或烧焦，伤部血管通透性显著增加，血浆大量外渗，积聚在表皮与真皮之间，呈明显的弥散性水肿（马）或出现水泡（猪、犬）。真皮损伤较浅的一般经7~20d 可愈合，痂皮脱落后常遗留轻度的瘢痕，易感染化脓。据此，选 E。

46. 【答案】E

【考点】本题考查兽医临床诊断学第二单元整体及一般状态的检查/体温、脉搏、呼吸及血压测定/体温。

【解析】体温测量误差的常见原因：测量前未将体温计的水银柱甩至35℃以下；没有让动物充分地休息；频繁腹泻、肛门松弛、冷水灌肠后或体温表插入直肠中的粪便中，以及测量时间过短（3min 内）等情况。本题为选非题。据此，选 E。

47. 【答案】D

【考点】本题考查兽医外科与手术学第十二单元四肢与脊柱疾病/骨折/骨折的临床特点。

【解析】骨折的临床特点：肢体变形、异常活动、骨摩擦音、出血、肿胀、疼痛、功能障碍、全身症状。肢体变形、异常活动和骨摩擦音是四肢骨完全骨折的特有临床症状。据此，选D。

48.【答案】A

【考点】本题考查中兽医学第二单元辨证施治/防治治则/内治八法。

【解析】吐法又称涌吐法或催吐法，主要适用于误食毒物、痰涎壅盛、食积胃脘等症。吐法是一种急救方法，用之得当，收效迅速；用之不当，易伤元气，损伤胃脘。因此，如非急证，只是一般性的食积、痰壅，尽可能用导滞、化痰的方法，特别是马属动物，由于生理特点不易呕吐，更不适用吐法。对马、牛，可将胃管直接插入胃内导出胃内液体或洗胃。本题为选非题。据此，选A。

49.【答案】D

【考点】本题考查兽医外科与手术学第十五单元术前准备/手术器械的种类与使用/骨科手术器械。

【解析】骨科专用手术器械包括骨膜剥离器、骨凿、骨剪和咬骨钳、骨锉、刮匙、骨锯（如线锯）、骨钻。石膏锯不属于骨科专用手术器械。本题为选非题。据此，选D。

50.【答案】E

【考点】本题考查兽医内科学第十八单元其他内科疾病/甲状旁腺功能亢进症/临床症状。

【解析】原发性甲状旁腺功能亢进的特征是高钙血症，表现为食欲不振、呕吐、便秘、多尿、烦渴、肌肉无力、腱反射抑制、骨髓变软、变脆、跛行、易骨折、反应迟钝、心动缓慢、心律不齐。据此，选E。

51.【答案】B

【考点】本题考查兽医临床诊断学第十二单元X线检查/骨关节的X线检查/常见疾病的X线诊断。

【解析】全骨炎又称嗜酸性全骨炎，是一种长骨疼痛性炎症。多见于5~18月龄大型犬，尤以德国牧羊犬多发。X线表现为骨干或干骺端的骨髓腔内出现斑块状致密阴影、骨小梁结构模糊不清、骨内膜增厚、骨膜新生骨反应。据此，选B。

52.【答案】E

【考点】本题考查中兽医学第二单元辨证施治/防治法则/内治八法。

【解析】逐水法是使用具有攻逐水湿功能的药物，治疗水饮聚积的实证如胸水、腹水、粪尿不通的一种治疗方法。代表方是大戟散（大戟、滑石、甘遂、牵牛子、黄芪、芒硝、巴豆）。据此，选E。

53.【答案】D

【考点】本题考查兽医内科学第四单元其他胃肠疾病/胃炎/防治。

【解析】胃炎治疗原则是除去刺激性因素、保护胃黏膜、抑制呕吐、防止机体脱水和纠正酸碱平衡紊乱等。犬、猫患胃炎，特别是急性胃炎，应尽可能不经口投药，以避免对胃黏膜刺激，诱发反射性呕吐。本题为选非题，据此，选D。

54.【答案】C

【考点】本题考查兽医内科学第八单元泌尿系统疾病/膀胱麻痹/临床症状。

【解析】膀胱麻痹是膀胱肌肉的收缩力减弱或丧失，致使尿液不能随意排出而积滞的一种非炎症性的膀胱疾病。临床上以不随意排尿、膀胱充满且无明显疼痛反应为特征。本病多数是暂时性的不全麻痹，常发生于牛、马和犬。据此，选C。

55.【答案】D

【考点】本题考查兽医临床诊断学第十七单元症状及症候学/症候学/脱水。

【解析】动物体重减轻8%~10%时，每千克体重需要补液量为50~80mL。据此，选D。

56.【答案】E

【考点】本题考查兽医临床诊断学第十三单元超声检查/超声诊断的临床应用/子宫、妊娠超声检查。

【解析】探查卵巢时应该在肾脏后部和邻近区域进行纵切和横切扫描。卵巢可以和肾脏后部接触，或在肾脏后方上下左右几厘米的区域内。子宫体通常紧靠腹中线，但由于膀胱和直肠的挤压，可往左或右移位。病畜常取仰卧姿势，也可以采取右侧卧或左侧卧或站立姿势。牛卵巢和子宫超声检查时，基本体位为站立位。据此，选E。

**57.【答案】E**

【考点】本题考查兽医内科学第七单元血液循环系统疾病/心力衰竭/病因。

【解析】急性原发性心力衰竭主要是由于压力负荷过重而导致的心肌负荷过重，由于压力负荷过重所引起的心力衰竭主要发生于使役不当或过重的使役，尤其是饱食逸居的家畜突然进行重剧劳役；由于容量负荷过重而引起的心力衰竭往往是因为在治疗过程中，静脉输液量超过心脏的最大负荷量。此外，还有部分发生于麻醉意外、雷击、电击等。本题为选非题。据此，选E。

**58.【答案】C**

【考点】本题考查中兽医学第十九单元针灸/针灸基础知识/针灸操作。

【解析】水针疗法也称穴位注射疗法，是将某些中西药液注入穴位或患部痛点、肌肉起止点来防治疾病的方法。这种疗法将针刺与药物疗法相结合，具有方法简便、提高疗效并节省药量的特点。据此，选C。

**59.【答案】C**

【考点】本题考查兽医内科学第三单元反刍动物前胃和皱胃疾病/前胃弛缓/防治。

【解析】治疗前胃弛缓在选择兴奋瘤胃蠕动的药物时，最好先测定瘤胃内容物的pH，当pH为5.8~6.9时，宜用偏碱性药物，如人工盐60~90g，或碳酸氢钠50~100g，常水适量，牛一次内服，同时应用10%氯化钠溶液250~500mL、10%安钠咖液20~40mL，一次静脉注射，每天1次，效果良好。当pH为7.6~8.0时，宜用偏酸性药物，如苦味酊60mL、稀盐酸30mL、番木鳖酊15~25mL、乙醇100mL、常水500mL，一次内服，每天1次，连用数天。据此，选C。

**60.【答案】E**

【考点】本题考查兽医内科学第三单元反刍动物前胃和皱胃疾病/瓣胃阻塞/临床症状。

【解析】瓣胃阻塞病初呈现前胃弛缓症状，食欲减退，鼻镜干燥，嗳气减少，反刍缓慢或停止。瘤胃蠕动音减弱，瘤胃内容物柔软，有时

现轻度膨胀，左侧腹围稍膨大。轻度腹痛，回顾腹部、努责、摇尾、左侧横卧等。瓣胃蠕动音减弱，很快消失，触压右侧第7~9肋间肩关节水平线上下，有时表现疼痛不安，躲避检查。初期粪便干少，色暗成球，算盘珠样，表面附有黏液，粪内含有大量未消化的饲料和粗长的纤维。后期排粪停止。据此，选E。

**61.【答案】B**

【考点】本题考查兽医临床诊断学第五单元腹壁、腹腔及消化系统的检查/肠管的检查。

【解析】犬发生肠套叠后，触诊腹部，有时可触到套叠肠管如香肠样，富有弹性，压迫该肠段，疼痛明显。据此，选B。

**62.【答案】A**

【考点】本题考查兽医临床诊断学第六单元泌尿系统的检查/排尿动作及尿液感官检查/排尿动作的检查。

【解析】排尿困难和疼痛是由于某些泌尿器官疾病使得动物排尿时感到非常不适，甚至呈现腹痛样症状和排尿困难。病畜表现弓腰或背腰下沉，呻吟、努责，后肢踏地回顾或踢腹部，阴茎下垂，并常引起排尿次数增加，频频试图排尿而无尿排出，或呈细流状或滴沥状排出（疼性尿淋漓），也常引起排粪困难而使粪停滞。据此，选A。

**63.【答案】E**

【考点】本题考查兽医内科学第二单元口腔、唾液腺、咽和食道疾病/食道阻塞/诊断。

【解析】食道阻塞表现为采食终止，突然发病；口腔和鼻腔大量流涎；低头伸颈，徘徊不安或晃头缩脖，做吞咽动作；几番吞咽或试以饮水后，随着一阵颈项挛缩和咳嗽发作，大量饮水或唾液从口腔和鼻孔喷涌而出。颈部食道阻塞，可见局限性膨隆，能摸到阻塞物。进一步诊断需要进行食道部位触诊，确诊要依据于食道探诊和X线检查。据此，选E。

**64.【答案】B**

【考点】本题考查兽医内科学第三单元反刍动物前胃和皱胃疾病/创伤性网胃腹膜炎/临床症状。

【解析】创伤性网胃腹膜炎病情发展，呈现

网胃炎的症状。创伤性网胃腹膜炎病牛的行动和姿势异常，站立时肘头外展，多取前高后低姿势，以缓解疼痛。不愿卧地，不得已卧地和站立时，动作和马一样，卧下时非常小心，后躯先着地，起立时则前肢先起来，有的病牛在起卧的同时发出呻吟。运步时，步样强拘，愿走软路而不愿走硬路，尤不愿意急转弯；愿上坡而不愿下坡，上坡时步态灵活，下坡时不愿迈步，或斜行拘谨下坡。触压网胃时，多数病牛表现疼痛不安，后肢踢腹，呻吟，或躲避检查。应用金属异物探测器在网胃内探察，往往能发现网胃内有金属异物，有一定的辅助诊断意义。据此，选B。

65.【答案】E

【考点】本题考查兽医内科学第六单元呼吸系统疾病/间质性肺气肿/临床症状。

【解析】间质性肺气肿常突然发生，迅速呈现呼吸困难，甚至窒息。病畜张口呼吸，伸舌，流涎，惊恐不安，脉搏快而弱。胸部叩诊音高朗，呈过清音，肺中有较大充满气体的空腔时，则出现鼓音，肺界一般正常。听诊肺泡呼吸音减弱，但可听到破裂性啰音及捻发音。在肺组织被压缩的部位，可听到支气管呼吸音。在多数病畜颈部和肩部出现皮下气肿，有的迅速散布于全身皮下组织。据此，选E。

66.【答案】D

【考点】本题考查兽医外科与手术学第五单元眼病/角膜溃疡与穿孔/病因与症状。

【解析】根据题干"角膜正中表面缺损，损伤部细胞浸润，角膜混浊，且有新生血管生成"，怀疑该犬最可能是角膜外伤引起的角膜溃疡。引起角膜溃疡或穿孔最常见的病因是异物或外力直接损伤角膜。此外，化学物质的灼烧、眼睑结构异常、睫毛异常或眼睛周围被毛过长、角膜或眼睛本身的疾病（干眼症）等均可引起本病，也可由全身性疾病引起，如牛传染性角膜结膜炎、犬传染性肝炎。据此，选D。

67.【答案】A

【考点】本题考查兽医外科与手术学第五单元眼病/牛传染性角膜结膜炎/病因与症状。

【解析】牛传染性角膜结膜炎临床上以畏光、流泪、眼睑痉挛和闭锁、局部增温、角膜炎、结膜炎，眼分泌物量大且初为浆液性，角膜中央轻度混浊等为主要表现特征。牛传染性角膜结膜炎的特征性病变是圆锥形角膜。据此，选A。

68.【答案】D

【考点】本题考查兽医外科与手术学第十六单元麻醉技术/全身麻醉/非吸入性麻醉药物种类与应用。

【解析】题干所述使用非吸入性麻醉药麻醉。地西泮一般用于麻醉前给药，产生安静、催眠和肌松作用，故首先排除该项。戊巴比妥钠和硫喷妥钠属于巴比妥类（无镇痛作用），其中戊巴比妥钠属于中效巴比妥类，无兴奋期，麻醉期长，但苏醒期长并显著抑制呼吸，故很少单独用作全身麻醉；硫喷妥钠属于超短效巴比妥类，常用于全麻诱导，起效快，但作用时效短，故极少单独应用。丙泊酚为短效静脉全身麻醉药，起效迅速，无明显蓄积，苏醒快而完全，可用于诱导和维持麻醉，一般用于短时间手术，更多用于吸入麻醉的诱导麻醉，镇痛作用不强。氯胺酮镇痛作用较强，根据使用剂量大小不同可以产生镇静、催眠、麻醉作用，在兽医临床上已用于马、猪、羊、犬等的化学保定、基础麻醉和全身麻醉。综上所述，施行卵巢子宫切除术首选麻醉药是氯胺酮。据此，选D。

69.【答案】A

【考点】本题考查兽医外科与手术学第十八单元手术技术/腹部手术/瘤胃切开术。

【解析】根据题干所述症状，该奶牛患瓣胃阻塞。左肷部前切口适用于体形较大牛的网胃探查与瓣胃阻塞、皱胃积食的胃冲洗术。据此，选A。

70.【答案】A

【考点】本题考查兽医外科与手术学第十八单元手术技术/疝与其他手术/脐疝修补术。

【解析】根据题干信息，该牛患脐疝，缝合疝轮时一般采用荷包缝合或纽扣缝合。据此，选A。

71.【答案】B　72.【答案】E　73.【答案】A

【考点】本组题考查兽医产科学第八单元产后期疾病/奶牛产后截瘫/症状。

【解析】由题干可知，病牛在产后体温、呼吸、脉搏和食欲的变化都不显著。皮肤的疼痛反应也是正常的，但是后肢不能站起来，或者后肢站起来后就会迅速跌倒，怀疑是产后截瘫。本病是在分娩的过程中由于难产时间过长或强力拉出胎儿使后躯神经受损，或者由于饥饿，或者由于钙、磷及维生素D不足而导致产后后躯不能起立。对神经麻痹引起的产后截瘫，采用针灸疗法。针刺或电针刺激相应的穴位，与此同时可在腰荐区域试用醋灸。据此，71题选B，72题选E，73题选A。

74.【答案】B 75.【答案】A 76.【答案】D

【考点】本组题考查兽医产科学第十一单元新生仔畜疾病/窒息。

【解析】由题干可知，"新生仔猪虚弱无力、发绀、舌头脱出、口鼻中充盈大量黏液，呼吸不均匀，张口喘气，心跳快且微弱"，可诊断为新生仔畜窒息。本病多见于马和猪。治疗时应首先清理仔畜鼻孔和口腔中的羊水。据此，74题选B，75题选A，76题选D。

77.【答案】B

【考点】本题考查兽医临床诊断学第十单元血液的临床常用生化检验/心肌损害指标/肌酸激酶。

【解析】肌酸激酶（CK）是一组有三种同工酶的二聚体酶。其中，$CK_1$（CK-BB）存在于脑、前列腺、肺和肠，它在诊断脑病中十分有用，如大脑皮层坏死和由维生素$B_1$缺乏引起的幼年反刍动物急性中枢神经系统疾病及脑瘫等。据此，选B。

78.【答案】A

【考点】本题考查兽医临床诊断学第十单元血液的临床常用生化检验/胰损伤的指标 α-淀粉酶。

【解析】α-淀粉酶参与食物中的纤维和糖原向麦芽糖的分解过程，主要是存在于胰内，一般由肾脏排出。在临床上常常用其来诊断急性坏死性胰腺炎，本病伴有急性腹痛、呕吐等症状。据此，选A。

79.【答案】E

【考点】本题考查兽医临床诊断学第十单元血液的临床常用生化检验/血糖及相关指标/血糖。

【解析】胰腺肿瘤和胰腺炎会严重损害胰腺，导致胰岛素分泌不足，而使血糖升高。据此，选E。

80.【答案】D

【考点】本题考查兽医临床诊断学第十单元血液的临床常用生化检验/血糖及相关指标/血糖。

【解析】禁食后的低血糖症在酮血症（牛）和妊娠毒血症（羊）中比较常见，而且这些情况只在反刍动物中才会出现，这些病症的出现是因为碳水化合物出现了异常；另外，在小型犬的先天性低血糖中也会出现低血糖症。据此，选D。

81.【答案】B

【考点】本题考查兽医产科学第九单元母畜的不育/疾病性不育/慢性子宫内膜炎。

【解析】慢性卡他性子宫内膜炎：黏稠、混浊的黏液会从子宫和阴道排出，临床上没有明显的体征，偶尔会出现轻微的体温上升，但食欲和产奶量会轻微下降。发情周期是正常的，但也可以被扰乱，有些发情周期是正常的，但是多次交配不育或是早期的胚胎死亡。冲洗子宫的回流液是混浊的，就像是清鼻液或者是淘米水。据此，选B。

82.【答案】C

【考点】本题考查兽医产科学第九单元母畜的不育/疾病性不育/慢性子宫内膜炎。

【解析】慢性的卡他性脓性子宫内膜炎：一般表现为轻度的全身症状，如精神萎靡、食欲减退、体重逐渐下降、体温稍高。在发情周期异常的情况下，通常会有灰色或黄色的稀薄脓液或者黏脓性分泌物。据此，选C。

83.【答案】D

【考点】本题考查兽医产科学第九单元母畜的不育/疾病性不育/慢性子宫内膜炎。

【解析】慢性脓性子宫内膜炎：阴道内有大量的脓性分泌物，通常是在卧床时排出。粪便污染尾根、阴门周围跗骨飞节，造成污秽结痂。据此，选D。

84.【答案】B

【考点】本题考查兽医内科学第四单元其他胃肠疾病/胃炎/临床症状。

【解析】犬、猫胃炎在临床上以精神沉郁、呕吐和腹痛为主要症状。呕吐是本病的最明显的症状。病初呕吐食糜、泡沫状黏液、胃液，呕吐物中常带有血液、脓汁或絮状物，大量饮水后可加重呕吐。患病动物有渴感，但饮水后易发呕吐。食欲减退或废绝，体温升高，饮欲增强。口臭，舌呈黄白色，脱水严重，眼球凹陷。触诊腹壁紧张，抗拒，前肢向前伸展，触诊胃区可出现呻吟，喜欢蹲坐或趴卧于凉地上。据此，选B。

85.【答案】D

【考点】本题考查兽医内科学第四单元其他胃肠疾病/肠炎/临床症状。

【解析】肠炎最为突出的症状是腹泻。十二指肠前部和胃发炎，或小肠患有严重的局限性病灶时，均可引起呕吐。患结肠炎时，可出现里急后重，粪便稀软、水样或胶冻状，并带有难闻的臭味。小肠出血性肠炎，粪便呈黑绿色或黑红色；大肠出血性肠炎，粪便表面附有鲜红丝或血块。病原微生物所致肠炎，体温升高，精神沉郁，食欲减退或废绝。重剧肠炎动物机体脱水，迅速消瘦，电解质丢失和酸中毒。急性病例有弓腰、不安等腹痛症状，触诊腹壁紧张、敏感。有些患病动物，由于腹痛，胸壁紧贴冷的地面，举高后躯，呈祈祷姿势。病初肠蠕动音增强，其后出现反射性肠音降低，发生肠臌气。据此，选D。

86.【答案】E

【考点】本题考查兽医外科与手术学第八单元疝/概述/疝的分类。

【解析】逆行性嵌闭疝是因为肠管在疝囊中游离，其中一部分的肠管通过疝孔又钻回到了腹腔之中，两者都会被疝孔的弹性所挤压，从而导致血液循环受阻。据此，选E。

87.【答案】D

【考点】本题考查兽医外科与手术学第八单元疝/概述/疝的分类。

【解析】弹力性嵌闭疝是由于腹内压升高而发生，腹膜与肠系膜被高度紧张，引起疝孔周围肌肉反射性痉挛，孔口显著缩小。据此，选D。

88.【答案】A

【考点】本题考查兽医外科与手术学第十一单元跛行诊断/概论/跛行的分类及特征。

【解析】悬跛最基本的特征是"抬不高"和"迈不远"。患肢运动时，在步伐的速度上与健肢比较常缓慢。因患肢"抬不高"和"迈不远"，故其腕跗关节抬举高度较健肢低下、拖拉前进，以健肢蹄印划分患肢的一步时，出现前半步缩短，临床称之为前方短步。因此，前方短步、运步缓慢、抬腿困难是临床上确定悬跛的依据。据此，选A。

89.【答案】B

【考点】本题考查兽医外科与手术学第十一单元跛行诊断/概论/跛行的分类及临床特征。

【解析】支跛最基本的特征是患肢负重时间缩短、肩负体重或避免负重。因为患肢落地负重时感到疼痛，故站立时呈现减体重或免体重或两肢频频交替。在运步时，患肢接触地面为了避免负重，对侧健肢就比正常运步时伸出得快，即提前落地，出现健肢蹄印划分患肢所走的一步时，呈现后半步缩短，临床称之为后方短步。在运步时也可看到患肢系不敢下沉或下沉不充分，甚至蹄尖着地、蹄音低、蹄印不明显等，这些都是为了减轻蹄部疼痛的反射。因此，后方短步、减负或免体重、患肢系部不敢下沉或下沉不充分，甚至蹄尖着地、蹄音低、蹄印不明显都是临床上确定支跛的依据。据此，选B。

90.【答案】C

【考点】本题考查兽医外科与手术学第十二单元四肢与脊柱疾病/脊髓损伤/症状与诊断。

【解析】由题干可知，该犬被车冲撞后，"后躯瘫痪，膝、腱的反射消失，后肢麻痹，无法站立"，很可能是腰部脊髓中间节段损伤（膝反射消失、跟腱反射消失），据此，选C。

91.【答案】A

【考点】本题考查兽医外科与手术学第十二

单元四肢与脊柱疾病/脊髓损伤/症状与诊断。

【解析】由题干可知，该犬被车冲撞后，"丧失前肢的反射机能，全身的肌肉痉挛、抽搐，粪尿失禁，便秘，尿闭"，很可能是颈部脊髓节段部分损伤（损伤节段以后两侧对称性的运动及感觉功能障碍）。据此，选A。

92.【答案】B

【考点】本题考查兽医外科与手术学第十二单元四肢与脊柱疾病/脊髓损伤/症状与诊断。

【解析】由题干可知，该犬被车冲撞后，"损伤部位后方麻痹、感觉消失，而腱反射亢进，有时还会有后肢痉挛性收缩"，很可能是胸部脊髓节段损伤（特征为反射保持不变或增强）。据此，选B。

93.【答案】E

【考点】本题考查中兽医学第九单元温里药及方剂/温里药及方剂。

【解析】附子：温中散寒、回阳救逆、除湿止痛。本品辛热、温中散寒，能消阴翳以复阳气。用于阴寒内盛之脾虚不运、伤水腹痛、冷肠泄泻、胃寒草少、肚腹冷痛等；回阳救逆，用于大汗、大吐或大下后，四肢厥冷，脉微欲绝，或大汗不止，或吐利腹痛等虚脱危证，用附子、干姜配甘草（四逆汤）；除湿止痛，用于风寒湿痹、下无须冷等，常配桂枝、生姜、大枣、甘草等。热证、阴虚火旺及孕畜忌用。据此，选E。

94.【答案】C

【考点】本题考查中兽医学第九单元温里药及方剂/温里药及方剂。

【解析】干姜：温中散寒、回阳通脉。本品善温暖胃肠，脾胃虚寒、伤水起卧、四肢厥冷、胃冷吐涎、虚寒作泻等均可应用。治脾胃虚寒，常配党参、白术、甘草（理中汤）；回阳通脉，助附子回阳救逆，治阳虚欲脱证，用附子、干姜配甘草（四逆汤）；温经通脉，治风寒湿痹证。热证、阴虚及孕畜忌用。据此，选C。

95.【答案】A

【考点】本题考查兽医产科学第一单元动物生殖激素/丘脑下部激素/促性腺激素释放激素的临床应用。

【解析】A选项是促性腺激素释放激素（GnRH）。B选项是促卵泡素（FSH）。C选项是促黄体素（LH）。D选项是催产素（OXT或OT）。E选项是马绒毛膜促性腺激素（eCG）。促性腺激素释放激素（GnRH）可用于治疗公畜不育、催醒抱窝母鸡。据此，选A。

96.【答案】B  97.【答案】C

【考点】本组题考查兽医产科学第一单元动物生殖激素/垂体激素。

【解析】A选项是促性腺激素释放激素（GnRH）。B选项是促卵泡素（FSH）。C选项是促黄体素（LH）。D选项是催产素（OXT或OT）。E选项是马绒毛膜促性腺激素（eCG）。促卵泡素（FSH）常与促黄体素（LH）等配合使用，进行母畜的超数排卵。促黄体素（LH）主要由垂体前叶嗜碱性B细胞产生，在公畜中又称为间接细胞雌激素。据此，96题选B，97题选C。

98.【答案】A

【考点】本题考查中兽医学第二十单元病证防治/发热/辨证施治。

【解析】由"身热、气喘、咳嗽、鼻液黄稠，苔黄燥，脉洪数"可以判断为热证，又有咳嗽气喘、鼻液黄稠，为肺发生病理变化，由此可以判断为邪热入肺。据此，选A。

99.【答案】B

【考点】本题考查中兽医学第二单元辨证施治/辨证/脏腑辨证。

【解析】根据"神疲乏力、易汗"，可以判断为虚证，由"食欲减退，腹泻"进一步确定为脾病理变化，又根据"卧下时肛门脱出"，可以初步判断为脾气虚中、脾气下陷。由此可判断为脾气下陷。据此，选B。

100.【答案】D

【考点】本题考查中兽医学第二十单元病证防治/发热/辨证施治。

【解析】根据"午后发热，但发热不甚"，可以基本判定为阴虚，又根据"口干尿少，皮肤弹性降低，舌红少苔，脉细数"，可以判断为津液耗伤、阴液亏虚的一系列表现，所以选阴虚发热。据此，选D。

# 全国执业兽医资格考试模拟试卷二（兽医全科类）（临床科目）

1.【答案】E
【考点】本题考查兽医临床诊断学第十单元血液的临床常用生化检验/血清电解质/血清钙。
【解析】血钙降低是最常见的钙的异常状况，一般在低白蛋白血症、产后低血钙（产后抽搐、产后子痫）、慢性肾衰竭、急性胰腺炎等中比较常见。本题为选非题。据此，选E。

2.【答案】D
【考点】本题考查兽医外科与手术学第六单元头、颈部疾病/耳病/中耳炎。
【解析】中耳炎是指鼓室及咽鼓管的炎症。各种动物均可发生，但以猪、犬和兔多发。常继发于上呼吸道感染，炎症蔓延至咽鼓管，再蔓延至中耳而引起。此外，外耳炎、鼓膜穿孔也可引起中耳炎。链球菌和葡萄球菌是中耳炎常见的病原菌。据此，选D。

3.【答案】C
【考点】本题考查兽医临床诊断学第九单元血液的一般检验/红细胞和血红蛋白。
【解析】红细胞病理性减少：病理性减少是指红细胞的绝对数量的减少，主要是由于造血功能障碍、造血原料供应不足、红细胞丢失和遭到破坏过多导致的贫血，如犬和猫的免疫介导性溶血性贫血、海因茨小体性贫血、犬巴贝斯虫病、猫血巴尔通体病、丙酮酸激酶与磷酸果糖激酶缺乏症等溶血性贫血、出血或失血性贫血、再生障碍性贫血（如红细胞成熟障碍性贫血）等。据此，选C。

4.【答案】A
【考点】本题考查兽医外科与手术学第十六单元麻醉技术/局部麻醉/表面麻醉技术。
【解析】表面麻醉多用于眼结膜、角膜，以及口、鼻、直肠、阴道黏膜等的麻醉。据此，选A。

5.【答案】E
【考点】本题考查兽医内科学第十一单元矿物质代谢障碍疾病/佝偻病/病因。
【解析】引起佝偻病的继发性因素有：①缺乏阳光照射，太阳晒干的干草含有麦角固醇，此外皮肤内有7-脱氢胆固醇，它们在阳光紫外线照射下可转变为维生素$D_2$和维生素$D_3$。②影响钙吸收的因素如年龄、机体的健康状况、无机钙源的生物学效价、有机日粮（蛋白质、脂类）缺乏或草酸、植酸过量。③其他矿物质（如锌、铜、钼、铁、氟等）缺乏或过剩等。④长期腹泻以及某些肝脏、肾脏疾病也会引起佝偻病。日粮中钙磷比例不当属于佝偻病的原发性病因。本题为选非题。据此，选E。

6.【答案】C
【考点】本题考查兽医临床诊断学第三单元心血管系统的检查/心脏的检查/听诊。
【解析】牛二尖瓣口心音最佳听取位置位于左侧第4肋间，主动脉瓣口听取点的远下方。据此，选C。

7.【答案】B
【考点】本题考查兽医外科与手术学第四单元风湿病/风湿病病因与病理分期/病理分期。
【解析】风湿病增殖期的特点是出现风湿性肉芽肿（阿孝夫小体，也称为风湿小体）。这就是风湿病的特征性病变，也是在病理上能够确诊风湿病的依据，还是风湿活动的指标。据此，选B。

8.【答案】B
【考点】本题考查中兽医学第八单元止咳化痰平喘药及方剂/温化寒痰药及方剂/二陈汤。
【解析】清热泻火适用于热在气分的里热证。由于热邪所在脏腑的不同，选择的方剂也不同，如白虎汤、麻杏石甘汤、龙胆泻肝汤、清胃散。

二陈汤是温化寒痰方剂。本题为选非题。据此，选B。

9.【答案】A

【考点】本题考查中兽医学第二单元辨证施治/诊法/切脉部位和方法、常见脉象的主证。

【解析】浮脉：轻按即得，重按反觉脉减，如触水中浮木。主表证。据此，选A。

10.【答案】A

【考点】本题考查中兽医学第一单元基础理论/阴阳五行学说/五行学说的基本内容及应用。

【解析】五行相生：指五行之间存在着递相资生、助长和促进的关系，借以说明事物间有相互协调的一面。据此，选A。

11.【答案】E

【考点】本题考查兽医临床诊断学第十九单元常用治疗技术/液体疗法/液体选择及应用。

【解析】液体疗法输液的原则是先快后慢、先浓后淡、见尿补钾、随时调整。本题为选非题。据此，选E。

12.【答案】B

【考点】本题考查兽医外科与手术学第十单元泌尿与生殖系统疾病/膀胱破裂/治疗。

【解析】犬膀胱修补术可在脐后腹中线阴茎旁2cm处纵向做切口。幼驹和猪可在耻骨前缘和脐之间的阴筒或腹白线两侧1~2cm处做切口。母驹可在腹白线上做切口，也可在乳头外侧1~2cm处做切口。据此，选B。

13.【答案】D

【考点】本题考查兽医外科与手术学第十五单元术前准备/手术器械的种类与使用/常用手术器械。

【解析】反挑式，即刀刃由组织内向外面挑开，以免损伤深部组织，如腹膜切开。据此，选D。

14.【答案】E

【考点】本题考查兽医外科与手术学第九单元直肠与肛门疾病/锁肛/症状与治疗。

【解析】锁肛通常发生于初生仔畜，一时不易发现，数天后患病动物腹围逐渐增大，频频做排粪动作，病猪常发出刺耳的叫声，拒绝吸吮母乳，此时可见在肛门处的皮肤向外突出，触诊可摸到胎粪。如在发生锁肛的同时并发直肠、肛门之间的膜状闭锁，则可感觉到薄膜前面有胎粪积存所致的波动。若并发直肠、阴道瘘或直肠尿道瘘，则稀粪可从阴道或尿道排出。如排泄孔道被粪块阻塞，则出现肠闭结症状，最后导致死亡。据此，选E。

15.【答案】D

【考点】本题考查兽医临床诊断学第二单元整体及一般状态的检查/被毛和皮肤的检查/皮肤的检查。

【解析】皮肤颜色可呈现苍白、黄染、发绀和潮红等，不同颜色的变化具有不同的临床意义。一般来说，苍白可表示机体贫血；黄染说明机体出现黄疸；发绀表示机体缺氧；潮红提示机体体温升高（发热）。据此，选D。

16.【答案】C

【考点】本题考查兽医临床诊断学第十七单元症状及症候学/症候学/腹泻。

【解析】动物腹泻的伴随症状有脱水及电解质平衡失调，腹痛，体温升高，呕吐等。不会出现呼吸困难。本题为选非题。据此，选C。

17.【答案】C

【考点】本题考查中兽医学第一单元基础理论/病因/六淫。

【解析】湿邪的性质：湿为阴邪，易损脾阳；湿性重浊，其性趋下；湿性黏滞，缠绵难退；湿性趋下。据此，选C。

18.【答案】C

【考点】本题考查兽医临床诊断学第二单元整体及一般状态的检查/全身状况的检查/姿势与体态。

【解析】姿势与体态指动物在相对静止或运动过程中的空间位置和呈现的姿势。在病理状态下，动物常在站立、躺卧和运动时出现一些特有的异常姿势。异常站立姿势包括典型木马样姿势、站立不稳、长久站立和肢蹄避免负重。强迫躺卧是在驱赶和吆喝时，动物仍卧地不起、不能自行起身和站立的状态，即使人工辅助也不能正常站立。据此，选C。

19.【答案】A

【考点】本题考查兽医临床诊断学第一单元

兽医临床检查的基本方法/视诊/基本方法。

【解析】视诊时应当全面系统，要认真有序，做到细致、准确，一般按照头、颈、胸、腹、脊柱、四肢、生殖器、肛门的顺序进行，并做两侧对比，有重点地进行。遇危重病畜时，应待其病情稳定后再做详细检查。据此，选A。

20.【答案】D

【考点】本题考查兽医产科学第十单元公畜的不育/疾病性不育/羊附睾炎。

【解析】羊附睾炎：以马耳他布鲁氏菌和流产布鲁氏菌感染为主。传染途径包括公羊间同性性行为、小公羊舍拥挤、公羊和因布鲁氏菌导致流产后6个月内发情的母羊发生交配。细菌可通过血液、生殖道等途径传播，导致附睾炎。据此，选D。

21.【答案】B

【考点】本题考查兽医外科与手术学第十八单元手术技术/头部手术/牛断角术。

【解析】牛断角术采用角神经传导麻醉。据此，选B。

22.【答案】E

【考点】本题考查兽医外科与手术学第二单元损伤/创伤/创伤愈合分期及其愈合过程。

【解析】一期愈合是一种比较理想的愈合方式，其特征是创缘、创壁整齐，创口吻合，没有明显的肉眼可见的组织缝隙，临床上的炎症反应不明显。创内无异物、坏死灶和血肿，组织还保有生活能力，失活的组织较少，无感染。符合上述条件的创伤，可实现一期愈合，无菌手术创绝大部分可达到一期愈合。据此，选E。

23.【答案】A

【考点】本题考查中兽医学第二单元辨证施治/辨证/卫气营血辨证。

【解析】热入心包主证：高热、神昏、四肢厥冷或抽搐，舌绛，脉数。治则：清心开窍。方例：清宫汤（玄参、莲子、竹叶心、麦冬、连翘、犀角）加减。据此，选A。

24.【答案】C

【考点】本题考查兽医外科与手术学第七单元胸、腹部疾病/胸腔疾病/气胸。

【解析】闭合性气胸：胸壁伤口较小，创道因皮肤与肌肉交错、血凝块或软组织填塞而迅速闭合，空气不再进入胸膜腔者称为闭合性气胸。空气进入胸膜内的多少不同，伤侧肺发生萎陷的程度也不同。少量气体进入时，患病动物仅有短时间的不安，进入胸腔的空气并在以后逐渐被吸收，胸腔的负压液日趋恢复。大量气体进入时，有显著的呼吸困难和循环功能紊乱。伤侧胸部叩诊呈鼓音，听诊可闻呼吸音减弱。据此，选C。

25.【答案】C

【考点】本题考查中兽医学第一单元基础理论/脏腑学说与气血/六腑的生理功能。

【解析】小肠的功能：受盛化物和分别清浊。据此，选C。

26.【答案】A

【考点】本题考查兽医临床诊断学第十三单元超声检查/超声诊断的临床应用/泌尿系统的超声检查。

【解析】肾盂积水：肾脏体积不同程度增大。如果对犬进行B超纵切面检查时，需要在其右侧最后肋骨的后方，在靠近第1腰椎处向腹侧进行，检查如果发现豆状实质的回声，而且在后缘光滑的弧形回声光带下可见范围较大液性暗区，那么就是肾盂积水。随积水的增多，液性暗区也会增大。据此，选A。

27.【答案】C

【考点】本题考查兽医临床诊断学第十单元血液的临床常用生化检验/肝功能检查/胆红素及其代谢产物。

【解析】溶血性黄疸的总胆红素升高，结合胆红素正常；肝细胞性黄疸（实质性黄疸）的总胆红素升高，结合胆红素升高；胆汁淤积性黄疸（阻塞性黄疸）的总胆红素升高，结合胆红素明显升高。据此，选C。

28.【答案】C

【考点】本题考查兽医外科与手术学第六单元头、颈部疾病/颌面部疾病/马、牛鼻旁窦炎。

【解析】马的上颌窦炎和蓄脓主要是由牙齿疾病所引起，其次是额骨或上颌骨骨折。据此，选C。

29.【答案】A

【考点】本题考查兽医外科与手术学第一单

元外科感染/概述/影响外科感染的因素。

【解析】透明质酸是细胞间质的组成成分，参与组织和器官的防卫机能，它能对许多致病菌所分泌的透明质酸酶有抑制作用。据此，选A。

30.【答案】A

【考点】本题考查兽医内科学第十四单元饲料源性毒物中毒/硝酸盐与亚硝酸盐中毒/临床症状。

【解析】硝酸盐与亚硝酸盐中毒多发于精神良好和食欲旺盛的动物，发病急、病程短。中毒病猪常在采食后15min至数小时发病。最急性者可能仅稍显不安，站立不稳，随即倒地而死。急性型病例除表现不安外，呈现严重的呼吸困难，脉搏疾速细弱，全身发绀，体温正常或偏低，躯体末梢部位厥冷。耳尖、尾端的血管中血液量少而凝滞，呈黑褐红色。肌肉战栗或衰竭倒地，末期出现强直性痉挛。牛采食后1~5h发病；以呼吸困难、肌肉震颤、步态摇晃、全身痉挛等为主要症状，常伴有流涎、腹痛、腹泻、呕吐等症状。据此，选A。

31.【答案】E

【考点】本题考查兽医临床诊断学第十九单元常用治疗技术/注射法/肌内注射法。

【解析】肌内注射法是将药液注入肌肉组织的方法。目的是注射刺激性较强或难以吸收的药物；不宜或不能静脉注射，要求比皮下注射更迅速发生疗效者；注射药物种类较多，不能全部进行静脉注射者。应选择肌肉较厚实，离大神经、大血管较远的部位。其中以颈部和臀部肌内注射最常用。操作方法及注意事项：针头垂直、快速刺进肌肉内适当的深度；两种药液同时注射时要注意配伍禁忌；长期肌内注射时，应更换注射部位；氯化钙等过强刺激性的药物不适宜进行肌内注射。本题为选非题。据此，选E。

32.【答案】C

【考点】本题考查兽医内科学第四单元其他胃肠疾病/肠便秘/防治。

【解析】患病动物因肠便秘高度脱水时，需大量输液，每天至少4000mL，重症患者可补液8000~10000mL，最好在液体内加输1%氯化钾液100~200mL。据此，选C。

33.【答案】A

【考点】本题考查兽医外科与手术学第十六单元麻醉技术/全身麻醉/非吸入性麻醉药物种类与应用。

【解析】水合氯醛是马属动物首选的注射用全身麻醉药。据此，选A。

34.【答案】D

【考点】本题考查兽医内科学第十二单元维生素与微量元素缺乏症/B族维生素缺乏症/临床特点。

【解析】禽维生素$B_2$缺乏时呈现生长缓慢，虚弱、消瘦，但是食欲良好。1~2周内出现腹泻，无法行走。病雏的典型症状是趾爪向内弯曲，又称趾爪卷曲症，通常是以飞节着地，呈现出蹲状休息；在强行驱赶时，会用跗关节接触地面爬行，张开翅膀保持躯体的平衡。腿上的肌肉变得萎缩和松弛，而且皮肤变得干燥和粗糙。在严重缺乏维生素$B_2$的雏鸡中，坐骨神经及臂部神经有显著的肿胀和松软。蛋鸡的产蛋率降低、蛋清稀薄、孵化率低。据此，选D。

35.【答案】B

【考点】本题考查兽医临床诊断学第十单元血液的临床常用生化检验/血清脂质/血清胆固醇。

【解析】在甲状腺功能亢进病畜中，经常会发现胆固醇异常低的现象，但是这种情况在诊断上没有意义。据此，选B。

36.【答案】D

【考点】本题考查兽医内科学第三单元反刍动物前胃和皱胃疾病/瓣胃阻塞/诊断。

【解析】瓣胃阻塞病初呈现前胃弛缓症状，食欲减退，鼻镜干燥，嗳气减少，反刍缓慢或停止，瘤胃蠕动音减弱，瘤胃内容物柔软，有时出现轻度膨胀，左侧腹围稍膨大。轻度腹痛，回顾腹部、努责、摇尾、左侧横卧等。瓣胃蠕动音减弱，很快消失，触压右侧第7~9肋间肩关节水平线上下，有时表现疼痛不安，躲避检查。初期粪便干少、色暗成球，算盘珠样，表面附有黏液，粪内含有大量未消化的饲料和粗长的纤维。后期排粪停止。全身状态，病初一般变化不大，但到后期，瓣胃叶发炎、坏死或发生败血症时，则体温升高，呼吸加快，脉搏加快，每分钟100次以上，尿少或无尿。病程为7~10d，预后多数不良。据此，选D。

37.【答案】B

【考点】本题考查兽医内科学第十单元糖、脂肪及蛋白质代谢障碍疾病/奶牛酮病/发病机理。

【解析】血糖浓度下降是发生酮病的中心环节，最终使酮体生成过多。据此，选B。

38.【答案】C

【考点】本题考查兽医临床诊断学第十五单元心电图检查/心电图检查的临床应用。

【解析】心电图临床上常应用于心房肥大、心室肥大、心肌缺血、心肌梗死、心律失常及电解质紊乱等的诊断。心功能分级不能用心电图检查直接做出诊断。本题为选非题。据此，选C。

39.【答案】C

【考点】本题考查中兽医学第六单元泻下药及方剂/润下药及方剂/当归苁蓉汤。

【解析】润下法也叫缓下法，是使用泻下作用较缓和的药物，治疗年老、体弱、久病、产后气血双亏所致津枯肠燥便秘的一种治疗方法。代表方为当归苁蓉汤。据此，选C。

40.【答案】C

【考点】本题考查兽医外科与手术学第十八单元手术技术/泌尿生殖器官手术/犬、猫剖腹产术。

【解析】犬、猫剖腹产术时，在子宫体背侧中线纵行切开子宫壁3~5cm。据此，选C。

41.【答案】C

【考点】本题考查兽医外科与手术学第五单元眼病/青光眼/诊断与治疗。

【解析】若是临时进行治疗，可以采用角膜穿刺排液法，但如果在48h后无效，则可考虑进行周边虹膜切除术，并考虑对侧进行预防性的周边虹膜切除术。据此，选C。

42.【答案】C

【考点】本题考查兽医产科学第四单元妊娠/妊娠诊断/实验室诊断。

【解析】一般认为，孕酮含量测定法进行妊娠诊断在牛配种后24d、猪40~45d、羊20~25d

时，均能获得较高的测定准确度。据此，选C。

43.【答案】D

【考点】本题考查兽医临床诊断学第十六单元兽医医疗处方与病历书写/处方与病历/处方格式。

【解析】处方的药品剂量与数量一律用阿拉伯数字书写。本题为选非题。据此，选D。

44.【答案】D

【考点】本题考查兽医外科与手术学第十六单元麻醉技术/局部麻醉/传导麻醉技术。

【解析】传导麻醉是将局部麻醉药注射到神经干周围，使其所支配的区域失去痛觉而产生麻醉。该法可使少量麻醉药产生较大区域的麻醉。常用2%~5%普鲁卡因或2%盐酸利多卡因。其适应证为：大动物（牛、羊、马属动物）主要用于腹部手术的腰、椎旁神经传导麻醉和四肢跛行诊断的神经阻断麻醉。据此，选D。

45.【答案】D

【考点】本题考查兽医临床诊断学第四单元胸廓、胸壁及呼吸系统的检查/胸廓、胸壁的检查/触诊。

【解析】按压水肿的皮肤，由于有大量液体在组织间隙积聚，所以呈捻粉样感觉。以手按压气肿的皮肤，引起气体在皮下组织内移动时，呈捻发样感觉。据此，选D。

46.【答案】E

【考点】本题考查兽医外科与手术学第二单元损伤/损伤的并发症/外科休克。

【解析】休克不是一种独立的疾病，而是神经、内分泌、循环、代谢等发生严重障碍时在临床上表现出的，以循环血液量锐减、微循环障碍为特征的急性循环不全，是一种组织灌注不良导致组织缺氧和器官损害的综合征。临床上按病因将休克分为低血容量性休克、创伤性休克、中毒性休克、心源性休克及过敏性休克。本题为选非题。据此，选E。

47.【答案】C

【考点】本题考查兽医内科学第三单元反刍动物前胃和皱胃疾病/瘤胃积食/病因。

【解析】瘤胃积食的主要原因是饲养不当，一次或长期采食过量劣质、粗硬、含粗纤维多并且容易膨胀的饲料，如麦草、豆秸、花生蔓及其他粗秸秆植物等。特别是半干的花生蔓、甘薯蔓等，具有高度韧性，在秋后给牛单纯饲喂，最易发病。或一次喂过量适口饲料，或采食大量干料后饮水不足，或脱缰偷食大量精料等，都易引发本病。由于过食，瘤胃运动机能紊乱，运送机能障碍，使瘤胃内容物逐渐积聚而发病。据此，选C。

48.【答案】A

【考点】本题考查兽医外科与手术学第十二单元四肢与脊柱疾病/椎间盘突出/症状及诊断。

【解析】胸腰椎间盘突出，病初动物表现严重疼痛、呻吟，不愿挪步或行动困难。在以后会突然发生两后肢运动障碍（麻木或麻痹）及感觉消失，但两前肢往往是正常的。犬一般是在胸第11~12椎间盘至腰第2~3椎间盘常发生胸腰椎间盘突出。据此，选A。

49.【答案】A

【考点】本题考查中兽医学第三单元中药和方剂总论/配伍禁忌/七情。

【解析】相杀：即一种药物能减轻或消除另一种药物的毒性或副作用。相畏、相杀实际上是同一配伍关系的主次属性不同的两种提法。据此，选A。

50.【答案】C

【考点】本题考查兽医内科学第八单元泌尿系统疾病/慢性肾功能衰竭/病因。

【解析】肾性骨病即肾性骨营养不良，是慢性肾衰竭时由于钙磷及维生素D代谢障碍，继发甲状旁腺机能亢进，酸碱平衡紊乱等因素而引起的骨病。各种原因引起的慢性肾功能衰竭均可引起本病的发生，包括钙、磷代谢障碍，维生素D代谢障碍，甲状腺功能亢进，代谢性酸中毒，软组织钙化。症状主要是骨骼的严重损害。治疗时先降低血磷，后补充钙剂、补充维生素D、治疗甲状旁腺功能亢进，必要时可手术切除甲状旁腺。本题为选非题。据此，选C。

51.【答案】E

【考点】本题考查兽医外科与手术学第三单元肿瘤/概论/肿瘤的治疗。

【解析】环磷酰胺、氟尿嘧啶、长春新碱和更生霉素（放线菌素D）都是常见的抗肿瘤药物，而雌激素不能作为治疗乳腺肿瘤的药物。本题为选非题。据此，选E。

52.【答案】E

【考点】本题考查兽医临床诊断学第十一单元排泄物、分泌物及其他体液的检验/动物脑脊髓液检验/一般现状检查。

【解析】正常脑脊髓液为无色水样。乳白色的脑脊髓液见于急性化脓性脑膜炎。据此，选E。

53.【答案】B

【考点】本题考查兽医产科学第一单元动物生殖激素/性腺激素/孕酮的临床应用。

【解析】孕酮可用于妊娠诊断、判断繁殖状态、预防习惯性流产、同期发情、超数排卵等。据此，选B。

54.【答案】D

【考点】本题考查兽医内科学第六单元呼吸系统疾病/大叶性肺炎/临床症状。

【解析】大叶性肺炎分为4个时期，包括充血水肿期、红色肝变期、灰色肝变期和溶解期。据此，选D。

55.【答案】C

【考点】本题考查兽医内科学第七单元血液循环系统疾病/牛创伤性心包炎/防治。

【解析】预防本病应加强饲养性管理工作，防止饲料中混杂的金属异物被动物采食，引起创伤性心包炎。对已确诊为创伤性网胃腹膜炎的病畜，应尽早行瘤胃切开术，取出异物，避免病程延长使病情恶化，刺伤心包，引发创伤性心包炎。牛创伤性心包炎大都采用手术治疗，可采用心包切开术进行引流，寻找异物并防止液体和后来的缩窄损伤心脏。越早进行手术越好，但注意出现严重腹侧水肿和明显心衰的牛不宜手术。手术进行应配合全身抗生素疗法，效果较好。据此，选C。

56.【答案】E

【考点】本题考查兽医内科学第十单元糖、脂肪及蛋白质代谢障碍疾病/禽痛风/临床症状与病理变化。

【解析】内脏型禽痛风：主要是呈现营养障

碍，病禽出现明显的胃肠道紊乱症状，腹泻，粪便呈白色，厌食，衰弱，贫血，有的突然死亡。血液中尿酸水平升高，此特征颇似家禽单核细胞增多症。最典型的病理变化是在内脏浆膜上，如心包膜、胸膜、腹膜、肝脏、脾脏、胃、肠系膜等器官的表面覆盖一层白色的尿酸盐沉积物。肾肿大、色苍白，表面及实质中有雪花状花纹。输尿管有尿酸盐结石。病禽发育不良、消瘦、脱水等。据此，选E。

57.【答案】A

【考点】本题考查兽医临床诊断学第十二单元X线检查/呼吸系统的X线检查/常见疾病的X线诊断。

【解析】支气管肺炎又称卡他性肺炎、小叶性肺炎，X线检查显示，在透亮的肺野中可见多发的密度不均匀、边缘模糊不清、大小不一的点状、片状或云絮状渗出性阴影，多发于肺心叶和膈叶，呈弥漫性分布，或沿肺纹理的走向散在于肺野，肺纹理增多、增粗和模糊。据此，选A。

58.【答案】C

【考点】本题考查兽医临床诊断学第七单元生殖系统检查/雌性生殖器官检查。

【解析】雌性家畜的生殖器官包括卵巢、输卵管、子宫、阴道和阴户。检查阴道可以借助开膣器。而对卵巢和子宫的检查，如马、牛等大型动物，最常用的是通过直肠进行检查，也可以借助B超进行检查。据此，选C。

59.【答案】B

【考点】本题考查中兽医学第一单元基础理论/阴阳五行学说/阴阳学说的基本内容及应用。

【解析】阴阳双方具有相互依存、互为根本的关系是阴阳互根。据此，选B。

60.【答案】B

【考点】本题考查兽医内科学第三单元反刍动物前胃疾病及皱胃疾病/瘤胃积食/诊断。

【解析】瘤胃积食病牛表现为食欲减退，甚至拒食，初期反刍缓慢、稀少，不断嗳气，以后反刍、嗳气均停止。鼻镜干燥。通常有轻度腹痛表现，病牛背腰拱起，后肢踢腹，摇尾，有时呻吟。左侧下腹部轻度膨大，左肷部窝变为平坦。触诊瘤胃，病牛表现疼痛，瘤胃内容物黏硬或坚硬。叩诊呈浊音（不产气时）。瘤胃听诊，初诊蠕动音增强，以后减弱或消失。排粪迟滞，粪便干、少、色暗，有时排少量恶臭的粪便。呼吸促迫，脉细数，一般体温不高。据此，选B。

61.【答案】A

【考点】本题考查兽医内科学第六单元呼吸系统疾病/支气管炎/病因。

【解析】过敏性支气管炎常见于吸入花粉、有机粉尘、真菌孢子等引起气管/支气管的过敏性炎症。主要见于犬，特征为按压气管容易引起短促的干而粗厉的咳嗽，支气管分泌物中有大量的嗜酸性粒细胞，无细菌。据此，选A。

62.【答案】A

【考点】本题考查兽医内科学第四单元其他胃肠疾病/肠便秘/临床症状。

【解析】肠便秘是由于肠管运动机能和分泌机能紊乱，内容物滞留不能后移，水分被吸收，致使一段或几段肠管秘结的一种疾病。主要症状表现为食欲减退，甚至废绝，口腔干臭。频做排粪动作，却排不出，或仅排出少量干硬粪便。腹围增大。腹部听诊肠音减弱或消失。牛和猪等还会出现腹痛症状。据此，选A。

63.【答案】A

【考点】本题考查兽医内科学第五单元肝胆、腹膜和胰腺疾病/胰腺炎/临床症状。

【解析】急性胰腺炎是临床上常见的引发急性腹痛的病症（急腹症），是胰腺中的消化酶发生自身消化的急性化学性炎症。急性胰腺炎时胰腺水肿或坏死出血，临床表现为突然发作的急剧上腹痛，向后背放射，恶心、呕吐、发热、血压降低，以血、尿淀粉酶升高为特征。急性胰腺炎坏死出血型病情危重，很快发生休克、腹膜炎，部分患病动物发生猝死。据此，选A。

64.【答案】A

【考点】本题考查兽医内科学第三单元反刍动物前胃和皱胃疾病/皱胃溃疡/临床症状。

【解析】皱胃溃疡病牛的消化机能严重障碍，食欲减退，甚至拒食，反刍停止，有时发生异嗜。粪便含有血液，呈松馏油样。直肠检查，手臂上黏附类似酱油色糊状物。有时出现贫血症状，呼吸疾速，心率加快，伴发贫血性杂音，脉搏细弱几乎不感于手。继发胃穿孔时，多伴发局限性或弥漫性腹膜炎，体温升高，腹壁紧张，后期体温下降，发生虚脱而死亡。据此，选A。

65.【答案】B

【考点】本题考查兽医临床诊断学第五单元腹壁、腹腔及消化系统的检查/肠管的检查。

【解析】题干中触诊猫腹部见条索状硬物，且猫表现敏感，可怀疑是肠便秘。据此，选B。

66.【答案】E

【考点】本题考查兽医内科学第十八单元其他内科疾病/肾上腺皮质功能亢进症（库兴氏综合征）/诊断。

【解析】根据多尿、烦渴、垂腹、两侧性脱毛等一组症状，可初步诊断为肾上腺皮质机能亢进症，确诊应依据肾上腺皮质功能试验的结果。肾上腺皮质功能试验分为过筛选试验[血浆皮质醇含量测定、小剂量地塞米松抑制试验、ACTH（促肾上腺皮质激素）刺激试验和高血糖素耐量试验]和特殊试验（大剂量地塞米松试验）两大类。据此，选E。

67.【答案】B

【考点】本题考查兽医内科学第六单元呼吸系统疾病/肺充血和肺水肿/临床症状。

【解析】肺充血和肺水肿是同一病理过程的前后两个不同阶段。动物突然发病，惊恐不安，呈进行性呼吸困难。初期呼吸加快而促迫，很快出现明显的呼吸困难。肺水肿时，临床上以呼吸极度困难、流泡沫样鼻液为特征。一般突然发病，可见高度混合型呼吸困难、呼吸明显加快、眼球突出、静脉怒张、结膜发绀、体温升高，两侧鼻孔流出大量粉红色泡沫状鼻液。据此，选B。

68.【答案】E

【考点】本题考查兽医内科学第六单元呼吸系统疾病/肺部疾病。

【解析】可视黏膜发绀，说明病畜发生缺氧，并且口鼻流出泡沫，说明鼻液中气泡小，多见于肺水肿、肺充血、肺气肿等；可以判断炎症不在鼻腔、咽喉及气管，所以本病的炎症部位在肺。据此，选E。

69.【答案】A

【考点】本题考查兽医外科与手术学第十四单元蹄病/马属动物蹄病/蹄钉伤。

【解析】由题干可知，该马"装蹄2d后，一后肢运步障碍，蹄温升高，趾动脉亢进，蹄钳压诊敏感"，怀疑是间接钉伤所致，据此，选A。

70.【答案】B

【考点】本题考查兽医内科学第二单元口腔、唾液腺、咽和食道疾病。

【解析】题中所提及的病牛"有食欲但采食后咀嚼缓慢"，说明病牛的食道、胃及肠道等不存在问题。并且出现流涎、嘴角泡沫，进一步说明问题在口腔，诊断本病需要进一步进行口腔检查。据此，选B。

71.【答案】A

【考点】本题考查兽医临床诊断学第十单元血液的临床常用生化检验/胰损伤的指标/α-淀粉酶。

【解析】α-淀粉酶参与食物中的纤维和糖原向麦芽糖的分解过程，主要是存在于胰脏内，一般由肾脏排出。在临床上常常用其来诊断急性坏死性胰腺炎，本病伴有急性腹痛、呕吐等症状。据此，选A。

72.【答案】B

【考点】本题考查兽医外科与手术学第十八单元手术技术/头部手术/眼球摘除术。

【解析】根据"角膜严重破损，眼球内容物脱出且还纳的可能性十分小"，建议进行摘除眼球手术时，在球结膜上做环形切口。据此，选B。

73.【答案】B

【考点】本题考查兽医外科与手术学第八单元疝/膈疝/牛、马及犬膈疝的临床特点。

【解析】犬的膈肌破裂之后（比如心脏受压），以胃、小肠、肝脏等脏器进入胸腔多见，会导致呼吸困难、心力衰竭、黏膜发绀，以及听诊时肺音、心音不清晰等症状；而在胃、肠脱入的时候能够听到肠音；嵌闭之后会导致急性腹痛，而肝脏嵌闭会导致急性胸水及黄疸。据此，选B。

74.【答案】A

【考点】本题考查兽医外科与手术学第八单元疝/膈疝/一般治疗方法。

【解析】进行手术来修补膈疝时,最常见的并发症就是心脏纤颤,因此要注意预防。最好能供给氧气,采取人工辅助呼吸。犬从脐孔处沿腹中线腹腔,通过分离粘连,将形成疝的网胃向胸腔拉回,再用连续锁边缝合法来缝合膈疝孔。据此,选A。

75.【答案】D 76.【答案】D 77.【答案】A

【考点】本组题考查兽医产科学第九单元母畜的不育/疾病性不育/犬子宫蓄脓。

【解析】由题干可知,8岁母犬"阴门处有少量脓性分泌物排出,呈乳黄色,有刺鼻味道,污染外阴、尾根处,阴门红肿,阴道黏膜发红,腹围增大",怀疑是子宫蓄脓。犬的子宫感染后,会有大量的脓性渗出物积聚,无法排出,称为子宫蓄脓。本病是一种常见的雌性生殖疾病,多见于成年犬。其特点为子宫内膜异常并继发细菌感染。多见于6岁以上的成年犬,特别是未生育的老龄犬。根据子宫颈的开张情况,可以分为两类:闭锁型和开放型。①闭锁型:宫颈完全封闭不通,阴门无脓液流出,腹围增大,心跳加快,呼吸困难,腹部皮肤紧绷,静脉扩张,喜欢躺着。②开放型:阴道没有完全封闭,有少量的脓性分泌物自阴门排出,呈乳黄色、灰色或红棕色,有刺鼻的味道,经常污染外阴、尾根和飞节。病犬的阴门红肿,阴道黏膜发红,腹围略有增加。通过病史、临床症状和血常规检查,可以做出初步的诊断。确诊可以进行B超检查。对开放型,可静脉补液(输液疗法),治疗休克。若无分泌物排出,腹围增大,则怀疑是闭锁型,此时手术疗法较好。据此,75题选D,76题选D,77题选A。

78.【答案】C 79.【答案】B 80.【答案】C

【考点】本组题考查兽医外科与手术学第十二单元四肢与脊柱疾病/椎间盘突出。

【解析】由题干可知,该犬"严重疼痛、呻吟、不愿挪步,行动困难,尿失禁,肛门反射迟钝,触诊腰部皮肤紧张,痛叫",怀疑是腰椎间盘突出。通常情况下以X线检查结果结合症状表现来确诊。犬一般是在第11~12胸椎至第2~3腰椎的椎间盘发生胸腰椎间盘突出。据此,78题选C,79题选B,80题选C。

81.【答案】B 82.【答案】C

【考点】本组题考查兽医外科与手术学第十一单元跛行诊断/概论/跛行的分类及临床特征。

【解析】A选项,间歇性跛行为突然发生的严重跛行,过一会跛行消失,可再次复发。常见于动脉栓塞、习惯性脱位。B选项,黏着步样呈现缓慢短步,见于肌肉风湿、破伤风等。C选项,紧张步样呈现疾速短步,见于蹄叶炎。D选项,鸡跛患肢运步呈现高度举扬,膝关节和跗关节高度屈曲,肢在空间停留片刻后又突然着地,如鸡行走的样子。E选项,支跛是指运步时,患肢在落地负重阶段出现机能障碍的跛行。据此,81题选B,82题选C。

83.【答案】A

【考点】本题考查兽医外科与手术学第十七单元手术基本操作/缝合/缝合材料。

【解析】肠线以羊肠黏膜下层或牛肠浆膜组织为原料编制而成,含90%胶原,属于天然可吸收性缝合材料,适用于胃肠、泌尿生殖道的缝合,而不能用于胰手术,因为它容易被胰液消化吸收。肠线的缺点是易诱发组织的炎症反应,中度铬制肠线自植入组织内20d开始吸收,张力强度丧失较快,有毛细管现象,偶尔还引起组织的过敏反应。据此,选A。

84.【答案】B

【考点】本题考查兽医外科与手术学第十七单元手术基本操作/缝合/缝合材料。

【解析】丝线用蚕茧的连续性蛋白质纤维制成,属于天然不可吸收性缝合材料,具有价廉、应用广泛、容易消毒等优点。常用丝线为编织线,张力强度高,操作方便,打结确实。但丝线也有其缺点,如缝合的创伤感染,则丝线成为创伤异物,导致创伤难以愈合;如缝合空腔器官时露出腔内,则在缝合处引起溃疡,遗留在膀胱、胆囊内还易形成结石。因此,丝线不可用于空腔器官的黏膜层缝合,也不能缝合被污染或感染的创伤。据此,选B。

85.【答案】C

【考点】本题考查兽医外科与手术学第十七单元手术基本操作/缝合/缝合材料。

【解析】不锈钢丝生物学特征为惰性，植入组织内不引起炎症反应，且能保持张力强度。主要用于骨折内固定手术，也用于愈合缓慢的组织如筋膜、肌腱的缝合，以及皮肤减张缝合。据此，选C。

86.【答案】C

【考点】本题考查兽医产科学第十单元公畜的不育/疾病性不育/睾丸炎。

【解析】急性睾丸炎症状：肿胀、发热、疼痛；病畜站立时后腿宽大，走路姿势僵硬，不肯爬跨母畜；触诊睾丸紧张，囊腔内有液体，精索增厚、疼痛。病情严重时发热。同时伴有化脓性感染，局部及全身症状加重。少数情况下，脓液会沿着鞘膜管向下进入腹腔，导致腹膜弥漫性化脓。据此，选C。

87.【答案】B

【考点】本题考查兽医产科学第十单元公畜的不育/疾病性不育/睾丸类。

【解析】慢性睾丸炎症状：睾丸不会出现明显的热痛，而是会逐步出现纤维化、弹性减退、硬化等现象；睾丸体积缩小，精子生成的功能减弱或丧失。据此，选B。

88.【答案】A

【考点】本题考查兽医产科学第十单元公畜的不育/疾病性不育/羊附睾炎。

【解析】羊附睾炎症状：附睾感染通常会伴随有不同程度的睾丸炎，表现为化脓性附睾和睾丸炎症。公羊不愿意交配，叉腿行走，后肢强拘，阴囊内容物紧张、肿胀、疼痛，睾丸和附睾的界线不清。精子活性下降，未发育的精子及畸形精子占比升高。据此，选A。

89.【答案】B

【考点】本题考查兽医产科学第五单元分娩/决定分娩过程的要素/胎儿与母体产道的关系。

【解析】胎位即胎儿的位置，也就是胎儿背部和母体背部或腹部的关系。胎位有上位、下位、侧位3种，其中上位（胎儿俯卧在子宫内，背部在上，接近母体的背部及荐部，也称为背荐

位）是正常的胎位，进入产道的胎儿背部和母体背部不一致属于胎位异常。据此，选B。

90.【答案】C

【考点】本题考查兽医产科学第五单元分娩/决定分娩过程的要素/胎儿与母体产道的关系。

【解析】胎势即胎儿的姿势，说明胎儿各部分是伸直的或屈曲的。胎势异常是指分娩时胎儿的姿势发生异常，包括头颈姿势、前腿姿势、后腿姿势异常。据此，选C。

91.【答案】A

【考点】本题考查兽医产科学第五单元分娩/决定分娩过程的要素/胎儿与母体产道的关系。

【解析】胎向即胎儿的方向，也就是胎儿身体纵轴与母体纵轴的关系。胎向有纵向、横向、竖向三种。其中，纵向（胎儿纵轴与母体纵轴互相平行）是正常的胎向，进入产道的胎儿纵轴与母体的纵轴不平行是胎向异常。据此，选A。

92.【答案】D　93.【答案】B　94.【答案】C

【考点】本组题考查兽医产科学第二单元发情与配种/发情周期/发情周期的调节。

【解析】犬是季节性单次发情动物，而且犬发情周期与大家畜不同：①持续时间很长（6个月）。②妊娠发生在正常的发情间期。③无论妊娠与否，两次发情周期间总有一个较长时间的发情期。猪、牛为全年多次发情，马、绵羊、猫为季节性多次发情。马发情多从3~4月开始至深秋季节停止，母马发情周期多为21d（16~25d）。牛是家畜中唯一排卵发生在发情停止后的动物。据此，92题D，93题选B，94题选C。

95.【答案】C　96.【答案】E

【考点】本组题考查中兽医学第十九单元针灸/家畜常用穴位针法与主治。

【解析】A选项，尾根穴位于最后荐椎与第1尾椎棘突间的凹陷中。主治瘫痪、尾麻痹、脱肛、便秘、腹泻。B选项，天枢穴位于脐眼旁开3cm，左右侧各一穴。主治腹痛、泄泻、便秘、带症。C选项，后海穴位于肛门上方，尾根下方的凹陷中。主治结症、气胀、泄泻、不孕症。D选项，三焦俞穴位于第1腰椎横突末端相对的髂肋肌沟中，左右各一穴。主治食欲不振、消化不良、呕吐、贫血。E选项，大肠俞穴位于与第

4腰椎横突末端相对的髂肋肌沟中。主治消化不良、肠炎、便秘、椎间盘疾病。据此,95题选C,96题选E。

97.【答案】C

【考点】本题考查中兽医学第三单元中药和方剂总论/配伍禁忌/七情。

【解析】相畏：一种药物的毒性或副作用,能被另一种药物减轻或消除。据此,选C。

98.【答案】E

【考点】本题考查中兽医学第三单元中药和方剂总论/配伍禁忌/七情。

【解析】相恶：两种药配合应用,能相互牵制而使作用降低甚至丧失药效。据此,选E。

99.【答案】D

【考点】本题考查中兽医学第五单元清热药及方剂/清热泻火药及方剂/知母。

【解析】知母：苦、寒；入肺、胃、肾经；清热滋阴,润肺生津。既泻肺热,又清火,用于肺胃有实热的病证。据此,选D。

100.【答案】A

【考点】本题考查中兽医学第五单元清热药及方剂/清热泻火药及方剂/栀子。

【解析】栀子：苦、寒；入心、肝、肺、胃经；清热泻火,凉血解毒。善清心、肝、三焦经之热,多用于肝火目赤及多种火热证,常与黄连等同用；清三焦火而利尿,兼利肝胆湿热。据此,选A。

# 全国执业兽医资格考试试卷一（兽医全科类）

# （临床科目）

A1 型题

> **答题说明**
> 每一道考题下面有 A、B、C、D、E 五个备选答案。请从中选择一个最佳答案。

1. 活血行气、祛风止痛的药物是（　　）。
   A. 川芎　　　　B. 丹参　　　　C. 桃仁　　　　D. 赤芍　　　　E. 乳香

2. 治疗老龄病畜肠燥便秘的方剂是（　　）。
   A. 曲蘖散　　　B. 保和丸　　　C. 白头翁汤　　D. 大承气汤　　E. 当归苁蓉汤

3. 牛妊娠期卵巢的特征性变化是（　　）。
   A. 体积变小　　B. 质地变硬　　C. 质地变软　　D. 有卵泡发育　E. 有黄体存在

4. 奶牛产后恶露排出时间正常的是（　　）。
   A. 3~5d　　　 B. 6~7d　　　 C. 8~9d　　　 D. 10~12d　　 E. 20d 以上

5. 以波幅变化反映回波情况的超声诊断类型属于（　　）。
   A. A 型　　　　B. B 型　　　　C. D 型　　　　D. F 型　　　　E. M 型

6. 在畜牧生产中危害最大的霉菌毒素是（　　）。
   A. 青霉毒素　　B. 伏马菌素　　C. 呕吐霉素　　D. 黄曲霉毒素　E. 玉米赤霉烯酮

7. 中药四气是指（　　）。
   A. 寒、热、温、平　　　　　B. 升、降、浮、沉　　　　　C. 辛、甘、酸、苦
   D. 生、克、乘、侮　　　　　E. 寒、凉、温、热

8. 机体多肌群和关节发生疼痛的疾病是（　　）。
   A. 肌炎　　　　B. 鞘炎　　　　C. 风湿病　　　D. 蹄叶炎　　　E. 囊液炎

9. 0.1% 苯扎溴铵溶液（新洁尔灭）浸泡消毒手术器械时，为防止生锈应添加的药物是（　　）。
   A. 5% 碘酊　　 B. 70% 乙醇　　C. 10% 甲醛　　D. 2% 戊二醛　 E. 0.5% 亚硝酸钠

10. 六淫之中，湿邪的主要性质是（　　）。
    A. 阴冷、凝滞　B. 炎热、升散　C. 重浊、黏滞　D. 善行、主动　E. 热极、炎上

11. 防止肉鸡腹水综合征，日粮中可添加的氨基酸是（　　）。

    A. 丝氨酸　　　　B. 蛋氨酸　　　　C. 精氨酸　　　　D. 赖氨酸　　　　E. 丙氨酸

12. 犬肝胆超声检查部位在（　　）。
    A. 左侧第 8~9 肋间　　　B. 右侧第 10~12 肋间　　　C. 左侧第 10~12 肋间
    D. 右侧第 12~13 肋间　　E. 左侧第 12~13 肋间

13. 马患热喘证的典型证候为（　　）。
    A. 咳嗽气喘，鼻流清涕　　B. 呼吸喘促，呼出气热　　C. 形寒肢冷，动则喘甚
    D. 精神倦怠，呼多吸少　　E. 喘声低微，日轻夜重

14. 卵子受精时，阻止多精子入卵有关的机理是（　　）。
    A. 顶体反应　　B. 卵子激活　　C. 精子获能　　D. 卵质膜反应　　E. 精卵膜融合

15. 猪食盐中毒的发作期应（　　）。
    A. 禁止饮水　　B. 少量饮水　　C. 大量饮水　　D. 多次饮水　　E. 自由饮水

16. 属于犬生理性肺呼吸音的是（　　）。
    A. 啰音　　　　B. 捻发音　　　C. 空瓮音　　　D. 混合呼吸音　　E. 齿轮呼吸音

17. 测量犬、猫体温的主要部位是（　　）。
    A. 皮肤　　　　B. 口腔　　　　C. 腋下　　　　D. 耳根　　　　E. 直肠

18. 与其他动物相比，牛胎衣不下发生率较高的主要原因是（　　）。
    A. 肥胖　　　　　　　　　　B. 瘦弱　　　　　　　　　　C. 内分泌紊乱
    D. 饲养管理失宜　　　　　　E. 胎盘组织构造特点

19. 伦勃特缝合法适用的器官是（　　）。
    A. 皮肤　　　　B. 脾脏　　　　C. 腹膜　　　　D. 膀胱　　　　E. 肝脏

20. 猫发生敌鼠钠盐中毒时主要症状是（　　）。
    A. 黄疸　　　　B. 出血　　　　C. 抽搐　　　　D. 肺水肿　　　E. 瞳孔缩小

21. 牛超数排卵时能显著促进卵泡发育的激素是（　　）。
    A. 雌二醇　　　　　　　　B. 前列腺素　　　　　　　　C. 促黄体素
    D. 人绒毛膜促性腺激素　　E. 马绒毛膜促性腺激素

22. 颈静脉注射时，漏注可引起较严重颈静脉周围炎的注射液是（　　）。
    A. 5% 水合氯醛　　　　　　　　B. 0.5% 普鲁卡因
    C. 5% 葡萄糖溶液　　　　　　　D. 0.9% 氯化钠溶液
    E. 复方氯化钠注射液

23. 中兽医辨证犬黄疸属于阳黄的主要特点是（　　）。
    A. 不能转化为阴黄　　　　　　　B. 病程长，常有发热
    C. 病程短，虚象明显　　　　　　D. 可视黏膜发黄，黄色鲜明
    E. 可视黏膜发黄，黄色晦暗

24. 发汗解表，用于外感风寒表实证，与麻黄相须配伍的药物是（　　）。
    A. 防风　　　　B. 桂枝　　　　C. 薄荷　　　　D. 葛根　　　　E. 升麻

25. 犬静脉穿刺最常用的血管是（　　）。
    A. 耳静脉　　　B. 前腔静脉　　　C. 后腔静脉　　　D. 桡外侧静脉　　　E. 尾静脉

26. 动物交叉配血试验相合是指（　　）。
    A. 主侧凝集、次侧不凝集　　　　　B. 次侧凝集，主侧不凝集
    C. 主侧凝集、次侧凝集　　　　　　D. 主侧不凝集、次侧凝集
    E. 主侧不凝集、次侧不凝集

27. 多发子宫蓄脓的动物是（　　）。
    A. 猪　　　B. 马　　　C. 犬　　　D. 兔　　　E. 绵羊

28. 可引起犬少尿的疾病是（　　）。
    A. 尿崩症　　　B. 糖尿病　　　C. 急性肾炎　　　D. 慢性肾炎　　　E. 子宫蓄脓

29. 牛心脏检查的首选方法是（　　）。
    A. 视诊　　　B. 听诊　　　C. 触诊　　　D. 叩诊　　　E. 问诊

30. 心电图中的P波反映（　　）。
    A. 房室结激动　　　　B. 心房肌去极化　　　　C. 心房肌复极化
    D. 心室肌去极化　　　E. 心室肌复极化

31. 治疗水肿性溃疡不得使用的药物是（　　）。
    A. 鱼肝油　　　B. 植物油　　　C. 碘甘油　　　D. 樟脑乙醇　　　E. 红霉素软膏

32. 猪低钾血症时，血清钾浓度是（　　）mmol/L。
    A. 1~3　　　B. 4~5　　　C. 6~7　　　D. 8~9　　　E. ≥10

33. 阴阳双方存在着相互排斥、相互斗争、相互制约的关系为（　　）。
    A. 阴阳互根　　　B. 阴阳消长　　　C. 阴阳对立　　　D. 阴阳转化　　　E. 阴阳关联

34. 母犬膀胱手术常用的腹壁切口部位是（　　）。
    A. 肷部前切口　　　　B. 肋弓后斜切口　　　　C. 脐前腹中线切口
    D. 耻前腹中线切口　　E. 脐前中线旁切口

35. 白虎汤的药物组成是（　　）。
    A. 石膏、知母、粳米、甘草　　　　B. 石膏、知母、栀子、甘草
    C. 石膏、知母、芦根、甘草　　　　D. 石膏、知母、粳米、黄连
    E. 石膏、知母、粳米、黄柏

36. 具有平肝熄风作用的药物是（　　）。
    A. 天麻　　　B. 杜仲　　　C. 山药　　　D. 麻黄　　　E. 桑叶

37. 对佝偻病动物进行血液生化检验，活性升高的酶是（　　）。
    A. 脂肪酶　　　　　B. 肌酸激酶　　　　　C. 碱性磷酸酶
    D. 酸性磷酸酶　　　E. 乳酸脱氢酶

38. 治疗猫脂肪肝综合征的处方日粮特点是（　　）。

A. 低蛋白低脂肪　　　　B. 高脂肪低蛋白　　　　C. 高脂肪高蛋白
D. 高蛋白低脂肪　　　　E. 正常蛋白与脂肪

39. 直肠脱垂整复后的外固定方法是在肛门周围行（　　）。
A. 荷包缝合　　　　B. 结节缝合　　　　C. 伦勃特缝合
D. 库兴氏缝合　　　E. 连续锁边缝合

40. 支气管肺炎的 X 线特征是（　　）。
A. 黑色阴影　　　　　　　　B. 密度均匀的阴影
C. 大小不一的云絮状阴影　　D. 边缘整齐的大块状阴影
E. 整个肺野出现高密度阴影

41. 犬、猫可视黏膜检查的主要部位是（　　）。
A. 眼结膜　　B. 鼻腔黏膜　　C. 口腔黏膜　　D. 直肠黏膜　　E. 阴道黏膜

42. 属于心肌损害的生化检验指标为（　　）。
A. 肌酸激酶　　　　　　B. 胆碱酯酶　　　　　　C. 碱性磷酸酶
D. γ-谷氨酰转移酶　　　E. 丙氨酸氨基转移酶

43. 牛胎衣不下时最常用的检查方法是（　　）。
A. B 超检查　　B. X 线检查　　C. 阴道检查　　D. 直肠检查　　E. 血液生化检验

44. 急性前胃弛缓时瘤胃内容物的 pH（　　）。
A. 不变　　　　　　B. 升高　　　　　　C. 降低
D. 先升高后降低　　E. 先降低后升高

45. 蜂窝织炎属于（　　）。
A. 慢性增生性炎症　　　　B. 慢性化脓性炎症　　　　C. 急性弥漫性化脓性炎症
D. 慢性局限性化脓性炎症　E. 急性局限性非化脓性炎症

46. 不属于脊髓炎的临床特征是（　　）。
A. 昏迷　　　　　　　B. 肌肉萎缩　　　　　C. 运动机能障碍
D. 浅感觉机能障碍　　E. 深感觉机能障碍

47. 母马初情期的卵巢变化是（　　）。
A. 不排卵　　　　B. 有黄体　　　　C. 无卵泡发育
D. 有卵泡发育　　E. 卵巢质地变硬

48. 检查浅表淋巴结活动性的基本方法是（　　）。
A. 视诊　　B. 触诊　　C. 叩诊　　D. 听诊　　E. 嗅诊

49. 肾病与急性肾炎的主要鉴别症状是（　　）。
A. 少尿　　B. 无尿　　C. 水肿　　D. 血尿　　E. 肾区敏感

50. 奶牛剖腹产术侧卧保定，合理的切口是（　　）。
A. 左肷部前切口　　　　B. 右肷部前切口　　　　C. 左肋弓下斜切口
D. 右肋弓下斜切口　　　E. 平行左乳静脉白线旁切口

51. 公牛精囊腺炎综合征的常用诊断方法是（　　）。
    A. 激素分析　　　　　　B. 直肠检查　　　　　　C. 血常规检查
    D. 尿常规检查　　　　　E. 腹部B超检查

52. 补血活血兼有润肠通便作用的药物是（　　）。
    A. 白芍　　　B. 阿胶　　　C. 当归　　　D. 山药　　　E. 百合

53. 鸡硒缺乏的病理变化特征是（　　）。
    A. 脂肪肝　　B. 脾脏肿大　C. 尿酸盐沉积　D. 渗出性素质　E. 法氏囊坏死

54. 属于一期愈合的是（　　）。
    A. 污染创　　B. 褥疮　　　C. 坏疽　　　D. 化脓创　　E. 无菌手术创

55. 锁肛多发于（　　）。
    A. 羔羊　　　B. 犊牛　　　C. 仔猪　　　D. 马驹　　　E. 幼猫

56. 牵引术助产的适应证是（　　）。
    A. 子宫捻转　　　　　　B. 骨盆狭窄　　　　　　C. 原发性子宫弛缓
    D. 继发性子宫弛缓　　　E. 子宫颈开放不能

57. 辅助治疗犬口腔乳头状瘤的首选药物是（　　）。
    A. 酮康唑　　B. 甘露醇　　C. 长春新碱　D. 氟苯尼考　E. 环丙沙星

58. 奶牛难产做产科检查时，发现进入产道的胎儿背部与母体背部不一致是属于（　　）。
    A. 胎儿过大　B. 胎向异常　C. 胎位异常　D. 胎势异常　E. 产道异常

59. 常用的洗眼液为（　　）。
    A. 2%硼酸　　　　　　　B. 2%煤酚皂　　　　　　C. 2%苯扎溴铵
    D. 2%过氧乙酸　　　　　E. 2%高锰酸钾

60. 善祛风痰的中药是（　　）。
    A. 半夏　　　B. 贝母　　　C. 桔梗　　　D. 天南星　　E. 旋覆花

61. 胸壁透创的主要并发症是（　　）。
    A. 肺炎　　　B. 气胸　　　C. 肺充血　　D. 肺水肿　　E. 肺泡气肿

62. 治疗奶牛产后血红蛋白尿病的注射药物是（　　）。
    A. 磷酸钙　　　　　　　B. 磷酸二氢钾　　　　　C. 磷酸氢二钾
    D. 磷酸二氢钠　　　　　E. 磷酸氢二钠

63. 属于心脏收缩期的非器质性杂音的是（　　）。
    A. 贫血性杂音　　　　　B. 心包摩擦音　　　　　C. 心包拍水音
    D. 连续性杂音　　　　　E. 心肺性杂音

64. 理中汤的药物组成为（　　）。
    A. 党参、黄芪、白术、白芍　　　　　B. 党参、干姜、白术、炙甘草

C. 党参、黄芪、白术、炙甘草    D. 党参、茯苓、白术、炙甘草
E. 党参、干姜、茯苓、炙甘草

65. 奶牛隐性乳腺炎的特点是（ ）。
  A. 乳房肿胀，乳汁稀薄      B. 乳房有触痛，乳汁稀薄
  C. 乳房无异常，乳汁含絮状物    D. 乳房无异常，乳汁含凝乳块
  E. 乳房和乳汁无肉眼可见异常

66. 黄疸的生化检验指标是（ ）。
  A. 总胆红素    B. 血清白蛋白    C. 碱性磷酸酶
  D. 谷氨酸氨基转移酶    E. 天冬氨酸氨基转移酶

67. 眼角膜手术时，全身麻醉应配合实施（ ）。
  A. 表面麻醉    B. 脊髓麻醉    C. 局部浸润麻醉
  D. 面神经传导麻醉    E. 三叉神经传导麻醉

68. 马支跛的运步特征是（ ）。
  A. 前方短步    B. 后方短步    C. 运步缓慢    D. 抬腿困难    E. 黏着步样

69. 犬腹腔手术最理想的麻醉深度是（ ）。
  A. 第Ⅰ期    B. 第Ⅱ期    C. 第Ⅲ期2级    D. 第Ⅲ期3级    E. 第Ⅲ期4级

**A2 型题**

---
**答 题 说 明**

  每一道考题是以一个小案例出现的，其下面都有 A、B、C、D、E 五个备选答案。请从中选择一个最佳答案。

---

70. 某犬，车撞后 1h，体温、脉搏、呼吸及运动均无异常，仅见胸侧壁有一椭圆形肿胀，触诊有波动感及轻度压痛感。该犬最有可能出现（ ）。
  A. 疝    B. 气肿    C. 脓肿    D. 血肿    E. 淋巴外渗

71. 犬，骨折 3 个月后复诊，X 线检查显示原骨折线增宽，骨断端光滑，骨髓腔闭合，骨密度增大，提示该骨折（ ）。
  A. 愈合    B. 不愈合    C. 二次骨折    D. 愈合延迟    E. 骨质增生

72. 牛，精神倦怠，体瘦毛焦，食欲不振，久泻不止，脱肛，口色淡白，脉虚。治疗宜选用的方剂是（ ）。
  A. 四物汤    B. 曲蘖散    C. 桂心散    D. 六味地黄汤    E. 补中益气汤

73. 犬，3 月龄，购回 1 月余，对主人的呼唤无反应，饮、食欲正常。该犬首先需要检查的脑神经是（ ）。
  A. 听神经    B. 视神经    C. 三叉神经    D. 舌咽神经    E. 动眼神经

74. 新生幼驹生后24h,发现无尿、腹围增大、腹壁紧张,体温36℃。本病最可能的诊断是（  ）。
    A. 肠变位　　　B. 腹壁病　　　C. 膀胱破裂　　　D. 胎粪滞留　　　E. 腹股沟阴囊病

75. 奶牛,离分娩尚有1个多月。近日出现烦躁不安,乳房胀大,临床检查心率90次/min,呼吸30次/min,阴门内有少量清亮黏液。最适合选用的治疗药物是（  ）。
    A. 雌激素　　　　　　B. 黄体酮　　　　　　C. 前列腺素
    D. 垂体后叶素　　　　E. 马绒毛膜促性腺激素

76. 犬,6岁,雄性,近1个月食欲减少,尿频,后段尿液带血,颜色鲜红,精神正常,后腹部触诊敏感。首先需要进行的检查是（  ）。
    A. X线检查　　　B. 血气分析　　　C. 肝功检查　　　D. 血常规检查　　　E. 心电图检查

77. 马,耳鼻温热,泄泻,泻粪腥臭,尿液短赤,口津干黏,口渴贪饮,口色红黄,舌苔黄腻,脉滑数。本病中兽医辨证属于（  ）。
    A. 食积大肠　　　B. 大肠冷泻　　　C. 大肠湿热　　　D. 大肠液亏　　　E. 热结肠道

**A3/A4 型题**

**答题说明**

以下提供若干案例,每个案例下设若干道考题。请根据案例所提供的信息,在每一道考题下面的A、B、C、D、E五个备选答案中选择一个最佳答案。

**（78~80题共用题干）**

北京犬,已免疫,发病2d,精神沉郁,食欲不振。腹部X线检查显示肝区明显超出最后肋弓。

78. 血液检查首选（  ）。
    A. 血常规检查　　　　B. 肾功能检查　　　　C. 肝功能检查
    D. 心肌损害指标　　　E. 胰损害指标

79. 血液生化检验,无诊断意义的指标是（  ）。
    A. 肌酐　　　B. 总蛋白　　　C. 胆红素　　　D. 胆汁酸　　　E. 胆固醇

80. 血清酶检查,无诊断意义的指标是（  ）。
    A. 肌酸激酶　　　　　　B. 碱性磷酸酶　　　　　　C. γ-谷氨酰转移酶
    D. 丙氨酸氨基转移酶　　E. 天冬氨酸氨基转移酶

**（81~83题共用题干）**

赛马,障碍赛时摔倒,左前肢支跛明显,前臂上部弯曲,被动运动有骨摩擦音,患部肿胀,未见皮肤损伤,全身症状不明显。

81. 本病最可能的诊断是（  ）。
    A. 骨裂　　　B. 腕关节脱位　　　C. 肘关节脱位　　　D. 肩关节脱位　　　E. 闭合性骨折

82. 本病的确诊方法是（　　）。
    A. 触诊　　B. X线检查　　C. 超声检查　　D. 斜板试验　　E. 关节内镜检查

83. 本病最适宜的保守治疗方法是（　　）。
    A. 绷带包扎　　　　　　B. 石蜡绷带　　　　　　C. 乙醇热绷带
    D. 石膏或夹板绷带　　　E. 复方醋酸铅绷带

**（84~85题共用题干）**

德国牧羊犬，雄性，触诊肾区有避让反应，少尿。尿液检查：蛋白质阳性，比重降低。B超检查显示双肾肿大。

84. 该犬所患疾病可能是（　　）。
    A. 急性肾炎　　B. 肾性骨病　　C. 急性肾衰竭　　D. 慢性肾衰竭　　E. 泌尿道感染

85. 首选的检验项目是（　　）。
    A. 尿常规　　B. 血常规　　C. 电解质　　D. 血气分析　　E. 血清尿素

**B1型题**

答题说明

以下提供若干组考题，每组考题共用在考题前列出的A、B、C、D、E五个备选答案。请为每一道考题从备选答案中选择一个最佳答案。某个备选答案可能被选择一次、多次或不被选择。

**（86~87题共用备选答案）**

    A. 结节缝合　　　　　　B. 库兴氏缝合　　　　　　C. 伦勃特缝合
    D. 水平褥式缝合　　　　E. 垂直褥式缝合

86. 北京犬，腹泻，腹部触诊能触及腹腔内香肠状的肠管。施行手术治疗，腹中线切口皮肤缝合的方法是（　　）。

87. 德国牧羊犬，误食金属异物，X线拍片见异物位于小肠内。施行小肠侧壁切开术取出异物，肠侧壁切口全层缝合的方法是（　　）。

**（88~89题共用备选答案）**

    A. 血尿　　B. 卟啉尿　　C. 肌红蛋白尿　　D. 血红蛋白尿　　E. 药物性红尿

88. 经产奶牛，3d前食欲下降，体温38.5℃，呼吸28次/min，脉搏85次/min，结膜苍白、黄染，排尿次数增加，但每次排尿量相对减少，尿液呈暗红色。该红尿病例最可能的红尿性质是（　　）。

89. 北京犬，8岁，近期排尿习惯改变，排尿困难，尿少而频，色红，触诊检查有疼痛反应，X线检查未见膀胱结石阴影。该红尿病例最可能的红尿性质是（　　）。

**（90~91题共用备选答案）**

    A. 肌酸激酶　　　　　　B. 白细胞计数　　　　　　C. 红细胞计数

D. 血清淀粉酶　　　　　E. 丙氨酸氨基转移酶

90. 犬，食欲降低，粪便稀软、恶臭，尿色黄，皮肤及结膜黄染，触诊肝区疼痛，叩诊肝浊音区扩大。实验室检查首选项目是（　　）。

91. 犬，突然发病，食欲不振，反复呕吐，粪便中有少量未消化食物，色黄；触诊其腹部异常敏感，体温40.2℃。实验室检查首选项目是（　　）。

**（92~94题共用备选答案）**
　　A. 蹄裂　　　　　　　B. 白线裂　　　　　　　C. 蹄叶炎
　　D. 蹄叉腐烂　　　　　E. 蹄冠蜂窝织炎

92. 马，4岁，体温40.1℃，四肢蹄冠先后出现圆枕形肿胀，触诊有热、痛，支跛。根据临床表现诊断所患蹄病是（　　）。

93. 马，4岁，削蹄，装蹄时举肢检查，白线部凹陷，内充满粪、土和泥沙，未见跛行。根据临床表现诊断所患蹄病是（　　）。

94. 马，5岁，精神沉郁，体温40℃，不愿站立和运动。站立时，双前肢前伸，双后肢伸至腹下，以蹄踵着地；叩诊蹄壁敏感。根据临床表现诊断所患蹄病是（　　）。

**（95~96题共用备选答案）**
　　A. 髋关节　　B. 膝关节　　C. 跗关节　　D. 系关节　　E. 冠关节

95. 德国牧羊犬，站立时左后肢膝、跗关节高度屈曲，患肢悬垂，运动中呈三肢跳跃步样。X线检查，可见患肢胫骨嵴向内侧扭曲。该跛行的动物患肢最可能脱位的关节是（　　）。

96. 使役公牛，运动中左后肢突然向后伸直，不能弯曲，蹄尖被迫触地，触诊髌骨位于股骨内侧滑车嵴的顶端，内侧直韧带高度紧张，但有时运动又能自然恢复正常肢势。该跛行的动物患肢最可能脱位的关节是（　　）。

**（97~98题共用备选答案）**
　　A. 肝血虚　　B. 肝胆湿热　　C. 肝火上炎　　D. 肝阳化风　　E. 阴虚生风

97. 犬，眼目红肿，羞明流泪，视物不清，粪便干燥，尿浓赤黄，口色鲜红，脉数。对于本病证，给予辨证分型是（　　）。

98. 牛，精神沉郁，食欲减退，粪便稀软，尿黄混浊，可视黏膜发黄，鲜明如橘，口色红黄，舌苔黄腻，脉数。对于本病证，给予辨证分型是（　　）。

**（99~100题共用备选答案）**
　　A. 当天晚上　　　　　B. 第2天上午　　　　　C. 第2天下午
　　D. 第2天晚上　　　　E. 第3天上午

99. 奶牛，早上开始发情，表现明显，阴户红肿，黏液清亮、牵缕性强。第1次配种的最适宜时间是（　　）。

100. 母猪，下午开始发情，表现外阴红肿，阴道黏膜充血，黏液透明清晰，发情过程正常。第1次配种的最适宜时间是（　　）。

# 全国执业兽医资格考试试卷二（兽医全科类）

# （临床科目）

**A1 型题**

> **答题说明**
>
> 每一道考题下面有 A、B、C、D、E 五个备选答案。请从中选择一个最佳答案。

1. 牛在下列哪种情况仍可经鼻腔使用胃导管进行给药（　　）。
   A. 气喘　　　　B. 瘤胃酸中毒　　C. 鼻炎　　　　D. 咽炎　　　　E. 喉炎
2. 动物在手术过程中出现呼吸停止应静脉注射（　　）。
   A. 肾上腺素　　B. 咖啡因　　　　C. 安钠咖　　　D. 尼可刹米　　E. 阿托品
3. 倒牛时最常使用（　　）。
   A. 单绳倒牛法　　　　　B. 双绳倒牛法　　　　　C. 三条绳倒牛法
   D. 四条绳倒牛法　　　　E. 五条绳倒牛法
4. 猫兴奋时白细胞增多，除淋巴细胞增多外，还表现为（　　）。
   A. 单核细胞增多　　　　　　　　B. 嗜碱性粒细胞增多
   C. 嗜酸性粒细胞增多　　　　　　D. 分叶核中性粒细胞增多
   E. 杆状核中性粒细胞增多
5. 下列属于阴道授精的动物是（　　）。
   A. 牛　　　　　B. 猪　　　　　C. 马　　　　　D. 骡　　　　　E. 驴
6. 皱胃阻塞手术治疗应采取的手术通路是（　　）。
   A. 左肷部中下切口　　　B. 左肷部中切口　　　　C. 左侧肋弓下斜切口
   D. 右侧肋弓下斜切口　　E. 右肷部中切口
7. 创伤冲洗常用的高锰酸钾浓度是（　　）。
   A. 0.1%　　　B. 0.5%　　　C. 1%　　　D. 5%　　　E. 10%
8. 温中止痛，疏肝暖脾，消阴寒之气，治脾虚慢草、伤水冷痛、胃寒不食等，常配干姜、肉桂等的药物是（　　）。
   A. 旋覆花　　　B. 金银花　　　C. 肉苁蓉　　　D. 款冬花　　　E. 吴茱萸
9. 原发性奶牛前胃弛缓的主要原因（　　）。
   A. 饲养失宜　　B. 生产应激　　C. 细菌感染　　D. 饮水不足　　E. 缺乏运动

10. 犬撞伤后瘫痪，为了检查肢体神经反应性，用针刺后肢皮肤，观察其反应，属于（　　）。
    A. 问诊　　　B. 视诊　　　C. 触诊　　　D. 叩诊　　　E. 听诊

11. 正常情况下采用胸式呼吸方式的动物是（　　）。
    A. 猪　　　B. 马　　　C. 牛　　　D. 犬　　　E. 兔

12. 肠变位最佳治疗方案（　　）。
    A. 手术治疗　　B. 静脉给药　　C. 口服灌药　　D. 穿刺制酵　　E. 直肠按摩

13. 奶牛皱胃变位时，听、叩结合检查可闻钢管音的检查部位是（　　）。
    A. 左侧倒数第3~4肋间周围
    B. 右侧第1~2肋间周围
    C. 左侧肷窝
    D. 右侧肷窝
    E. 右侧倒数第1~2肋间周围

14. 瘤胃积食时，瘤胃胃内容物触诊（　　）。
    A. 稀软
    B. 柔软
    C. 柔软有弹性
    D. 黏硬或坚硬
    E. 紧张有弹性

15. 难产可造成母畜一系列疾病，不属于难产继发症状的是（　　）。
    A. 妊娠毒血症
    B. 弥散性血管内凝血
    C. 休克
    D. 腹膜炎
    E. 子宫及产道损伤

16. 触诊胸部皮下水肿与皮下气肿的感觉依次是（　　）。
    A. 捻粉样、波动
    B. 捻发样、坚实
    C. 坚实、捻粉样
    D. 捻粉样、捻发样
    E. 捻发样、捻粉样

17. 治疗马热喘适宜的方剂为（　　）。
    A. 麻黄汤　　B. 养心汤　　C. 补肺汤　　D. 补肾汤　　E. 麻杏石甘汤

18. 犬，皮肤、黏膜黄染，（　　）的结果降低，就表明是肝细胞性黄疸，而非溶血性和胆汁淤积性黄疸。
    A. 总胆红素　　B. 尿胆原　　C. 转氨酶　　D. 血清球蛋白　　E. 血清白蛋白

19. 外科感染早期应采取的物理疗法是（　　）。
    A. 冷敷、普鲁卡因封闭
    B. 热敷
    C. 湿热敷
    D. 红外线照射
    E. 感应电疗法

20. 动物排尿量增加，可见于（　　）。
    A. 急性肾功能衰竭
    B. 尿毒症
    C. 慢性肾炎
    D. 脱水
    E. 心功能不全

21. 临床上治疗直肠脱垂注射乙醇的浓度是（　　）。
    A. 50%　　B. 60%　　C. 70%　　D. 80%　　E. 90%

22. 不属于全身麻醉的并发症的是（　　）。

A. 呕吐　　　　B. 舌回缩　　　　C. 呼吸停止　　　　D. 尿失禁　　　　E. 心搏停止

23. 不可能引起急性心力衰竭的原因有（　　）。
    A. 电击　　　　B. 中暑　　　　C. 胃肠炎　　　　D. 过劳　　　　E. 心包炎

24. 桂枝汤的功效是（　　）。
    A. 发汗解表，宣肺平喘　　　　　　B. 发汗解表，散寒除湿
    C. 解肌发表，调和营卫　　　　　　D. 辛凉解表，清热解毒
    E. 和解少阳，扶正祛邪

25. 动物发生中耳炎常出现的临床症状是（　　）。
    A. 头倾向于健侧　　　　B. 头倾向于患侧　　　　C. 出现直线运动
    D. 食欲亢进　　　　　　E. 体温降低

26. 支气管呼吸音是动物呼吸时，气流通过喉部的声门裂隙产生的旋涡运动，以及气流在气管、支气管形成涡流所产生的声音。正常时，肺部听不到此声音的动物是（　　）。
    A. 犬　　　　B. 牛　　　　C. 羊　　　　D. 马　　　　E. 猫

27. 排粪失禁见于（　　）。
    A. 胃炎　　　　B. 便秘　　　　C. 腰部脊髓损伤
    D. 直肠炎　　　E. 荐部脊髓损伤

28. 在心脏叩诊时，症状最不可能是浊音区扩大的疾病是（　　）。
    A. 心肥大　　　B. 心扩张　　　C. 肺萎缩　　　D. 心包炎　　　E. 气胸

29. 奶牛饲养管理差，经常站在粪尿之中，易患（　　）。
    A. 趾间皮炎　　　　B. 趾间皮肤增殖　　　　C. 腐蹄病
    D. 局限性蹄皮炎　　E. 蹄叶炎

30. 可视黏膜呈浅白色、苍白色或黄白色，四肢麻痹，甚至抽搐，心悸，苔白，脉细无力病症属于（　　）。
    A. 出血证　　　B. 血热证　　　C. 血瘀证　　　D. 血虚证　　　E. 气逆证

31. 外科感染常见的病原菌不包括（　　）。
    A. 葡萄球菌　　B. 链球菌　　　C. 绿脓杆菌　　D. 大肠杆菌　　E. 布鲁氏菌

32. 母畜泌乳过多或断奶过迟时，引起的不育属于（　　）。
    A. 营养性不育　　　　B. 管理利用性不育　　　　C. 繁殖技术性不育
    D. 环境气候性不育　　E. 衰老性不育

33. 动物患病后，为了解畜群患病状况，除了通过问诊外，最好还要对畜群进行（　　）。
    A. 嗅诊　　　　B. 听诊　　　　C. 叩诊　　　　D. 视诊　　　　E. 触诊

34. 动物高热是指（　　）。
    A. 体温升高 1.0~2.0℃　　　B. 体温升高 1.0℃　　　C. 体温升高 2.0℃以上
    D. 体温升高 2.0~3.0℃　　　E. 体温升高 4.0℃以上

35. 与佝偻病的病因关系最密切的是（　　）。
    A. 维生素$B_1$缺乏　　　　B. 维生素$B_2$缺乏　　　　C. 维生素D缺乏
    D. 维生素A缺乏　　　　　E. 维生素E缺乏

36. 慕雄狂动物患的是（　　）。
    A. 卵巢囊肿　　　　　　　B. 黄体囊肿　　　　　　　C. 子宫肿瘤
    D. 子宫积液　　　　　　　E. 输卵管伞囊肿

37. 咽炎的首要治疗原则是（　　）。
    A. 加强护理　　　　　　　B. 抗菌消炎　　　　　　　C. 恢复体质
    D. 维持呼吸　　　　　　　E. 防止继发感染

38. 下列不属于软组织非开放性损伤的是（　　）。
    A. 挫伤　　　B. 血肿　　　C. 淋巴外渗　　　D. 耳血肿　　　E. 脓肿

39. 瘤胃臌气首选治疗措施（　　）。
    A. 手术治疗　　B. 静脉给药　　C. 口服灌药　　D. 减压制酵　　E. 直肠按摩

40. 下列易继发蜂窝织炎的创伤是（　　）。
    A. 切创　　　B. 裂创　　　C. 咬创　　　D. 火器创　　　E. 毒创

41. 不可进行肌内注射的麻醉药是（　　）。
    A. 盐酸普鲁卡因　　　　　B. 盐酸利多卡因　　　　　C. 隆朋
    D. 氯胺酮　　　　　　　　E. 水合氯醛

42. 奶牛正常体温范围应该是（　　）℃。
    A. 37.5~39.0　　B. 38.5~39.5　　C. 37.5~39.5　　D. 38.0~39.5　　E. 37.5~38.5

43. 引起雏鸡厌食，消瘦，角弓反张，头向后仰，呈观星状，同时进行性肌麻痹症状比较典型，是缺乏（　　）。
    A. 维生素A　　B. 维生素$B_1$　　C. 维生素$B_2$　　D. 维生素D　　E. 维生素E

44. 乙酰胆碱在体内蓄积，引起中毒症状，是（　　）中毒的主要表现。
    A. 有机磷　　B. 有机氟　　C. 有机氯　　D. 无机氟　　E. 氰化物

45. 动物患颈静脉炎时压迫近心端，远端不见血管扩张，可初步诊断为（　　）。
    A. 单纯性颈静脉炎　　　　B. 颈静脉周围炎　　　　　C. 血栓性颈静脉炎
    D. 化脓性颈静脉炎　　　　E. 出血性颈静脉炎

46. 猪有隐睾时除触诊检查外，还可以通过下列哪些特点判断（　　）。
    A. 性欲弱、生长快、肉质好　　　　　B. 性欲弱、生长慢、肉质好
    C. 性欲弱、生长快、肉质差　　　　　D. 性欲强、生长慢、肉质好
    E. 性欲强、生长慢、肉质差

47. 治疗母畜阴道炎时，使用高锰酸钾的浓度为（　　）。
    A. 0.05%~0.1%　　　　　　B. 0.1%~0.5%　　　　　　C. 0.5%~1%
    D. 1%~2%　　　　　　　　E. 2%~5%

48. 属于自发性流产的是（    ）。
    A. 胚胎发育停滞          B. 生殖器官疾病          C. 生殖激素失调
    D. 饲养性流产            E. 非传染性全身性疾病

49. 强筋壮行，治肾虚骨痿、运步困难、腰膝疼痛等，常与杜仲、续断、菟丝子等配伍的是（    ）。
    A. 淫羊藿     B. 巴戟天     C. 肉苁蓉     D. 补骨脂     E. 女贞子

50. 肉食动物尿液常呈（    ）。
    A. 中性       B. 强碱性     C. 弱碱性     D. 强酸性     E. 弱酸性

51. 犬猫间接性动脉血压的最佳测定部位是（    ）。
    A. 颈动脉     B. 股动脉     C. 颌外动脉   D. 髂内动脉   E. 髂外动脉

52. 动物黏膜发绀，且有明显呼吸困难，诊断时，应首先考虑（    ）。
    A. 肺部患病   B. 心脏患病   C. 肾脏患病   D. 中毒       E. 遗传病

53. 病猪腹部有局限性肿胀，触摸柔软如面团样，指压留痕，本病变可能是（    ）。
    A. 皮下血肿              B. 疝                    C. 皮下气肿
    D. 结缔组织增生          E. 皮下水肿

54. 进行疝轮缝合时使用的缝合方法是（    ）。
    A. 结节缝合              B. 连续缝合              C. 近远-远近缝合
    D. 纽扣缝合              E. 库兴氏缝合

55. 听诊牛结肠频繁出现流水音，该牛可能患有（    ）。
    A. 瘤胃积食   B. 肠炎       C. 瓣胃阻塞   D. 肠臌气     E. 便秘

## A2 型题

**答题说明**

每一道考题是以一个小案例出现的，其下面都有 A、B、C、D、E 五个备选答案。请从中选择一个最佳答案。

56. 9 岁北京犬，精神高度沉郁，每天呕吐数次，可视黏膜黄染。临床生化检验可出现（    ）。
    A. 高血钠     B. 高血糖     C. 高血磷     D. 高胆红素   E. 高胆固醇

57. 母牛，直肠检查时，子宫颈增大并变厚实。一般可诊断为（    ）。
    A. 子宫颈炎              B. 子宫积液及积脓        C. 卵巢囊肿
    D. 慢性子宫内膜炎        E. 卵巢机能不全

58. 一母牛阴门近旁出现一无热、无痛、柔软的肿胀，可初步诊断为（    ）。
    A. 会阴疝     B. 膀胱脱垂   C. 会阴脓肿   D. 淋巴外渗   E. 会阴肿瘤

59. 某病犬突然出现呼吸困难，听诊胸腔听到明显的肠音可初步判断为（　　）。
    A. 肠痉挛　　B. 胃肠炎　　C. 急性胃扩张　　D. 气胸　　E. 膈疝

60. 牛，呼吸困难，同时体表静脉呈明显的扩张犹如绳索状，可视黏膜发绀，并有树枝状充血，并伴发体躯下部浮肿，脉细数。病牛呼吸困难属于（　　）。
    A. 肺源性　　B. 心源性　　C. 血源性　　D. 中毒性　　E. 中枢性

61. 母牛，最初乳房肿大、坚实，触之硬、痛。随疾病演变恶化，患部皮肤由粉红色逐渐变为深红色、紫色甚至蓝色。最后全区完全失去感觉，皮肤湿冷。有时并发气肿，捏之有捻发音，叩之呈鼓音。根据症状可初步诊断为（　　）。
    A. 血乳　　　　　　　　　　B. 乳房浮肿
    C. 乳房创伤　　　　　　　　D. 坏疽性乳腺炎
    E. 乳池和乳头管狭窄及闭锁

62. 某养殖场饲养的10000只肉鸡发生大肠杆菌病，发病后给抗菌药物的最佳方法是（　　）。
    A. 静脉注射　　B. 肌内注射　　C. 皮下注射　　D. 皮内注射　　E. 混饲

**A3/A4 型题**

## 答题说明

以下提供若干案例，每个案例下设若干道考题。请根据案例所提供的信息，在每一道考题下面的 A、B、C、D、E 五个备选答案中选择一个最佳答案。

**（63~65题共用题干）**

马，尿少色深、频频干咳，昼轻夜重，痰少津干，低热不退，舌红少苔，脉细数。

63. 本病是（　　）。
    A. 肺气虚　　B. 肺阴虚　　C. 痰饮阻肺　　D. 风寒束肺　　E. 风热犯肺

64. 本病可能的治疗原则是（　　）。
    A. 补肺益气、止咳定喘　　　　B. 滋阴生津、润肺止咳
    C. 疏风散热、宣肺通气　　　　D. 宣肺散寒、祛痰止咳
    E. 清肺化痰、止咳平喘

65. 本病症最适宜的方剂是（　　）。
    A. 百合固金汤　　B. 二陈汤　　C. 麻黄汤　　D. 麻杏石甘汤　　E. 银翘散

**（66~68题共用题干）**

犬，8岁，表现多尿、烦渴、垂腹和两侧性脱毛。先是后肢的后侧方脱毛，然后是躯干部；头和末梢部很少脱毛。皮肤增厚，弹性减退，形成皱襞。皮肤色素过度沉着，多为斑块状。皮肤钙质沉着，呈奶油色斑块状，周围为浅红色的红斑环。病犬一侧后肢，然后是另一后肢，最后扩展到两前肢可发生肌肉强直，休息或在寒冷条件下，步态僵硬尤为明显。

66. 若尿检，尿液相对密度低于0.12，则血检可见（  ）。
   A. 淋巴细胞减少     B. 中性白细胞减少     C. 单核细胞减少
   D. 红细胞减少      E. 不确定

67. 本病确诊应依据（  ）。
   A. 尿检          B. 血常规           C. 血液生化
   D. 肾上腺皮质功能试验  E. 甲状腺功能试验

68. 治疗首选药物是（  ）。
   A. 碘酸钾        B. 氯仿             C. 氯霉素
   D. 乙二胺四乙酸   E. 双氯苯二氯乙烷

**(69~71题共用题干)**

妊娠母牛，突然出现腹痛、起卧不安、呼吸和脉搏加快等临床症状。

69. 预示将要发生（  ）。
   A. 先兆流产       B. 隐性流产         C. 延期流产
   D. 胎儿浸溶       E. 胎儿干尸化

70. 处理本病的原则是（  ）。
   A. 注射前列腺素    B. 早孕因子的测定    C. 孕酮分析
   D. 兴奋子宫收缩药催产  E. 抑制子宫收缩药安胎

71. 对本病错误的治疗措施是（  ）。
   A. 肌内注射孕酮    B. 肌内注射硫酸阿托品  C. 肌内注射溴剂
   D. 肌内注射 $PGF_{2\alpha}$    E. 肌内注射氯丙嗪

**(72~74题共用题干)**

病牛全身症状明显，精神沉郁，鼻镜干燥，眼球下陷，食欲废绝，反刍停止，腹部膨胀，右下侧明显，排少量棕褐色糊状恶臭粪便，叩诊肋骨弓，胁部听到叩击钢管的铿锵音，右侧下腹部触诊坚硬，拳头压诊有压痕，有痛感。

72. 本病最可能诊断是（  ）。
   A. 皱胃变位       B. 创伤性网胃腹膜炎    C. 瓣胃阻塞
   D. 皱胃溃疡       E. 皱胃阻塞

73. 常用口服治疗药物是（  ）。
   A. 硫酸钠         B. 鱼石脂            C. 消胀片
   D. 土霉素         E. 大蒜酊

74. 重症病例常采用的治疗手段是（  ）。
   A. 直肠按摩   B. 穿刺放气   C. 手术治疗   D. 翻转治疗   E. 吸氧治疗

**(75~77题共用题干)**

松狮犬，排尿时弓腰努责，淋漓不畅，表现疼痛，尿量少但频频排尿，尿色赤黄。口色红，苔黄腻，脉滑数。

75. 本病的病因属于（　　）。
　　A. 热淋　　　　B. 血淋　　　　C. 砂淋　　　　D. 膏淋　　　　E. 淋病

76. 本病的治法为（　　）。
　　A. 消积导滞，调和脾胃　　　　　　B. 温中散寒，利湿止泻
　　C. 清热降火，利湿通淋　　　　　　D. 健脾益气，温中化湿
　　E. 清热利湿，消石通淋

77. 治疗本病可选用的方剂是（　　）。
　　A. 猪苓散加减　　　　B. 八正散加减　　　　C. 郁金散加减
　　D. 小蓟饮子　　　　　E. 草薢分清饮

**（78~81题共用题干）**

妊娠母牛，突然出现腹痛、起卧不安、呼吸和脉搏加快等临床症状。经安胎处理后病情仍未稳定，阴道排出物继续增多，起卧不安加剧。

78. 子宫颈口已经开放，胎囊已进入阴道并破水，应尽快采取的措施是（　　）。
　　A. 人工助产　　　　　　　　　　　B. 截胎术
　　C. 肌内注射前列腺素、雌激素　　　D. 剖腹手术
　　E. 子宫摘除手术

79. 子宫颈口已经开放，若胎儿已经死亡，牵引、矫正有困难，采取的措施是（　　）。
　　A. 人工助产　　　　　　　　　　　B. 截胎术
　　C. 肌内注射前列腺素、雌激素　　　D. 剖腹手术
　　E. 子宫摘除手术

80. 若子宫颈管开张不大，手不易伸入，采取的措施是（　　）。
　　A. 人工助产　　　　　　　　　　　B. 截胎术
　　C. 肌内注射前列腺素、雌激素　　　D. 剖腹手术
　　E. 子宫摘除手术

81. 若子宫颈口仍不开放，或胎儿不易取出，采取的措施是（　　）。
　　A. 人工助产　　　　　　　　　　　B. 截胎术
　　C. 肌内注射前列腺素、雌激素　　　D. 剖腹手术
　　E. 子宫摘除手术

**B1 型题**

---

**答题说明**

以下提供若干组考题，每组考题共用在考题前列出的 A、B、C、D、E 五个备选答案。请为每一道考题从备选答案中选择一个最佳答案。某个备选答案可能被选择一次、多次或不被选择。

（82~86题共用备选答案）

    A. 结节缝合    B. 表皮下缝合    C. 内翻缝合    D. 压挤缝合    E. 纽扣缝合

82. 术部皮肤的缝合常用（　　）。
83. 小动物腹部手术后的皮肤缝合最好用（　　）。
84. 胃肠手术后的缝合常用（　　）。
85. 小动物肠管吻合术最好用（　　）。
86. 疝轮的修补需要采用（　　）。

（87~88题共用备选答案）

    A. 肠套叠    B. 小肠便秘    C. 急性胃扩张    D. 急性结肠炎    E. 肠痉挛

87. 马发生剧烈腹痛，为确诊进行腹腔穿刺，穿刺液呈粉红色，本病最可能是（　　）。
88. 全身症状最轻微的是（　　）。

（89~90题共用备选答案）

    A. 瘤胃积食    B. 皱胃阻塞    C. 瘤胃臌气    D. 胃炎    E. 瓣胃阻塞

89. 实验室检验时，粪便最可能查到潜血的是（　　）。
90. 瘤胃叩诊呈鼓音的病例是（　　）。

（91~95题共用备选答案）

    A. 通乳散    B. 青黛散    C. 牵正散
    D. 镇肝熄风汤    E. 玉屏风散

91. 主治母畜体质瘦弱、气血不足之缺乳症的方剂是（　　）。
92. 主治表虚自汗及体虚易感风邪者，证见自汗、恶风、苔白、舌淡、脉浮缓的方剂是（　　）。
93. 主治歪嘴风，证见口眼歪斜，或一侧耳下垂，或口唇麻痹下垂等的方剂是（　　）。
94. 主治阴虚阳亢，肝风内动所致的口眼歪斜、转圈运动或四肢活动不利的方剂是（　　）。
95. 主治口舌生疮、咽喉肿痛的方剂是（　　）。

（96~100题共用备选答案）

    A. 犬癣病                         B. 皮肤马拉色菌病
    C. 甲状腺机能减退性皮肤病    D. 犬肾上腺皮质功能亢进皮肤病
    E. 犬过敏性皮肤病

96. 病犬后肢对称性脱毛，食欲亢进，腹部膨大，多饮多尿。该犬应患（　　）。
97. 一青年犬，周期性瘙痒，频繁而剧烈，面部、腋窝、耳郭、腹股沟较重。该犬应患（　　）。
98. 病犬被毛着色，患部皮肤湿红，脂溢性皮炎，患部发生苔藓化，色素沉积。该犬应患（　　）。
99. 病犬颈部、背部、胸腹两侧被毛稀疏、短而细，皮肤干燥，有异味，精神差，不愿走动。该犬应患（　　）。
100. 病犬患处出现圆形的脱毛区，皮屑较多。该犬应患（　　）。

# 全国执业兽医资格考试试卷三(兽医全科类)

# (临床科目)

**A1 型题**

> **答题说明**
>
> 每一道考题下面有 A、B、C、D、E 五个备选答案。请从中选择一个最佳答案。

1. 健康犬的脉搏变化范围是( )。
    A. 30~80 次/min    B. 40~90 次/min    C. 50~100 次/min
    D. 60~110 次/min   E. 70~120 次/min

2. 治疗家畜皮肤真菌感染常用的方法是( )。
    A. 外用甲硝唑    B. 口服甲硝唑    C. 口服洗必泰
    D. 外用酮康唑    E. 外用地塞米松

3. 不能对动物造成血液性、化学性、临床或病理性改变等损害作用的最大剂量称为( )。
    A. 半数致死量    B. 最高无毒剂量    C. 绝对致死量
    D. 最小致死量    E. 无作用剂量

4. 发生在蹄真皮层的弥散性无败性炎症是( )。
    A. 蹄叶炎    B. 滑膜囊炎    C. 蹄叉腐炎
    D. 局限性蹄皮炎    E. 蹄冠蜂窝织炎

5. 游离于疝囊内的肠管,其中一部分通过疝孔回入腹腔,两者均受到疝孔的弹力压迫,所造成血液循环障碍的病称为( )。
    A. 可复性疝    B. 粘连性疝    C. 粪性嵌闭疝
    D. 弹力性嵌闭疝    E. 逆行性嵌闭疝

6. 血液中去氧血红蛋白减少时,动物可视黏膜常表现为( )。
    A. 红色    B. 紫色    C. 黄色    D. 黄白色    E. 苍白色

7. 治疗马额窦蓄脓常采用( )。
    A. 穿刺术    B. 圆锯术    C. 外敷术    D. 内服药    E. 放疗

8. 犬后腹部超声检查显示横切面双叶形、纵切面卵圆形的等回声,间杂小回声光点,这个器官是( )。

A. 前列腺　　B. 肾上腺　　C. 淋巴结　　D. 卵巢　　E. 胰脏

9. 起于胸部、行于前肢内侧前缘、止于前肢末端的经脉是（　　）。
   A. 太阴肺经　　B. 太阴脾经　　C. 阳明大肠经　　D. 厥阴肝经　　E. 少阴肾经

10. 淡味常附于五味中的（　　）。
    A. 辛味　　B. 甘味　　C. 酸味　　D. 苦味　　E. 咸味

11. 叩诊时，引起心浊音区缩小的疾病是（　　）。
    A. 心包积液　　B. 心扩张　　C. 心肥大　　D. 肺气肿　　E. 肺炎

12. 由孕体产生 IFN-τ 建立妊娠识别的动物是（　　）。
    A. 犬　　B. 猫　　C. 猪　　D. 牛　　E. 马

13. 牛慢性蕨中毒的典型症状是（　　）。
    A. 腹泻　　B. 血尿　　C. 皮下水肿　　D. 共济失调　　E. 黏膜发绀

14. 手术人员的准备与消毒顺序是（　　）。
    A. 更衣→戴手术帽和口罩→手臂消毒→穿无菌手术衣→戴无菌手套
    B. 更衣→手臂消毒→戴手术帽和口罩→穿无菌手术衣→戴无菌手套
    C. 更衣→戴手术帽和口罩→穿无菌手术衣→手臂消毒→戴无菌手套
    D. 手臂消毒→更衣→戴手术帽和口罩→穿无菌手术衣→戴无菌手套
    E. 更衣→手臂消毒→戴手术帽和口罩→戴无菌手套→穿无菌手术衣

15. 检查浅表淋巴结活动性的基本方法是（　　）。
    A. 视诊　　B. 触诊　　C. 叩诊　　D. 听诊　　E. 嗅诊

16. 手术切除脱出的第三眼睑腺时，其钳夹部位为（　　）。
    A. 下眼睑内侧　　B. 第三眼睑基部　　C. 第三眼睑中部
    D. 突出物的中部　　E. 突出物的基部

17. 发汗解表、宣肺平喘、主治外感风寒表实症的方剂是（　　）。
    A. 桂枝汤　　B. 麻黄汤　　C. 小柴胡汤
    D. 银翘散　　E. 荆防败毒散

18. 牛三尖瓣口的最佳听诊区在（　　）。
    A. 左侧第 3 肋间　　B. 右侧第 3 肋间　　C. 左侧第 4 肋间
    D. 右侧第 4 肋间　　E. 左侧第 5 肋间

19. 创伤一期愈合的临床特点是（　　）。
    A. 创缘不整　　B. 感染严重　　C. 瘢痕组织多
    D. 炎症反应轻微　　E. 愈合时间长

20. 奶牛产后子宫复旧的时间一般为（　　）。
    A. 2~3d　　B. 4~7d　　C. 8~15d　　D. 10~25d　　E. 30~45d

21. 奶牛正常分娩时，胎儿的胎位是（　　）。

A. 上位　　　　B. 侧位　　　　C. 下位　　　　D. 正生　　　　E. 倒生

22. 支气管肺炎的X线特征是（　　）。
   A. 黑色阴影　　　　　　　　　　　　B. 密度均匀的阴影
   C. 大小不一的云絮状阴影　　　　　　D. 边缘整齐的大块状阴影
   E. 整个肺视野出现高密度阴影

23. 犬库兴氏综合征血液检查可见（　　）。
   A. 中性粒细胞减少　　B. 淋巴细胞减少　　C. 单核细胞减少
   D. 淋巴细胞增多　　　E. 红细胞减少

24. 母牛倒地不起综合征的病因不包括（　　）。
   A. 骨折　　　　　　　B. 蛋白质缺乏　　　C. 神经损伤
   D. 关节脱臼　　　　　E. 矿物质代谢紊乱

25. 尿道发炎时，可用于清洗尿道的药物是（　　）。
   A. 10%氯化钠溶液　　B. 10%葡萄糖酸钙溶液　　C. 3%过氧化氢溶液
   D. 2%戊二醛溶液　　　E. 0.1%高锰酸钾溶液

26. 具有温肾散寒，祛湿止痛作用的方剂是（　　）。
   A. 五苓散　　　B. 八正散　　　C. 茴香散　　　D. 曲蘖散　　　E. 郁金散

27. 跛行诊断中确诊患肢的主要方法是（　　）。
   A. 问诊　　　B. 触诊　　　C. 视诊　　　D. 听诊　　　E. 叩诊

28. 毕欧特氏呼吸的特点是（　　）。
   A. 间断性呼气或吸气　　　　　　　　B. 呼气和吸气都费力，时间延长
   C. 深大呼吸与暂停交替出现　　　　　D. 呼吸深大而慢，但无暂停
   E. 由浅而深再至浅，经暂停后复始

29. 公牛精囊腺炎综合征的常用诊断方法是（　　）。
   A. 血常规检查　　　　B. 腹壁B超检查　　　C. 直肠检查
   D. 尿常规检查　　　　E. 激素分析

30. 黄曲霉毒素经动物胃肠吸收后主要毒害的器官是（　　）。
   A. 肝脏　　　B. 肾脏　　　C. 肺　　　D. 胰脏　　　E. 心脏

31. 妊娠中后期，由胎盘产生的孕酮发挥维持妊娠作用的动物是（　　）。
   A. 马　　　B. 奶牛　　　C. 黄牛　　　D. 猪　　　E. 山羊

32. 过渡型中性粒细胞是指（　　）。
   A. 原粒细胞　　　B. 中幼粒细胞　　　C. 杆状核粒细胞
   D. 3叶核粒细胞　　E. 5叶核粒细胞

33. 在X线片上开始显示犬胎儿颅骨和脊柱时，提示其妊娠至少达到了（　　）。
   A. 11d　　　B. 21d　　　C. 31d　　　D. 41d　　　E. 51d

34. 猫的妊娠平均是（　　）。
    A. 45d　　　B. 58d　　　C. 62d　　　D. 75d　　　E. 90d

35. 性腺激素主要包括（　　）。
    A. GnRH、LH、FSH　　　　　　　　B. OT、松弛素、PGs
    C. 孕酮、雌激素、雄激素　　　　　D. eCG、hCG、GnRH
    E. OT、PGs、LH

36. 肉鸡腹水综合征的特征是（　　）。
    A. 肺动脉低压　　　B. 主动脉高压　　　C. 主动脉低压
    D. 右心衰竭　　　　E. 左心衰竭

37. 新生仔猪低血糖症不会出现的临床症状是（　　）。
    A. 体温升高　　　B. 体温下降　　　C. 口流白沫
    D. 头颈后仰　　　E. 四肢无力

38. 机体多肌群或多关节发生疼痛的疾病是（　　）。
    A. 骨关节炎　　　B. 腱鞘炎　　　C. 风湿病
    D. 骨膜炎　　　　E. 液囊炎

39. 五脏之中，主藏血的是（　　）。
    A. 肝　　　B. 肾　　　C. 脾　　　D. 心　　　E. 肺

40. 引起牛黑斑病甘薯中毒的甘薯酮是（　　）。
    A. 肝脏毒　　　B. 肺毒　　　C. 肾脏毒　　　D. 心脏毒　　　E. 脾脏毒

41. 白虎汤的药物组成除了石膏、甘草、粳米外，还有（　　）。
    A. 知母　　　B. 栀子　　　C. 芦根　　　D. 黄连　　　E. 黄柏

42. 兽医临床上牛瓣胃穿刺的正确部位是（　　）。
    A. 左侧第7肋间　　　B. 左侧第8肋间　　　C. 右侧第6肋间
    D. 右侧第7肋间　　　E. 右侧第8肋间

43. 浅触诊主要用于检查（　　）。
    A. 肾脏大小　　　B. 体表温度　　　C. 肠内容物
    D. 腹腔包块　　　E. 肝脏边缘

44. 健康草食动物尿液常呈（　　）。
    A. 强碱性　　　B. 弱碱性　　　C. 强酸性　　　D. 弱酸性　　　E. 中性

45. 闭锁型犬子宫蓄脓的关键指征不包括（　　）。
    A. 腹泻　　　B. 呕吐　　　C. 腹围增大
    D. 血液白细胞数增加　　　E. B超检查子宫影像有暗区

46. 用于治疗老龄病畜肠燥便秘的方剂是（　　）。
    A. 白头翁汤　　　B. 大承气汤　　　C. 当归苁蓉汤
    D. 曲蘖散　　　　E. 保和丸

47. 治疗口炎常用的口腔清洗液是（　　）。
    A. 双氧水　　　　　　B. 生理盐水　　　　　　C. 来苏儿
    D. 10%氯化钠溶液　　　E. 20%硫酸钠溶液

48. 对动物做肝脏B超探查时，出现局限性、液性暗区，其中有散在的光点或小光团，提示（　　）。
    A. 肝结节　　　　　　B. 肝硬化　　　　　　　C. 肝肿瘤
    D. 肝脓肿　　　　　　E. 肝坏死

49. 具有清化热痰、宽中散结作用的药物是（　　）。
    A. 黄芩　　B. 瓜蒌　　C. 麻黄　　D. 半夏　　E. 天南星

50. 猪食盐中毒的发作期应（　　）。
    A. 大量饮水　　　　　B. 少量饮水　　　　　　C. 禁止饮水
    D. 多次饮水　　　　　E. 自由饮水

51. 心电图中的T波反映（　　）。
    A. 心房肌去极化　　　B. 心房肌复极化　　　　C. 心室肌去极化
    D. 心室肌复极化　　　E. 窦房结激动

52. 因房水排泄受阻导致视力减退或丧失的眼病是（　　）。
    A. 结膜炎　　　　　　B. 角膜炎　　　　　　　C. 虹膜炎
    D. 青光眼　　　　　　E. 白内障

53. 犬膈疝内容物中不可能出现的脏器是（　　）。
    A. 胃　　　　　　　　B. 肝脏　　　　　　　　C. 盲肠
    D. 脾脏　　　　　　　E. 十二指肠

54. 臀部深部脓肿的确诊方法是（　　）。
    A. 视诊　　B. 触诊　　C. 叩诊　　D. 听诊　　E. 穿刺

55. 位于犬尾根与肛门之间的穴位是（　　）。
    A. 尾根　　B. 尾本　　C. 后海　　D. 肾俞　　E. 脾俞

56. 动物血管内严重溶血时最易导致（　　）。
    A. 高胆红素血症　　　B. 血小板凝集　　　　　C. 高蛋白血症
    D. 高脂血症　　　　　E. 高钠血症

57. 具有活血祛瘀、养血安神作用的药物是（　　）。
    A. 沙参　　B. 丹参　　C. 党参　　D. 苦参　　E. 玄参

58. 属于季节性发情的动物是（　　）。
    A. 奶牛　　B. 黄牛　　C. 绵羊　　D. 猪　　　E. 兔

59. 动物发生腹壁透创，常继发（　　）。
    A. 贫血　　　　　　　B. 水肿　　　　　　　　C. 肾衰竭
    D. 腹膜炎　　　　　　E. 心力衰竭

60. 中暑的临床症状除体温急剧升高外，还有（　　）。
    A. 多尿　　　　　　　B. 黄疸　　　　　　　C. 碱中毒
    D. 发病缓慢　　　　　E. 心肺机能障碍

61. 为预防奶牛骨软症，饲料中最适的钙磷比例为（　　）。
    A. 1∶0.1　　　　　　B. 1.5∶1　　　　　　C. 2.5∶1
    D. 0.1∶0.15　　　　 E. 1∶0.2

62. 动物手术麻醉前用药的种类不包括（　　）。
    A. 抗生素　　　　　　B. 镇痛药　　　　　　C. 镇静药
    D. 肌松药　　　　　　E. 抗胆碱药

63. 牛瓣胃阻塞时其临床症状不包括（　　）。
    A. 反刍缓慢　　　　　B. 轻度腹痛　　　　　C. 食欲减退
    D. 触诊左腹壁敏感　　E. 瘤胃蠕动音减弱

64. 具有补气升阳、托毒生肌作用的药物是（　　）。
    A. 党参　　　B. 黄芪　　　C. 白术　　　D. 山药　　　E. 甘草

65. 用于治疗肝火上炎，目赤肿痛的方剂是（　　）。
    A. 独活散　　B. 牡蛎散　　C. 决明散　　D. 巴戟散　　E. 茴香散

66. 外科手术中空腔器官浆膜肌层缝合的适宜方法是（　　）。
    A. 单纯结节缝合　　　B. 单纯连续缝合　　　C. 十字缝合
    D. 连续锁边缝合　　　E. 伦勃特缝合

67. 奶牛剖腹产手术，子宫壁切口的缝合方法是（　　）。
    A. 浆膜肌层连续内翻缝合　　　　B. 浆膜肌层间断外翻缝合
    C. 子宫壁全层连续内翻缝合　　　D. 子宫壁全层间断内翻缝合
    E. 全层水平纽扣缝合

68. 某动物个体的性腺同时具有睾丸和卵巢组织，这种情况属于（　　）。
    A. XXX 综合征　　　　B. XXY 综合征　　　　C. XX 真两性畸形
    D. 雄性假两性畸形　　E. 雌性假两性畸形

**A2 型题**

> **答题说明**
>
> 每一道考题是以一个小案例出现的，其下面都有 A、B、C、D、E 五个备选答案。请从中选择一个最佳答案。

69. 奶牛，3 岁，食欲废绝，右侧下腹部腹围增大明显，粪便量少、糊状、呈棕褐色，有恶臭味，并混有少量黏液和血丝。触诊皱胃区，感觉到有硬囊状物撞击手指。准备实施皱胃切开术，最佳切口是（　　）。
A. 左侧肋弓下斜切口　　B. 右侧肋弓下斜切口　　C. 左肷部前切口
D. 右肷部前切口　　　　E. 脐后腹中线切口

70. 马，赛后右后肢突然出现重度跛行，患肢前踏，不能负重，跗关节过度屈曲和下沉，趾部极度倾斜，触诊跟腱弛缓有凹陷。该马所患的疾病是（　　）。
A. 腱炎　　　　　　　　B. 腱鞘炎　　　　　　　C. 跟腱断裂
D. 趾间皮炎　　　　　　E. 蹄皮炎

71. 马，耳鼻温热，泄泻，泻粪腥臭，尿短赤，口津干黏，口渴贪饮，口色红黄，舌苔黄腻，脉滑数。本病可辨证为（　　）。
A. 食积大肠　　　　　　B. 大肠冷泻　　　　　　C. 大肠湿热
D. 大肠液亏　　　　　　E. 寒湿困脾

72. 犬，4周龄，未免疫，体温40℃，呻吟，可视黏膜发绀，心杂音，心跳加快，心电图检查出现冠状T波。血液生化检验，活性升高的酶是（　　）。
A. 脂肪酶　　　　　　　B. 碱性磷酸酶　　　　　C. 胆碱酯酶
D. 肌酸激酶　　　　　　E. γ-谷氨酰转移酶

73. 猫，股骨干骨折7d后仍见患部肿胀、有热痛反应，骨折端不稳定，患肢不能负重，体温38.7℃。该猫处于骨折愈合过程的（　　）。
A. 血肿机化演进期　　　B. 原始骨痂形成期　　　C. 骨痂塑形改造期
D. 骨折二次愈合　　　　E. 骨折不愈合

74. 经产奶牛，妊娠已280d。外阴部出现肿胀，尾根两侧臀部塌陷，乳房肿胀，乳汁呈滴状流出。该牛可能发生的是（　　）。
A. 临产征兆　　　　　　B. 早产征兆　　　　　　C. 胎儿浸溶征兆
D. 慢性乳腺炎　　　　　E. 发情

75. 公牛，形寒肢冷，后肢水肿，尿清粪溏，阳痿不举，口色淡，脉沉无力。治疗首选的方剂是（　　）。
A. 八正散　　　　　　　B. 秦艽散　　　　　　　C. 肾气丸
D. 六味地黄丸　　　　　E. 麻黄汤

76. 牛，发热，精神沉郁，叩诊胸部敏感，听诊胸部有摩擦音，胸腔穿刺液含有大量纤维蛋白。该牛可诊断为（　　）。
A. 大叶性肺炎　　B. 小叶性肺炎　　C. 肺充血　　D. 胸膜炎　　E. 肺泡气肿

77. 犬骨折内固定手术后，创口周围严重肿胀，创口有大量分泌物流出，且流出不畅，触诊有捻发音。此时，首选的治疗措施是（　　）。
A. 清创术　　B. 扩创术　　C. 封闭疗法　　D. 制止渗出　　E. 加装绷带

78. 赛马，奔跑时右后蹄蹬空，系关节处损伤，运步时系部直立，后方短步，蹄音低。该马跛行表现为（　　）。
A. 悬跛　　B. 支跛　　C. 鸡跛　　D. 混合跛行　　E. 间歇性跛行

**A3/A4 型题**

> **答题说明**
>
> 以下提供若干案例，每个案例下设若干道考题。请根据案例所提供的信息，在每一道考题下面的 A、B、C、D、E 五个备选答案中选择一个最佳答案。

**（79~81 题共用题干）**

经产奶牛，5 岁，顺产一牛犊，产后当天精神、食欲、泌乳未见异常；产后第 2 天突发食欲废绝，精神委顿，嗜睡，四肢不能站立，卧地时头弯向左侧胸部。检查发现体温 37℃。

79. 进一步确诊本病的检查方法是（　　）。
　　A. 血常规检查　　　　　B. 尿常规检查　　　　C. 血液生化检验
　　D. X 线检查　　　　　　E. B 超检查

80. 与本病发生最相关的因素是（　　）。
　　A. 分娩状态　　B. 产犊数　　C. 繁殖率　　D. 产奶量　　E. 产犊季节

81. 防止本病发生的有效方法之一是在妊娠期给予（　　）。
　　A. 高钙高磷饲料　　　　B. 低钙高磷饲料　　　C. 富含钙、铁饲料
　　D. 富含磷、镁饲料　　　E. 富含维生素 A 饲料

**（82~84 题共用题干）**

马，长期休闲，饲喂富含碳水化合物饲料。剧烈运动后，突然出现运动障碍；股四头肌和臀肌强直，硬如木板。发病后 3d 来就诊。

82. 其尿液的颜色可能是（　　）。
　　A. 红色　　B. 白色　　C. 绿色　　D. 黄色　　E. 无色

83. 尿液的性质可能是（　　）。
　　A. 糖尿　　　　　　　　B. 药尿　　　　　　　C. 卟啉尿
　　D. 血红蛋白尿　　　　　E. 肌红蛋白尿

84. 镜检尿液发现（　　）。
　　A. 无异常成分　　　　　B. 有大量管型　　　　C. 有大量血小板
　　D. 有大量白细胞　　　　E. 有大量红细胞

**（85~87 题共用题干）**

萨摩耶犬，3 月龄，2d 前突发呕吐、不食、少饮。昨天上午开始大便稀薄、下午便血。昨晚至今天上午呕吐 7 次，腹泻 6 次。体温 39℃。血液检查：白细胞数为 $11.8 \times 10^9$ 个 /L，红细胞数为 $8.6 \times 10^{12}$ 个 /L，血红蛋白浓度为 179g/L，血小板数为 $241 \times 10^9$ 个 /L，二氧化碳结合力为 20mmol/L。

85. 血常规检查还发现，该犬红细胞比容增至 63%，其原因最可能是（　　）。
　　A. 脾血进入血液循环　　　　　　　B. 红细胞产生增加

C. 出血  D. 水肿
E. 脱水

86. 矫正该犬水、电解质、酸碱平衡紊乱，静脉输液最适宜的液体组方是（　　）。
  A. 10%葡萄糖、5%葡萄糖  B. 5%葡萄糖、5%碳酸氢钠
  C. 10%葡萄糖、5%碳酸氢钠  D. 5%葡萄糖、5%葡萄糖氯化钠
  E. 5%葡萄糖氯化钠、复方氯化钠

87. 判断体液平衡恢复的最佳血常规指标是（　　）。
  A. 红细胞比容  B. 白细胞总数  C. 红细胞总数
  D. 血小板总数  E. 血红蛋白浓度

**B1 型题**

答 题 说 明

以下提供若干组考题，每组考题共用在考题前列出的 A、B、C、D、E 五个备选答案。请为每一道考题从备选答案中选择一个最佳答案。某个备选答案可能被选择一次、多次或不被选择。

**（88~90 题共用备选答案）**
  A. 干性坏疽  B. 湿性坏疽  C. 凝固性坏死
  D. 液化性坏死  E. 坏疽性溃疡

88. 藏獒犬，因打斗致使左侧肩胛部有一个 5cm 长的开放性创伤，1 周后，该部位周围组织脱毛，浮肿；创面呈暗紫色、湿润，并覆有恶臭的红褐色分泌物，分泌物镜检有坏死杆菌。该犬表现的病理特征属于（　　）。

89. 家猫，1 个月前因难产实施剖腹产术，创口一直不愈合，表现为体温升高、厌食、创口裂开，皮下及肌肉组织肿胀坏死，创口内见大量脓性分泌物流出。该猫所表现的病理特征属于（　　）。

90. 博美犬，雄性，6 月龄，7d 前去势时用 5%的碘酊对术部做术前和术后阴囊皮肤消毒，现阴囊皮肤呈褐色、皮革样。该犬所表现的病理特征属于（　　）。

**（91~92 题共用备选答案）**
  A. 隐性子宫内膜炎  B. 慢性卡他性子宫内膜炎
  C. 慢性脓性子宫内膜炎  D. 子宫积脓
  E. 子宫积液

91. 奶牛，产后 5 个月，发情正常。最近发现常从阴道中流出黏液、混浊的液体，发情时更多，但无全身症状；冲洗子宫的回流液略混浊、似淘米水样。该牛最有可能发生的子宫疾病是（　　）。

92. 奶牛，产后 4 个月，一直未见发情，从阴道中排出少量异常分泌物，但无全身症状。直

肠检查感觉子宫体积明显增大、呈袋状，子宫壁增厚、有柔性的波动感；阴道检查见大量灰黄色脓液。该牛最有可能发生的子宫疾病是（　　）。

**（93~94题共用备选答案）**

  A. 铁缺乏　　　　　　　B. 铜缺乏　　　　　　　C. 钴缺乏
  D. 硒缺乏　　　　　　　E. 叶酸缺乏

93. 仔猪，20日龄，高床保育，精神沉郁，食欲减退，被毛粗乱，生长发育停滞，皮肤和可视黏膜苍白，稍加运动则喘息不止。本病最可能的致病原因是（　　）。

94. 牛，草地放牧6个月后发病，表现消瘦，贫血，被毛由黑色变棕黄色，尿液中甲基丙二酸和亚氨甲基谷氨酸含量升高。本病最可能的致病原因是（　　）。

**（95~96题共用备选答案）**

  A. 单纯间断缝合　　　　　B. 单纯连续缝合
  C. 连续锁边缝合　　　　　D. 库兴氏缝合
  E. 康乃尔氏缝合

95. 腊肠犬，直肠脱垂4d，肠黏膜表面糜烂、坏死，决定做直肠切除术。直肠切除术后浆膜肌层缝合方法是（　　）。

96. 北京犬，误食鱼钩，X线片见鱼钩位于胃内，决定施行胃切开术取出鱼钩。胃切开后浆膜肌层的缝合方法是（　　）。

**（97~98题共用备选答案）**

  A. 阴道炎　　　　　　　B. 胎衣不下　　　　　　C. 子宫捻转
  D. 子宫脱出　　　　　　E. 子宫颈炎

97. 对母牛进行阴道检查时，发现阴道呈螺旋状褶皱。本病的诊断是（　　）。

98. 对母牛进行阴道检查时，发现子宫颈外口充血肿胀，子宫颈外褶突出，有黏脓性恶臭分泌物。本病的诊断是（　　）。

**（99~100题共用备选答案）**

  A. 黄连解毒汤　　　　　B. 龙胆泻肝汤　　　　　C. 麻杏石甘汤
  D. 荆防败毒散　　　　　E. 独活散

99. 牛，突然发病，证见发热，喘急，咳嗽，口干渴，舌红，苔黄，脉数。治疗本病证适宜的方剂是（　　）。

100. 牛，突然发病，证见咳嗽，恶寒，被毛逆立，鼻流清涕，无汗，不喜欢饮水，尿清长，口淡而润，舌苔薄白，脉浮紧。治疗本病证适宜的方剂是（　　）。

# 全国执业兽医资格考试试卷四（兽医全科类）

# （临床科目）

**A1 型题**

> **答题说明**
>
> 每一道考题下面有 A、B、C、D、E 五个备选答案。请从中选择一个最佳答案。

1. 检查家禽呼吸频率的最常用的方法是（　　）。
   A. 观察头部　　　　　　　　　　　　B. 观察胸廓运动
   C. 观察肛下羽毛　　　　　　　　　　D. 用手背触感呼出气流
   E. 用手掌触感胸廓运动

2. 对放疗最敏感的小动物肿瘤是（　　）。
   A. 平滑肌瘤　　B. 脂肪瘤　　C. 纤维瘤　　D. 骨肉瘤　　E. 恶性淋巴瘤

3. 腹腔穿刺不用于（　　）。
   A. 治疗腹腔积液　　　　　B. 治疗腹膜炎　　　　　C. 治疗肠便秘
   D. 腹腔注射　　　　　　　E. 治疗肠套叠

4. A 型超声诊断仪主要利用的超声物理特性是（　　）。
   A. 衍射　　　B. 反射　　　C. 折射　　　D. 绕射　　　E. 直射

5. 治疗久泻脱肛、子宫脱出的方剂中，常以升麻配（　　）。
   A. 柴胡　　　B. 桑叶　　　C. 防风　　　D. 紫苏　　　E. 薄荷

6. 维持血容量恒定的最关键的阳离子是（　　）。
   A. $K^+$　　　B. $Na^+$　　　C. $Ca^{2+}$　　　D. $Mg^{2+}$　　　E. $Mn^{2+}$

7. 中药的五味是指（　　）。
   A. 辛、甘、酸、苦、咸　　B. 木、火、土、金、水　　C. 寒、凉、平、温、热
   D. 红、黄、白、青、黑　　E. 浮、沉、迟、数、滑

8. 陈皮的功效是（　　）。
   A. 理气健脾，燥湿化痰　　B. 疏肝止痛，破气消积　　C. 行气燥湿，降逆平喘
   D. 破气消积，通便利膈　　E. 理气解郁，散结止痛

9. 方剂中，加强君药治疗主病或主证作用的药物属于（　　）。
   A. 臣药　　　B. 佐药　　　C. 君药　　　D. 使药　　　E. 引药

10. 动物急性肾炎时，心脏听诊可出现（　　）。
    A. 肺动脉第二心音减弱　　　　　　　B. 第二心音分裂
    C. 主动脉第二心音减弱　　　　　　　D. 主动脉第二心音增强
    E. 肺动脉第二心音增强

11. 犬竖耳术的手术步骤为确定切除线，切除耳郭，（　　）。
    A. 缝合耳郭，固定耳轮　　　　　　　B. 缝合耳郭，固定对耳轮
    C. 缝合耳郭，固定耳郭　　　　　　　D. 缝合耳郭，固定耳屏
    E. 缝合对耳轮，固定耳郭

12. 睾丸炎的治疗措施不包括（　　）。
    A. 热敷　　B. 冷敷　　C. 封闭　　D. 消炎　　E. 消肿

13. 位于犬最后腰椎与第1荐椎之间的穴位是（　　）。
    A. 大椎　　B. 悬枢　　C. 百会　　D. 命门　　E. 阳关

14. 具有散瘀止血，消肿止痛作用的药物是（　　）。
    A. 桃仁　　B. 红花　　C. 乳香　　D. 没药　　E. 三七

15. 具有消食健脾，化石通淋作用的药物是（　　）。
    A. 神曲　　B. 麦芽　　C. 山楂　　D. 鸡内金　　E. 莱菔子

16. 孕体分泌的雌激素因子在识别过程中发挥的作用是（　　）。
    A. 阻止 $PGF_{2\alpha}$ 的合成　　　　　B. 促进 $PGF_{2\alpha}$ 的合成
    C. 促进雌激素的分泌　　　　　　　　D. 维持并促进腺体分泌孕激素
    E. 抑制雌激素的分泌

17. 牛钼中毒引起代谢紊乱的元素是（　　）。
    A. 铜　　B. 铁　　C. 锰　　D. 锌　　E. 钴

18. 鉴别血尿和血红蛋白尿的主要方法是（　　）。
    A. 潜血检查　　　　B. 尿胆原检查　　　　C. 胆红素检查
    D. 尿酮体检查　　　E. 尿沉渣检查

19. 血液中去氧血红蛋白升高时，可视黏膜颜色为（　　）。
    A. 红色　　　　　　B. 黄色　　　　　　　C. 蓝紫色
    D. 苍白色　　　　　E. 黄白色

20. 脑脊髓膜上运动神经元病引起的是（　　）。
    A. 偏瘫　　　　　　B. 弛张性瘫痪　　　　C. 中枢性瘫痪
    D. 痉挛性瘫痪　　　E. 短暂性瘫痪

21. 肌间蜂窝织炎，首先感染的组织是（　　）。
    A. 肌纤维　　　　　B. 肌外膜　　　　　　C. 肌间组织
    D. 肌间动脉　　　　E. 肌间神经干

22. 在心电向量环中，心室肌去极化是（　　）。

A. PQ 段　　　　B. ST 段　　　　C. T 波　　　　D. Q-T 间期　　　　E. QRS 波

23. 马蹄骨边缘骨折的主要病因是（　　）。
 A. 蹄挫伤　　B. 蹄刺伤　　C. 蹄叶炎　　D. 白线型　　E. 蹄叉腐烂

24. 发生支气管炎时，若支气管分泌物中有大量的嗜酸性粒细胞，其原因可能是（　　）。
 A. 吸入花粉　　　　B. 寒冷空气刺激　　　　C. 病毒感染
 D. 细菌感染　　　　E. 通风不良

25. 家禽锰缺乏症的临床特征是（　　）。
 A. 腓肠肌腱脱出　　B. 皮肤角化不全　　C. 共济失调
 D. 趾爪蜷缩　　　　E. 角弓反张

26. 与卵子激活有关的最主要离子是（　　）。
 A. $Na^+$　　B. $K^+$　　C. $Ca^{2+}$　　D. $Mg^{2+}$　　E. $Zn^{2+}$

27. 直肠脱垂病程较久者易引起（　　）。
 A. 重剧腹泻　　B. 重剧腹痛　　C. 前列腺炎　　D. 膀胱炎　　E. 局部坏死

28. 犬的乳腺肿瘤多发生于（　　）。
 A. 6月龄以下幼犬　　B. 1岁左右母犬　　C. 1~3岁母犬
 D. 初情期前的绝育母犬　　E. 6岁以上的母犬

29. 与钙、磷代谢无关的疾病是（　　）。
 A. 牛生产瘫痪　　　　B. 猪桑葚心
 C. 犬佝偻病　　　　　D. 马纤维素性骨营养不良
 E. 牛青草搐搦

30. 具有清肝明目，退翳消瘀作用的方剂是（　　）。
 A. 桃花散　　B. 青黛散　　C. 冰硼散　　D. 决明散　　E. 牵正散

31. 胫骨骨折特有的临床症状为（　　）。
 A. 卧地不起　　　　B. 患部严重出血　　C. 患部水肿
 D. 患部异常活动　　E. 患部异常固定

32. 动物因脑膜脑炎出现狂躁不安时，首选的治疗药物是（　　）。
 A. 东莨菪碱　　　　B. 安溴注射液　　　C. 6-氨基己酸
 D. 地塞米松　　　　E. 樟脑磺酸钠

33. 黄牛栎树叶中毒时，其粪便常呈现（　　）。
 A. 水样　　　　B. 泡沫样　　　　C. 胶冻样
 D. 串珠状　　　E. 粥样

34. 运动视诊确定马患肢支跛的依据是（　　）。
 A. 患肢着地时，头低下　　　　　　B. 患肢着地时，头高举
 C. 患肢抬举时，颈部摆向患侧　　　D. 健肢负重时，颈部摆向患侧
 E. 健肢抬举时，颈部摆向患侧

35. 巩膜周边冷冻术的治疗目的是（　　）。
    A. 消除结膜充血　　　　B. 减轻角膜混浊　　　　C. 预防虹膜粘连
    D. 减少房水产生　　　　E. 促进晶体透明

36. 当动物脱水量为6%~8%，每千克体重需要补液（　　）。
    A. 10~20mL　　　　B. 20~25mL　　　　C. 30~50mL
    D. 50~60mL　　　　E. 80~100mL

37. 治疗马热喘适宜的针灸穴位是（　　）。
    A. 开天　　　B. 鼻俞　　　C. 睛明　　　D. 肷俞　　　E. 肺俞

38. 动物慢性铅中毒的血常规检查可见（　　）。
    A. 红细胞数增多　　　B. 红细胞数正常　　　C. 红细胞数减少
    D. 白细胞数增多　　　E. 白细胞数减少

39. 犬营养性继发性甲状旁腺功能亢进，尿液检查可见（　　）。
    A. 尿钙含量增加　　　B. 尿磷含量增加　　　C. 尿磷含量减少
    D. 尿钠含量减少　　　E. 尿钠含量增加

40. 青饲料文火焖煮产生的有毒物质是（　　）。
    A. 硝酸盐　　　B. 亚硝酸盐　　　C. 氢氰酸　　　D. 乳酸　　　E. 碳酸

41. 六淫之中，具有善行数变的特性的邪气是（　　）。
    A. 风　　　B. 寒　　　C. 暑　　　D. 湿　　　E. 燥

42. 牛分娩时正常的胎位，胎向是（　　）。
    A. 上位，纵向　　　B. 下位，纵向　　　C. 侧位，纵向
    D. 上位，横向　　　E. 下位，横向

43. 牛皱胃左方变位整复手术常用的保定方法是（　　）。
    A. 前躯垫高侧卧保定　　　B. 左侧卧保定　　　C. 右侧卧保定
    D. 俯卧保定　　　E. 站立保定

44. 反映吸入麻醉药麻醉强度的指标是（　　）。
    A. 血/气分配系数　　　B. 终末吸气浓度　　　C. 终末呼气浓度
    D. 最低有效血液浓度　　　E. 最低有效肺泡浓度

45. 临床检查牛脉搏最常用（　　）。
    A. 股动脉　　　B. 臂动脉　　　C. 尾动脉　　　D. 指动脉　　　E. 颌外动脉

46. 最能直接反映动物精神状态的是（　　）。
    A. 姿态　　　B. 饮水量　　　C. 采食量
    D. 对环境的适应性　　　E. 对外界环境的刺激性

47. 犬脾脏肿大常用的临床检查方法是（　　）。
    A. 叩诊结合听诊　　　B. 脾脏穿刺　　　C. 体外触诊
    D. 直肠检查　　　E. 叩诊

48. 具有止咳化痰，清热散结作用的药物是（　　）。
    A. 贝母　　　B. 杏仁　　　C. 麻黄　　　D. 白前　　　E. 半夏

49. 双抽筋倒马法倒马时，跗关节的绳套应移到后肢的（　　）。
    A. 腓部　　　B. 跗部　　　C. 系部　　　D. 冠部　　　E. 蹄部

50. 称为成熟卵泡的是（　　）。
    A. 原始卵泡　　　　　　B. 初级卵泡　　　　　　C. 次级卵泡
    D. 三级卵泡　　　　　　E. 格拉夫氏卵泡

51. 促进乳汁从乳腺腺泡进入乳池的激素是（　　）。
    A. 催产素　　　　　　B. 松弛素　　　　　　C. 促黄体素
    D. 促卵泡素　　　　　E. 马绒毛膜促性腺激素

52. 次侧交叉配血试验时，与供血者血清配合的是受血者的（　　）。
    A. 红细胞　　B. 白细胞　　C. 血小板　　D. 血浆　　E. 全血

53. 肢体做主动运动时肌肉最大的收缩力是（　　）。
    A. 肌力　　　B. 肌张力　　C. 肌弹力　　D. 肌阻力　　E. 肌体积

54. 五脏之中主藏神的是（　　）。
    A. 心（舌）　B. 肝（目）　C. 脾（口）　D. 肺（鼻）　E. 肾（耳）

55. 羊铜缺乏的主要表现是（　　）。
    A. 运动障碍　B. 视力模糊　C. 黄疸　　　D. 呕吐　　　E. 呼吸缓慢

56. 患肢在悬垂和支柱阶段均表现机能障碍的跛行称为（　　）。
    A. 鸡跛　　　　　　　　B. 支跛　　　　　　　　C. 悬跛
    D. 间歇性跛行　　　　　E. 混合跛行

57. 犬于配种后第3天终止妊娠，可肌内注射（　　）。
    A. 人绒毛膜促性腺激素　　　　B. 雌激素
    C. 马绒毛膜促性腺激素　　　　D. 促黄体素
    E. 促卵泡素

58. 影响X线穿透力的摄影技术条件是（　　）。
    A. 千伏　　　B. 毫安　　　C. 焦片距　　D. 物片距　　E. 曝光时间

59. 治疗蕈状溃疡的首选药物是（　　）。
    A. 0.1% 高锰酸钾液　　　　　　B. 3% 甲紫乙醇
    C. 5% 鱼石脂软膏　　　　　　　D. 20% 硝酸银液
    E. 鱼肝油软膏

60. 对奶牛启动分娩起决定作用的是（　　）。
    A. 胎儿的丘脑下部 - 垂体 - 肾上腺轴系
    B. 母体的丘脑下部 - 垂体 - 肾上腺轴系
    C. 胎盘产生的雌激素

D. 孕胎盘产生的孕激素
E. 神经垂体释放的催产素

61. 急性有机氟中毒，主要症状类型包括（　　）。
   A. 神经型和胃肠型　　B. 肝脏型和肾脏型　　C. 肝脏型和心脏型
   D. 神经型和心脏型　　E. 神经型和肝脏型

62. 牛角神经传导麻醉的注射部位是（　　）。
   A. 眼眶后方　　B. 角根周围　　C. 眶上突周围
   D. 额骨外侧嵴的上方　　E. 额骨外侧嵴的下方

63. 可引起血尿的疾病是（　　）。
   A. 纤维病　　B. 牛磷酸盐血病　　C. 犬巴贝斯虫病
   D. 犬膀胱炎　　E. 牛滴虫病

64. 采用康乃尔氏缝合法缝合胃、肠壁时，缝针要穿透（　　）。
   A. 浆膜肌层　　B. 黏膜下层　　C. 肌层
   D. 浆膜层　　E. 全层组织

65. 巧治马脱肛的穴位是（　　）。
   A. 百会　　B. 阴脱　　C. 莲花　　D. 尾根　　E. 尾尖

66. 影响分娩过程的因素不包括（　　）。
   A. 阵缩与努责　　B. 软产道　　C. 硬产道
   D. 胎儿与产道的关系　　E. 母体促卵泡素的水平

67. 瘤胃积食导致机体脱水的主要原因是（　　）。
   A. 腹泻　　B. 饮水不足　　C. 出汗
   D. 体液向瘤胃内渗透　　E. 呕吐

## A2 型题

**答题说明**

每一道考题是以一个小案例出现的，其下面都有 A、B、C、D、E 五个备选答案。请从中选择一个最佳答案。

68. 黄牛，3 岁，出现流涎，嘴角挂有大量泡沫，有食欲但采食后咀嚼缓慢，吐草。诊断本病需进一步进行（　　）。
   A. 饲料分析　　B. 口腔检查　　C. 腹部听诊　　D. 腹部叩诊　　E. 粪便检查

69. 犬，臀部外侧有一创口，表面有脓性分泌物。该创伤为（　　）。
   A. 无菌创　　B. 污染创　　C. 感染创　　D. 新鲜创　　E. 保菌创

70. 京巴犬，6 月龄，运动后腹部皮下出现一个杏核大小肿胀物，触诊质软，仰卧，穿刺物含有血液，此肿胀可能是（　　）。
A. 肿瘤　　B. 痈肿　　C. 血肿　　D. 脓肿　　E. 淋巴外渗

71. 犬，3岁，2d前精神沉郁，被毛粗乱，食欲下降，可视黏膜苍白，体温38℃，为确诊本病的类型，应进一步检查（　　）。
A. 红细胞数、白细胞数、血小板数
B. 淋巴细胞数、红细胞数、单核细胞数
C. 单核细胞数、淋巴细胞数、血红蛋白含量
D. 血小板数、红细胞数、红细胞比容
E. 红细胞比容、红细胞数、血红蛋白含量

72. 犬，2岁，咳嗽，流鼻液，弛张热，听诊有湿啰音，血液检查见嗜酸性粒细胞增多。则病因可能是（　　）。
A. 寄生虫感染　　B. 寒冷空气刺激　　C. 细菌感染
D. 病毒感染　　E. 阳光照射

73. 猪脐疝手术后10d，术部皮肤破溃并有少量粪便自此流出。该猪最可能发生的疾病是（　　）。
A. 脐病　　B. 脐部脓肿　　C. 肠窦道　　D. 肠梗阻　　E. 肠瘘

74. 公犬，9岁，一年来表现腹部肥大和对称性脱毛，多饮多尿，食欲亢进，肌肉无力萎缩，嗜睡。该犬所患疾病是（　　）。
A. 库兴氏综合征　　B. 雄激素分泌过多　　C. 甲状腺功能亢进症
D. 甲状腺功能减退症　　E. 肾上腺皮质功能减退症

75. 奶牛，分娩时持续强烈努责1h，仅见两前蹄露出阴门外，产道检查发现胎儿头颈左弯。首选的助产方法是（　　）。
A. 矫正术　　B. 牵引术　　C. 截肢术　　D. 剖腹产术　　E. 翻转母体术

76. 奶牛，10岁，饲养管理如常，1年前产犊，产后2个月发情，配种，但未孕，后来一直未见发情。直肠检查发现卵巢小而硬，无卵泡和黄体，子宫角细小。该牛最可能发生的是（　　）。
A. 卵巢先天性发育不全　　B. 缪勒氏管发育不全
C. 衰老性不育　　D. 管理性不育
E. 营养性不育

77. 犬，2岁，证见尿频，尿急，尿痛，尿液混浊，淋漓不畅，口色红，舌苔黄腻，脉滑数。本病证为（　　）。
A. 肾阳虚　　B. 肾阴虚　　C. 精气不固　　D. 肾虚水泛　　E. 膀胱湿热

78. 马，证见尿频，尿痛，尿液混浊，淋漓不畅，口干舌红，苔黄腻，脉滑数。治疗宜选用的药物是（　　）。
A. 八正散　　B. 郁金散　　C. 曲蘖散
D. 大承气汤　　E. 苏子降气汤

## A3/A4 型题

**答题说明**

以下提供若干案例，每个案例下设若干道考题。请根据案例所提供的信息，在每一道考题下面的 A、B、C、D、E 五个备选答案中选择一个最佳答案。

**(79~81 题共用题干)**

京巴犬，半月前受伤，在其左腹壁中部有一 0.2cm 创口，并不时从创口内流出少量脓汁，腹壁触诊在创口的右上方两指处有一坚硬的异物。

79. 进一步治疗应（　　）。
 A. 促进一期愈合　　　　B. 促进疤痕形成　　　　C. 促进肉芽增生
 D. 促进创液排出　　　　E. 防止继发感染

80. 为进一步确认，首先应采取的检查是（　　）。
 A. B超检查　　　　　　B. X线检查　　　　　　C. 腹部听诊
 D. 腹部叩诊　　　　　　E. 实验室检查

81. 该创伤已形成（　　）。
 A. 褥疮　　　B. 瘘管　　　C. 窦道　　　D. 坏疽　　　E. 溃疡

**(82~84 题共用题干)**

一舍饲牛，日粮以粗纤维饲料为主，一次过食后数小时，突发不安，后腿踢腹，不断摇尾，食欲废绝。临床检查，左腹部隆起，触诊坚实。

82. 左肷部听诊，瘤胃（　　）。
 A. 蠕动次数增加，声音增强　　　　B. 蠕动次数增加，声音减弱
 C. 蠕动次数减少，声音增强　　　　D. 蠕动次数减少，声音减弱
 E. 蠕动正常

83. 检查瘤胃内容物，可能（　　）。
 A. 纤毛虫数增加　　　B. 纤毛虫数减少　　　C. pH=7
 D. pH>7　　　　　　E. 渗透压降低

84. 本病最可能的诊断是（　　）。
 A. 前胃弛缓　　　B. 瘤胃积食　　　C. 瘤胃臌气
 D. 瘤胃酸中毒　　E. 皱胃变位

**(85~87 题共用题干)**

黄牛，采食过程中被惊吓，突然躁动不安，伸颈，空嚼吞咽，大量流涎，咳嗽，呼吸困难。

85. 进一步诊断本病的检查方法是（　　）。
 A. X线检查　　　　　　B. B超检查　　　　　　C. 心电图检查
 D. 血常规检查　　　　　E. 金属检查仪检查

86. 本病可能为（　　）。
   A. 口炎　　　　　　　　B. 咽炎　　　　　　　　C. 唾液腺炎
   D. 食道阻塞　　　　　　E. 肠胃胀气

87. 如进一步检查，具有诊断意义的是（　　）。
   A. 瘤胃穿刺　　B. 瘤胃叩诊　　C. 胸部叩诊　　D. 口腔视诊　　E. 胃管探诊

**B1 型题**

> **答 题 说 明**
>
> 以下提供若干组考题，每组考题共用在考题前列出的A、B、C、D、E五个备选答案。请为每一道考题从备选答案中选择一个最佳答案。某个备选答案可能被选择一次、多次或不被选择。

**（88~89题共用备选答案）**

   A. 肘关节屈曲　　　　　B. 肩关节屈曲　　　　　C. 腕关节屈曲
   D. 头颈捻转　　　　　　E. 头颈侧弯

88. 某奶牛分娩，努责1h，仅见胎儿左前蹄露出阴门外，产道检查见胎儿头颈姿势无异常，右前肢弯曲，右前蹄位于左蹄之后、头颈之下，难产的原因是（　　）。

89. 某山羊分娩，努责半小时，仅见胎儿右前蹄露出阴门外，产道检查发现，胎儿头颈姿势无异常，左前肢向后伸展，位于胎儿躯干之下，难产的原因是（　　）。

**（90~91题共用备选答案）**

   A. 肝血虚　　　　　　　B. 肝胆湿热　　　　　　C. 肝火上炎
   D. 肝阳化风　　　　　　E. 阴虚生风

90. 某牛，精神沉郁，食欲减退，眼结膜黄染，黄色鲜明如橘，粪便稀软，尿黄混浊，口色红黄，舌苔黄腻，脉弦数。本病可辨证为（　　）。

91. 某犬，眼目红肿，羞明流泪，视物不清，粪便干燥，口色鲜红，脉弦数。本病可辨证为（　　）。

**（92~93题共用备选答案）**

   A. 悬跛　　　　　　　　B. 支跛　　　　　　　　C. 鸡跛
   D. 间歇性跛行　　　　　E. 混合跛行

92. 马，5岁，行走时右后膝关节和跗关节高度屈曲，高抬腿在空中后又突然着地。该马表现的跛行是（　　）。

93. 牛，3岁，正常行走时，一切正常，在使役中，突然出现患肢屈曲不全，蹄尖着地，拖拽前行，患肢高度外展，突然发出呻吟声后恢复正常姿势。这种跛行称为（　　）。

**（94~96题共用备选答案）**

   A. 血肿　　　B. 脓肿　　　C. 肿瘤　　　D. 淋巴外渗　　　E. 唾液腺囊肿

94. 猫，约1月龄，耳内有少量褐色分泌物，有异味，常见甩耳、后肢抓耳动作，近侧有一杏核大的肿胀，暗红色，有波动感，轻度热痛，穿刺液呈暗红色。其肿胀最可能是（　　）。

95. 萨摩耶犬，食欲减退，腹侧壁有一个椭圆形、拳头大肿胀，触诊肿胀、周围稍坚实，有痛感，中部有波动，穿刺液呈黄白色黏脓液。其肿胀最可能是（　　）。

96. 松狮犬，下颌有一鸡蛋大小的肿胀，触诊柔软，无热无痛，穿刺黏液呈浅黄色。其肿胀最可能是（　　）。

**（97~98题共用备选答案）**

　　A. 单纯性颈静脉炎　　　　B. 颈静脉周围炎　　　　C. 血栓性颈静脉炎
　　D. 化脓性颈静脉炎　　　　E. 出血性颈静脉炎

97. 马，因病多次进行静脉注射，5~6d后发现左侧颈静脉沟皮下呈增生性肿胀，触诊有鸡蛋大肿块。本病诊断为（　　）。

98. 马，精神沉郁，食欲减退，体温升高，颈静脉沟温热，疼痛及弥漫炎性水肿，肿胀表面带有黄色渗出物，颈静脉不易触及。本病诊断为（　　）。

**（99~100题共用备选答案）**

　　A. 当天下午　　　　　　　B. 第2天上午　　　　　　C. 第2天下午
　　D. 第2天晚上　　　　　　E. 第3天上午

99. 某牛，早上出现发情，外阴红肿，黏液清晰，牵缕性强，第1次输精的最适宜时间是（　　）。

100. 某猪，下午出现发情，外阴红肿，阴道黏膜充血，黏液透明清晰，第1次输精的最适宜的时间是（　　）。

# 全国执业兽医资格考试试卷五（兽医全科类）

## （临床科目）

**A1 型题**

> **答题说明**
>
> 每一道考题下面有 A、B、C、D、E 五个备选答案。请从中选择一个最佳答案。

1. 动物受到应激原刺激后可引起（　　）。
    A. 免疫力升高　　　　　　　　　　　B. 血糖升高
    C. 超氧化物歧化酶活性升高　　　　　D. 谷胱甘肽过氧化物酶活性升高
    E. 过氧化氢酶活性升高

2. 血小板减少且分布异常见于（　　）。
    A. 骨折　　　B. 肝炎　　　C. 胰腺炎　　　D. 白血病　　　E. 支气管肺炎

3. 眼结合膜出现树枝状充血的原因是（　　）。
    A. 角膜炎　　　　　　B. 坏死　　　　　　C. 营养不良
    D. 供氧不足　　　　　E. 血液循环障碍

4. 不适宜对奶牛采用矫正术助产的难产是（　　）。
    A. 胎儿背前置　　　　B. 胎头侧弯　　　　C. 胎儿侧位
    D. 胎儿腕关节屈曲　　E. 胎儿跗关节屈曲

5. 判定奶牛隐性乳腺炎的标准之一是每毫升乳汁中含有的体细胞数为（　　）。
    A. 10 万个以上　　　　B. 20 万个以上　　　C. 30 万个以上
    D. 40 万个以上　　　　E. 50 万个以上

6. 肾炎的治疗原则除了消除病因、消炎利尿和对症治疗外，还包括（　　）。
    A. 抑制免疫　　B. 增强免疫　　C. 使用磺胺药　　D. 大量补液　　E. 补充电解质

7. 治疗犬、猫牙结石的最有效方法是（　　）。
    A. 刷牙　　　B. 冲洗　　　C. 消炎　　　D. 拔牙　　　E. 刮除

8. 手术切除恶性肿瘤的正确做法是（　　）。
    A. 可以随意翻动肿瘤　　　　　　B. 禁止损伤健康组织
    C. 手术在健康组织内进行　　　　D. 禁止使用高频电刀
    E. 仅摘除肿瘤组织

9. 鸭群发生皮下紫斑，缺乏的维生素是（    ）。
   A. 维生素 E    B. 维生素 B    C. 维生素 K    D. 维生素 D    E. 维生素 A

10. 牛皱胃穿刺的正确部位是（    ）。
    A. 左侧第 8 肋间肋弓下方          B. 右侧第 8 肋间肋弓下方
    C. 左侧第 10 肋间肋弓下方         D. 右侧第 10 肋间肋弓下方
    E. 右侧第 1 肋间肋弓下方

11. 代谢产物形成肌酐的物质是（    ）。
    A. 脂肪    B. 糖类    C. 谷氨酸    D. 肌酸    E. 维生素

12. 肠线缝合打结后，剪线时常保留线尾的长度是（    ）。
    A. 1~2mm    B. 3~4mm    C. 4~6mm    D. 8~10mm    E. 10~12mm

13. 子宫复旧延迟的原因不包括（    ）。
    A. 难产    B. 胎衣不下    C. 子宫脱出    D. 产后缺钙    E. 产后发情

14. 猪食盐中毒时，临床上常表现（    ）。
    A. 颅内压降低          B. 腹内压降低          C. 颅内压升高
    D. 腹内压升高          E. 颅内压不变

15. 止咳平喘、润肠通便的药物是（    ）。
    A. 砂仁    B. 杏仁    C. 桃仁    D. 火麻仁    E. 柏子仁

16. 容易引起虹膜后粘连的眼病是（    ）。
    A. 结膜炎    B. 角膜炎    C. 虹膜炎    D. 青光眼    E. 白内障

17. 松果腺分泌的激素是（    ）。
    A. 促黑素    B. 褪黑素    C. 降钙素    D. 抑制素    E. 松弛素

18. 新鲜创伤的特点是损伤时间短，创内存有（    ）。
    A. 脓汁              B. 血凝块              C. 肉芽组织
    D. 血凝痂皮组织      E. 坏死组织

19. 对骨折动物进行 X 线诊断时，为减少受照剂量和便于分析，应尽量采用的检查方法是（    ）。
    A. 透视              B. 摄影              C. 先透视后摄影
    D. 先摄影后透视      E. 造影后透视

20. 患肢在负重时表现机能障碍的跛行是（    ）。
    A. 悬跛    B. 支跛    C. 鸡跛    D. 间歇性跛行    E. 混合跛行

21. 治疗动物皮下厌氧菌感染的方法是（    ）。
    A. 冷敷    B. 热敷    C. 切开后缝合    D. 红外线照射    E. 切开排液

22. 阿托品用作犬麻醉前给药的剂量是（    ）。
    A. 0.01mg/kg    B. 0.04mg/kg    C. 0.08mg/kg    D. 0.1mg/kg    E. 0.15mg/kg

23. 清热解毒兼凉血燥湿止痢的方剂是（    ）。
    A. 曲蘖散       B. 保和丸       C. 白头翁汤
    D. 大承气汤     E. 当归苁蓉汤

24. 药物进入机体后的作用趋向是（    ）。
    A. 浮、沉、迟、数    B. 升、降、沉、浮    C. 寒、凉、温、热
    D. 寒、热、虚、实    E. 升、降、出、入

25. 犬有机氟中毒的特效解毒药是（    ）。
    A. 苯巴比妥   B. 抗坏血酸   C. 解磷定   D. 乙酰胺   E. 硫代硫酸钠

26. 具有收敛止血、消肿生肌作用的中药是（    ）。
    A. 白及   B. 白果   C. 白芍   D. 白芷   E. 白前

27. 病猪腹部有局限性肿胀，触摸柔软如面团样，指压留痕，本病变可能是（    ）。
    A. 皮下血肿           B. 疝           C. 皮下气肿
    D. 结缔组织增生       E. 皮下水肿

28. 六淫之中，具有重浊、黏滞特性的邪气是（    ）。
    A. 风   B. 寒   C. 暑   D. 湿   E. 火

29. 不属于卵巢机能减退的症状是（    ）。
    A. 长期不发情                B. 发情周期延长
    C. 出现发情征候并排卵        D. 出现发情征候但不排卵
    E. 发情的外表征象不明显

30. 治热结便秘，与大黄配伍的药物是（    ）。
    A. 石膏   B. 秦皮   C. 石斛   D. 当归   E. 芒硝

31. 听诊不用于检查（    ）。
    A. 泌尿系统   B. 生殖系统   C. 消化系统   D. 呼吸系统   E. 心血管系统

32. 最易发生脱水的疾病是（    ）。
    A. 胰腺炎   B. 尿道炎   C. 脉管炎   D. 胆管炎   E. 淋巴管炎

33. 牛发生骨软症，血清生化检验可能降低的指标是（    ）。
    A. 镁   B. 铜   C. 无机磷   D. 钙   E. 碱性磷酸酶

34. 五脏之中，开窍于口的脏是（    ）。
    A. 心   B. 肝   C. 脾   D. 肺   E. 肾

35. 一度冻伤主要特征是受伤组织发生（    ）。
    A. 湿性坏疽   B. 干性坏疽   C. 水式溃疡   D. 弥漫性水肿   E. 疼痛性水肿

36. 受精结束和胚胎开始发育的标志是（    ）。
    A. 原核发育           B. 透明带反应           C. 卵质膜反应
    D. 皮质颗粒膜形成     E. 染色体第一次有丝分裂形成纺锤体

37. 犬胸部侧位 X 线片，心脏影像的前上部和前下部分别是（　　）。
   A. 右心房和右心室　　　　　　　　B. 左心房和左心室
   C. 右心房和左心室　　　　　　　　D. 左心房和右心室
   E. 右心房和左心房

38. 五苓散的药物组成是（　　）。
   A. 猪苓、茯苓、泽泻、生姜皮、桂枝
   B. 猪苓、茯苓、泽泻、白术、桂枝
   C. 猪苓、茯苓、大腹皮、白术、桂枝
   D. 猪苓、茯苓、泽泻、白术、陈皮
   E. 猪苓、桑白皮、泽泻、白术、桂枝

39. 暖肾壮阳、温中祛寒的药物是（　　）。
   A. 肉桂　　　B. 桂枝　　　C. 白头翁　　　D. 牡丹皮　　　E. 地骨皮

40. 具有补血止血、滋阴润肺、安胎功效的药物是（　　）。
   A. 当归　　　B. 白芍　　　C. 熟地黄　　　D. 阿胶　　　E. 丹参

41. 属于食道阻塞的临床特点是（　　）。
   A. 大量流涎　　B. 发病缓慢　　C. 咀嚼障碍　　D. 频繁努责　　E. 口腔干燥

42. 防止饲料中黄曲霉生长的有效方法是（　　）。
   A. 酸处理　　　　　　B. 使用丙酸钠　　　　　　C. 使用氯化钾
   D. 使用硫酸亚铁　　　E. 使用硫酸锌

43. 猪有隐睾时除触诊检查外，还可以用来进行判断的特点是（　　）。
   A. 性欲弱、生长快、肉质好　　　　B. 性欲弱、生长慢、肉质好
   C. 性欲弱、生长快、肉质差　　　　D. 性欲强、生长慢、肉质好
   E. 性欲强、生长慢、肉质差

44. 检眼镜主要用于检查（　　）。
   A. 角膜　　　B. 虹膜　　　C. 玻璃体　　　D. 视网膜　　　E. 晶状体

45. 下列穴位中，施巧治术的穴位是（　　）。
   A. 风门　　　B. 夹气　　　C. 开关　　　D. 睛俞　　　E. 鼻俞

46. 风湿性肉芽肿中央的特征性病变是（　　）。
   A. 浆细胞浸润　　　　　　　　B. 淋巴细胞浸润
   C. 风湿细胞浸润　　　　　　　D. 纤维素性坏死
   E. 中性粒细胞浸润

47. 在心电图检查中，如果引导电极面向心电向量的方向，则记录为（　　）。
   A. 电变化为正，波形向上　　　　B. 电变化为正，波形向下
   C. 电变化为负，波形向上　　　　D. 电变化为负，波形向下
   E. 基线

48. 奶牛发生生产瘫痪时出现知觉丧失的主要原因是（　　）。
    A. 脑缺血　　B. 脑血栓　　C. 脑充血　　D. 脑水肿　　E. 脑出血

49. 对超声物理性质描述正确的是（　　）。
    A. 频率越高，透入深度越大
    B. 频率越高，穿透力越弱
    C. 频率越低，分辨力越强
    D. 频率越高，显现力越弱
    E. 频率越低，衰减越显著

50. 手术器械灭菌首选的方法（　　）。
    A. 火焰灭菌法
    B. 高压蒸汽灭菌法
    C. 紫外线照射法
    D. 射线照射法
    E. 化学药品浸泡法

51. 血清胆红素升高主要见于（　　）。
    A. 外伤　　B. 溶血　　C. 腹泻　　D. 呕吐　　E. 脱水

52. 母牛产后40d时，生殖器官的正常变化是（　　）。
    A. 子宫大小和形状基本恢复原状
    B. 卵巢上有持久黄体
    C. 卵巢体积变小
    D. 有少量恶露从阴道排出
    E. 卵巢上有囊肿黄体

53. 发汗解表，用于外感风寒表实证，与麻黄相须配伍的药物是（　　）。
    A. 知母　　B. 石膏　　C. 薄荷　　D. 桂枝　　E. 杏仁

54. 属于性染色体两性畸形的疾病是（　　）。
    A. XX真两性畸形
    B. XX雄性综合征
    C. 雄性假两性畸形
    D. XXY综合征
    E. 雌性假两性畸形

55. 猪亚硝酸盐中毒的特效解毒药是（　　）。
    A. 硫代硫酸钠
    B. 碳酸氢钠
    C. 葡萄糖
    D. 甲苯胺蓝
    E. 阿托品

56. 临床最常检查的猪体表淋巴结是（　　）。
    A. 下颌淋巴结、腹股沟淋巴结
    B. 下颌淋巴结、股前淋巴结
    C. 肩前淋巴结、股前淋巴结
    D. 腹股沟浅淋巴结、髂下淋巴结
    E. 腹股沟浅淋巴结、胭浅淋巴结

57. 先天性直肠肛门疾病不包括（　　）。
    A. 锁肛
    B. 直肠闭锁
    C. 肛门囊炎
    D. 直肠生殖裂
    E. 肛门直肠狭窄

58. 马心搏动最明显的部位是左侧（　　）。
    A. 第3肋间胸廓下1/3
    B. 第4肋间胸廓下1/3
    C. 第5肋间胸廓下1/3
    D. 第6肋间胸廓下1/3

E. 第 7 肋间胸廓下 1/3

59. 胸壁透创后的纵隔摆动主要出现在（　　）。
   A. 血胸   B. 脓胸   C. 闭合性气胸
   D. 开放性气胸   E. 混合性气胸

60. 牛急性瘤胃臌气导致极度呼吸困难时首先要采取的措施是（　　）。
   A. 强心   B. 兴奋呼吸   C. 穿刺放气
   D. 镇静   E. 输氧

61. 妊娠中后期孕酮主要来源于胎盘的动物是（　　）。
   A. 马   B. 山羊   C. 猪   D. 奶牛   E. 黄牛

62. 易表现为食欲亢进的疾病是（　　）。
   A. 肾上腺皮质功能减退   B. 甲状旁腺功能减退
   C. 甲状旁腺功能亢进   D. 肾上腺皮质功能亢进
   E. 急性胰腺炎

63. 牛硬膜外麻醉注射部位多为（　　）。
   A. 胸腰之间   B. 荐尾之间
   C. 第 1~2 尾椎之间   D. 倒数第 1~2 腰椎之间
   E. 倒数第 2~3 腰椎之间

64. 羔羊摆（晃）腰病的主要致病原因是日粮中缺乏（　　）。
   A. 碘   B. 铜   C. 钼   D. 硒   E. 锌

**A2 型题**

---

**答 题 说 明**

每一道考题是以一个小案例出现的，其下面都有 A、B、C、D、E 五个备选答案。请从中选择一个最佳答案。

---

65. 牛，7 月 16 日突然发病，证见高热恶寒，肚腹胀满，疼痛，肠鸣泄泻，倦怠乏力，肢体沉重，舌苔白腻，脉滑数。治疗宜选用（　　）。
   A. 独活散   B. 白虎汤   C. 平胃散
   D. 八正散   E. 藿香正气散

66. 犬右侧最后肋骨后方，靠近第 1 腰椎处向腹侧做 B 超纵切面扫查时，见豆状实质的回声。其后带光滑的弧形回声光带下出现较大的液性暗区，提示（　　）。
   A. 肾盂积水   B. 心包积液   C. 肝囊肿   D. 肝脓肿   E. 脓肿

67. 猫，右腹侧壁皮下有一局限性肿胀，皮肤呈暗紫色，触诊有波动感，稽留热，穿刺液呈鲜红色。该肿胀可能是（　　）。

A. 血肿　　　B. 脓肿　　　C. 水肿　　　D. 肿瘤　　　E. 淋巴外渗

68. 一病犬体温升高，流脓性鼻液，经化验和 X 线片诊断为细菌性肺炎，血常规 WBC 和 GR 明显升高。其白细胞体积分布两峰图表现为（　　）。
    A. 左侧峰明显升高
    B. 右侧峰明显升高
    C. 左侧峰底明显增宽
    D. 右侧峰底明显变窄
    E. 左右两峰间距增宽

69. 病牛证见便血、尿血、皮下出血，体瘦毛焦，倦怠喜卧，口色淡白，脉细弱。可辨证为（　　）。
    A. 脾虚不运　　B. 脾气下陷　　C. 脾不统血　　D. 心血虚　　E. 肝血虚

70. 犬，3 月龄，购回 1 月余，对主人的呼唤无反应，饮、食欲正常。该犬首先需要检查的脑神经是（　　）。
    A. 视神经　　B. 听神经　　C. 三叉神经　　D. 舌咽神经　　E. 动眼神经

71. 仔猪，2 月龄，突然出现血液从一侧鼻孔呈鲜红色、点滴状流出，该出血来源于（　　）。
    A. 肺泡　　B. 小支气管　　C. 大支气管　　D. 气管　　E. 鼻腔

**A3/A4 型题**

答 题 说 明

以下提供若干案例，每个案例下设若干道考题。请根据案例所提供的信息，在每一道考题下面的 A、B、C、D、E 五个备选答案中选择一个最佳答案。

**（72~74 题共用题干）**

2 月，北方某牛场运来青年牛 10 头，进场后 3d 发病，精神差，食欲废绝，呼吸困难，腹式呼吸，心率加快，高热稽留，流铁锈色鼻液。

72. 诊断本病可能是（　　）。
    A. 支气管肺炎
    B. 大叶性肺炎
    C. 胸膜炎
    D. 小叶性肺炎
    E. 肺水肿

73. 病理变化不包括（　　）。
    A. 充血期
    B. 出血期
    C. 红色肝变期
    D. 灰色肝变期
    E. 溶解期

74. 进一步检查可进行（　　）。
    A. 穿刺检查
    B. X 线检查
    C. 粪便检查
    D. 尿液检查
    E. 心电图检查

**（75~77 题共用题干）**

牛，产后第 2 天，表现弓背、努责，阴门中排出污红色恶臭液体、卧地时排出量较多，排出物内含变性分解的组织碎片，体温未见明显变化。

75. 最可能发生的疾病是（　　）。
    A. 阴道炎　　　　　　　　B. 产后败血症　　　　　　C. 产后脓毒血症
    D. 胎衣不下　　　　　　　E. 子宫内翻

76. 治疗本病时，需促进子宫收缩，为增强催产素效果，可先行肌内注射（　　）。
    A. 雌二醇　　　　　　　　B. 孕酮　　　　　　　　　C. 前列腺素
    D. 地塞米松　　　　　　　E. 肾上腺素

77. 如果本病未及时处理，病畜体温升高时，治疗中不宜采用的方法是（　　）。
    A. 皮下注射催产素　　　　　　　　B. 注射前列腺素
    C. 子宫内投放抗生素　　　　　　　D. 肌内注射雌激素制剂
    E. 用1%高锰酸钾溶液冲洗子宫

**(78~80题共用题干)**
　　奶牛，产后加喂大量精料，随后出现食欲废绝，运动失调，眼结膜充血发绀，中度脱水，瘤胃胀满，冲击式触诊可听到震荡音，排稀软酸臭粪便，尿少色深，体温正常。

78. 本病初步诊断为（　　）。
    A. 瘤胃酸中毒　　　　　　B. 前胃弛缓　　　　　　　C. 奶牛酮病
    D. 胃肠炎　　　　　　　　E. 生产性瘫痪

79. 进一步诊断，最有意义的检测指标是（　　）。
    A. 叩诊瘤胃　　　　　　　B. 听诊瘤胃蠕动音　　　　C. 观察反刍和嗳气
    D. 检查肠道和粪便　　　　E. 测定瘤胃液pH

80. 可能升高的血液指标是（　　）。
    A. pH　　　　　　　　　　B. $HCO_3^-$　　　　　　　C. $CO_2$结合力
    D. 乳酸　　　　　　　　　E. 白细胞数

**(81~83题共用题干)**
　　奶牛右后肢跗关节外侧创伤，从伤口流出透明的黏稠滑液和少量血液，轻度跛行。

81. 正确的治疗方法是（　　）。
    A. 经伤口冲洗创腔　　　　　　　　B. 经关节腔穿刺冲洗创腔
    C. 手指探查创腔　　　　　　　　　D. 开放疗法
    E. 纱布条引流做肌层、皮下和皮肤缝合

82. 该创伤缝合的方法是（　　）。
    A. 仅做肌层、皮下和皮肤缝合　　　B. 仅缝合关节囊
    C. 仅做皮肤、皮下缝合　　　　　　D. 全层间断缝合
    E. 全层连续缝合

83. 若从创口流出脓汁，正确的治疗方法是（　　）。
    A. 清创后密闭缝合　　　　　　　　B. 清创后部分缝合
    C. 清创后包扎伤口　　　　　　　　D. 魏氏流膏纱布条引流
    E. 乙醇福尔马林纱布条引流

**B1 型题**

> **答题说明**
>
> 以下提供若干组考题，每组考题共用在考题前列出的 A、B、C、D、E 五个备选答案。请为每一道考题从备选答案中选择一个最佳答案。某个备选答案可能被选择一次、多次或不被选择。

**（84~85 题共用备选答案）**

    A. 血尿               B. 血红蛋白尿         C. 肌红蛋白尿

    D. 卟啉尿            E. 药物性红尿

84. 巴哥犬，6 岁，雄性，近期精神沉郁，喜卧，苍白、黄染，尿呈暗褐色。最可能的红尿性质是（　　）。

85. 猫，8 岁，精神沉郁，食欲废绝，反复呕吐，前段尿呈红色，后段尿呈浅黄色。最可能的红尿性质是（　　）。

**（86~87 题共用备选答案）**

    A. 滑车成形术                          B. 内侧支持带加强术

    C. 膝内直韧带切断术             D. 膝中直韧带切断术

    E. 膝外直韧带切断术

86. 犬，时而表现跛行，时而正常，时而呈三肢跳跃步样，患肢膝外翻，趾尖向外，小腿向外旋转。X 线检查可见股骨和胫骨有不同程度的扭曲畸形。治疗本病应采取的措施是（　　）。

87. 犬，站立时患肢呈弓形，膝关节屈曲，趾尖向内，小腿向内旋转，行走时呈三肢跳跃步样，可整复，易复发。治疗本病应采取的措施是（　　）。

**（88~89 题共用备选答案）**

    A. 肝炎     B. 肠炎     C. 胃炎     D. 腹膜炎     E. 胰腺炎

88. 巴哥犬，4 岁，精神不振，食欲差，呕吐，腹围膨大，触诊波动感明显。血清生化检验发现 ALT 高、AST 高、LDH 高、ALB 低。本病最可能的诊断是（　　）。

89. 北京犬，3 岁，精神差，不食，呕吐，腹部膨大，触诊敏感。体温 39.8℃，脉搏 60 次/min，呼吸 120 次/min。血常规检查，可见 WBC 升高、中性粒细胞比例升高、核左移；血清生化检验，可见 $K^+$ 下降，其他指标变化不明显。本病最可能的诊断是（　　）。

**（90~91 题共用备选答案）**

    A. 肾结石    B. 膀胱肿大    C. 膀胱结石    D. 尿道结石    E. 前列腺炎

90. 3 岁犬，雄性，尿频，尿痛，后段血尿，X 线检测膀胱内有多个高密度阴影。本病可能是（　　）。

91. 7 岁犬，雄性，尿闭，腹部 X 线显示坐骨下方有一块致密阴影。本病可能是（　　）。

**（92~93 题共用备选答案）**

    A. 奶牛　　　　B. 水牛　　　　C. 马　　　　D. 绵羊　　　　E. 山羊

92. 虽然属于季节性发情，但发情季节不明显，以秋季发情较多，发情周期为 17d。具有该发情特点的动物是（　　）。

93. 全年多次发情，发情季节变化不明显，发情周期平均为 21d（17~24d）。具有该发情特点的动物是（　　）。

**（94~95 题共用备选答案）**

    A. 大肠湿热　　B. 大肠冷泻　　C. 胃食滞　　D. 脾气下陷　　E. 食积大肠

94. 犬，9 月龄，食欲减退，久泻不止，肛门松弛，消瘦，被毛凌乱，口色淡白，舌苔薄白，脉虚无力。该证候对应证型是（　　）。

95. 犬，3 月龄，食欲减退，不时呻吟，腹泻，粪便黏腻腥臭，带有脓血，口色红，舌苔黄腻，脉滑数。该证候对应证型是（　　）。

**（96~98 题共用备选答案）**

    A. 异氟醚　　B. 赛拉嗪　　C. 氯胺酮　　D. 丙泊酚　　E. 赛拉唑

96. 母猫，1 岁，主人要求做绝育手术。适宜的麻醉药是（　　）。

97. 犬，5 岁，因车祸造成左股骨粉碎性骨折，需实施股骨内固定，诱导麻醉。适宜的诱导麻醉药是（　　）。

98. 母犬，8 岁，难产，体力消耗虚弱，全身麻痹做剖腹产手术。适宜的麻醉药是（　　）。

**（99~100 题共用备选答案）**

    A. 蹄叶炎　　　　　　B. 腐蹄病　　　　　　C. 局限性蹄皮炎
    D. 指（趾）间皮炎　　E. 指（趾）间皮肤增生

99. 奶牛，跛行，体温 40.5℃，四肢蹄部肿胀，触诊有热痛，右后肢蹄底有窦道，内有恶臭坏死物；病原检查发现坏死杆菌。最可能的蹄病是（　　）。

100. 奶牛，处于泌乳高峰期，长期饲喂精料和青贮饲料；跛行，站立时弓背，后肢向前伸达于腹下；指（趾）动脉搏动明显，蹄冠皮肤发红、升温，蹄壁叩击敏感。最可能的蹄病是（　　）。

# 全国执业兽医资格考试试卷六（兽医全科类）

# （临床科目）

**A1 型题**

> **答题说明**
>
> 每一道考题下面有 A、B、C、D、E 五个备选答案。请从中选择一个最佳答案。

1. 犬胸部腹背位 X 线片上，以"时钟表面"定位心脏，1~2 点处及 9~11 点处依次是（　　）。
   A. 肺动脉段、右心房　　B. 肺动脉段、左心室　　C. 肺动脉段、右心室
   D. 肺动脉段、左心房　　E. 左心房、右心室

2. 牛分娩时正常的胎位是（　　）。
   A. 横向　　B. 竖向　　C. 侧位　　D. 上位　　E. 下位

3. 马妊娠 3 个月时阴道出现的主要变化是（　　）。
   A. 分泌物增多　　B. 分泌物稀薄　　C. 黏膜苍白　　D. 黏膜潮红　　E. 黏膜水肿

4. 浅表淋巴结急性肿胀时，触诊无（　　）。
   A. 温热　　B. 坚实感　　C. 波动感　　D. 活动性　　E. 疼痛反应

5. 引起心外杂音的是（　　）。
   A. 心瓣膜肥厚　　B. 纤维素性心包炎　　C. 严重贫血
   D. 心瓣膜闭锁不全　　E. 心瓣膜狭窄

6. 脓肿摘除法适用于治疗（　　）。
   A. 臀部大脓肿　　B. 肩臂部大脓肿　　C. 关节蓄脓
   D. 体表浅在小脓肿　　E. 上颌窦蓄脓

7. 心肌损伤时，活性升高的血清酶是（　　）。
   A. 脂肪酶　　B. α-淀粉酶　　C. 碱性磷酸酶
   D. 丙氨酸氨基转移酶　　E. 肌酸激酶

8. 敌鼠钠盐中毒的有效解毒药是（　　）。
   A. 维生素 D　　B. 维生素 A　　C. 维生素 E　　D. 维生素 K　　E. 维生素 C

9. 成年大型犬肾脏超声检查部位在（　　）。
   A. 第 8 肋间下部　　B. 第 10 肋间下部　　C. 第 10 肋间上部

D. 第 12 肋间上部　　　　　E. 第 12 肋间下部

10. 用于治疗痰热咳嗽的药物是（　　）。
　　A. 羌活　　B. 贝母　　C. 川芎　　D. 桃仁　　E. 木香

11. 牛鼻液中混有饲草时，可能患有的疾病是（　　）。
　　A. 上白齿齿瘘　　　　B. 额窦炎　　　　C. 鼻泪管阻塞
　　D. 齿槽骨膜炎　　　　E. 下颌淋巴结炎

12. 兽医临床上常用的洗眼液是（　　）。
　　A. 2%煤酚皂　　　　B. 2%过氧乙酸　　　　C. 2%苯扎溴铵
　　D. 2%硼酸　　　　　E. 2%高锰酸钾

13. 中药四气除寒、温、热外，还有（　　）。
　　A. 升　　B. 降　　C. 苦　　D. 辛　　E. 凉

14. 直肠脱垂的常见诱因是（　　）。
　　A. 肝炎，胰腺炎　　　B. 胃扩张，胃穿孔　　　C. 胃炎，胃溃疡
　　D. 便秘，腹泻　　　　E. 腹膜炎，胸膜炎

15. 犬阴茎肿瘤手术治疗后，常配合注射的植物类抗癌药物是（　　）。
　　A. 马利兰　　B. 环磷酰胺　　C. 氨甲蝶呤　　D. 长春新碱　　E. 6-硫基嘌呤

16. 家畜精子获能的最主要部位是（　　）。
　　A. 子宫角　　B. 子宫体　　C. 子宫颈　　D. 输卵管　　E. 宫管结合部

17. 具有补中益气，清热解毒，润肺止咳，缓和药性作用的药物是（　　）。
　　A. 党参　　B. 黄芪　　C. 甘草　　D. 山药　　E. 白术

18. 主治料伤五攒痛的方剂是（　　）。
　　A. 四物汤　　B. 生化汤　　C. 红花散　　D. 茴香散　　E. 橘皮散

19. 六腑之中，主受盛化物和分别清浊的腑是（　　）。
　　A. 胆　　B. 胃　　C. 小肠　　D. 大肠　　E. 肾

20. 在维持动物暗适应能力方面有重要作用的维生素是（　　）。
　　A. 维生素 A　　B. 维生素 $B_1$　　C. 维生素 $B_2$　　D. 维生素 E　　E. 维生素 K

21. 兽医临床上孕酮常用于（　　）。
　　A. 治疗慢性子宫内膜炎　　B. 治疗胎衣不下　　C. 治疗卵巢机能不全
　　D. 诱导分娩　　　　　　　E. 保胎

22. 心电图中 QRS 波群主要反映（　　）。
　　A. 心房肌去极化　　　B. 心房肌复极化　　　C. 心室肌去极化
　　D. 心室肌复极化　　　E. 房室结激动

23. 五脏之中，开窍于目的脏是（　　）。
　　A. 心　　B. 肝　　C. 脾　　D. 肺　　E. 肾

24. 原发性前胃弛缓最常见的病因是（　　）。
    A. 病毒感染　　　　　　B. 细菌感染　　　　　　C. 寄生虫感染
    D. 饲养管理不当　　　　E. 中毒

25. 牛倒地不起综合征通常不出现（　　）。
    A. 低钙血症　B. 低钾血症　C. 低钠血症　D. 低镁血症　E. 低磷酸盐血症

26. 引起奶牛乳腺炎最常见的病原微生物是（　　）。
    A. 结核杆菌　B. 葡萄球菌　C. 绿脓杆菌　D. 沙门菌　E. 布鲁氏菌

27. 马患纤维性骨营养不良时，血清中可能升高的激素是（　　）。
    A. 甲状腺素　　　　　　B. 甲状旁腺激素　　　　C. 肾上腺素
    D. 促肾上腺皮质激素　　E. 皮质醇

28. 犬尿液检查发现尿蛋白阳性，并有红细胞管型，本病最可能的诊断是（　　）。
    A. 肾病　　　B. 肾炎　　　C. 膀胱炎　　D. 尿道炎　　E. 尿石症

29. 奶牛乳腺炎常用的检查方法不包括（　　）。
    A. 视诊　　　　　　　　B. 触诊　　　　　　　　C. 乳房穿刺
    D. 乳汁化学分析　　　　E. 乳汁显微镜检查

30. 交叉配血试验时，主侧与供血者红细胞配合的是受血者的（　　）。
    A. 红细胞　　B. 血清　　　C. 血细胞　　D. 全血　　　E. 血小板

31. 母犬膀胱手术常用的腹壁切口是（　　）。
    A. 耻前腹中线切口　　　B. 肋弓后斜切口　　　　C. 脐前腹中线切口
    D. 肷部前切口　　　　　E. 脐前中线旁切口

32. 马支跛的运步特征是（　　）。
    A. 前方短步　B. 后方短步　C. 运步缓慢　D. 抬腿困难　E. 黏着步样

33. 四逆汤的组成是（　　）。
    A. 熟附子、干姜、吴茱萸　B. 熟附子、干姜、小茴香　C. 熟附子、肉桂、炙甘草
    D. 熟附子、党参、炙甘草　E. 熟附子、干姜、炙甘草

34. 淋巴回流受阻易导致（　　）。
    A. 出血　　　B. 瘀血　　　C. 水肿　　　D. 脱水　　　E. 贫血

35. 猪食盐中毒出现神经症状时，治疗应（　　）。
    A. 禁止饮水　　　　　　B. 大量灌水　　　　　　C. 少量多次饮水
    D. 少量服用生理盐水　　E. 自由饮水

36. 持手术剪的正确姿势是（　　）。
    A. 拇指和无名指分别插入剪柄的两个环中　B. 拇指和中指分别插入剪柄的两个环中
    C. 拇指和小指分别插入剪柄的两个环中　　D. 拇指和食指分别插入剪柄的两个环中
    E. 拇指插入剪柄一环，无名指和小指插入另一环中

37. 白虎汤的药物组成为（　　）。

A. 石膏、生地、甘草、粳米　　　　　B. 石膏、麦冬、甘草、粳米
C. 石膏、连翘、玄参、甘草　　　　　D. 石膏、知母、甘草、粳米
E. 石膏、黄连、甘草、粳米

38. 在单声束取样获得灰度声像图的基础上，外加慢扫描时间基线，形成"距离-时间"曲线的超声诊断类型是（　　）。
A. A 型　　　　　B. B 型　　　　　C. 多普勒彩色流体声像图
D. D 型　　　　　E. M 型

39. 动物发生急性胰腺炎时，血清中活性显著升高并且具有诊断意义的是（　　）。
A. 丙氨酸氨基转移酶　　　B. 天冬氨酸氨基转移酶　　　C. 碱性磷酸酶
D. 淀粉酶　　　　　　　　E. 肌酸激酶

40. 蛋鸡脂肪肝综合征时，血清生化检验可能升高的指标是（　　）。
A. 尿素氮　　B. 淀粉酶　　C. 葡萄糖　　D. 胆固醇　　E. 总蛋白

41. 犬静脉穿刺最常用的血管是（　　）。
A. 耳静脉　　B. 后腔静脉　　C. 前腔静脉　　D. 桡外侧静脉　　E. 尾静脉

42. 中暑是（　　）。
A. 脑炎和脑室积水的统称　　　　　B. 脑炎和脊髓炎的统称
C. 日射病和热射病的统称　　　　　D. 脑室积水和癫痫的统称
E. 癫痫和膈痉挛的统称

43. 具有平肝熄风作用的药物是（　　）。
A. 天麻　　B. 杜仲　　C. 山药　　D. 麻黄　　E. 桑叶

44. 全身麻醉前使用阿托品的目的是（　　）。
A. 减轻疼痛　　　　　　B. 消除恐惧　　　　　C. 松弛肌肉
D. 减少唾液分泌　　　　E. 减少麻药用量

45. 临床上，子宫蓄脓发病率较高的动物是（　　）。
A. 绵羊　　B. 兔　　C. 犬　　D. 猪　　E. 马

46. 血肿早期临床特点是（　　）。
A. 肿胀缓慢　　　　B. 波动感明显　　　　C. 局部无热痛
D. 界线不明显　　　E. 穿刺液呈浅黄色

47. 胎衣不下发生率较高的动物是（　　）。
A. 马　　B. 山羊　　C. 猪　　D. 奶牛　　E. 犬

48. 用2%盐酸普鲁卡因对牛进行硬膜外麻醉的适宜剂量是（　　）。
A. 10~15mL　　B. 25~30mL　　C. 35~40mL　　D. 45~50mL　　E. 55~60mL

49. 正常尿液混浊的动物是（　　）。
A. 马　　B. 牛　　C. 犬　　D. 猪　　E. 羊

50. 在治疗外感风寒表实证的方剂中，与麻黄相须为用，增强疗效的药物是（　　）。

A. 荆芥　　　　B. 防风　　　　C. 独活　　　　D. 桂枝　　　　E. 羌活

51. 治疗急性风湿病时，除应用解热镇痛药外，首选的抗菌药是（　　）。
    A. 链霉素　　　B. 青霉素　　　C. 甲硝唑　　　D. 利福平　　　E. 卡那霉素

52. 可用乙酰胺解救的动物中毒病是（　　）。
    A. 有机氟中毒　B. 亚硝酸盐中毒　C. 有机磷中毒　D. 有机砷中毒　E. 氰化物中毒

53. 胸壁透创的主要并发症是（　　）。
    A. 肺充血　　　B. 肺水肿　　　C. 肺炎　　　　D. 肺泡气肿　　E. 气胸

54. 对黄曲霉毒素最敏感的是（　　）。
    A. 雏鸭　　　　B. 仔猪　　　　C. 马驹　　　　D. 犊牛　　　　E. 羔羊

55. 采用库兴氏缝合法缝合胃、肠时，缝针要穿过（　　）。
    A. 黏膜　　　　B. 浆膜肌层　　C. 浆膜层　　　D. 肌层　　　　E. 黏膜下层

56. 猪应激综合征导致肌肉呈现（　　）。
    A. 苍白，松软，汁液渗出　　B. 苍白，坚硬，汁液渗出　　C. 暗黑色，松软，汁液渗出
    D. 苍白，坚硬，干燥　　　　E. 暗黑色，松软，干燥

57. 创壁较整齐的创伤是（　　）。
    A. 缚创　　　　B. 压创　　　　C. 挫创　　　　D. 切创　　　　E. 复合创

58. 羔羊硒缺乏症的特征性变化是（　　）。
    A. 脱毛　　　　B. 肌营养不良　C. 渗出性素质　D. 胰腺变性　　E. 小脑软化

59. 不宜用听诊检查的疾病是（　　）。
    A. 喉炎　　　　B. 肺炎　　　　C. 咽炎　　　　D. 肠炎　　　　E. 胃炎

60. 具有消食和中，回乳作用的药物是（　　）。
    A. 神曲　　　　B. 山楂　　　　C. 麦芽　　　　D. 鸡内金　　　E. 莱菔子

**A2 型题**

---

**答 题 说 明**

每一道考题是以一个小案例出现的，其下面都有 A、B、C、D、E 五个备选答案。请从中选择一个最佳答案。

---

61. 某病牛，颜面肿胀、隆起，叩诊浊音；低头或摇头时，鼻孔流出脓性鼻液。本病最常发生的部位是（　　）。
    A. 额窦　　　　B. 上颌窦　　　C. 蝶窦　　　　D. 筛窦　　　　E. 下颌窦

62. 母犬，妊娠期间为了保胎，误用了较大剂量的雄激素，分娩后产下畸形胎儿。剖检胎儿见其卵巢正常，但又发现小阴茎和前列腺。该胎儿最可能的诊断是（　　）。
    A. XO 综合征　　　　　　B. XX 真两性畸形　　　　　C. XX 雄性综合征

D. 雌性假两性畸形　　　　E. 雄性假两性畸形

63. 经产奶牛，6岁，产后6个月未出现发情，直肠检查发现两侧卵巢大小、形态、质地未见明显变化。该牛可能发生的疾病是（　　）。
   A. 卵泡囊肿　　　　B. 黄体囊肿　　　　C. 排卵延迟
   D. 持久黄体　　　　E. 卵巢机能减退

64. 犬，13岁，饮、食欲正常。最近发现，在门半闭时不能自行出入。初步检查四肢未见异常。进一步诊断需要检查的是（　　）。
   A. 三叉神经　　B. 面神经　　C. 迷走神经　　D. 视神经　　E. 听神经

65. 犬，股骨骨折3个月后复诊，X线检查显示原骨折线增宽，骨断端光滑，骨髓腔闭合，骨密度增大。提示该骨折（　　）。
   A. 愈合　　B. 二次骨折　　C. 不愈合　　D. 愈合延迟　　E. 骨质增生

66. 犬，7岁，雄性，3d未见排尿，精神沉郁，腹部膨大，B超可见腹腔脏器间呈低回声暗区。本病最可能的诊断是（　　）。
   A. 前列腺囊肿　B. 前列腺脓肿　C. 膀胱破裂　D. 膀胱结石　E. 膀胱炎

67. 小型杂种犬，6岁，一直未孕，左下腹股沟部突发一局限性肿胀，经B超检查可见单个泳动可变的囊状低回声暗区。该肿胀物的内容物可能是（　　）。
   A. 卵巢　　B. 子宫　　C. 结肠　　D. 网膜　　E. 脾脏

68. 马，粪便不通，腹痛起卧，回头观腹，食欲废绝，口腔酸臭，口色赤红，舌苔黄厚，脉沉实有力。本病可辨证为（　　）。
   A. 大肠湿热　B. 大肠冷泻　C. 大肠液亏　D. 食积大肠　E. 脾虚不运

69. 犬，6月龄，头部出现圆形脱毛区，且脱毛区逐渐扩大，伍氏灯检查患部有强荧光。治疗本病的首选药物是（　　）。
   A. 氧氟沙星　B. 伊维菌素　C. 特比萘芬　D. 黏杆菌素　E. 红霉素

70. 犬，从桌面上坠地，1h后，左膝关节处弥漫性肿大，有热痛，站立姿势无明显异常，运动时轻度混合跛行。本病最可能的诊断是（　　）。
   A. 股骨远端骨折　　　　B. 髌骨脱位　　　　C. 淋巴外渗
   D. 关节挫伤　　　　　　E. 髌骨骨折

71. 德国牧羊犬，8岁，雄性，近1周精神沉郁，食欲减退，频尿，排尿困难，血常规检查发现白细胞总数升高，尿液检查出现大量白细胞。可以排除的疾病是（　　）。
   A. 尿道炎　　B. 尿石症　　C. 肾病　　D. 肾炎　　E. 膀胱炎

72. 奶牛，4岁，配种后35d确认已妊娠，临床未见明显异常，配种后65d时，发现原先的妊娠特征消失。再次配种前，对该牛常用的处理措施是（　　）。
   A. 生理盐水冲洗子宫　　B. 注射催产素　　C. 注射孕酮
   D. 注射氯前列烯醇　　　E. 注射人绒毛膜促性腺激素

73. 奶牛，4岁，产犊1周后发病，不愿吃精料，病畜粪干，后腹泻，泌乳量下降，乳汁易起泡沫，尿液和呼出气伴有烂苹果味。本病最可能的诊断是（　　）。
A. 前胃弛缓　　B. 生产瘫痪　　C. 瘤胃酸中毒　　D. 酮病　　E. 骨软症

74. 马，突然发病，证见发热，呼吸喘促，鼻流黄涕，食欲废绝，口渴喜饮，粪便干燥，尿短赤，口色红，苔薄黄，脉洪数。治疗该证宜选用的方剂是（　　）。
A. 麻黄汤　　B. 桂枝汤　　C. 麻杏石甘汤　　D. 清燥救肺汤　　E. 百合固金汤

**A3/A4 型题**

> **答题说明**
>
> 以下提供若干案例，每个案例下设若干道考题。请根据案例所提供的信息，在每一道考题下面的 A、B、C、D、E 五个备选答案中选择一个最佳答案。

**(75~77 题共用题干)**

奶牛，采食黑斑病甘薯后突然发病，体温 38.5℃，呼吸极度困难，迅速呈现张口伸颈呼吸，病牛伸舌，流涎，惊恐不安，脉搏快而弱，听诊肺泡呼吸音减弱，可听到碎裂性啰音。

75. 本病最可能的诊断是（　　）。
A. 支气管炎　　　　　　B. 肺充血　　　　　　C. 大叶性肺炎
D. 小叶性肺炎　　　　　E. 间质性肺气肿

76. 叩诊病牛胸区呈现的叩诊音是（　　）。
A. 过清音　　B. 半浊音　　C. 大片浊音　　D. 灶状浊音　　E. 水平浊音

77. 进一步检查，病牛颈部和肩部皮下可能出现的病变是（　　）。
A. 气肿　　B. 水肿　　C. 血肿　　D. 脓肿　　E. 淋巴外渗

**(78~80 题共用题干)**

马，站立时肩关节过度伸展，肘关节下沉，腕关节呈钝角，球节呈掌屈状态，肌肉无力，皮肤对疼痛刺激反射减弱。

78. 本病最可能的诊断是（　　）。
A. 肌肉风湿　　　　　　B. 肩关节脱位　　　　　　C. 肘关节脱位
D. 桡神经麻痹　　　　　E. 臂三头肌断裂

79. 为促进机能恢复，提高肌肉张力可采用的治疗措施是（　　）。
A. 按摩+涂擦鱼石脂软膏　　B. 按摩+醋酸铅冷敷　　C. 抗风湿
D. 抗炎　　　　　　　　　　E. 冷疗

80. 为防止瘢痕形成和组织粘连可局部注射（　　）。
A. 链激酶　　B. 尿激酶　　C. 辅酶 A　　D. ATP　　E. 酶

**(81~83 题共用题干)**

牛，3 岁，体温升高，呼吸浅表急速，腹式呼吸；听诊心音减弱，胸部有摩擦音，叩诊胸部有疼痛表现，水平浊音。

81. 对本病进行确诊，需采用的穿刺方式是（　　）。
    A. 腹腔穿刺　　B. 胸腔穿刺　　C. 瘤胃穿刺　　D. 瓣胃穿刺　　E. 心包穿刺

82. 穿刺液中含量最高的细胞是（　　）。
    A. 中性粒细胞　　　　　B. 嗜酸性粒细胞　　　　C. 嗜碱性粒细胞
    D. 淋巴细胞　　　　　　E. 单核细胞

83. 本病最可能的诊断是（　　）。
    A. 胸膜炎　　B. 腹膜炎　　C. 瘤胃臌气　　D. 瓣胃阻塞　　E. 心包炎

**（84~86题共用题干）**

高产奶牛，已产3胎，此次分娩后2d，出现精神沉郁，食欲废绝，卧地不起，体温37℃，眼睑反射微弱，头弯向胸部一侧等症状。

84. 本病最可能的诊断是（　　）。
    A. 产后截瘫　　B. 生产瘫痪　　C. 胎衣不下　　D. 股骨骨折　　E. 产后感染

85. 治疗本病有效的方法是（　　）。
    A. 子宫冲洗　　　　　B. 坐骨神经封闭　　　　C. 抗菌消炎
    D. 乳房送风　　　　　E. 静脉补糖

86. 如进一步确诊本病，可采用的方法是（　　）。
    A. 直肠检查　　　　　B. 阴道检查　　　　　　C. 血常规检查
    D. 血液生化检验　　　E. 心电图检查

**（87~89题共用题干）**

某动物，难产，经人工助产后，母畜发生右后肢外展，运步缓慢，步态僵硬，X线检查未见骨和关节异常，全身症状不明显。

87. 本病最可能的诊断是（　　）。
    A. 坐骨神经麻痹　　　　B. 闭孔神经麻痹　　　　C. 股二头肌转位
    D. 骨神经麻痹　　　　　E. 椎间盘脱出

88. 本病多发的动物是（　　）。
    A. 奶牛　　B. 马　　C. 羊　　D. 猪　　E. 犬

89. 如两侧均发生损伤，则该动物呈（　　）。
    A. 站立姿势　　B. 侧卧姿势　　C. 蛙坐姿势　　D. 后方短步　　E. 前方短步

**B1型题**

---

**答题说明**

以下提供若干组考题，每组考题共用在考题前列出的A、B、C、D、E五个备选答案。请为每一道考题从备选答案中选择一个最佳答案。某个备选答案可能被选择一次、多次或不被选择。

(90~91题共用备选答案)

A. 奶牛  B. 山羊  C. 马  D. 犬  E. 猫

90. 某动物，4岁，于4月6日出现发情，持续12d发情结束；于11月20日第2次出现发情，持续13d结束。具有该发情特点的动物是（　　）。

91. 某动物，6岁，4~11月出现6次发情，均未配种；12月至第2年3月未发情。具有该发情特点的动物是（　　）。

(92~93题共用备选答案)

A. 血尿  B. 卟啉尿  C. 肌红蛋白尿  D. 血红蛋白尿  E. 药物性红尿

92. 马，5岁，长期饲喂富含碳水化合物的饲料，在一次剧烈运动后，大量出汗，出现步态强拘，进而卧地不起，呈犬坐姿势，尿液呈深棕色。本病例红尿的性质是（　　）。

93. 牛，突然出现尿频，尿量少，尿液呈暗红色，可视黏膜苍白、黄染，血液稀薄呈樱桃红色，血凝延迟，血磷低于正常水平。本病例红尿的性质是（　　）。

(94~96题共用备选答案)

A. 蹄裂  B. 蹄白线裂  C. 蹄叶炎
D. 蹄叉腐烂  E. 蹄冠蜂窝织炎

94. 马，4岁，体温40.1℃，两后肢蹄角与皮肤交界处出现圆枕形肿胀，触诊有热痛，支跛。本病最可能的诊断是（　　）。

95. 马，5岁，精神沉郁，体温40℃，不愿站立和运动，站立时，两前肢前伸，两后肢伸至腹下，以蹄踵着地，叩诊蹄壁敏感。本病最可能的诊断是（　　）。

96. 马，4岁，广蹄，装蹄时举肢检查，蹄底与蹄壁之间出现深的凹陷，内充满粪土，未见跛行。本病最可能的诊断是（　　）。

(97~98题共用备选答案)

A. 肺气虚  B. 肺阴虚  C. 痰饮阻肺  D. 风热犯肺  E. 肺热咳喘

97. 牛，精神沉郁，咳嗽，气喘，鼻液量多，色白而黏稠，苔白腻，脉滑。本病可辨证为（　　）。

98. 牛，耳鼻温热，咳嗽，咽喉肿痛，鼻流黄涕，口干色红，舌苔薄白，脉浮数。本病可辨证为（　　）。

(99~100题共用备选答案)

A. 后方脱位  B. 内方脱位  C. 前方脱位  D. 下方脱位  E. 上外方脱位

99. 水牛，耕田时右后肢不慎踏入壕沟，站立时右后肢外展，不能负重，运步拖拽行走，大转子向上方突出，他动患肢外展受限，内收容易。该牛髋关节可能患（　　）。

100. 奶牛，2岁，刚从外地购回，下汽车时后肢踏空不能负重，检查见患肢比后肢长，臀部皮肤紧张，股二头肌前凹陷。该牛髋关节可能患（　　）。

# 全国执业兽医资格考试试卷七（兽医全科类）

# （临床科目）

**A1 型题**

> **答题说明**
>
> 每一道考题下面有 A、B、C、D、E 五个备选答案。请从中选择一个最佳答案。

1. 甲状旁腺功能减退时病畜可能出现（　　）。
   A. 低钠血症　　B. 低钾血症　　C. 低钙血症　　D. 低镁血症　　E. 低磷血症
2. 引起子宫痉挛的原因多见于（　　）。
   A. 母畜肥胖　　　　　B. 孕期缺乏运动　　　　C. 分娩前受到惊吓
   D. 不正确助产　　　　E. 胎儿死亡
3. 仔猪铁缺乏症可视黏膜变化是（　　）。
   A. 鲜红色　　B. 发绀　　C. 苍白色　　D. 出血　　E. 黄染
4. 中耳炎的发病部位是（　　）。
   A. 垂直外耳道　　　　B. 水平外耳道　　　　C. 骨迷路和膜迷路
   D. 鼓室和咽鼓室　　　E. 耳郭
5. 脊髓受伤时，给动物注射水合氯醛的目的是（　　）。
   A. 镇静　　B. 消炎　　C. 活血　　D. 止血　　E. 抗痛
6. 家畜发生磺胺类药物中毒出现结晶尿时，治疗药物宜选用（　　）。
   A. 氯化铵　　　　　B. 碳酸氢钠　　　　C. 硫代硫酸钠
   D. 亚硝酸钠　　　　E. 维生素 C
7. 肘头黏液囊炎的临床特点是（　　）。
   A. 温热敏感　　B. 疼痛敏感　　C. 跛行敏感　　D. 生面团样　　E. 穿刺液不黏稠
8. 犬洋葱中毒所引起的贫血属于（　　）。
   A. 溶血性贫血　　　　B. 失血性贫血　　　　C. 营养性贫血
   D. 小细胞低色素性贫血　　E. 再生障碍性贫血
9. 麻黄汤的主治（　　）。
   A. 风寒表实　　B. 风寒表虚　　C. 肺热咳喘　　D. 风热表实　　E. 风热表虚
10. 内服清热泻火，外用收敛生肌的是（　　）。

A. 石膏 B. 雄黄 C. 滑石 D. 牡蛎 E. 白及

11. 临床检查见少量粪便从阴道流出即可诊断为（    ）。
    A. 锁肛 B. 阴道破裂 C. 膀胱破裂
    D. 直肠破裂 E. 直肠阴道瘘

12. 重度热射病病畜最常出现（    ）。
    A. 浆液性鼻液 B. 粉红色泡沫状鼻液 C. 脓性鼻液
    D. 铁锈色鼻液 E. 黏液性鼻液

13. 草木樨中毒的机理属于（    ）。
    A. 竞争拮抗作用 B. 破坏遗传信息 C. 抑制酶活性
    D. 致敏作用 E. 阻止氧吸收和利用

14. 心的主要功能是（    ）。
    A. 主血脉 B. 主运化 C. 主疏泄 D. 主气 E. 主水

15. 最易伤肺的外感邪是（    ）。
    A. 风 B. 暑 C. 燥 D. 寒 E. 火

16. 善治肠风下血的方剂是（    ）。
    A. 秦艽散 B. 十黑汤 C. 槐花散 D. 归脾汤 E. 红花散

17. 主治肺肾阴虚，咳嗽痰中带血的方剂是（    ）。
    A. 六味地黄丸 B. 百合固金汤 C. 巴戟散 D. 清肺散 E. 止咳散

18. 引起骨骼延迟愈合的原因不包括（    ）。
    A. 固定不恰当 B. 整复固定
    C. 局部化脓感染 D. 局部血液循环不良
    E. 骨折周围较大水肿

19. 一般可采取保守疗法的骨折是（    ）。
    A. 系骨骨折 B. 冠骨骨折 C. 蹄骨翼骨折
    D. 掌骨骨折 E. 桡骨骨折

20. 早期妊娠诊断的临床检查方法不包括（    ）。
    A. 外部检查 B. 直肠检查 C. 阴道检查
    D. 妊娠脉搏触诊 E. 乳房检查

21. 健康犬灌服钡餐后胃的初始排空时间一般是（    ）。
    A. 5min B. 15min C. 30min D. 45min E. 60min

22. 腰部脊髓损伤致两后肢瘫痪，表现为（    ）。
    A. 偏瘫 B. 短暂性瘫痪 C. 完全瘫痪 D. 单瘫 E. 截瘫

23. 可用胃导管治疗的疾病是（    ）。
    A. 食道扩张 B. 食道狭窄 C. 食道憩室 D. 食道阻塞 E. 食道痉挛

24. 治疗新生仔畜低血糖症时，补充糖类药物的给药途径不选择（　　）。
    A. 静脉注射　　B. 腹腔注射　　C. 皮下注射　　D. 口服　　E. 灌肠

25. 犬阴囊疝内容物常见的是（　　）。
    A. 前列腺　　B. 十二指肠　　C. 膀胱　　D. 盲肠　　E. 空肠

26. 最常用耳夹子保定的是（　　）。
    A. 马　　B. 牛　　C. 羊　　D. 猪　　E. 犬

27. 高产奶牛生产瘫痪的主要原因是（　　）。
    A. 低血糖　　B. 低血钙　　C. 难产
    D. 后躯神经损伤　　E. 高血酮

28. 属于牙齿发育异常的是（　　）。
    A. 斜齿　　B. 过长齿　　C. 波状齿　　D. 滑状齿　　E. 赘生齿

29. 方剂中用于治疗兼症或次要症状的药物属于（　　）。
    A. 君药　　B. 臣药　　C. 佐药　　D. 润和药　　E. 引经药

30. 关节透创与非透创的鉴别方法是（　　）。
    A. 创口注入生理盐水　　　　B. 创口注入碘酊
    C. 创口内探针检查　　　　D. 创口注入1%高锰酸钾溶液
    E. 创口对侧关节腔内注入生理盐水

31. 关节X线片，显示软组织层阴影增厚、密度稍高、组织层次模糊的是（　　）。
    A. 关节间隙缩小　　B. 关节脱位　　C. 关节破坏
    D. 关节强直　　E. 关节肿胀

32. 死亡后能产生游离胆红素的细胞是（　　）。
    A. 淋巴细胞　　B. 单核细胞　　C. 白细胞　　D. 红细胞　　E. 血小板

33. 肝性腹水时，声像图可见腹腔内液性暗区，在动物肝脏浆膜面上有纤维蛋白条状物存在，此时浆膜表面回声可显示为（　　）。
    A. 条索状强回声　　B. 绒毛状等回声　　C. 斑块状强回声
    D. 光滑界面回声　　E. 结节状强回声

34. 大叶性肺炎病畜典型热型是（　　）。
    A. 弛张热　　B. 波浪热　　C. 回归热　　D. 不定型热　　E. 稽留热

35. 钩藤的功效除了熄风止痉外，还有（　　）。
    A. 止痛　　B. 平肝清热　　C. 解毒散结　　D. 化痰散结　　E. 退翳膜

36. 马鼻旁窦手术的主要手术器械是（　　）。
    A. 圆锯　　B. 线锯　　C. 摆锯　　D. 钢锯　　E. 电烙铁

37. 眼睑外翻常导致（　　）。
    A. 眼结膜粗糙肥厚　　B. 眼角膜出现溃疡　　C. 白内障

D. 玻璃体混浊　　　　　E. 视网膜脱落

38. 禽痛风的根本原因是体内蓄积过多的（　　）。
    A. 血糖　　B. 胆固醇　　C. 白蛋白　　D. 尿酸　　E. 三酰甘油

39. 母牛处于发情期的卵巢特征是（　　）。
    A. 卵巢较小，表面平坦，有较小卵泡
    B. 卵巢较大，表面凸起，有较大卵泡
    C. 卵巢较大，表面凸起，有较小卵泡
    D. 卵巢大小中等，表面凹陷，有较大卵泡
    E. 卵巢大小中等，表面平坦，无卵泡

40. 用气管插管输氧时，应在纯氧中加入一定浓度的（　　）。
    A. 一氧化碳　　B. 二氧化碳　　C. 空气　　D. 氮气　　E. 氨气

41. 治疗冻伤快速复温要求的水温是（　　）。
    A. 10~20℃　　B. 23~25℃　　C. 30~32℃　　D. 35~37℃　　E. 40~42℃

42. 常用反挑式持刀法切开的组织是（　　）。
    A. 肌膜　　B. 皮肤　　C. 肌肉　　D. 筋膜　　E. 腹膜

43. 具有理气血，逐寒湿，安胎功效的药物是（　　）。
    A. 干姜　　B. 黄芩　　C. 山药　　D. 艾叶　　E. 砂仁

44. 公羊精子数少、活力差，可选用的治疗药物是（　　）。
    A. 前列腺素　　　　B. 睾酮　　　　C. 人绒毛膜促性腺激素
    D. 生长激素　　　　E. 黄体酮

45. 最常见的猫下泌尿道结石成分是（　　）。
    A. 磷酸铵镁　　B. 尿酸盐　　C. 草酸盐　　D. 硅酸盐　　E. 胱氨酸

46. 产后脓毒血症的热型是（　　）。
    A. 双向热　　B. 稽留热　　C. 间歇热　　D. 弛张热　　E. 回归热

47. 高产奶牛饲料磷缺乏时，最可能出现的症状是（　　）。
    A. 血尿　　　　B. 血红蛋白尿　　　　C. 肌红蛋白尿
    D. 卟啉尿　　　E. 药物性红尿

48. 肺叩诊音不包括（　　）。
    A. 清音　　B. 过清音　　C. 浊音　　D. 半浊音　　E. 空瓮音

49. 窦性心动过速，心电图最明显的变化是（　　）。
    A. P-Q 间期缩短　　　B. Q-T 间期缩短　　　C. P-T 间期缩短
    D. P 波高耸　　　　　E. T 波倒置

50. 牛亚急性砷中毒最可能出现的症状是（　　）。
    A. 血尿　　　　B. 肌红蛋白尿　　　　C. 卟啉尿

D. 糖尿　　　　　　　　　E. 酮尿

51. 关于外科感染论述不正确的是（　）。
   A. 很少为混合感染　　　　　B. 大部分由外伤引起
   C. 常发生化脓性坏死过程　　D. 常伴发明显全身症状
   E. 愈合后局部常形成瘢痕组织

52. 不适于听诊检查的脏器是（　）。
   A. 心脏　　B. 肺　　C. 肠　　D. 脾脏　　E. 胃

53. 润肠通便，利水消肿的药物是（　）。
   A. 火麻仁　　B. 郁李仁　　C. 杏仁　　D. 砂仁　　E. 桃仁

54. 腹腔内的组织器官从异常扩大的自然孔道或病理性破裂孔脱至皮下或其他解剖腔的疾病称（　）。
   A. 疝　　B. 肠套叠　　C. 瘘　　D. 挫伤　　E. 坏疽

55. 犬双香豆素中毒时，可继发（　）。
   A. 维生素 A 缺乏症　　　　　B. 维生素 $B_{12}$ 缺乏症
   C. 维生素 C 缺乏症　　　　　D. 维生素 D 缺乏症
   E. 维生素 K 缺乏症

56. 具有降气平喘，消痰行水作用的是（　）。
   A. 菊花　　B. 红花　　C. 槐花　　D. 金银花　　E. 旋覆花

57. 诊断皱胃溃疡时，可反复进行（　）。
   A. 尿液潜血检查　　　B. 粪便潜血检查　　　C. 血清白蛋白检查
   D. 血清酶学检查　　　E. 粪便寄生虫检查

## A2 型题

**答题说明**

每一道考题是以一个小案例出现的，其下面都有 A、B、C、D、E 五个备选答案。请从中选择一个最佳答案。

58. 猫，5 岁，近 3 个月持续便秘，腹部 X 线检查可见结肠积聚大量粪便，保守治疗无效，手术治疗可选择（　）。
   A. 回肠切除　　　　B. 盲肠切除　　　　C. 直肠部分切除
   D. 空肠切除　　　　E. 结肠切除

59. 犬，产后身体一直未恢复。证见皮毛枯槁，懒动，喜卧，心悸，口色淡白，脉细无力。治疗应选用的基础方剂是（　）。
   A. 肾气丸　　　　　B. 四物汤　　　　　C. 四君子汤

D. 补中益气汤　　　　　　　E. 参苓白术散

60. 马，5岁，妊娠321d，体温不高，精神沉郁，食欲废绝，粪球干硬，尿浓色黄，可视黏膜潮红，血液检查可见血浆混浊，呈暗黄色奶油状，本病最可能的诊断是（　　）。
   A. 马巴贝斯虫病　　　　　B. 溶血性贫血　　　　　C. 营养性贫血
   D. 酮病　　　　　　　　　E. 妊娠毒血症

61. 马，10岁，发病1d精神尚可，证见鼻寒耳冷，四肢发凉，粪便稀薄，口色淡白，口津滑腻，舌苔白，脉迟。本病可辨证为（　　）。
   A. 虚证　　B. 实证　　C. 寒证　　D. 热证　　E. 表证

62. 拉布拉多犬，1岁，体温40.3℃，心率142次/min，呼吸57次/min，食欲不振，心音弱。收缩期杂音，超声检查发现房室瓣口出现多余回波，舒张期回波为粗钝状，血液学检查可见（　　）。
   A. 中性粒细胞增多，核左移　　　　B. 中性粒细胞增多，核右移
   C. 中性粒细胞减少　　　　　　　　D. 淋巴细胞增多
   E. 嗜酸性粒细胞增多

63. 金毛犬，雄性，2岁，车祸后左后肢出现严重悬跛，行走呈二肢跳跃，X线检查到股骨头脱出于髋臼前方，治疗时拓宽视野可采取（　　）。
   A. 切断臀中肌肌腹　　　　　　　　B. 切断臀深肌肌腹
   C. 切断臀中肌止点　　　　　　　　D. 切断臀深肌止点
   E. 切断臀中肌和臀深肌止点

64. 山羊，7岁，产后6h，出现弓背努责，随着努责流出少量污红色液和组织碎片，治疗本病宜选用的药物是（　　）。
   A. 雌二醇、土霉素　　　　B. 雌二醇、催产素　　　　C. 孕酮、土霉素
   D. 孕酮、雌二醇　　　　　E. 前列腺素、孕酮

65. 某猪场，部分仔猪生长发育不良，面部变形，打喷嚏，流鼻液，有时鼻液中混有鲜红色血液、血丝或血凝块，病猪的出血部位最可能在（　　）。
   A. 鼻　　B. 喉　　C. 气管　　D. 支气管　　E. 肺

66. 吉娃娃犬，雌性，6岁，多个乳头出现肿块，组织病理学检查发现有低分化移行上皮细胞，最佳治疗方法为切除肿块，同时还要切除（　　）。
   A. 卵巢　　　　　　　　　　B. 子宫　　　　　　　　　C. 卵巢与子宫
   D. 腋下与腹股沟淋巴结　　　E. 肾上腺

67. 仔猪，20日龄，体温41.5℃，呼吸急促，眼结膜发绀，不能排除的疾病是（　　）。
   A. 贫血　　　　　　　　　B. 猪繁殖与呼吸综合征　　　C. 低血糖症
   D. 白痢　　　　　　　　　E. 硒缺乏症

68. 高产奶牛产后7d，突然发现间歇性痉挛，狂躁，产奶量减少，乳、尿有烂苹果气味。血液生化检验可见（　　）。
   A. 血糖和血酮升高　　　　　　　B. 血糖和游离脂肪酸升高

C. 血酮和游离脂肪酸升高 D. 血钙降低和血糖升高
E. 血钙升高和血糖降低

69. 牛3岁，产后2个月发情漏配，此后一直未见发情，阴道检查无异常，要进一步诊断应采用的检查方法是（　　）。
A. 直肠检查 B. 孕酮测定 C. 全身检查
D. 血液生化检验 E. 血常规检查

70. 育肥猪群，采食霉变饲料后发病，可视黏膜先苍白后黄染，口渴，粪便干硬呈球状，表面覆有黏液和血液，后躯无力，走路不稳，剖检见广泛性出血及黄染，肝脏肿大，血常规检查最可能出现的变化是（　　）。
A. 白细胞增多，淋巴细胞减少 B. 白细胞增多，淋巴细胞增多
C. 白细胞减少，淋巴细胞减少 D. 白细胞减少，淋巴细胞增多
E. 白细胞减少，中性粒细胞减少

71. 羊，表现奇痒而不断摩擦，以致被毛折断脱落，实验室诊断朊病毒呈阳性，其皮肤感觉属于（　　）。
A. 浅感觉过敏 B. 浅感觉减退 C. 浅感觉异常
D. 深感觉异常 E. 特殊感觉异常

72. 黄牛，右后肢跛行，趾间有一舌状突起，伸向地面。其表面破溃，恶臭。根治本病的方法是（　　）。
A. 清洗后包扎 B. 涂擦腐蚀剂 C. 注射抗生素
D. 注射抗组胺药物 E. 手术切除

**A3/A4型题**

答题说明

以下提供若干案例，每个案例下设若干道考题。请根据案例所提供的信息，在每一道考题下面的A、B、C、D、E五个备选答案中选择一个最佳答案。

**（73~75题共用题干）**

奶牛，4个乳区乳汁均呈红色，持续2d不见好转；乳房无明显血肿，无全身症状，乳汁于试管静置后，红色部分下沉，上层乳汁无异常变化。

73. 本病最可能的诊断是（　　）。
A. 慢性乳腺炎 B. 血乳 C. 乳房坏疽
D. 漏乳 E. 亚临床型乳腺炎

74. 适宜的处置方法是（　　）。
A. 注射抗生素 B. 增加挤乳次数 C. 乳房按摩，热敷
D. 注射维生素K E. 补充多汁饲料

75. 如果红色乳汁仅见于1个乳区,且该乳区表面有刺伤,可见乳汁通过创口外渗。该牛可能发生的是( )。
   A. 血乳
   B. 出血性乳腺炎
   C. 乳房轻度创伤
   D. 乳房深部创伤
   E. 漏乳

**(76~78题共用题干)**

犊牛,长期饲喂含棉籽饼饲料,表现视物不清,运动蹒跚,眼球前突,瞳孔散大,对光反射迟钝。

76. 本病最可能的诊断是( )。
   A. 角膜炎
   B. 结膜炎
   C. 白内障
   D. 青光眼
   E. 玻璃体混浊

77. 病牛眼内压可能是( )。
   A. 降低   B. 正常   C. 升高   D. 忽高忽低   E. 持续降低

78. 本病例的病因最可能是( )。
   A. 眼外伤
   B. 维生素缺乏
   C. 近亲繁殖
   D. 内分泌紊乱
   E. 棉籽饼中毒

**(79~81题共用题干)**

病牛食欲减退,瘤胃蠕动音减弱,精神沉郁,磨牙,嗳气,粪便减少而带臭味,触诊瘤胃内容物柔软,瘤胃轻度臌气,肠音弱,粪干色暗,瘤胃 pH 小于 6,纤毛虫活力下降,数量减少,血浆 $CO_2$ 结合力降低。

79. 诱发本病最主要的饲养管理因素是( )。
   A. 突换饲料
   B. 突换牛舍
   C. 突换饲养员
   D. 突换挤奶方式
   E. 突换运动场

80. 治疗本病的关键是( )。
   A. 消炎止痛   B. 利尿解毒   C. 解毒强心   D. 限制饮水   E. 兴奋瘤胃

81. 本病常伴有( )。
   A. 高磷血症   B. 碱中毒   C. 酸中毒   D. 高钙血症   E. 血尿

**(82~84题共用题干)**

母犬,6岁,未绝育,1个月以来腹部逐渐变大,常有尿意,食欲不振,饮水增加,体温39.1℃,腹部B超检查,发现膀胱不膨隆,腹部内有多个大的液性暗区,有些暗区以管腔壁样结构分隔。

82. 本病最可能的诊断是( )。
   A. 妊娠   B. 肠套叠   C. 子宫蓄脓   D. 卵巢囊肿   E. 前列腺肥大

83. 该犬尿液可能呈( )。
   A. 粉红色   B. 浅黄色   C. 黑红色   D. 浅红色   E. 鲜红色

84. 血常规检查时,最可能的变化是( )。
   A. 白细胞增加,核左移
   B. 白细胞增加,核右移

C. 白细胞减少，核左移      D. 白细胞减少，核右移

E. 中性粒细胞增加，核右移

**（85~87题共用题干）**

金毛猎犬，3月龄，近日口唇部出现红疹，而后在腋下和股内侧也出现红疹，患部瘙痒感不明显，患部刮皮诊断未见蠕形螨，真菌检查呈阴性。

85. 本病最可能的诊断是（　　）。

   A. 脓癣           B. 疥螨病           C. 湿疹

   D. 马拉色菌症       E. 幼犬脓皮症

86. 该犬发病的主要病因是（　　）。

   A. 皮肤角质层薄     B. 洗澡次数过多     C. 缺乏维生素B

   D. 皮脂分泌不足     E. 皮脂分泌过盛

87. 治疗时首选的口服药物是（　　）。

   A. 氟康唑          B. 伊维菌素         C. 地塞米松

   D. 复合维生素       E. 阿莫西林

**B1型题**

---

**答 题 说 明**

以下提供若干组考题，每组考题共用在考题前列出的A、B、C、D、E五个备选答案。请为每一道考题从备选答案中选择一个最佳答案。某个备选答案可能被选择一次、多次或不被选择。

---

**（88~90题共用备选答案）**

   A. 化学疗法        B. 抗生素疗法       C. 营养疗法

   D. 手术切除肿块     E. 去势术

88. 犬肛周皮下出现直径2.5cm的肿块，已经3年无明显肿大，肿块局限无转移和扩散，经病理组织学检查为良性肥大细胞瘤，本病最佳治疗方法是（　　）。

89. 犬左侧睾丸肿胀，右侧萎缩，躯体两侧对称性脱毛，乳头膨大，病犬愿意接触其他公犬，表现雌性化，经病理组织学检查为细胞瘤，本病最佳治疗方法是（　　）。

90. 犬食欲不振，结膜苍白，体重逐渐下降，全身淋巴结肿胀，扁桃体、肝脏、脾脏均肿大，血液学和组织病理学检查为淋巴瘤，本病最佳治疗方法是（　　）。

**（91~92题共用备选答案）**

   A. 灰白色         B. 绿色           C. 黑色

   D. 番茄酱色       E. 灰黑色

91. 20日龄仔猪，体温41℃，精神沉郁，腹泻4d，实验室检查发现致病性大肠杆菌，其粪便颜色最可能是（　　）。

92. 保育猪，体温41℃，食欲下降，精神沉郁，呕吐并伴有腹泻，呕吐物混有血液，其粪便颜色最可能（    ）。

**（93~94题共用备选答案）**
    A. 脾俞、胃俞、后三里　　　　　　B. 三江、关元俞、迷交感
    C. 蹄头、玉堂、通关　　　　　　　D. 肺俞、大椎、耳尖
    E. 抢风、胸堂、肾堂

93. 马，过食精料后发病，证见站立时腰曲低头，四肢攒于腹下，运步困难，气促喘粗，卧多立少，粪稀带水，有酸臭味，脉洪大。针灸治疗宜选用的穴位是（    ）。

94. 犬，证见呼吸喘促，粪干燥，尿短赤，口色红燥，脉洪数。针灸治疗的穴位是（    ）。

**（95~96题共用备选答案）**
    A. 膀胱破裂　　B. 膀胱炎　　C. 膀胱结石　　D. 膀胱麻痹　　E. 膀胱憩室

95. 母犬，腹围膨大，尿少，触诊腹部膀胱充盈，用力按压有尿液排出，尿沉渣检查无管型细胞。本病最可能诊断是（    ）。

96. 犬，尿频、量少、色红，腹围膨大，触诊膀胱充盈，有压痛，尿沉渣检查可见大的多边形扁平细胞（细胞核小、呈圆形或椭圆形）、红细胞，以及多棱状、棺盖状的结晶。本病诊断最可能是（    ）。

**（97~98题共用备选答案）**
    A. 食道切开术　　　　　B. 肋骨切开术　　　　　C. 心包切开术
    D. 气管切开术　　　　　E. 胃切开术

97. 牛，食欲急剧减退，肘外展，弓背站立，起卧谨慎，呼吸浅快，可视黏膜发绀，下颌间隙水肿，颈静脉怒张，心率120次/min，心脏区叩诊浊音区扩大，听诊有拍水音。本病应采取的最佳治疗方法是（    ）。

98. 牧羊犬，被车撞伤，左侧肘后胸壁皮肤破损，局部及背部皮下大面积肿胀，触之有捻发音，呼吸急促；X线检查可见第5肋骨骨折，断端突向胸腔。本病应采取的最佳治疗方法是（    ）。

**（99~100题共用备选答案）**
    A. 纵向、倒生、上位　　　　　　　B. 横向、正生、侧位
    C. 横向、倒生、上位　　　　　　　D. 纵向、正生、侧位
    E. 纵向、倒生、下位

99. 小尾寒羊，5岁，难产。产道检查见胎儿两后肢已进入产道且伸直。胎儿背部靠近母体的下腹壁，分娩时胎儿的胎向、胎位是（    ）。

100. 母马分娩，努责强烈，未见胎儿产出。产道检查见两前肢和胎头已进入产道且伸直，胎儿的背部靠近母体的侧腹壁，分娩时胎儿的胎向、胎位是（    ）。

# 全国执业兽医资格考试试卷八（兽医全科类）

# （临床科目）

**A1 型题**

> **答题说明**
> 
> 每一道考题下面有 A、B、C、D、E 五个备选答案。请从中选择一个最佳答案。

1. 通过产道矫正子宫捻转时，奶牛的保定方法是（　　）。
   A. 站立，呈前低后高位
   B. 右侧卧，呈前低后高位
   C. 左侧卧，呈前低后高位
   D. 站立，呈前高后低位
   E. 右侧卧，呈前高后低位

2. 牛颈部前 1/3 与中 1/3 交界处的食道切开术，为充分暴露食道，需要（　　）。
   A. 分离肩胛舌骨肌，剪开深筋膜
   B. 分离胸骨舌骨肌，剪开深筋膜
   C. 钝性分离胸骨舌骨肌及其筋膜
   D. 剪开胸骨舌骨肌，钝性分离深筋膜
   E. 剪开肩胛舌骨肌，钝性分离深筋膜

3. 犬肾上腺皮质功能亢进时，实验室检验可见（　　）。
   A. ALT 下降，ALP 正常
   B. ALT 和 ALP 均升高
   C. ALT 和 ALP 均下降
   D. ALT 升高，ALP 下降
   E. ALT 正常，ALP 升高

4. 棉籽饼去毒的无效方法是（　　）。
   A. 热炒
   B. 加入石灰水
   C. 添加硫酸亚铁
   D. 微生物发酵
   E. 加入食醋

5. 患新生仔畜溶血病的仔猪血常规检查最可能出现的结果是（　　）。
   A. 血红蛋白增加
   B. 红细胞数减少
   C. 白细胞数减少
   D. 血沉速度减慢
   E. 红细胞压积升高

6. 六腑中"传送之腑"是（　　）。
   A. 胃
   B. 小肠
   C. 大肠
   D. 膀胱
   E. 三焦

7. 具有重浊趋下、阻遏气机、缠绵难愈致病特性的病邪是（　　）。
   A. 风邪
   B. 寒邪
   C. 暑邪
   D. 湿邪
   E. 燥邪

8. 牛的胸腔穿刺部位是在右侧（　　）。

A. 第2肋间　　B. 第4肋间　　C. 第6肋间　　D. 第8肋间　　E. 第9肋间

9. 在跛行诊断中,外周神经阻滞法不能诊断的疾病是(　　)。
   A. 骨膜炎　　B. 关节病　　C. 腱疾病　　D. 神经麻痹　　E. 黏液囊疾病

10. 因分泌过剩可引起犬前列腺腺型肥大的激素是(　　)。
    A. 雄激素　　B. 雌激素　　C. 肾上腺素　　D. 甲状腺素　　E. 前列腺素

11. 肝脓肿B超声像图不可见(　　)。
    A. 边缘可见的等回声　　　　　B. 一个或多个液性暗区
    C. 多个细小的回声光点　　　　D. 絮状光斑
    E. 散在的光点或光团

12. 目前兽医临床上常用的吸入麻醉剂是(　　)。
    A. 氟烷　　B. 乙醚　　C. 异氟醚　　D. 甲烷　　E. 乙烷

13. 切入式触诊常用于检查(　　)。
    A. 心脏　　B. 肝脏　　C. 肺　　D. 胰脏　　E. 卵巢

14. 处置奶牛乳房坏疽不宜采取的措施是(　　)。
    A. 乳区注射抗生素　　　　　　B. 0.1%高锰酸钾冲洗乳房
    C. 3%过氧化氢冲洗乳房　　　　D. 乳房热敷,按摩
    E. 肌内注射抗生素

15. 具有理气健脾、燥湿化痰作用,主治肚腹胀满,痰湿喘咳的药物是(　　)。
    A. 陈皮　　B. 青皮　　C. 枳实　　D. 枳壳　　E. 厚朴

16. 马心脏二尖瓣口心音最强听取点位于左侧胸廓(　　)。
    A. 下1/3中央水平线与第4肋间交汇处
    B. 下1/3中央水平线与第5肋间交汇处
    C. 下1/3中央水平线与第6肋间交汇处
    D. 上1/3中央水平线与第5肋间交汇处
    E. 上1/3中央水平线与第6肋间交汇处

17. 通过孕酮检测进行奶牛早期妊娠诊断的时间是在配种后的(　　)。
    A. 5~10d　　B. 21~25d　　C. 31~40d　　D. 41~50d　　E. 51~60d

18. 胎儿的身体纵轴与母体的身体纵轴互相平行时称为(　　)。
    A. 上位　　B. 下位　　C. 纵向　　D. 横向　　E. 竖向

19. 中度铬盐处理的肠线,植入体内开始吸收的时间一般为(　　)。
    A. 7d　　B. 14d　　C. 20d　　D. 40d　　E. 60d

20. 不适用于淋巴外渗的治疗方法是(　　)。
    A. 温热疗法　　　　　　　　　B. 切开疗法
    C. 保持动物安静　　　　　　　D. 注入95%乙醇,停留片刻后抽出
    E. 注入95%乙醇福尔马林,停留片刻后抽出

21. 治疗食积气滞首选的药物是（　　）。
    A. 神曲　　　　B. 麦芽　　　　C. 山楂　　　　D. 鸡内金　　　　E. 莱菔子

22. 治疗直径2~3mm的角膜穿孔宜采用的方法是（　　）。
    A. 用10%氯化钠溶液每天点眼3~5次
    B. 用40%葡萄糖溶液或自家血点眼
    C. 用眼科无损伤缝合针和可吸收缝线进行缝合
    D. 用青霉素、普鲁卡因、氢化可的松做结膜下注射
    E. 用中成药拨云散治疗

23. 马驹脐疝修补术的适宜保定方式是（　　）。
    A. 侧卧保定　　B. 仰卧保定　　C. 俯卧保定　　D. 站立保定　　E. 倒立保定

24. 由于腹内压升高，使腹膜和肠系膜被高度牵张而引起疝孔周围肌肉反射性痉挛，疝孔显著缩小的疝称为（　　）。
    A. 粘连性疝　　　　　　B. 可复性疝　　　　　　C. 粪性嵌闭疝
    D. 弹力性嵌闭疝　　　　E. 逆行性嵌闭疝

25. 治疗马液胀性胃扩张除导胃减压外，还应特别注意的是（　　）。
    A. 强心　　　　B. 镇静　　　　C. 镇痛　　　　D. 止酵　　　　E. 治疗原发病

26. 兼有清热解暑功效的利湿药是（　　）。
    A. 茯苓　　　　B. 猪苓　　　　C. 泽泻　　　　D. 茵陈　　　　E. 滑石

27. 解救磷化锌中毒时不宜选用的方法是（　　）。
    A. 静脉注射乳酸钠　　　　B. 灌服硫酸镁　　　　C. 灌服硫酸铜
    D. 灌服碳酸氢钠　　　　　E. 静脉注射葡萄糖酸钙

28. 治疗猫磷酸铵镁结石，可用于酸化尿液的药物是（　　）。
    A. 稀盐酸　　　　B. 磷酸氢二钠　　　　C. 蛋氨酸
    D. 氢氧化铝　　　E. 水合氯醛

29. 下列措施中，不属于"治未病"的是（　　）。
    A. 合理使役　　B. 针药调理　　C. 疫病预防　　D. 治病求本　　E. 防止传变

30. 犬肾上腺皮质功能减退的主要原因是（　　）。
    A. 营养不良　　B. 中毒　　　　C. 自体免疫　　D. 辐射　　　　E. 寒冷

31. 运动性共济失调的病因不包括（　　）。
    A. 脊髓损伤　　　　　　B. 中脑脑桥损伤　　　　C. 大脑损伤
    D. 小脑损伤　　　　　　E. 前庭损伤

32. 奶牛继发性骨软症的病因主要是饲料中（　　）。
    A. 磷过多　　　B. 钙过多　　　C. 磷过少　　　D. 钙过少　　　E. 钙、磷均缺乏

33. 皮下注射不用于（　　）。
    A. 局部麻醉给药　　　　B. 术前给药　　　　C. 预防接种

D. 变态反应诊断　　　　　E. 对肌肉刺激性强的药物

34. 犊牛赭曲霉毒素 A 中毒的主要病变在（　　）。
    A. 心脏　　　B. 脾脏　　　C. 脑　　　D. 肾脏　　　E. 肺

35. 骨质软化的 X 线影像表现为（　　）。
    A. 骨密度均匀降低，骨小梁模糊变细
    B. 骨密度均匀降低，骨小梁模糊变粗
    C. 骨密度均匀降低，密质骨变厚
    D. 骨密度局部降低，密质骨变厚
    E. 骨密度局部降低，骨髓腔变窄

36. 与 LH 配合刺激卵泡发育的激素是（　　）。
    A. FSH　　　B. $P_4$　　　C. ACTH　　　D. hCG　　　E. OT

37. 过敏性疾病的白细胞分类计数显示（　　）。
    A. 中性粒细胞增加　　　　　B. 中性粒细胞减少
    C. 嗜酸性粒细胞增加　　　　D. 嗜酸性粒细胞减少
    E. 嗜碱性粒细胞减少

38. 犬上唇唇沟上、中 1/3 交界处的穴位是（　　）。
    A. 水沟　　　B. 山根　　　C. 承浆　　　D. 承泣　　　E. 三江

39. 犬股骨骨折内固定时，使用最多的髓内针类型是（　　）。
    A. 菱形　　　B. 三叶形　　　C. 方形　　　D. 圆形　　　E. V 字形

40. 最易导致烧伤感染并易发败血症的化脓菌是（　　）。
    A. 大肠杆菌　　　　　B. 绿脓杆菌　　　　　C. 溶血性链球菌
    D. 金黄色葡萄球菌　　E. 化脓棒状杆菌

41. 治疗犬化脓性骨膜炎时，不宜采取的措施是（　　）。
    A. 乙醇热绷带　　　　　　　B. 10% 醋酸铅冷敷
    C. 0.5% 普鲁卡因青霉素封闭　D. 红外线照射
    E. 切开引流

42. 鸡出现趾爪向内蜷曲的示病症状，最可能缺乏的是（　　）。
    A. 维生素 $B_1$　　　B. 维生素 $B_2$　　　C. 维生素 A
    D. 维生素 D　　　　E. 维生素 $B_6$

43. 糖尿病后期，病犬的尿液常带有（　　）。
    A. 苦杏仁味　　B. 鱼腥味　　C. 大蒜味　　D. 腐臭味　　E. 烂苹果味

44. 引起鸡产"桃红蛋"的主要中毒性疾病是（　　）。
    A. 甘薯毒素中毒　　B. 洋葱中毒　　C. 霉玉米中毒
    D. 棉籽饼中毒　　　E. 菜籽饼中毒

45. 热入心包证宜选用的方剂是（　　）。

A. 清宫汤 B. 镇肝熄风汤 C. 清肺散
D. 清瘟败毒饮 E. 清燥救肺汤

46. 马急性肺水肿的鼻液性质是（　　）。
    A. 浆液脓性 B. 黏液脓性 C. 脓性腐败性
    D. 浆液性血性 E. 血性腐败性

47. 肉桂的采收时间应当在农历（　　）。
    A. 十月 B. 八月 C. 六月 D. 四月 E. 二月

48. 青霉素过敏产生的大量组胺和缓激肽可导致（　　）。
    A. 血压升高 B. 外周血管扩张 C. 回心血量增加
    D. 血容量增加 E. 血糖升高

49. 治疗犬细菌性脓皮症时，症状缓解后至少需要治疗（　　）。
    A. 2d B. 4d C. 7d D. 12h E. 24h

50. 能上敛肺气，下滋肾阴的收涩药是（　　）。
    A. 五味子 B. 浮小麦 C. 金樱子 D. 牡蛎 E. 芡实

A2 型题

答 题 说 明

每一道考题是以一个小案例出现的，其下面都有 A、B、C、D、E 五个备选答案。请从中选择一个最佳答案。

51. 马，呼吸 25 次/min，脉搏 95 次/min，排粪减少，阴囊肿大，触诊有热痛，不愿走动。直肠检查见腹股沟内有肠管脱入。本病的最佳治疗方法是（　　）。
    A. 热敷 B. 激素疗法 C. 手术疗法 D. 输液疗法 E. 抗生素治疗

52. 牛，体质素虚，证见身热有汗，午后更甚，舌红少苔，脉细数。治疗可选用的药物是（　　）。
    A. 桑白皮 B. 牡丹皮 C. 地骨皮 D. 大腹皮 E. 生姜皮

53. 公犬，6 岁，频频排尿，尿量显著减少，尿沉渣检查见大量肾上皮细胞及各种管型，触诊（　　）。
    A. 肾区敏感 B. 肾区不敏感 C. 膀胱敏感
    D. 膀胱不敏感 E. 尿道敏感

54. 犬，8 岁，左后肢跛行，脚趾甲过度卷曲生长并刺入肉垫。该犬跛行属于（　　）。
    A. 悬跛 B. 支跛 C. 混合跛 D. 鸡跛 E. 间歇性跛行

55. 萨摩耶犬，左后肢股骨中段骨折，手术切开内固定时，见股外侧肌表面有一大出血点呈喷射状流血，此时最适宜的止血方法是（　　）。

A. 单纯钳夹止血      B. 止血带止血      C. 贯穿结扎止血
D. 填塞止血      E. 压迫止血

56. 奶牛，4岁，右侧跗关节肿胀明显，站立时不敢负重，跛行，体温40℃，肿胀部发热，有波动感，穿刺有混浊灰黄色的黏稠液体流出。本病最可能是（ ）。
   A. 急性浆液性滑膜炎      B. 慢性浆液性滑膜炎      C. 化脓性滑膜炎
   D. 浆液性黏液囊炎      E. 化脓性黏液囊炎

57. 一病马，低头或摇头时，鼻孔流出脓性鼻液，临床检查发现，病马颜面侧方肿胀、隆起，叩诊浊音，经诊断为炎症性疾病。该炎症最常发生的部位是（ ）。
   A. 额窦      B. 上颌窦      C. 蝶窦      D. 筛窦      E. 角窦

58. 奶牛，妊娠已265d，食欲减退，频频努责，可见一近似排球大小的囊状物垂于阴门之外，表面呈暗红色、水肿严重。针对本病，整复脱出物前的处置方法是（ ）。
   A. 乙醇消毒      B. 温热生理盐水冲洗      C. 3%明矾水冷敷、压迫
   D. 0.1%高锰酸钾热敷      E. 3%过氧化氢冲洗

59. 肉鸡群，40日龄，部分鸡出现跛行，胫骨近端肿大，软骨基质丰富、未被钙化，软骨细胞小而皱缩。本病最可能的诊断是（ ）。
   A. 骨软病      B. 佝偻病      C. 骨质疏松症
   D. 胫骨软骨发育不良      E. 锰缺乏症

60. 猪，饱食后发病，证见肚腹胀满，粪稀酸臭，食欲废绝，口色赤红，舌苔厚腻，脉滑数。治疗宜用的方剂是（ ）。
   A. 四神丸      B. 保和丸      C. 猪苓散      D. 郁金散      E. 归脾汤

61. 奶牛，产后18h出现弓背、努责症状，有小部分胎膜悬吊于阴门之外。治疗本病最适宜的药物是（ ）。
   A. 阿托品和催产素      B. 雌二醇和催产素      C. 孕酮和催产素
   D. 阿托品和肾上腺素      E. 雌二醇和孕酮

62. 德国牧羊犬，3岁，弛张热，咳嗽，呼吸次数增加，胸部叩诊呈局灶性浊音区，X线检查可见肺野有（ ）。
   A. 点片状的渗出性阴影      B. 大片状均匀的渗出性阴影
   C. 肺野中下部密度增加      D. 肺野下方密度降低
   E. 弥散性斑块状高密度阴影

63. 公羊，不愿交配，叉腿行走，阴囊内容物紧张、肿大，精子活力降低，精液分离出布鲁氏菌。该羊最可能发生的疾病是（ ）。
   A. 附睾炎      B. 精囊腺炎      C. 阴囊损伤      D. 前列腺炎      E. 阴囊皮炎

64. 羔羊，3月龄，采食高铜饲料后，尿液呈浅红色，肝功能检查可见（ ）。
   A. AST活性升高，ALP活性升高      B. AST活性降低，ALP活性升高
   C. AST活性升高，ALP活性降低      D. AST活性降低，ALP活性降低
   E. AST和ALP活性不变

65. 奶牛，6岁，突然发病，剧烈腹痛，应用镇静剂无效；瘤胃蠕动音、肠蠕动音明显减弱，随努责排出少量松馏油样粪便，直肠检查发现腹内压升高，右肾下方可摸到手臂粗、圆柱状硬物。本病最可能的诊断是（　　）。
    A. 肠肿瘤　　　B. 肠炎　　　C. 肠套叠　　　D. 肠便秘　　　E. 肠痉挛

66. 3岁犬，精神沉郁，食欲减退，黏膜轻度发绀，听诊发现第二心音性质显著改变，其原因是（　　）。
    A. 肺动脉瓣闭锁不全　　　　　　　B. 主动脉瓣闭锁不全
    C. 肺动脉口狭窄　　　　　　　　　D. 主动脉口狭窄
    E. 左房室口狭窄

67. 春季，某羊场陆续有10日龄左右的羔羊在跑跳过程中突然倒地死亡，剖检可见骨骼肌色浅、肿胀、心肌色浅、有黄白色斑块和条纹。与本病发生有关的微量元素是（　　）。
    A. 锌　　　B. 铜　　　C. 铁　　　D. 钴　　　E. 硒

**A3/A4型题**

**答题说明**

以下提供若干案例，每个案例下设若干道考题。请根据案例所提供的信息，在每一道考题下面的A、B、C、D、E五个备选答案中选一个最佳答案。

**（68~70题共用题干）**

马，运动时突然滑倒，右侧股骨大转子明显突出，站立时患肢缩短，外展，蹄尖向外，飞节向内，运动时呈三肢跳跃，患肢向后拖曳前行。

68. 该马最可能发生（　　）。
    A. 髋关节前方脱位　　　B. 髋关节后方脱位　　　C. 髋关节内方脱位
    D. 股骨近端骨折　　　　E. 股骨干骨折

69. 本病最佳的诊断方法是（　　）。
    A. B超检查　　　B. X线检查　　　C. 叩诊　　　D. 触诊　　　E. 他动运动

70. 治疗时，保定和麻醉的方法是（　　）。
    A. 仰卧、全麻　　　B. 仰卧、局麻　　　C. 侧卧、全麻
    D. 侧卧、局麻　　　E. 站立、局麻

**（71~73题共用题干）**

南方某场奶牛，近期表现食欲减退，渐进性消瘦，可视黏膜苍白、轻度黄染，眼睑、下颌及胸腹下水肿，产奶量逐天下降，体温未见明显升高。剖检发现肝脏表面粗糙、质地坚硬、色泽暗淡且不均一。

71. 导致病牛出现水肿症状的是（　　）。

A. 心衰    B. 肾炎    C. 低钙血症
D. 低球蛋白血症    E. 低白蛋白血症

72. 检查病牛黄疸相关指标发现（   ）。
    A. 总胆红素降低，游离胆红素升高    B. 总胆红素升高，游离胆红素升高
    C. 总胆红素升高，结合胆红素降低    D. 总胆红素降低，游离胆红素降低
    E. 总胆红素降低，结合胆红素降低

73. 血清酶活性升高的指标是（   ）。
    A. AST，CK    B. AST，AMY    C. AST，LPS
    D. AST，ALP    E. AST，GSH-Px

（74~76题共用题干）

黄牛，雌性，5岁，过食幼嫩多汁的青草发病，表现不安，回头顾腹，背腰拱起，食欲废绝，反刍和嗳气停止，腹围膨大，左侧肷窝明显突起，呼吸困难，颈静脉怒张。

74. 该牛最可能发生的疾病是（   ）。
    A. 再生草热    B. 瘤胃臌气    C. 瘤胃积食
    D. 瘤胃酸中毒    E. 青草搐搦

75. 治疗本病首先应采用的急救措施是（   ）。
    A. 强心    B. 洗胃    C. 缓泻    D. 排气    E. 止酵

76. 治疗本病不当的措施是（   ）。
    A. 强心补液    B. 接种健康牛瘤胃液
    C. 快速放气    D. 避免饲喂磨细的谷物
    E. 饲喂青饲料前饲喂一些干草

（77~79题共用题干）

某奶牛场，有多头奶牛腕关节前出现囊性肿胀，大如拳头，按压柔软、无热、有波动感，患部皮肤变硬、增厚、脱毛，无跛行。

77. 该牛最可能发生的疾病是（   ）。
    A. 腕关节积液    B. 腕部血肿    C. 腕前黏液囊炎
    D. 腕关节滑膜炎    E. 腕桡侧伸肌腱鞘炎

78. 确诊应进一步做的检查是（   ）。
    A. X线检查    B. 血常规检查    C. 穿刺检查
    D. 手术切开    E. 刮去皮屑镜检

79. 根治本病的方法是（   ）。
    A. 穿刺后注入可的松    B. 5%醋酸铅溶液药浴    C. 手术摘除
    D. 穿刺后注入抗生素    E. 包扎压迫绷带

（80~82题共用题干）

奶牛，6岁，产后4d，体温达38.5℃，阴门流出少量黏性分泌物；阴道检查未见阴道壁肿胀，子宫颈稍开张；直肠检查未见子宫内有明显的内容物，子宫壁厚，收缩反应弱。

80. 该牛最可能发生的疾病是（　　）。
    A. 产后子宫内膜炎　　B. 子宫积液　　C. 子宫积脓
    D. 产后败血症　　E. 增生性子宫肌炎

81. 治疗时最适宜的子宫冲洗液是（　　）。
    A. 0.1%高锰酸钾　　B. 1%洗必泰　　C. 1%苯扎溴铵
    D. 1%利凡诺　　E. 2%聚维酮碘

82. 促进子宫内容物排出，不宜选择的药物是（　　）。
    A. 催产素　　B. 前列腺素　　C. 麦角新碱
    D. 氨甲酰胆碱　　E. 孕酮

**B1型题**

### 答题说明

以下提供若干组考题，每组考题共用在考题前列出的A、B、C、D、E五个备选答案。请为每一道考题从备选答案中选择一个最佳答案。某个备选答案可能被选择一次、多次或不被选择。

**（83~85题共用备选答案）**
    A. 瘤胃臌气　　B. 瓣胃阻塞　　C. 前胃弛缓　　D. 瘤胃炎　　E. 瘤胃积食

83. 奶牛，食欲减退，反刍缓慢，背腰拱起，后肢踢腹，左侧下腹部膨大，左肷部平坦，瘤胃触诊内容物坚实，叩诊浊音界扩大，听诊蠕动音减弱，排粪迟滞，本病最可能的诊断是（　　）。

84. 奶牛，采食后不久发病，表现不安，背腰拱起，反刍和嗳气停止，腹围膨大，左肷窝部触诊紧张而有弹性，叩诊呈鼓音，瘤胃蠕动音消失，呼吸高度困难，本病最可能的诊断是（　　）。

85. 奶牛，食欲减退，反刍减弱，嗳气减少，瘤胃蠕动音减弱，触诊瘤胃内容物柔软，体温正常，本病最可能的诊断是（　　）。

**（86~88题共用备选答案）**
    A. 水平浊音　　B. 过清音　　C. 大片区域浊音
    D. 金属音　　E. 局灶性浊音

86. 羊，2岁，突然发病，呼吸困难，咳嗽，X线检查见两侧肺野密度降低，膈后移。该羊肺区最可能的叩诊音是（　　）。

87. 猪，3月龄，弛张热，呼吸加快，肺部听诊有捻发音，X线检查见肺野有斑点状阴影，该猪肺区最可能的叩诊音是（　　）。

88. 水牛，6岁，体温升高，呼吸困难，有干、痛短咳，叩诊胸部疼痛，听诊无摩擦音，胸腔穿刺可抽出大量液体，该牛肺区最可能的叩诊音是（　　）。

（89~91题共用备选答案）

　　A. 马　　　　B. 牛　　　　C. 山羊　　　　D. 猫　　　　E. 猪

89. 春季多次发情，自发性排卵的动物是（　　）。

90. 秋、冬季多次发情，自发性排卵的动物是（　　）。

91. 春、秋季多次发情，诱导性排卵的动物是（　　）。

（92~94题共用备选答案）

　　A. 水平褥式内翻缝合　　　　B. 单纯连续缝合　　　　C. 荷包缝合
　　D. 结节缝合　　　　　　　　E. 连续锁边缝合

92. 奶牛，食欲废绝，反刍停止，右侧下腹部膨大，瘤胃蠕动音消失，肠音减弱，排少量糊状、褐色粪便并混有少量黏液和血凝块，触诊皱胃区病牛躲闪，皱胃区扩大。手术取出阻塞物后对该器官第二层宜采用的缝合方式是（　　）。

93. 奶牛，精神沉郁，食欲废绝，反刍停止，鼻镜干燥，呼吸急促，脉细数，视诊左侧肷窝平坦，下腹部增大，触诊瘤胃发现内容物坚实，叩诊呈浊音。手术取出内容物后对该器官第一层宜采用的缝合方式是（　　）。

94. 德国牧羊犬，2岁，呕吐，食欲废绝，体温正常，X线检查见肠管积气，直肠内有大量高密度阴影，直肠内指检查发现直肠阻塞。手术取出内容物后对该器官第一层宜采用的缝合方式是（　　）。

（95~97题共用备选答案）

　　A. 剖腹产术　　　　　　　B. 卵巢子宫摘除术　　　　C. 阴门上联合切开术
　　D. 输卵管结扎术　　　　　E. 卵巢摘除术

95. 流浪犬，雌性，1岁，对其进行绝育术，手术应选择（　　）。

96. 京巴犬，1.5岁，妊娠61d，已持续努责2h，阴道检查胎儿未进入子宫颈，宫颈口可伸入3个手指，B超检查胎儿较大，有胎动，手术治疗应选择（　　）。

97. 京巴犬，8岁，不食，体温39.4℃，腹围增大，阴门有红褐色分泌物流出。腹部超声探查，可见多个大面积液性暗区，加大增益可见暗区内有点状低回声。手术治疗应选择（　　）。

（98~100题共用备选答案）

　　A. 热邪入肺　　B. 气虚发热　　C. 血热妄行　　D. 阴虚发热　　E. 热在气分

98. 马，3岁，证见身热，气喘，咳嗽，鼻液黄稠，苔黄燥，脉洪数。可辨证为（　　）。

99. 牛，6岁，神疲乏力，易汗，体表稍热，食欲减退，腹泻，卧下时肛门脱出。可辨证为（　　）。

100. 牛，6岁，证见午后发热，但发热不甚，口干尿少，皮肤弹性降低，舌红少苔，脉细数。可辨证为（　　）。

# 全国执业兽医资格考试试卷九（兽医全科类）

# （临床科目）

**A1 型题**

> **答题说明**
> 每一道考题下面有A、B、C、D、E五个备选答案。请从中选择一个最佳答案。

1. 血清钾浓度降低最可能见于（　　）。
   A. 高热　　　　B. 严重创伤　　　C. 严重缺氧　　　D. 严重呕吐　　　E. 呼吸困难
2. 上坡时不会加重的是（　　）。
   A. 前肢悬跛　　B. 前肢支跛　　　C. 后肢支跛　　　D. 后肢混跛　　　E. 后肢悬跛
3. 角膜表面麻醉常用丁卡因的浓度是（　　）。
   A. 0.1%　　　　B. 0.5%　　　　　C. 2%　　　　　　D. 3%　　　　　　E. 4%
4. 临床上可用于脱水程度判定的方法是（　　）。
   A. 皮肤皱试验　　　　　B. 凡登白试验　　　　　C. 纤维消化实验
   D. 色素排泄试验　　　　E. 血球凝集试验
5. 草食动物的正常粪便常呈（　　）。
   A. 强碱性　　　B. 弱碱性　　　　C. 强酸性　　　　D. 弱酸性　　　　E. 中性
6. 依据阴阳盛衰确定的治疗原则壮水之主以制阳光属于（　　）。
   A. 滋阴抑阳　　B. 扶阳制阴　　　C. 实者泻之　　　D. 寒者热之　　　E. 攻补兼施
7. 治疗脑膜脑炎时可降低颅内压的药物是（　　）。
   A. 磺胺嘧啶钠　B. 盐酸氯丙嗪　　C. 甘露醇　　　　D. 肾上腺素　　　E. 头孢噻呋钠
8. 火场急救首先应防止动物发生（　　）。
   A. 尿毒症　　　B. 窒息　　　　　C. 休克　　　　　D. 感染　　　　　E. 损伤
9. 活动性风湿病的确诊指标是在组织内出现（　　）。
   A. 巨噬细胞　　　　　　B. B淋巴细胞　　　　　　C. T淋巴细胞
   D. 红细胞　　　　　　　E. 阿孝夫小体（Aschoff body）
10. 治疗肝气郁结可选的药物是（　　）。
    A. 薄荷　　　　B. 升麻　　　　　C. 柴胡　　　　　D. 藿香　　　　　E. 荆芥
11. 蹄冠蜂窝织炎的临床特点是（　　）。

A. 无热　　　B. 无痛　　　C. 无跛行　　　D. 重度支跛　　　E. 重度悬跛

12. 最常用鼻钳进行保定的动物是（　　）。
    A. 马　　　B. 牛　　　C. 羊　　　D. 猪　　　E. 犬

13. 对放射线敏感度高的肿瘤细胞是（　　）。
    A. 分化程度高、新陈代谢快的细胞　　　B. 分化程度低、新陈代谢慢的细胞
    C. 分化程度高、新陈代谢慢的细胞　　　D. 分化程度低、新陈代谢快的细胞
    E. 分化程度与新陈代谢均正常的细胞

14. 家畜频做排尿动作，但尿液仅呈细流状或滴状排出的症状称为（　　）。
    A. 尿淋漓　　　B. 尿失禁　　　C. 尿闭　　　D. 少尿　　　E. 无尿

15. 引起新生幼犬低血糖症最常见的原因是（　　）。
    A. 初乳缺乏母源抗体　　　B. 糖原异生能力增强　　　C. 摄入母乳不足
    D. 初乳中缺乏维生素　　　E. 初乳中缺乏矿物质

16. 出现尿频症状提示（　　）。
    A. 肾病　　　B. 尿毒症　　　C. 膀胱麻痹　　　D. 尿道炎　　　E. 慢性肾衰竭

17. 具有涩肠止泻、敛肺止咳功效的药物是（　　）。
    A. 诃子　　　B. 苏子　　　C. 莱菔子　　　D. 葶苈子　　　E. 菟丝子

18. 犬洋葱中毒不导致血液中（　　）。
    A. 红细胞数减少　　　B. 血红蛋白变性　　　C. 白细胞数增多
    D. 白细胞数减少　　　E. 海恩茨小体生成

19. 苦味药的主要功效是（　　）。
    A. 滋补、利尿　　B. 收敛、固涩　　C. 清热、燥湿　　D. 泻下、软坚　　E. 行气、行血

20. 不采用触诊检查的是（　　）。
    A. 体表状态　　　　　　　　　　　　B. 眼结膜颜色
    C. 某些组织器官的生理性活动　　　　D. 某些组织器官的病理性活动
    E. 动物组织器官的敏感性

21. 口色中，黄色的主证是（　　）。
    A. 虚证　　　B. 热证　　　C. 寒证　　　D. 湿证　　　E. 风证

22. 行牵引术助产时，产科绳系在正生奶牛胎儿的（　　）。
    A. 系关节上方　　B. 系关节下方　　C. 腕关节上方　　D. 跗关节上方　　E. 蹄部

23. 急性咽炎时，下颌淋巴结常见的变化是（　　）。
    A. 萎缩、变硬、敏感　　　B. 肿大、柔软、敏感　　　C. 肿大、变硬、敏感
    D. 肿大、柔软、不敏感　　E. 肿大、变硬、不敏感

24. 幼龄动物股骨骨折最常发生的部位是（　　）。
    A. 大转子　　　B. 小转子　　　C. 股骨干　　　D. 第三转子　　　E. 股骨颈

25. 心肌炎时临床上不出现（　　）。
   A. 大脉　　　B. 小脉　　　C. 早期收缩　　　D. 节律不齐　　　E. 第二心音增强

26. 胎儿产出期母畜的产力组合是（　　）。
   A. 仅有阵缩，而无努责　　B. 阵缩强烈，努责强烈　　C. 仅有努责，而无阵缩
   D. 阵缩强烈，努责微弱　　E. 阵缩微弱，努责强烈

27. 按三期分法，对母畜发情周期的分期描述正确的是（　　）。
   A. 发情前期、发情期、发情后期
   B. 卵泡发育期、卵泡成熟期、卵泡破裂期
   C. 黄体生成期、黄体维持期、黄体消退期
   D. 排卵前期、排卵期、排卵后期
   E. 兴奋期、抑制期、均衡期

28. 方中主药不变，根据病情增添或减去一些次要药物的方式，属于（　　）。
   A. 药量增减　　B. 药味增减　　C. 方剂合并　　D. 剂型变化　　E. 药物替代

29. 现病史包括本次发病动物的（　　）。
   A. 品种　　　　　　　　B. 用途　　　　　　　　C. 过敏史
   D. 免疫接种情况　　　　E. 发病经过

30. 诱导同期分娩的时机常选择（　　）。
   A. 胚胎附植期　　　　　B. 妊娠早期　　　　　　C. 妊娠中期
   D. 预产期前数天内　　　E. 有分娩预兆时

31. 牛瓣胃穿刺部位在右侧肩关节水平线上（　　）。
   A. 第6~7肋间　　　　　B. 第8~9肋间　　　　　C. 第10~11肋间
   D. 第12肋间　　　　　　E. 第13肋后方

32. 犬髌骨内方脱位确诊的方法是（　　）。
   A. B超检查　　B. 膝反射检查　　C. 抽屉试验　　D. X线检查　　E. 关节穿刺检查

33. 胸壁透创早期最严重的并发症是（　　）。
   A. 胸膜炎　　B. 胸腔蓄脓　　C. 闭合性气胸　　D. 开放性气胸　　E. 张力性气胸

34. 犬咬创的临床特点通常（　　）。
   A. 不易感染　　B. 创口较大　　C. 出血较多　　D. 组织挫灭少　　E. 呈管状创

35. 治疗母猪卵巢机能减退的首选药物是（　　）。
   A. 前列腺素　　　　　　B. 前列烯醇　　　　　　C. 马绒毛膜促性腺激素
   D. 松弛素　　　　　　　E. 促黄体素

36. 与阿狄森氏病有关的激素是（　　）。
   A. 生长激素　　　　　　B. 促肾上腺皮质激素　　C. 促黄体素
   D. 促甲状腺素　　　　　E. 抗利尿激素

37. 与犬牙周病无关的症状是（　　）。

A. 齿磨灭不正 B. 不敢咀嚼硬质食物 C. 牙周袋形成并蓄脓
D. 牙疼痛明显 E. 齿龈肿胀或萎缩

38. 家畜子宫脱出的常见病因是（　　）。
A. 子宫弛缓 B. 努责微弱 C. 子宫肌收缩
D. 胎衣紧裹胎儿 E. 胎儿过大

39. 具有益肝肾、补气血、祛风湿、止痹痛功效的方剂是（　　）。
A. 补中益气汤 B. 百合固金汤 C. 六味地黄汤 D. 当归苁蓉汤 E. 独活寄生汤

40. 血清尿素氮升高最常见于（　　）。
A. 心脏疾病 B. 肝脏疾病 C. 肺部疾病 D. 脾脏疾病 E. 肾脏疾病

41. 犬颈部侧位 X 线片中，在颈椎腹侧中部有一条与颈椎并行的带状低密度阴影。该条带状阴影是（　　）。
A. 食道 B. 胃导管 C. 气管 D. 支气管 E. 气管插管

42. 具有软坚泻下、通便泻热功效的药物是（　　）。
A. 芒硝 B. 黄连 C. 火麻仁 D. 番泻叶 E. 郁李仁

43. 牛皱胃右方变位可出现（　　）。
A. 低血钾 B. 高血钾 C. 低血钠 D. 高血氯 E. 高血钙

44. 犬争食软骨、肉块和筋腱时可突然引起的食道疾病是（　　）。
A. 溃疡 B. 痉挛 C. 狭窄 D. 阻塞 E. 麻痹

45. 角膜上出现树枝状新生血管，提示炎症主要在角膜（　　）。
A. 浅层 B. 深层 C. 后弹力层 D. 上皮细胞层 E. 内皮细胞层

46. 治疗动物腹膜炎，为制止渗出应选择静脉注射的药物是（　　）。
A. 0.9%氯化钠 B. 10%氯化钙 C. 3%氯化钾
D. 5%葡萄糖 E. 0.25%普鲁卡因

47. 亚硝酸盐中毒时皮肤和黏膜的颜色是（　　）。
A. 鲜红 B. 蓝紫 C. 黄染 D. 粉红 E. 苍白

48. 可能取一期愈合的是（　　）。
A. 褥创 B. 污染创 C. 化脓创 D. 陈旧创 E. 肉芽创

49. 引起马属动物黄肝病和羊黄染病的霉菌毒素是（　　）。
A. 黄曲霉毒素 B. 杂色曲霉毒素 C. 镰刀菌毒素
D. 青霉毒素 E. T-2 毒素

50. 蜂窝织炎属于（　　）。
A. 急性弥漫性化脓性炎症 B. 慢性化脓性炎症
C. 慢性增生性炎症 D. 慢性局限性化脓性炎症
E. 急性局限性非化脓性炎症

51. 具有疏通经络、驱散寒邪功效的外治法是（    ）。
    A. 白针    B. 血针    C. 电针    D. 气针    E. 艾灸

52. 拨云散适用的眼病是（    ）。
    A. 卡他性结膜炎    B. 化脓性结膜炎    C. 间质性角膜炎
    D. 溃疡性角膜炎    E. 虹膜睫状体炎

53. 具有清热解毒、散结消肿、利尿通淋功效的药物是（    ）。
    A. 板蓝根    B. 穿心莲    C. 金银花    D. 蒲公英    E. 白头翁

**A2 型题**

> **答题说明**
> 每一道考题是以一个小案例出现的，其下面都有 A、B、C、D、E 五个备选答案。请从中选择一个最佳答案。

54. 犬，7岁，雌性。近日发现饮欲增加，多尿。血常规检查 WBC $20 \times 10^9$ 个/L，RBC $7.0 \times 10^{12}$ 个/L，腹部B超检查见腹底部有条形液性暗区，加大增益可见暗区内低回声。该液性暗区发生于（    ）。
    A. 卵巢    B. 子宫    C. 输尿管    D. 膀胱    E. 肾脏

55. 犬，3岁，雄性，主诉发病2周，精神沉郁、脉搏微弱，血常规检查发现红细胞压积为20%。说明该犬（    ）。
    A. 血小板减少    B. 红细胞数减少    C. 白细胞数减少
    D. 血细胞比容升高    E. 血红蛋白含量升高

56. 种公马，频繁配种后发病。证见腰胯无力，后腿难移，腰脊僵硬。治疗该证适宜的方剂是（    ）。
    A. 生脉散    B. 红花散    C. 巴戟散
    D. 千金散    E. 防风散

57. 猪，便秘，体温、呼吸未见异常，经用药后排便很快恢复正常，但2d后流产，其原因最可能是（    ）。
    A. 饲养性流产    B. 自发性流产    C. 疾病性流产
    D. 中毒性流产    E. 医疗性流产

58. 羊，2岁，胸部外伤，呼吸时双侧胸壁起伏不对称，呼吸急促，心率加快，可视黏膜发绀，伤侧叩诊呈鼓音。其呼吸异常的原因是（    ）。
    A. 双侧气胸    B. 单侧气胸    C. 气管破裂
    D. 食道破裂    E. 胸腔积液

59. 断奶羔羊，精神沉郁，异嗜，喜卧，跛行，运步强拘，进而前肢弯曲，血清碱性磷酸酶活性升高。有助于诊断本病的方法是（    ）。

A. X线检查 B. B超检查 C. 尿液检查
D. 内镜检查 E. 金属探查仪检查

60. 羊，体温41℃，流大量鼻液，胸部叩诊时局部出现破壶音。死亡后采集肺经福尔马林固定，切开后断面出现边缘整齐、大小不一的局限性病灶，呈灰白色，病灶内质地均匀，无肺组织结构。该羊最有可能是（ ）。
A. 坏疽性肺炎 B. 大叶性肺炎 C. 小叶性肺炎
D. 肺气肿 E. 细支气管炎

61. 母猪，4岁，停止哺乳后一直未见发情，给予GnRH和hCG治疗无效，全身检查和血常规检查未见异常。治疗本病最适宜的药物是（ ）。
A. $PGF_{2\alpha}$  B. eCG  C. FSH  D. $E_2$  E. $P_4$

62. 京巴犬，雌性，8岁，多饮，垂腹，后肢后侧方脱毛，皮肤色素过度沉着、呈斑块状。实验室检查尿蛋白阳性，空腹血糖含量为4.27mmol/L，血浆皮质醇含量升高。本病最可能的诊断是（ ）。
A. 肾炎 B. 膀胱炎 C. 糖尿病
D. 库兴氏综合征 E. 胃炎

63. 雏鸡群，腿无力，喙与爪变软易弯曲，采食困难，步态不稳，常以跗关节着地，呈蹲伏状态，骨骼变软、肿胀。本病最可能的诊断是（ ）。
A. 骨软症 B. 佝偻病 C. 维生素$B_1$缺乏症
D. 锰缺乏症 E. 禽痛风

64. 犬，3岁，下颌出现肿胀，有成人拳头大；触诊无热、无痛，有波动；穿刺流出浅黄色无味黏稠液体。手术治疗应施行（ ）。
A. 腮腺囊肿摘除术 B. 舌下囊肿造袋术
C. 颈部黏液囊肿造袋术 D. 咽部囊肿造袋术
E. 颌下腺-舌下腺切除术

65. 犬，雄性，7岁，排尿困难，精神和食欲基本正常，肛门右侧肿胀、隆起，触压较柔软，倒立时压迫肿胀物体积变小。该肿胀物可能是（ ）。
A. 血肿 B. 肛门囊脓肿 C. 直肠憩室
D. 肛门腺肿瘤 E. 会阴疝

66. 犬，8岁，躯体丰满，不易触摸到肋骨，易疲劳，喜卧，血液生化检验可见肾上腺皮质激素升高。本病的病因可能是（ ）。
A. 低脂饲料 B. 高钙饲料 C. 高能饲料
D. 低能饲料 E. 低钙饲料

67. 吉娃娃犬，体重3kg，身体呈桶状，呼吸迫促。该犬的营养状况是（ ）。
A. 恶病质 B. 营养不良 C. 营养中等 D. 肥胖 E. 消瘦

68. 牛，采食、咀嚼障碍，吞咽正常；张口伸舌，口温升高，口腔黏膜红肿，有大量浆液性分泌物流出，体温正常。本病可能是（ ）。

A. 咽炎 B. 口炎 C. 食道炎
D. 食道阻塞 E. 食道痉挛

69. 马，3岁，采食冰冻饲料后发病。证见阵发性腹痛起卧，肠鸣如雷，食欲废绝，口色青白，脉沉迟。该证最可能的病邪是（　　）。

A. 风邪 B. 寒邪 C. 湿邪 D. 暑邪 E. 燥邪

70. 犬，甩尾，擦舔肛门，肛门囊部位肿胀，分泌物恶臭。治疗本病不宜采用的方法是（　　）。

A. 挤肛门囊 B. 清洗消毒 C. 封闭疗法
D. 刺激剂疗法 E. 抗生素疗法

**A3/A4 型题**

**答 题 说 明**

以下提供若干案例，每个案例下设若干道考题。请根据案例所提供的信息，在每一道考题下面的 A、B、C、D、E 五个备选答案中选择一个最佳答案。

**（71~76 题共用题干）**

黑白花奶牛，3岁，采食后突然发病。反刍停止，喜卧，呻吟，磨牙，排便量减少，精神沉郁，腹部膨胀，左肷窝扁平，听诊瘤胃蠕动音消失。

71. 本病最可能是（　　）。

A. 瘤胃积食 B. 瘤胃臌气 C. 创伤性网胃腹膜炎 D. 瓣胃阻塞 E. 皱胃阻塞

72. 有助于判定瘤胃内容物性状的检查方法是（　　）。

A. 叩诊 B. 触诊 C. 问诊 D. 嗅诊 E. 视诊

73. 对本病有诊断意义的瘤胃内容物呈（　　）。

A. 弱酸性，纤毛虫数量增加 B. 弱酸性，纤毛虫数量减少
C. 弱碱性，纤毛虫数量增加 D. 弱碱性，纤毛虫数量减少
E. 中性，纤毛虫数量增加

**（74~76 题共用题干）**

猪，2月龄，食欲减退，不安，弓腰，里急后重，粪便腥臭，稀软。体温40.2℃，脉搏100次/min。

74. 本病最可能导致（　　）。

A. 脱水 B. 黄疸 C. 水肿 D. 贫血 E. 碱中毒

75. 本病最适宜的护理措施是（　　）。

A. 大量饮水 B. 少量多次饮水 C. 禁止饮水
D. 增加饲喂量 E. 增加饲喂次数

76. 本病最可能的诊断是（　　）。

A. 肠嵌闭　　　B. 肠痉挛　　　C. 肠扭转　　　D. 肠梗阻　　　E. 肠炎

**（77~79题共用题干）**

马，体温39.7℃，食欲废绝，仅排少量黏液样粪便，腹部增大，后肢踢腹，时常卧地打滚。直肠检查见骨盆曲肠管内约20cm长的硬结。保守疗法无效。决定手术。

77. 剃毛消毒的部位是（　　）。
    A. 左肷部　　　B. 右肷部　　　C. 腹底部　　　D. 左侧肋弓下　　　E. 腹中线左侧

78. 肠管切开术后，肠壁缝合的方法是（　　）。
    A. 第一层结节缝合，第二层库兴氏缝合
    B. 第一层库兴氏缝合，第二层伦勃特缝合
    C. 第一层连续缝合，第二层间断缝合
    D. 第一层间断缝合，第二层连续缝合
    E. 第一层康乃尔氏缝合，第二层库兴氏缝合

79. 手术的肠管是（　　）。
    A. 空肠　　　B. 结肠　　　C. 盲肠　　　D. 回肠　　　E. 十二指肠

**（80~82题共用题干）**

冬季，6月龄幼犬突然发病，证见恶寒，耳鼻俱凉，鼻流清涕，湿咳声低，不喜饮水，舌苔薄白，脉浮紧。

80. 引起本病的原因是（　　）。
    A. 风热　　　B. 风寒　　　C. 风湿　　　D. 燥热　　　E. 气虚

81. 治疗宜采取的方法是（　　）。
    A. 疏风散寒、宣肺止咳　　　　　　B. 疏风清热、化痰止咳
    C. 清肺降火、化痰止咳　　　　　　D. 益气补肺、化痰止咳
    E. 滋阴清热、润肺止咳

82. 针灸治疗可选用的穴位是（　　）。
    A. 心俞　　　B. 脾俞　　　C. 肝俞　　　D. 肺俞　　　E. 肾俞

**（83~85题共用题干）**

母犬，脐部出现局限性肿胀近6个月，触诊该肿胀柔软，饱食和挣扎时肿胀增大，按压肿胀可缩小，皮肤无红、热、痛反应。

83. 闭合内层切口可采用的缝合方法是（　　）。
    A. 水平纽扣状缝合　　　B. 十字缝合　　　C. 单纯连续缝合
    D. 锁边缝合　　　　　　E. 单纯间断缝合

84. 本病最可能的诊断是（　　）。
    A. 肿瘤　　　B. 脓肿　　　C. 疝　　　D. 蜂窝织炎　　　E. 痈

85. 合理的手术切口形状是（　　）。
    A. 梭形　　　B. 直线形　　　C. 三角形　　　D. 十字形　　　E. T形

**（86~88 题共用题干）**

奶牛，产后 7d，精神沉郁、食欲废绝，卧地呻吟，体温 40.5℃，结膜发绀，反刍停止，从阴门流出恶臭褐色液体，白细胞数显著升高。

86. 治疗本病最不适宜的处理方法是（　　）。
    A. 静脉注射头孢噻呋
    B. 0.1% 高锰酸钾溶液冲洗子宫
    C. 静脉注射 5% 葡萄糖盐水
    D. 静脉注射 10% 葡萄糖酸钙注射液
    E. 肌内注射催产素

87. 该牛最可能发生的疾病是（　　）。
    A. 产后子宫内膜炎　　　B. 子宫积液　　　C. 乳热症
    D. 产后败血症　　　　　E. 阴道炎

88. 治疗本病首选的方法是（　　）。
    A. 局部和全身抗菌消炎　　　　B. 补钙
    C. 冲洗子宫　　　　　　　　　D. 促进子宫内容物排出
    E. 阴道局部抗菌消炎

**B1 型题**

> **答题说明**
>
> 以下提供若干组考题，每组考题共用在考题前列出的 A、B、C、D、E 五个备选答案。请为每一道考题从备选答案中选择一个最佳答案。某个备选答案可能被选择一次、多次或不被选择。

**（89~91 题共用备选答案）**

A. 血尿　　　　　　　　B. 血红蛋白尿　　　　　　C. 肌红蛋白尿
D. 卟啉尿　　　　　　　E. 药物性红尿

89. 奶牛，6 岁，20d 前产犊，1d 前开始食欲下降，呼吸 35 次 /min，结膜苍白、黄染，排尿次数增加，尿量相对减少，尿呈浅红色。最可能的红尿性质是（　　）。

90. 北京犬，10 岁，频尿，排尿困难，X 线检查可见膀胱内有大小不等的高密度影。最可能的红尿性质是（　　）。

91. 马，7 岁，营养良好，半月余未参加任何活动，参加比赛后 24h 发病，后肢瘫痪，排红色尿液。最可能的红尿性质是（　　）。

**（92~94 题共用备选答案）**

A. 附红细胞体感染　　　B. 巴贝斯虫感染　　　　　C. 钩端螺旋体感染
D. 农药中毒　　　　　　E. 洋葱中毒

92. 犬，2岁，近期未外出，突然发病，精神沉郁，不愿活动，眼结膜黄染，心跳加快，气喘，尿液呈红棕色；体温38.1℃。血细胞镜检可见红细胞表面海因茨小体。抗菌药治疗无效。最可能的致病原因是（　　）。

93. 牛，3岁，精神沉郁，四肢无力，眼结膜苍白、黄染，气喘，稽留热，尿呈暗褐色，血细胞镜检在细胞内有梨子形物质出现。最可能的致病原因是（　　）。

94. 夏季，犬，6岁，突然发病，体温40.5℃，嗜睡，呕吐，便血，眼结膜黄染。采集发病2h内的血液，暗视野检查有细小球链状物质。最可能的致病原因是（　　）。

**（95~97题共用备选答案）**

    A. 左肷部切口　　　　　　B. 右肷部切口　　　　　　C. 右肋弓下斜切口
    D. 左肋弓下斜切口　　　　E. 腹中线切口

95. 牛，患创伤性网胃腹膜炎，须进行剖腹术取出网胃内异物。本病手术切口应选择（　　）。

96. 牛，患小肠梗阻，经保守治疗无效，现决定手术治疗。本病手术切口应选择（　　）。

97. 母犬，2岁，常出现血尿，尿频，今出现尿闭，不安，腹部膨大，触诊耻骨前缘腹腔内有一膨大球状物，X线检查显示膀胱及膀胱颈有大量高密度阴影。本病手术切口应选择（　　）。

**（98~100题共用备选答案）**

    A. 薄削蹄冠部蹄角质　　　B. 蹄叉切开　　　　　　　C. 蹄侧壁切开
    D. 蹄冠部皮肤上做数个线状切口　　　　　　　　　　E. 掌部封闭

98. 马，5岁，两前肢倾蹄，蹄冠部角质纵向开裂，裂缝不整齐，未见跛行。本病适宜的治疗方法是（　　）。

99. 马，4岁，体温40.1℃。病初左后肢蹄角质与皮肤交界处呈圆枕形肿胀，之后患部皮肤与蹄角质之间发生剥离，重度支跛。本病适宜的治疗方法是（　　）。

100. 马，3岁，体温38.7℃。右前肢支跛，蹄尖负重，系部直立，指动脉搏动明显，检蹄器压迫蹄叉有痛感，但蹄底和蹄叉处无明显眼观病变，楔木试验阳性。本病适宜的治疗方法是（　　）。

# 全国执业兽医资格考试试卷十（兽医全科类）

# （临床科目）

**A1 型题**

> 答题说明
> 
> 每一道考题下面有 A、B、C、D、E 五个备选答案。请从中选择一个最佳答案。

1. 皱胃左方变位的首选疗法（　　）。
   A. 镇痛解痉　　　　　　B. 洗胃　　　　　　　　C. 接种健康牛瘤胃液
   D. 滚转法　　　　　　　E. 催吐

2. 主痛证的口色是（　　）。
   A. 白色　　　B. 赤色　　　C. 青色　　　D. 黄色　　　E. 黑色

3. 关于视诊检查，表述错误是（　　）。
   A. 先群体后个体　　　　B. 先静态后动态　　　　C. 先整体后局部
   D. 先保定后检查　　　　E. 按一定顺序检查

4. 味辛性凉、善于疏散上部风热的要药是（　　）。
   A. 薄荷　　　B. 麻黄　　　C. 防风　　　D. 紫苏　　　E. 白芷

5. 关于一度烧伤的错误表述是（　　）。
   A. 皮肤表皮层损伤　　　B. 生发层健在　　　　　C. 有再生能力
   D. 真皮层大部损伤　　　E. 伤部被毛烧焦

6. 关于压迫止血表述错误的是（　　）。
   A. 毛细血管渗血时，压迫片刻即可止血　　　B. 小血管出血时，压迫片刻即可止血
   C. 大动脉出血时，压迫片刻即可止血　　　　D. 必须是按压止血，不可擦拭
   E. 用纱布压迫出血的部位

7. X 线检查时，为了使得被检器官的内腔或周围形成密度差异，从而显示其影像，常常需要（　　）。
   A. 注入造影剂　　B. 空腹检查　　C. 加大千伏　　D. 加大毫安（mA）　　E. 提高显影温度

8. 马肌红蛋白尿症最可能出现的症状是（　　）。
   A. 犬坐样姿势　　B. 共济失调　　C. 强直痉挛　　D. 血红蛋白尿　　E. 血尿

9. 对母畜分娩易产生不利影响的是（　　）。

A. 骨盆入口大而圆　B. 荐坐韧带较宽　C. 骨盆底较宽
D. 坐骨结节较低　E. 骨盆入口倾斜度小

10. 不引起血清氯离子降低的原因（　　）。
A. 肾衰竭　B. 心力衰竭　C. 大量出汗　D. 严重呕吐　E. 严重腹泻

11. 引起心脏浊音区增大的疾病是（　　）。
A. 肺水肿　B. 肺萎缩　C. 间质性肺气肿　D. 肺泡气肿　E. 胸膜炎

12. 平胃散的方药组成，除了厚朴、陈皮、甘草、生姜、大枣外，还有（　　）。
A. 茯苓　B. 猪苓　C. 泽泻　D. 白术　E. 苍术

13. 牛断角术最常见的麻醉方法是（　　）。
A. 局部浸润麻醉　B. 传导麻醉　C. 硬膜外麻醉
D. 表面麻醉　E. 全身麻醉

14. 体内与有机磷农药化学结构相似的物质是（　　）。
A. 肾上腺素　B. 乙酰胆碱　C. 胆碱酯酶　D. 细胞色素　E. 磷酸腺苷

15. 受精过程中，与皮质反应无关的是（　　）。
A. 完成第二次减数分裂　B. 透明带性质发生改变　C. 卵质膜表面微绒毛伸长
D. 卵质膜结构重组　E. 皮质颗粒排入卵周隙中

16. 不属于畜群损伤性和管理性流产原因的是（　　）。
A. 抢食　B. 拥挤　C. 喝冷水　D. 使役过重　E. 踢伤

17. 公牛的尿道结石多发（　　）。
A. 肾盂　B. 输尿管　C. 膀胱
D. 乙状弯曲部　E. 尿道的盆骨中部

18. 心电图检查采用的 aVL 是指加压单极（　　）。
A. 左前肢导联　B. 左后肢导联　C. 右前肢导联　D. 右后肢导联　E. 双后肢导联

19. 继发瘤胃臌气的疾病不包括（　　）。
A. 瘤胃酸中毒　B. 瓣胃阻塞　C. 食道阻塞
D. 皱胃变位　E. 创伤性网胃膜膜炎

20. 引起实质性黄疸的疾病是（　　）。
A. 胆管结石　B. 胆囊结石　C. 胆管狭窄　D. 胆囊炎　E. 肝炎

21. 用乙醇浸泡消毒器械的最适浓度是（　　）。
A. 50%　B. 60%　C. 70%　D. 90%　E. 95%

22. 青光眼的主要症状是（　　）。
A. 眼内压升高　B. 房水混浊　C. 晶状体混浊　D. 角膜混浊　E. 泪液增多

23. 犬急性肝炎的实验室检查出现的变化是（　　）。
A. 天冬氨酸氨基转移酶活性升高　B. 血浆白蛋白升高

C. 血脂降低　　　　　　　　　D. ATP 增多
E. 维生素 K 增加

24. 与贝母、瓜蒌相反的药物是（　　）。
    A. 乌梅　　B. 乌头　　C. 乌药　　D. 乌梢蛇　　E. 何首乌

25. 能够引起脉搏频率减少的疾病是（　　）。
    A. 发热性疾病　　B. 疼痛性疾病　　C. 贫血　　D. 颅内压升高　　E. 应激性疾病

26. 心的生理功能（　　）。
    A. 主宣发　　B. 主运化　　C. 主纳气　　D. 主血脉　　E. 主疏泄

27. 犬前列腺增生的首选治疗方法是（　　）。
    A. 前列腺摘除术　　　　B. 给予雌激素　　　　C. 化疗放疗
    D. 抗菌消炎　　　　　　E. 去势术

28. 母犬的膀胱结石主要成分一般是（　　）。
    A. 碳酸盐　　B. 尿酸盐　　C. 胱氨酸　　D. 硅酸盐　　E. 磷酸盐

29. 不能促使马跛行症状典型化的方法是（　　）。
    A. 圆周运动　　B. 乘挽运动　　C. 软硬地运动　　D. 上下坡运动　　E. 起卧运动

30. 瘤胃蠕动的听诊音是（　　）。
    A. 呋呋音　　B. 流水音　　C. 钢管音　　D. 雷鸣音　　E. 捻发音

31. 为了防止呕吐，全身麻醉时采取的措施错误的是（　　）。
    A. 充分的禁食　　　　B. 减轻胃肠胀气　　　　C. 应用止吐药
    D. 未将舌头拉出口腔　　E. 将动物颈基部垫高

32. 具有涩肠、敛肺作用的药物是（　　）。
    A. 白术　　B. 苍术　　C. 诃子　　D. 桔梗　　E. 郁金

33. 表面麻醉是利用麻醉药的渗透作用，使其透过黏膜而阻滞（　　）。
    A. 深在的神经末梢　　B. 浅在的神经末梢　　C. 脊神经
    D. 中枢神经　　　　　E. 神经干

34. 具有消食健胃作用，尤以消化谷积见长的药物是（　　）。
    A. 神曲　　B. 山楂　　C. 蜂蜜　　D. 大黄　　E. 芒硝

35. 腹下神经抑制，反射地引起（　　）。
    A. 腹直肌收缩　　B. 逼尿肌松弛　　C. 括约肌收缩　　D. 括约肌松弛　　E. 腹横肌松弛

36. 具有起病急、病程短、病位浅特点的病证是（　　）。
    A. 表证　　B. 里证　　C. 寒证　　D. 热证　　E. 虚证

37. 食道阻塞的发病特征（　　）。
    A. 黏膜发绀　　B. 咀嚼障碍　　C. 精神沉郁　　D. 突然发生　　E. 口腔溃疡

38. 不属于牙周炎症状的是（　　）。

A. 牙龈红肿　　B. 牙周袋增大　　C. 牙周溢脓　　D. 牙齿松动　　E. 咀嚼不停

39. 关于骨折修复延迟愈合表述错误的是（　　）。
    A. 骨折愈合速度比正常缓慢　　　　B. 局部无肿痛及异常活动
    C. 整复不良延迟愈合　　　　　　　D. 局部感染化脓延迟愈合
    E. 局部血肿和神经损伤延迟愈合

40. 不属于牛阴道损伤的临床症状是（　　）。
    A. 尾根高举　　B. 骚动不安　　C. 左肷窝隆起　　D. 弓背　　E. 频频努责

41. 治疗脾胃气虚首选的方剂是（　　）。
    A. 四物汤　　B. 四逆汤　　C. 四君子汤　　D. 白头翁汤　　E. 大承气汤

42. 适用于初期缝合的创伤特征是（　　）。
    A. 创伤严重污染　　　B. 创伤已经感染　　　C. 创伤尚未感染
    D. 创内异物尚未取出　　E. 创内出血尚未制止

43. 可诱导产后乏情母牛发情的激素是（　　）。
    A. GnRH　　B. PRL　　C. LH　　D. OT　　E. $P_4$

44. 关于腐败性感染，表述错误的是（　　）。
    A. 局部坏死，发生腐败性分解　　　B. 内源性腐败性感染可见于肠管损伤时
    C. 初期创伤周围出现水肿和剧痛　　D. 病灶不用广泛切开
    E. 尽可能地切除坏死组织

45. 马、牛发生产力性难产时，首选的助产手术是（　　）。
    A. 牵引术　　B. 截胎术　　C. 矫正术　　D. 剖腹产术　　E. 药物助产术

46. 关于缝合的基本原则，表述错误的是（　　）。
    A. 严格遵守无菌操作　　　　　　　B. 缝合前必须彻底止血
    C. 缝合的创伤感染后不用拆除部分缝线　　D. 缝合前必须彻底清除血凝块
    E. 缝合前必须彻底清除异物

47. 在维生素 A 缺乏症的早期，不易表现夜盲症的动物是（　　）。
    A. 犊牛　　B. 仔猪　　C. 幼犬　　D. 羔羊　　E. 马驹

48. 营养物质（阴）的化生必然要耗用能量（阳）的生理过程体现的阴阳关系是（　　）。
    A. 阴消阳长　　B. 阳消阴长　　C. 阳损及阴　　D. 阴盛阳虚　　E. 阳盛阴虚

49. 不引起贫血的营养因素是（　　）。
    A. 叶酸　　B. 钴　　C. 铜　　D. 钙　　E. 维生素 $B_6$

50. 犬胃扩张-扭转综合征的临床特征是（　　）。
    A. 腹围增大　　B. 腹泻　　C. 血便　　D. 脾后移　　E. 脾肿大

51. 光照对其发情活动影响最敏感的动物是（　　）。
    A. 马　　B. 犬　　C. 骆驼　　D. 牛　　E. 猪

## A2 型题

> **答题说明**
>
> 每一道考题是以一个小案例出现的，其下面都有 A、B、C、D、E 五个备选答案。请从中选择一个最佳答案。

52. 牛，4岁，眼部角膜表面有白色斑点，稍突出表面，逐渐变大形成疣状物；眼睑见乳头状瘤样肿块，表面破溃出血。该牛眼睑瘤样物很可能是（　　）。
    A. 纤维肉瘤　　B. 鳞状细胞癌　　C. 腺癌　　D. 纤维瘤　　E. 组织细胞瘤

53. 马，证见无汗畏寒，皮毛紧乍，鼻液清稀，轻度咳喘，口津滑利，舌苔薄白，脉浮紧。治疗方中可选的药物是（　　）。
    A. 红花　　B. 菊花　　C. 金银花　　D. 旋覆花　　E. 密蒙花

54. 马，3岁，异嗜，喜啃树皮，消化紊乱，跛行，弓背，有吐草团现象，鼻甲骨隆起，下颌间隙狭窄，尿液澄清、透明，同时还出现（　　）。
    A. 骨组织软骨化　　　　B. 骨小梁增多　　　　C. 骨组织纤维化
    D. 骨基质钙化过度　　　E. 骨质密度升高

55. 奶牛，10岁，产后持续强烈努责，导致子宫脱出，悬吊于阴门之外，呈（　　）。
    A. 长囊状　　B. 圆球状　　C. 菜花状　　D. 肠管状　　E. 粗棒状

56. 仔猪，30日龄，食欲减退，呼吸困难，咳嗽，体温升高（呈弛张热），肺部听诊可听到湿啰音，叩诊呈局灶性浊音，其他无明显可见临床症状。本病最有可能的病理变化是（　　）。
    A. 支气管肺炎　　　　B. 纤维素性胸膜肺炎　　　　C. 大叶性肺炎
    D. 间质性肺炎　　　　E. 干酪性肺炎

57. 骡，3岁，因跌倒致左跗关节皮肤破裂，从伤口流出黏稠、透明、浅黄色液体，并混有少量血液。本病最可能的诊断是（　　）。
    A. 关节非透创　　B. 慢性脊髓炎　　C. 类风湿关节炎　　D. 关节透创　　E. 慢性肌炎

58. 犬，4岁，常规免疫，体温正常，饲喂商品犬粮；近月余食欲减退，消瘦，间歇性腹泻，粪便带血，黏膜黄染，贫血，血凝时间延长，血清 ALT 活性升高。为预防本病，应定期监测犬粮中（　　）。
    A. 黄曲霉毒素水平　　B. 锌水平　　C. 维生素 A 含量　　D. 硒含量　　E. 铜含量

59. 德国牧羊犬，3岁，训练后突发呼吸困难，结膜发绀，胸腹部 X 线侧位片可见肋弓前后大面积圆形低密度影，后腔静脉狭窄；正位片可见膈后大面积横梨形低密度影，肠管后移。该犬的初步诊断是（　　）。
    A. 肠套叠　　B. 肠梗阻　　C. 胃内异物　　D. 胃幽门阻塞　　E. 胃扩张-胃扭转

60. 猫，12岁，突发尿量增多，不食，精神委顿，四肢无力，血清生化检验可见（　　）。

A. 钠升高　　B. 钾升高　　C. 氯升高　　D. 钾降低　　E. 钙降低

61. 白色比熊犬，3岁，初期在鼻梁，继而在肘关节与膝关节周围以上部位脱毛，呈对称性；皮肤色素沉着，无明显瘙痒症状，触摸皮温较低。本病实验室诊断应选择的项目是（　　）。
   A. 血清总蛋白+ALT　　　　B. 血清总蛋白+AST　　　　C. 皮肤病理检查+TT$_4$
   D. 尿蛋白+ALP　　　　　　E. 血糖+CK

62. 同窝新生仔猪，8只，均于吮乳后10h突然发病。表现震颤、畏寒，运步后躯摇摆，体温无显著变化，眼结膜和齿龈黄染。该窝仔猪所患的是（　　）。
   A. 新生仔畜低血糖症　　B. 新生仔畜溶血性贫血病　　C. 胎粪秘结
   D. 仔猪营养不良性贫血病　　E. 新生仔畜低钙血症

63. 牛，贪吃精料后发病。证见食欲废绝，反刍停止，嗳气酸臭，粪稀且有未消化的饲料，口色红，脉洪数。本病的治法是（　　）。
   A. 温中散寒，涩肠止泻　　　　　　B. 清热燥湿，解毒止痢
   C. 消积导滞，调和脾胃　　　　　　D. 健脾化湿，利水消肿
   E. 破气消胀，宽肠通便

64. 犬，体重5kg，治疗过程中突然出现异常，呼吸70次/min，脉搏140次/min，眼结膜血管呈树枝状充盈，且发绀，胸部听诊呈广泛性啰音。本病最可能的病因是（　　）。
   A. 静脉输液0.9%氯化钠1000mL　　　　B. 肌内注射庆大霉素2mL
   C. 肌内注射地塞米松1mL　　　　　　D. 静脉缓慢推注25%葡萄糖注射液10mL
   E. 静脉输液5%葡萄糖注射液100mL

65. 奶牛，3岁，发情配种后1个月未见返情，直肠检查发现右侧子宫角略有增大。要确认是否妊娠，此时具有诊断价值的样本和检测项目分别是（　　）。
   A. 血液、E$_2$　　B. 奶液、P$_4$　　C. 血液、P$_4$　　D. 血液、eCG　　E. 尿液、eCG

66. 母猪，3岁，精神沉郁，食欲减退，肛门处见圆球形、暗红色肿胀物。该疾病不会出现的症状是（　　）。
   A. 直肠黏膜水肿　　　　B. 直肠黏膜出血　　　　C. 频繁努责
   D. 饮欲增加　　　　　　E. 里急后重

67. 牛，5岁，确诊患有脑包虫病，手术摘除多头蚴包囊。其手术切口主要定位在（　　）。
   A. 枕骨　　B. 额骨　　C. 颞骨　　D. 蝶骨　　E. 筛骨

**A3/A4型题**

> **答题说明**
>
> 以下提供若干案例，每个案例下设若干道考题。请根据案例所提供的信息，在每一道考题下面的A、B、C、D、E五个备选答案中选择一个最佳答案。

(68~70题共用题干)

犬，雌性，2岁，已免疫。主人家正在装修。病犬精神沉郁，食欲下降，频繁打喷嚏，大量流鼻液，摇头，摩擦鼻部。

68. 对病犬鼻液的最佳检查方法是（　　）。
    A. 生化检查　　　　　　　B. 视诊＋显微镜检查　　　　C. 嗅诊
    D. 嗅诊＋显微镜检查　　　E. 视诊

69. 病犬初期流出无色透明、稀薄如水的鼻液性质可能是（　　）。
    A. 浆液性鼻液　B. 黏液性鼻液　C. 黏脓性鼻液　D. 腐败性鼻液　E. 血性鼻液

70. 治疗时，首先应采取的措施是（　　）。
    A. 保温　　　　　　　　　B. 增加饮水　　　　　　　　C. 凡士林涂鼻镜
    D. 改变饲养环境　　　　　E. 抗生素治疗

(71~73题共用题干)

母犬，4岁，营养状态良好，偷食油炸鸡后，剧烈呕吐，精神沉郁，食欲废绝，腹泻，呻吟，呈祈祷姿势，腹壁触诊高度敏感；血清学检查见淀粉酶升高。

71. 本病最可能的诊断是（　　）。
    A. 胰腺炎　　　B. 脑炎　　　C. 肝炎　　　D. 肠炎　　　E. 胃肠炎

72. 确诊需进一步进行（　　）。
    A. 超声检查　　　　　　　B. X线检查　　　　　　　　C. 脂肪酶检测
    D. 碱性磷酸酶检测　　　　E. 内镜检查

73. 预防本病，不宜（　　）。
    A. 暴饮暴食　　B. 禁食　　　C. 高脂饮食　D. 低蛋白饮食　E. 低盐饮食

(74~76题共用题干)

公猪，3月龄，去势手术后，阴囊切口愈合良好；该猪阴囊突然膨大，触诊柔软有弹性，无热无痛；听诊有肠蠕动音。

74. 本病最可能的诊断是（　　）。
    A. 会阴疝　　　B. 腹壁疝　　C. 阴囊积水　D. 腹股沟阴囊疝　E. 肠套叠

75. 对本病应采取的措施是（　　）。
    A. 加强管理　　B. 手术治疗　C. 绷带压迫　D. 夹板固定　　　E. 按压送回

76. 【假设信息】若采取手术治疗，其缝合方法是（　　）。
    A. 结节缝合　　　　　　　B. 单纯连续缝合　　　　　　C. 水平褥式缝合
    D. 垂直褥式缝合　　　　　E. 荷包缝合

(77~79题共用题干)

奶牛，4岁，产后5d，精神沉郁，食欲减退，产奶量下降，体温40.2℃。从阴道内排出棕红色臭味分泌物，卧地时排出量较多。

77. 本病初步诊断是（　　）。
    A. 产后阴道炎　B. 产后子宫内膜炎　C. 慢性子宫内膜炎　D. 产后阴门炎　E. 胎衣不下

78. 不属于本病发生诱因的是（　　）。
    A. 子宫弛缓　　B. 布鲁氏菌感染　　C. 胎衣不下　　D. 体表外伤　　E. 胎儿浸溶

79.【假设信息】若未及时治疗，体温升高至41℃，且连续几天不退，精神极度沉郁，全身症状明显。本病最可能的诊断是（　　）。
    A. 子宫蓄脓　　　　　　B. 慢性子宫内膜炎　　　　C. 产后败血症
    D. 产后菌血症　　　　　E. 生产瘫痪

（80~82题共用题干）
马，前肢蹄底发生白线裂，表现轻度支跛。

80. 本病最不可能的病因是（　　）。
    A. 白线处切削过多　　　B. 白线角质脆弱　　　　C. 钉伤
    D. 蹄壁倾斜　　　　　　E. 蹄壁粗糙

81. 本病最多发生于（　　）。
    A. 马后蹄前壁　　　　　B. 马前蹄侧壁　　　　　C. 牛后蹄前壁
    D. 牛前蹄侧壁　　　　　E. 骡后蹄前壁

82. 本病向深部发展最可能引起（　　）。
    A. 化脓性蹄真皮炎　　　B. 冠骨骨折　　　　　　C. 系骨骨折
    D. 系关节脱位　　　　　E. 掌骨骨折

**B1型题**

答题说明

以下提供若干组考题，每组考题共用在考题前列出的A、B、C、D、E五个备选答案。请为每一道考题从备选答案中选择一个最佳答案。某个备选答案可能被选择一次、多次或不被选择。

（83~85题共用备选答案）
    A. 圆块状　　B. 叠饼状　　C. 水样便　　D. 稠粥样　　E. 圆柱状

83. 马，4岁，常规免疫，体温38℃，头、耳灵活，目光明亮有神，行动敏捷，采食量未见异常，该动物粪便的形状是（　　）。

84. 奶牛，3岁，常规免疫、驱虫。正值春季，饲喂新鲜青草，该动物粪便的形状是（　　）。

85. 金毛犬，4岁，常规免疫驱虫，体温38.5℃，喂食犬粮和碎骨。该犬最可能的粪便形状是（　　）。

（86~88题共用备选答案）
    A. 左肷部切口　　　　　B. 右肷部切口　　　　　C. 右侧肋弓下斜切口
    D. 脐后腹中线切口　　　E. 脐前腹中线切口

86. 拉布拉多犬，雄性，3岁，X线检查直肠内有较多高密度阴影，经灌肠治疗无效后决定手术治疗。该手术通路是（　　）。

87. 奶牛，2岁，采食后反刍减少，呻吟，喜站少卧，步态拘谨，X线检查网胃内有短小棒状高密度阴影。对该牛施行剖腹探查的手术通路是（　　）。

88. 斗牛犬，雌性，3岁，妊娠62d仍不见胎儿产出，X线检查见犬腹腔内有多个胎儿存在，胎儿头部直径大于母体骨盆直径。该手术通路是（　　）。

**（89~91题共用备选答案）**

　　A. 子宫积液　　　　　　B. 子宫积脓　　　　　　C. 产后子宫内膜炎
　　D. 子宫颈炎　　　　　　E. 慢性子宫内膜炎

89. 奶牛，6岁，屡配不孕，体温升高，子宫内积有脓性液体。本病最可能继发的疾病是（　　）。

90. 奶牛，阴道中有清亮、黏稠液体排出，尾根有结痂，直肠检查发现子宫体积明显增大、有波动感，两侧子宫角相似。本病最可能的诊断是（　　）。

91. 奶牛，屡配不孕，但并无明显可见临床异常表现，发情周期基本正常，子宫冲洗液可见絮状物。本病最可能的诊断是（　　）。

**（92~94题共用备选答案）**

　　A. 阴俞　　　B. 肺俞　　　C. 脾俞　　　D. 肷俞　　　E. 肾俞

92. 奶牛，4岁，临近生产，食欲减退，精神倦怠，卧地时可见阴门处有一红色翼状物突起，起立时恢复正常，口色淡白，脉细弱。针治宜选用的穴位是（　　）。

93. 奶牛，4岁，临近生产，食欲减退，反刍减少，精神倦怠，行走无力，瘤胃蠕动缓慢，粪便稀软，其中夹杂有未消化的饲料，口色淡白，脉细弱。针治宜选用的穴位是（　　）。

94. 奶牛，4岁，生产过后，食欲减退，精神倦怠，发热恶寒，鼻流清涕，偶见咳嗽，口色青白，舌苔薄白，脉浮紧。针治宜选用的穴位是（　　）。

**（95~97题共用备选答案）**

　　A. 维生素A缺乏症　　　　B. 维生素$B_2$缺乏症　　　　C. 维生素C缺乏症
　　D. 维生素D缺乏症　　　　E. 泛酸缺乏症

95. 猪，主要喂甜菜渣，病猪出现生长缓慢，食欲减退，腹泻，皮肤粗糙，运动障碍，呈痉挛性鹅步。母猪所产仔猪出现畸形。最可能的疾病是（　　）。

96. 蛋鸡群，200日龄，在产蛋高峰期时，突然产蛋量下降，蛋白稀薄，孵化率低下，雏鸡呈现生长缓慢，腹泻，不能走路，趾爪向内弯曲。最可能的疾病是（　　）。

97. 犊牛，3月龄，夜晚行走时易碰撞障碍物，眼角膜增厚，有云雾状形成，皮肤有麸皮样痂块，出现阵发性惊厥。最可能的疾病是（　　）。

**（98~100题共用备选答案）**

　　A. 卡他性结膜炎　B. 化脓性结膜炎　C. 浅表性角膜炎　D. 深层角膜炎　E. 溃疡性角膜炎

98. 使役公牛，3岁，结膜充血，角膜水肿，浅表性血管增生，增生部位混浊，表面粗糙，且随病程延长而出现色素沉着。该眼病最可能诊断为（　　）。

99. 使役公牛，4岁，角膜急性混浊，深层和浅层血管增生，随病程延长，角膜出现瘢痕。该眼病最可能诊断为（　　）。

100. 使役公牛，5岁，眼有黏性分泌物，荧光素检查角膜有不规则局限性浅表缺损，无血管生长。该眼病最可能诊断为（　　）。

# 全国执业兽医资格考试试卷十一（兽医全科类）

## （临床科目）

A1 型题

> 答 题 说 明
>
> 每一道考题下面有 A、B、C、D、E 五个备选答案。请从中选择一个最佳答案。

1. 图中所示犬Ⅱ导联心电图，箭头指示的波是（　　）。

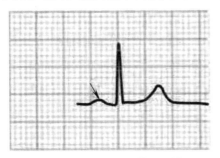

彩图 1

　　A. S 波　　　　B. Q 波　　　　C. T 波　　　　D. R 波　　　　E. P 波

2. X 线片如图所示，最可能的诊断是（　　）。

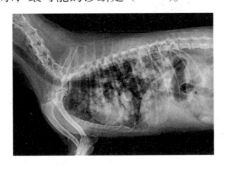

彩图 2

　　A. 肺肿瘤　　　B. 大叶性肺炎　　C. 肺气肿　　　D. 胸腔积液　　E. 异物性肺炎

3. 六淫中，具有重浊、趋下特性的病邪是（　　）。
　　A. 风　　　　　B. 暑　　　　　C. 湿　　　　　D. 寒　　　　　E. 燥

4. 隐性乳腺炎诊断的主要依据是（　　）。
　　A. 乳汁含血液　　　　　B. 体细胞计数　　　　　C. 乳汁中可见絮状物

D. 乳房出现红、肿、热、痛　　E. 乳房淋巴结肿胀

5. 止咳平喘药中，外用可杀虫灭虱的药物是（　　）。
   A. 杏仁　　　B. 紫菀　　　C. 百部　　　D. 款冬花　　　E. 白果

6. 除慢中毒以外，无机毒物的致病特点之一是（　　）。
   A. 与毒物性质无关　　　B. 与机体整体无关　　　C. 对组织无选择性
   D. 与毒物剂量有关　　　E. 潜伏期长

7. 由于营养缺乏或过剩导致的不育属于（　　）。
   A. 衰老性不育　　　B. 繁殖技术性不育　　　C. 环境气候性不育
   D. 管理利用性不育　　E. 先天性不育

8. 健康动物肺区的正常叩诊音是（　　）。
   A. 清音　　　B. 半浊音　　　C. 浊音　　　D. 鼓音　　　E. 过清音

9. 最急性型瘤胃酸中毒不表现（　　）。
   A. 双目失明　　　B. 体温降低　　　C. 重度脱水
   D. 瘤胃液 pH 小于 5　　　E. 瘤胃内纤毛虫数增多

10. 祛风湿药中，可作为后肢痹痛的引经药物是（　　）。
    A. 羌活　　　B. 威灵仙　　　C. 独活　　　D. 木瓜　　　E. 秦艽

11. 棉籽饼中毒的常见临床症状不包括（　　）。
    A. 心功能障碍　　B. 视力障碍　　C. 呼吸困难　　D. 被毛褪色　　E. 尿结石

12. 一般而言，发情持续时间较长且发情症状明显的动物是（　　）。
    A. 山羊　　　B. 绵羊　　　C. 黄牛　　　D. 猪　　　E. 奶牛

13. 犬食道硫酸钡造影 X 线片提示（　　）。

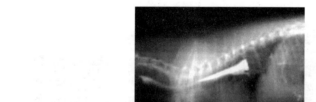

彩图 3

　　A. 食道憩室　　B. 食道阻塞　　C. 食道扩张　　D. 食道狭窄　　E. 食道舒张

14. 急性尿道损伤的典型症状是（　　）。
    A. 尿中带血　　B. 尿闭　　C. 体温升高　　D. 阴囊肿大　　E. 前列腺肿大

15. 治疗结膜炎的原则不包括（　　）。
    A. 手术疗法　　B. 遮挡光线　　C. 除去病因　　D. 对症治疗　　E. 清洗患眼

16. 治疗肠变位的原则不包括（　　）。

    A. 补液    B. 镇痛    C. 减压    D. 利尿    E. 强心

17. 家禽关节型痛风不包括（　　）。
    A. 关节周围有尿酸盐沉积    B. 关节周围肿胀    C. 血液尿酸浓度升高
    D. 肾脏肿大    E. 血液尿酸浓度降低

18. 用于手术器械和用品的消毒方法不包括（　　）。
    A. 煮沸灭菌法    B. 紫外线照射法    C. 高压蒸汽灭菌法
    D. 流通蒸汽灭菌法    E. 碘酊浸泡法

19. 具有补火壮阳、温中祛寒功能的药物是（　　）。
    A. 独活    B. 肉桂    C. 羌活    D. 陈皮    E. 香附

20. 阴道脱出较少见于（　　）。
    A. 猪    B. 马    C. 绵羊    D. 山羊    E. 奶牛

21. 可用于局部预防性止血的药物是（　　）。
    A. 安络血    B. 对羧基苯胺    C. 止血敏    D. 维生素 $K_3$    E. 盐酸肾上腺素

22. 奶牛酮病的引发因素不包括（　　）。
    A. 日粮营养不平衡    B. 产前过度肥胖    C. 低泌乳量
    D. 饲料碳水化合物不足    E. 高泌乳量

23. 清热泻火作用强大，兼能外用治疗湿疹、烫伤的药物是（　　）。
    A. 知母    B. 石膏    C. 芦根    D. 夏枯草    E. 栀子

24. 升浮药具有的功能包括（　　）。
    A. 利尿    B. 熄风    C. 通便    D. 潜阳    E. 祛风

25. 牛、羊 T-2 毒素中毒最可能出现的症状是（　　）。
    A. 便秘    B. 饮欲增强    C. 体温偏高    D. 体温降低    E. 食欲增强

26. 病犬不排尿，触诊膀胱增大、不敏感，按压有尿液排出，提示（　　）。
    A. 膀胱麻痹    B. 膀胱破裂    C. 括约肌痉挛    D. 膀胱炎    E. 膀胱结石

27. 犬脾脏超声检查部位是（　　）。
    A. 左侧第 9~10 肋间    B. 右侧第 9~10 肋间    C. 左侧第 11~12 肋间
    D. 右侧第 11~12 肋间    E. 左侧第 7~8 肋间

28. 发生蜂窝织炎时最常见的化脓性病原菌是（　　）。
    A. 肺炎球菌    B. 棒状杆菌    C. 李斯特菌
    D. 溶血性链球菌    E. 破伤风杆菌

29. 牛创伤性心包炎的心电图特征是（　　）。
    A. 窦性心动过速    B. 高电压波型    C. QRS 综合波正常
    D. 窦性心动过缓    E. T 波正常

30. 健康牛瘤胃蠕动次数为（　　）次 /min。

  A. 7~9　　　　B. 4~6　　　　C. 1~3　　　　D. 10~12　　　　E. <1

31. 犬肝脏的触诊检查常用（　　）。
  A. 双手触诊法　B. 浅部触诊法　C. 切入触诊法　D. 深压触诊法　E. 冲击触诊法

32. 目前兽医临床上常用的吸入麻醉药为（　　）。
  A. 氧化亚氮　　B. 氟烷　　　　C. 乙醚　　　　D. 异氟醚　　　　E. 甲氧氟烷

33. 预防锌缺乏的最佳钙锌比例是（　　）。
  A. 1∶100　　　B. 1∶1　　　　C. 10∶1　　　　D. 100∶1　　　　E. 1∶10

34. 诊断猫泌尿系统综合征的方法不包括（　　）。
  A. 放射造影检查　　　　B. 心电图检查　　　　C. X线检查
  D. 导尿管探诊　　　　　E. B超检查

35. 动物侧卧、后肢保持松弛，叩诊槌叩击跟腱，正常表现为（　　）。
  A. 跗关节屈曲、球关节屈曲　　　　B. 跗关节伸展、球关节伸展
  C. 跗关节屈曲、球关节停展　　　　D. 跗关节伸展、球关节屈曲
  E. 跗关节不动、球关节屈曲

36. 骨折的特有症状是（　　）。
  A. 肿胀　　　　B. 异常活动　　C. 体温升高　　D. 出血　　　　E. 疼痛

37. 具有行气止痛、健脾、安胎功能的药物是（　　）。
  A. 杜仲　　　　B. 黄芩　　　　C. 杏仁　　　　D. 桃仁　　　　E. 砂仁

38. 具有泻热导滞、通便、利水功能的药物是（　　）。
  A. 大青叶　　　B. 枇杷叶　　　C. 艾叶　　　　D. 番泻叶　　　E. 荷叶

39. 与马比较，牛跛行诊断的特有方式是（　　）。
  A. 运步视诊　　　　　　B. 站立视诊　　　　　　C. 躺卧视诊
  D. 问诊　　　　　　　　E. 外周神经麻醉诊断

40. 易发蜂窝织炎的组织器官是（　　）。
  A. 骨皮质　　　　　　　B. 皮肤　　　　　　　　C. 内脏器官
  D. 肌肉组织　　　　　　E. 皮下疏松结缔组织

41. 猪精子在生殖道内维持受精能力的最长时间是（　　）。
  A. 73~96h　　B. 8~11h　　　C. 24~72h　　　D. 12~23h　　　E. 97~120h

42. 治疗青光眼的手术不包括（　　）。
  A. 巩膜打孔结膜覆盖术　　B. 小梁切除术　　　C. 晶状体摘除术
  D. 睫状体冷凝术　　　　　E. 虹膜周边切除术

43. 用温热性药物治疗具有热象病症的治则属于（　　）。
  A. 异治　　　　B. 正治　　　　C. 反治　　　　D. 同治　　　　E. 治标

44. 浸润麻醉的方式不包括（　　）。

A. 神经干周围注射    B. 菱形注射    C. 扇形注射
D. 直线注射    E. 病灶基部注射

45. 马胎衣排出的正常时间是（ ）。
   A. 3.5~4h    B. 1.6~2h    C. 5min~1.5h    D. 2.5~3h    E. 4.5~5h

46. 该创面组成结构示意图中标注 3 所指的是（ ）。

   A. 创壁    B. 创底    C. 创缘    D. 创腔    E. 创围

47. 奶牛，直肠检查诊断为卵巢机能减退。治疗本病的首选药物是（ ）。
   A. OT    B. LH    C. $PGF_{2\alpha}$    D. $E_2$    E. FSH

48. 下列补钾方式不正确的是（ ）。
   A. 静脉内推注氯化钾
   B. 使用呋塞米后，静脉内滴注氯化钾
   C. 长期使用地塞米松后，静脉内滴注氯化钾
   D. 口服氯化钾
   E. 10%氯化钾稀释后静脉内滴注

49. 肺部各区域均可听到支气管呼吸音的健康动物是（ ）。
   A. 犬    B. 猪    C. 羊    D. 牛    E. 马

50. 具有散风祛湿、消肿排脓、通窍止痛功能的药物是（ ）。
   A. 石膏    B. 白芷    C. 薄荷    D. 柴胡    E. 蝉蜕

**A2 型题**

> **答题说明**
>
> 每一道考题是以一个小案例出现的，其下面都有 A、B、C、D、E 五个备选答案。请从中选择一个最佳答案。

51. 奶牛，5 岁，产后 1 周开始出现红尿，尿液呈暗红色，可视黏膜和皮肤苍白黄染，体温、呼吸与食欲无明显异常。本病的发病原因最可能是（ ）。
   A. 日粮钙不足    B. 维生素 D 缺乏    C. 维生素 K 缺乏
   D. 日粮磷不足    E. 尿道感染

52. 某动物，因偷配；妊娠超过 90d，用前列腺素类似物处理后，未发现其出现阴门肿胀、腹痛等流产症状。该动物最可能是（ ）。
   A. 黄牛    B. 绵羊    C. 山羊    D. 猪    E. 奶牛

53. 驴，7 岁，难产。检查发现胎儿下位、纵向，双侧肩部前置，且胎儿已死。对该驴首选的助产方法是（    ）。
   A. 矫正术　　　B. 翻转母体　　C. 截胎术　　　D. 牵引术　　　E. 剖腹产术

54. 牛，异物呛肺后，证见发热咳嗽，痰黄臭、有脓血，口干舌红，苔黄腻，脉滑数。治疗方中可选用的药物是（    ）。
   A. 郁李仁　　　B. 酸枣仁　　　C. 柏子仁　　　D. 冬瓜仁　　　E. 火麻仁

55. 泰迪犬，8 岁，饮食不规律，喜暴饮暴食，突发腹痛、腹胀、呕吐，发热，血清淀粉酶超过正常值 5 倍。本病最可能的诊断是（    ）。
   A. 肠梗阻　　　B. 急性肝炎　　C. 胃肠炎　　　D. 胆囊炎　　　E. 急性胰腺炎

56. 奶牛，2 岁，精神沉郁，消瘦，皮肤弹性降低，可视黏膜黄染，下腹部膨大，冲击式触诊有液体震荡音。为确定疾病性质，适宜的穿刺部位是（    ）。
   A. 右肷部　　　　　　　B. 右侧第 6~7 肋间　　　　C. 剑状软骨突起后缘
   D. 脐 - 膝关节连线中点　　E. 左肷部

57. 犬，10 岁，采食障碍，咀嚼异常，发病 6d 后症状减轻并逐渐消失，以后齿根部骨质增生，形成骨赘。本病的诊断最可能为（    ）。
   A. 非化脓性齿槽骨膜炎　　B. 牙周炎　　　　　　　C. 化脓性齿槽骨膜炎
   D. 齿髓炎　　　　　　　　E. 牙龈炎

58. 马，排尿困难，疼痛不安，尿中带血，尿色鲜红，口色红，舌苔黄，脉数。治疗本病宜选用的方剂是（    ）。
   A. 小蓟饮子　　　　　　B. 萆薢分清饮　　　　　　C. 六味地黄丸
   D. 补中益气汤　　　　　E. 八正散

59. 犬，8 岁，双侧视力障碍，检查发现双侧瞳孔发白。对本病应采取的治疗手术是（    ）
   A. 瞬膜切除术　　　　　B. 晶体置换术　　　　　　C. 角膜移植术
   D. 虹膜周边切除术　　　E. 虹膜打孔术

60. 牛，6 岁，创伤性网胃心包炎，需做经肋骨截除术的开胸手术，不必要分割的组织是（    ）。
   A. 皮肤　　　　B. 胸壁　　　　C. 肋间肌　　　　D. 胸深肌　　　　E. 肋骨骨膜

61. 警用德国牧羊犬，8 岁，雄性，免疫驱虫正常。大强度训练时突然倒地、可视黏膜发绀、心跳停止。死前的心电图变化：除 Q 波异常外，S-T 段与 T 波的变化最可能是（    ）。
   A. S-T 段升高，T 波倒置　　　　　　　B. S-T 段降低，T 波升高
   C. S-T 段降低，T 波正常　　　　　　　D. S-T 段降低，T 波倒置
   E. S-T 段正常，T 波倒置

62. 牛食欲减退或废绝，反刍缓慢或停止，精神沉郁，弓背站立，站立时常采用前高后低的姿势，在左侧肘后触诊敏感，初步诊断为金属异物损伤。被损伤的器官最可能是（    ）。
   A. 盲肠　　　　B. 瓣胃　　　　C. 瘤胃　　　　D. 网胃　　　　E. 皱胃

63. 阿拉伯马，12岁，跛行，不愿运动，两后蹄蹄负重，步态紧张。蹄壁增温、敏感。X线检查显示，蹄骨背侧缘与蹄壁背侧缘不平行，彼此之间出现夹角，蹄骨转位。本病最可能的诊断是（　　）。
   A. 骨关节病　　B. 蹄叶炎　　C. 腐蹄病　　D. 趾间蜂窝织炎　　E. 蹄关节脱位

64. 犬，5岁，体温40.5℃，呈明显的腹式呼吸，常取坐姿。体腔穿刺见大量浅黄色混浊的液体，其中蛋白质含量和中性粒细胞数升高。治疗本病不宜采用（　　）。
   A. 抗菌消炎　　B. 强心利尿　　C. 解热镇痛　　D. 大量补液　　E. 穿刺放液

65. 某羊场，部分羊出现消瘦、腹泻、贫血，被毛干燥、无弹性，运动失调等症状，经分析发现饲料中钼酸盐严重超标。该羊缺乏的微量元素是（　　）。
   A. 铁　　B. 铜　　C. 锌　　D. 锰　　E. 镉

66. 母猪，妊娠后期腹泻，近期卧地或排便后在肛门外出现香肠样肿物，色红，部分黏膜外翻，站立后不能回缩。在采用手术治疗前对其进行清洗，适宜的药物是（　　）。
   A. 5%戊二醛溶液　　B. 1%明矾溶液　　C. 5%碘酊溶液
   D. 2%硫酸铜溶液　　E. 75%乙醇溶液

67. 驴，6岁，突然发病，站立时后肢强直，呈向后伸直肢势，膝关节、跗关节完全伸直而不能屈曲；运动时以蹄尖着地拖曳前进，同时患肢高度外展，他动时患肢不能屈曲。本病最可能的诊断是（　　）。
   A. 跗关节炎　　B. 髌骨内方脱位　　C. 髌骨上方脱位
   D. 膝关节炎　　E. 髌骨外方脱位

**A3/A4型题**

**答题说明**

以下提供若干案例，每个案例下设若干道考题。请根据案例所提供的信息，在每一道考题下面的A、B、C、D、E五个备选答案中选择一个最佳答案。

**(68~70题共用题干)**

猪，4岁，妊娠后期，两后肢站立不稳，交替负重，喜卧，无受伤史；神经反应性基本正常，其X线侧位片未见明显异常。

68. 本病最可能的诊断是（　　）。
   A. 产后截瘫　　B. 腰荐椎间盘脱位　　C. 坐骨神经麻痹
   D. 孕畜截瘫　　E. 生产瘫痪

69. 对本病的治疗方法是（　　）。
   A. 口服泼尼松　　B. 静脉注射葡萄糖　　C. 手术治疗
   D. 静脉注射葡萄糖酸钙　　E. 皮下注射硝酸士的宁

70. 本病的发病原因可排除（　　）。

A. 饲料单纯　　B. 维生素缺乏　　C. 营养不良　　D. 钙、磷缺乏　　E. 神经损伤

**（71~73题共用题干）**

奶牛，6岁，妊娠285d，分娩预兆明显，持续努责未见胎儿露出；检查发现两侧阴唇不对称，产道向前逐渐狭窄，只能容纳一手臂进入子宫，其他未发现异常。

71. 对本病的诊断是（　　）。
    A. 子宫捻转　　B. 骨盆狭窄　　C. 阴门狭窄　　D. 阴道狭窄　　E. 子宫颈狭窄

72. 对本病最有效的处理方法是（　　）。
    A. 牵引术　　B. 阴门切开术　　C. 骨盆切开术　　D. 产道扩张术　　E. 翻转母体术

73. 与本病发生有关的因素是（　　）。
    A. 首次妊娠　　B. 急剧翻滚　　C. 骨盆骨骨折　　D. 运动不足　　E. 产道发育不良

**（74~76题共用题干）**

圣伯纳犬，1岁，50kg。喜卧，俯卧时后肢常后伸，起立困难。运动后病情加重，后肢跛行，后躯摇摆。臀部被毛粗乱、大腿肌肉萎缩，他动运动疼痛明显，X线片显示股骨头与髋臼的间隙增大。

74. 本病最可能的诊断是（　　）。
    A. 髋关节挫伤　　　　B. 髋关节扭伤　　　　C. 髋关节脱位
    D. 髋关节发育不良　　E. 髋关节创伤

75. X线检查时，其重点投照方位是（　　）。
    A. 左侧位　　B. 斜位　　C. 右侧位　　D. 背腹位　　E. 腹背位

76. 与本病发生有关的最密切因素是（　　）。
    A. 骨盆软组织化学松弛作用　　　　B. 肌肉强度缺乏
    C. 遗传　　　　　　　　　　　　　D. 肥胖
    E. 内收肌张力过大

**（77~79题共用题干）**

奶牛，5岁，体温40.0℃，精神沉郁，消瘦，弓背站立，排粪时不敢努责，站立时常取前高后低姿势，不愿走下坡路。

77. 本病最可能的诊断是（　　）。
    A. 皱胃积食　　　　B. 瘤胃积食　　　　C. 瘤胃酸中毒
    D. 瓣胃阻塞　　　　E. 创伤性网胃心包炎

78. 对病牛进行血液学检查，最可能升高的是（　　）。
    A. 嗜碱性粒细胞数　　B. 红细胞数　　　　C. 中性粒细胞数
    D. 嗜酸性粒细胞数　　E. 淋巴细胞数

79. 本病的典型症状通常是（　　）。
    A. 黄疸　　　　　B. 呼吸困难　　　　C. 迷走神经性消化不良
    D. 水肿　　　　　E. 共济失调

**（80~82题共用题干）**

博美犬，雌性，4岁。近日精神状态、饮食欲及排粪排尿均无异常，偶有不明原因腹痛，触诊腹部紧张，拒绝触摸；仰卧时，左侧最后乳腺外侧有一个3.0cm×4.5cm的肿物，触诊柔软，有压痛。

80. 本病最可能的诊断是（　　）。
    A. 乳腺炎　　B. 腹壁脓肿　　C. 腹股沟疝　　D. 乳腺肿瘤　　E. 腹壁疝

81. 本病发生的原因可能是（　　）。
    A. 血管破裂　　B. 细菌感染　　C. 组织增生　　D. 腹压升高　　E. 淋巴管破裂

82. 治疗本病的有效方法是（　　）。
    A. 抗菌消炎　　B. 促进吸收　　C. 制止渗出　　D. 疝修补术　　E. 切除异物

**（83~85题共用题干）**

某奶牛场，近日有多头泌乳奶牛跛行，且日渐严重，体温升高，食欲减退，系部球节屈曲，以蹄尖着地，趾间隙及冠部肿胀，并有小裂口、恶臭气味。

83. 该奶牛所患的蹄病是（　　）。
    A. 蹄底挫伤　　B. 蹄裂　　C. 腐蹄病　　D. 蹄叶炎　　E. 趾间皮炎

84. 本病的主要病因是（　　）。
    A. 营养不良　　B. 营养过剩　　C. 运动不足　　D. 细菌感染　　E. 运动过多

85. 治疗本病的主要原则是（　　）。
    A. 改善饮食　　B. 抗菌消炎　　C. 装蹄绷带　　D. 加强运动　　E. 合理修蹄

**B1型题**

### 答题说明

以下提供若干组考题，每组考题共用在考题前列出的A、B、C、D、E五个备选答案。请为每一道考题从备选答案中选择一个最佳答案。某个备选答案可能被选择一次、多次或不被选择。

**（86~88题共用备选答案）**

　　A. 大肠俞　　B. 曲池　　C. 肩井　　D. 山根　　E. 肾堂

86. 犬，证见高热，粪便干小难下，腹痛，尿短赤，口津干燥，口色深红，苔黄厚脉沉有力。针治选用的穴位是（　　）。

87. 犬，暑月炎天发病。证见高热，精神沉郁，气促喘粗，粪干尿少，口渴贪饮，舌红，脉洪数。针治宜选用的穴位是（　　）。

88. 犬，证见发热，精神沉郁，食欲减退，口渴多饮，泻粪腥臭，尿短赤，口色赤红，舌苔黄腻，脉沉数。针治宜选用的穴位是（　　）。

**（89~91题共用备选答案）**

　　A. 角膜炎　　B. 结膜炎　　C. 虹膜炎　　D. 视网膜炎　　E. 青光眼

89. 混血马，8岁，骑乘后第2天发现该马左眼半闭、流泪，角膜混浊，结膜呈粉红色。该马病的诊断是（　　）。

90. 金毛犬，2岁，2d前主人自行在家中用硫黄皂给犬清洗体表，第2天右眼羞明流泪、眼睑轻度肿胀，结膜潮红、充血，虹膜纹理清晰可见。该犬病的诊断是（　　）。

91. 黄牛，4岁，体温40.5℃，厌食、流涎、跛行；两眼羞明流泪，轻度肿胀，角膜及眼前房水混浊，瞳孔缩小，虹膜纹理不清。该牛病的诊断是（　　）。

**（92~94题共用备选答案）**

　　A. 食盐中毒　　　　　　B. 硒中毒　　　　　　C. 无机氟化物中毒
　　D. 铜中毒　　　　　　　E. 钼中毒

92. 牛，1岁，食欲减退，烦渴，大量饮水，腹泻，视力障碍，皮下水肿，多尿，惊厥。本病最可能的诊断是（　　）。

93. 山羊群，2~3岁，更换饲料后许多羊剧烈腹痛，惨叫，体温正常或偏低，频频排出水样粪便，结膜苍白，尿呈浅红色。本病最可能的诊断是（　　）。

94. 牛，4岁，背腰僵硬，跛行，颌骨、掌骨呈对称性肥厚，牙面有黄褐色斑，同群及周围放牧牛多见类似病例。本病最可能的诊断是（　　）。

**（95~97题共用备选答案）**

　　A. 胃切开术　　　　　　B. 肠侧壁切开术　　　　C. 脾脏摘除术
　　D. 膈修补术　　　　　　E. 肠管切除术

95. 普通家猫，雌性，12岁。长期腹胀，排粪困难；腹后部触诊，发现结肠及直肠内有大量坚硬结粪蓄积，反复灌肠仍未能软化排出。对该猫的治疗措施是（　　）。

96. 拉布拉多犬，7岁，呕吐、腹泻一周多，排暗黑色稀便，后经剖腹探查术发现空肠后段套叠，套叠处肠管呈暗紫色，相应的肠系膜血管无搏动。对该犬的治疗措施是（　　）。

97. 泰迪犬，2岁，突遇车祸，检查后未见体表明显外伤，站立时全身震颤，呼吸急促，可视黏膜苍白，腹部触诊敏感，B超检查脾脏结构紊乱不清。对该犬的治疗措施是（　　）。

**（98~100题共用备选答案）**

　　A. 晚幼中性粒细胞　　　B. 杆状核中性粒细胞　　C. 分叶核中性粒细胞
　　D. 淋巴细胞　　　　　　E. 单核细胞

98. 犬，血液学检查，细胞大小约为红细胞2倍；细胞质呈粉红色，其中有粉红色或蓝色的微细颗粒；细胞核呈马蹄形或腊肠形，染色呈浅紫蓝色，细胞核染色质细致。该类细胞是（　　）。

99. 猫，血液学检查，细胞质呈蓝色或粉红色，其中含有红色或蓝色颗粒；细胞核呈椭圆形、紫红色，染色质细致。该类细胞是（　　）。

100. 猫，血液学检查，细胞如红细胞大小；细胞质少、呈天蓝色，其中有少量嗜天青颗粒；细胞核呈圆形，细胞核染色质致密。该类细胞是（　　）。

# 全国执业兽医资格考试试卷十二（兽医全科类）

# （临床科目）

A1 型题

> **答题说明**
>
> 每一道考题下面有A、B、C、D、E五个备选答案。请从中选择一个最佳答案。

1. 临床上常用的散瞳药是（    ）。
   A. 1% 毛果芸香碱    B. 1% 乙酰胆碱    C. 1% 肾上腺素
   D. 1% 阿托品    E. 0.25% 毒扁豆碱

2. 治疗牛脑膜脑炎颅内压升高的药物是（    ）。
   A. 10% 氯化钠    B. 5% 葡萄糖    C. 5% 碳酸氢钠    D. 地塞米松    E. 25% 山梨醇

3. 骨折部形成原始骨痂一般需要（    ）。
   A. 1 周    B. 2 周    C. 4 周    D. 8 周    E. 12 周

4. 治疗皮肤炎性溃疡不宜使用的药物是（    ）。
   A. 20% 硫酸镁溶液    B. 0.9% 氯化钠溶液    C. 普鲁卡因青霉素
   D. 20% 鱼石脂软膏    E. 鱼肝油软膏

5. 犬肛门囊的位置位于类似时钟的（    ）。
   A. 3点、9点处    B. 11点、2点处    C. 1点、11点处    D. 6点、12点处    E. 4点、8点处

6. 测试应激敏感猪时通常采用的方法是氟烷试验和检测血清中的（    ）。
   A. ALT    B. ALP    C. LDH    D. CK    E. AST

7. 诊断动物硒缺乏症的标志性酶是（    ）。
   A. AST    B. SOD    C. ALT    D. LDH    E. GSH-Px

8. 具有清化热痰、润肠通便功效的药物是（    ）。
   A. 贝母    B. 半夏    C. 瓜蒌    D. 前胡    E. 桔梗

9. 犬常用的切脉部位是（    ）。
   A. 臂动脉    B. 股内动脉    C. 属动脉    D. 颌外动脉    E. 颈动脉

10. 局部浸润麻醉的方式不包括（    ）。
    A. 表面麻醉    B. 扇形浸润麻醉    C. 基部浸润麻醉
    D. 菱形浸润麻醉    E. 直线浸润麻醉

11. 临床上提示犬和猫肝细胞发生损伤的是（　　）。
    A. 丙氨酸氨基转移酶　　B. 淀粉酶　　C. 乳酸脱氢酶
    D. 肌酸激酶　　E. 脂肪酶

12. 白内障的特征是（　　）。
    A. 玻璃体混浊　B. 房水混浊　C. 视网膜充血　D. 晶状体混浊　E. 睫状体充血

13. 病畜未做排粪动作而不自主地排出粪便，常提示（　　）。
    A. 肠阻塞　B. 排便失禁　C. 肠套叠　D. 肠扭转　E. 便秘

14. 不属于创伤组成部分的是（　　）。
    A. 创口　　B. 创底　　C. 创壁　　D. 创腔　　E. 血凝块

15. 不直接参与调节子宫收缩的激素是（　　）。
    A. 雌激素　　B. 人绒毛膜促性腺激素　　C. 催产素
    D. 孕酮　　E. 松弛素

16. 预防猪黄体发育不全所致的习惯性流产可用（　　）。
    A. 促卵泡素　B. 催产素　C. 雌激素　D. 前列腺素　E. 促黄体素

17. 由于输精时间延误而导致的不育属于（　　）。
    A. 繁殖技术性不育　　B. 管理利用性不育　　C. 衰老性不育
    D. 环境气候性不育　　E. 营养性不育

18. 如图所示，该骨折类型为（　　）。

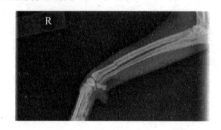

彩图5

A. 粉碎性骨折　B. 横形骨折　C. 纵形骨折　D. 斜形骨折　E. 混合型骨折

19. 视频题，该结常用于丝线（　　）。

视频1

A. 缝合肌肉组织　　B. 结扎小动脉　　C. 缝合腹黄筋膜
D. 缝合皮下组织　　E. 缝合膀胱

20. 根据图所提供的信息，最可能的诊断是（　　）。

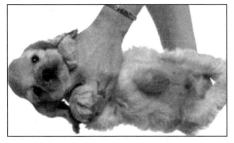

彩图 6

  A. 腹股沟疝  B. 脐疝  C. 腹壁疝  D. 会阴疝  E. 膈疝

21. 肾衰竭时，血清生化指标升高的是（　　）。
  A. 三酰甘油  B. 血糖  C. 白蛋白  D. 肌酐  E. 胆固醇

22. 具有辛凉解表作用的药物是（　　）。
  A. 桂枝  B. 防风  C. 薄荷  D. 荆芥  E. 麻黄

23. 问诊现病史的内容包括（　　）。
  A. 过敏史  B. 父母代健康与疾病情况  C. 发病经过
  D. 子代健康与发病情况  E. 外科手术史

24. 手术器械常用的灭菌方法是（　　）。
  A. 火焰灭菌法  B. 高压蒸汽灭菌法  C. 甲皂酚浸泡法
  D. 烤箱加热灭菌法  E. 甲醛熏蒸法

25. 心包积液时，听诊第一心音、第二心音依次为（　　）。
  A. 减弱、减弱  B. 增强、增强  C. 增强、减弱  D. 减弱、增强  E. 正常、增强

26. 减少肉鸡腹水综合征发病率的方法是（　　）。
  A. 降低钙磷比例  B. 降低鸡舍温度  C. 增加维生素 C 供给
  D. 增加食盐供给  E. 降低维生素 D 供给

27. 强迫躺卧多见于（　　）。
  A. 狂犬病  B. 脑炎  C. 大叶性肺炎
  D. 创伤性网胃腹膜炎  E. 关节脱位

28. 具有消食和中，回乳功效的药物是（　　）。
  A. 莱菔子  B. 山楂  C. 鸡内金  D. 神曲  E. 麦芽

29. 治疗羊急性铜中毒的首选药是（　　）。
  A. 硫酸镁  B. 硫钼酸钠  C. 亚硝酸钠  D. 丙酸钠  E. 硫酸钠

30. 马四肢聚于腹下站立，常提示（　　）。
  A. 锰缺乏症  B. 氟中毒  C. 佝偻病  D. 蹄叶炎  E. 骨软症

31. 大承气汤组方中除大黄、芒硝和厚朴外，还有（　　）。
  A. 木香  B. 陈皮  C. 青皮  D. 枳壳  E. 枳实

32. 发情持续时间最短的动物是（　　）。

A. 牛　　　　　B. 猪　　　　　C. 马　　　　　D. 犬　　　　　E. 猫

33. 属于常年发情的动物是（　　）。
    A. 牛　　　　　B. 羊　　　　　C. 犬　　　　　D. 猫　　　　　E. 马

34. 治疗食道阻塞的有效方法是（　　）。
    A. 强心　　　　B. 疏导　　　　C. 催吐　　　　D. 补液　　　　E. 镇静

35. 牛妊娠期孕酮的主要来源是（　　）。
    A. 丘脑下部　　B. 胎盘　　　　C. 垂体前叶　　D. 黄体　　　　E. 肾上腺皮质

36. 下列动物中，健康状况下，AST 高达 400U/L 的动物是（　　）。
    A. 犬　　　　　B. 猫　　　　　C. 牛　　　　　D. 羊　　　　　E. 马

37. 图示手术方法适用于矫正（　　）。

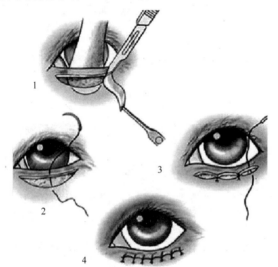

彩图 7

A. 上眼睑内翻　　B. 上眼睑外翻　　C. 下眼睑内翻　　D. 下眼睑外翻　　E. 球结膜遮盖术

38. 牛创伤性心包炎后期，听诊心脏主要出现（　　）。
    A. 湿啰音　　　B. 干啰音　　　C. 奔马调　　　D. 钢管音　　　E. 拍水音

39. 犊牛棉籽饼中毒的典型症状为（　　）。
    A. 视力障碍　　B. 体重下降　　C. 精神沉郁　　D. 体温升高　　E. 黏膜发绀

40. 血涂片镜检，细胞核呈分叶状，细胞质中含有大量橘红色颗粒的白细胞是（　　）。
    A. 嗜酸性粒细胞　　　　B. 中性粒细胞　　　　C. 嗜碱性粒细胞
    D. 淋巴细胞　　　　　　E. 单核细胞

41. 适用于牵引术助产的是（　　）。
    A. 胎儿过大　　B. 子宫弛缓　　C. 胎儿下位　　D. 胎儿横向　　E. 骨盆狭窄

42. 马蕨中毒时体内被破坏的是（　　）。
    A. 维生素K　　B. 维生素C　　C. 维生素$B_1$　　D. 维生素D　　E. 维生素E

43. B超检查时，钙化灶显示为（　　）。
    A. 无回声　　B. 低回声　　C. 等回声　　D. 弱回声　　E. 强回声

44. 在临床运用液体疗法中，下列不是静脉输液治疗原则的是（　　）。
    A. 先快后慢　　B. 先浓后淡　　C. 尽量多补　　D. 见尿补钾　　E. 随时调整

45. 大黄与芒硝合用的配伍属于（　　）。
    A. 相使　　B. 相杀　　C. 相畏　　D. 相恶　　E. 相须

46. 犬有机磷中毒主要途径是（　　）。
    A. 眼结膜　　B. 泌尿道　　C. 消化道　　D. 生殖道　　E. 耳道

47. 治疗肝胆湿热首选的药物是（　　）。
    A. 茵陈　　B. 猪苓　　C. 泽泻　　D. 滑石　　E. 茯苓

48. 单个毛囊及其所属皮脂腺发生的急性化脓性感染称为（　　）。
    A. 痈　　B. 蜂窝织炎　　C. 肉芽肿　　D. 疖　　E. 脓肿

49. 治疗马气胀性胃扩张时首先进行（　　）。
    A. 镇痛　　B. 导胃　　C. 解痉　　D. 缓泻　　E. 补液

50. 三度烧伤的特点是（　　）。
    A. 只出现水疱　　B. 皮肤全层受损　　C. 一般不出现感染
    D. 愈合快　　E. 愈合后不留瘢痕

51. 心的主要生理功能是（　　）。
    A. 主藏血　　B. 主藏精　　C. 主血脉　　D. 主运化　　E. 主纳气

52. X线透视检查的基础是（　　）。
    A. 穿透作用+荧光作用　　B. 感光作用+荧光作用　　C. 穿透作用+电离作用
    D. 穿透作用+感光作用　　E. 穿透作用+生物学作用

53. 犬外耳道内容物涂片染色、镜检如图所示。病原最可能的诊断是（　　）。

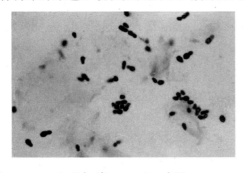

彩图8

    A. 马拉色菌　　B. 大肠杆菌　　C. 痒螨　　D. 枯草杆菌　　E. 金黄色葡萄球菌

54. 能显著促进卵泡发育的激素是（　　）。
    A. 雌二醇　　B. 马绒毛膜促性腺激素　　C. 前列腺素
    D. 人绒毛膜促性腺激素　　E. 促黄体素

55. 黏着步样可见于（　　）。
   A. 蹄裂　　　B. 痛风　　　C. 马传贫　　　D. 马破伤风　　　E. 低钙血症

56. 母猪，3月龄，在右侧倒数1~2个乳房外侧腹股沟处出现肿胀，触摸肿胀物可摸到肠管。手术处置本病的方法是（　　）。
   A. 用可吸收线荷包缝合腹股沟外环　　　B. 用可吸收线荷包缝合腹股沟管
   C. 用丝线结节缝合腹股沟内、外环　　　D. 用可吸收线连续缝合腹股沟内、外环
   E. 用丝线荷包缝合腹股沟管

**A2型题**

> **答题说明**
>
> 每一道考题是以一个小案例出现的，其下面都有A、B、C、D、E五个备选答案。请从中选择一个最佳答案。

57. 肉牛，3岁，采食减少，沉郁，腹围增大，喝水后无尿排出，直肠检查膀胱空虚。本病最可能的诊断是（　　）。
   A. 膀胱麻痹　　　B. 肾衰竭　　　C. 肾结石　　　D. 膀胱破裂　　　E. 膀胱结石

58. 奶牛，3岁，产后10d，食欲不振，瘤胃蠕动音弱，左肷部突起，髋关节水平线下方第8~12肋间有冲击拍水音，听、叩诊有钢管音，排少量糊状粪便。本病最可能的诊断是（　　）。
   A. 创伤性网胃腹膜炎　　　B. 瘤胃臌气　　　C. 皱胃阻塞
   D. 皱胃变位　　　E. 瘤胃积食

59. 牛，证见久咳气喘，动则喘甚，鼻流清涕，畏寒喜暖，日渐消瘦，皮燥毛焦，倦怠肯卧，口色淡白，脉细弱。本病可辨证为（　　）。
   A. 肺阴虚　　　B. 肺气虚　　　C. 痰饮阻肺　　　D. 燥热伤肺　　　E. 风寒束肺

60. 牛，初春在青草地放牧一段时间后突然停食，腹部迅速膨大，左侧肷窝鼓起，叩诊呈鼓音。确诊本病采用的方法是（　　）。
   A. 腹腔穿刺　　　B. 瘤胃穿刺　　　C. 网胃穿刺　　　D. 瓣胃叩诊　　　E. 皱胃穿刺

61. 京巴犬，雄性，在肛门右侧出现柔软的肿胀，倒立恢复，走路时又鼓起。本病最可能的诊断是（　　）。
   A. 肛门囊肿瘤　　　B. 会阴部肿瘤　　　C. 腹股沟疝　　　D. 阴囊疝　　　E. 会阴疝

62. 羔羊，8月龄，消瘦，虚弱，食欲下降，异嗜，皮肤干燥，毛质脆而易折断，出现贫血症状。本病可能的诊断是（　　）。
   A. 佝偻病　　　B. 钴缺乏症　　　C. 锰缺乏症　　　D. 铜中毒　　　E. 铅中毒

63. 牛，运动过程中突然发病，左后肢大、小腿强直，呈向后伸直姿势，膝关节、跗关节均不能屈曲，运步时蹄尖着地，拖曳前进，同时患肢高度外展，膝内直韧带高度紧张。本

病最可能的诊断是（    ）。
   A. 骨神经麻痹        B. 髌骨上方脱位        C. 股二头肌转位
   D. 髌骨内方脱位      E. 十字韧带断裂

64. 猪，发病多日，证见精神倦怠，久泻不止，脱肛，尿淋漓，体瘦毛焦，口色淡白，脉虚。下列补气的药物是（    ）。
   A. 黄芪        B. 黄连        C. 黄精        D. 黄柏        E. 黄芩

65. 牛，3岁，剧烈打斗后突然发病，张口呼吸，伸舌，体温正常，肩部突起坚实，皮下气肿，叩诊呈过清音。触诊病牛肩部时最可能呈现（    ）。
   A. 坚硬感      B. 坚实感      C. 面团样      D. 捻发音      E. 捏粉样

66. 奶牛，2.5岁，分娩启动10h后胎儿仍未产出，胎儿、产道、骨盆均正常，检查发现子宫颈只开了三指。助产首选的方式是（    ）。
   A. 截胎术      B. 矫正术      C. 外阴部切开术      D. 剖腹产术      E. 牵引术

67. 京巴犬，雌性，5岁，体温38.5℃，排尿困难，腹围增大，触诊敏感，X线检查可见2mm×3mm的阴影亮光。手术切口为（    ）。
   A. 脐前腹中线右侧切口      B. 耻前腹中线切口      C. 脐前腹中线左侧切口
   D. 肋弓下斜切口            E. 脐前腹中线切口

68. 奶牛，5岁，体温升高，跛行，后肢趾间皮肤充血，冠部出现肿胀。治疗本病的措施是（    ）。
   A. 氢化可的松软膏涂擦      B. 指（趾）间绷带包扎      C. 蹄冠部针刺放血
   D. 10%硫酸铜溶液蹄浴        E. 生理盐水冲洗

69. 猫，吸入麻醉结束拔出气管插管后，背侧皮下气肿，叩诊胸部出现（    ）。
   A. 清音        B. 浊音        C. 半浊音        D. 钢管音        E. 鼓音

70. 幼猫，3月龄，颜面部脱毛；经伍德氏灯检查，患部有阳性荧光，用酮康唑治疗2周后有效。该猫患有（    ）。
   A. 犬小孢子菌      B. 枯草杆菌      C. 放线菌      D. 葡萄球菌      E. 大肠杆菌

71. 奶牛，3岁，在饲喂大量新鲜苜蓿后突然发病，腹部膨大，呼吸急促，嗳气停止。进一步检查是（    ）。
   A. 视诊        B. 问诊        C. 叩诊        D. 听诊        E. 嗅诊

72. 猪，证见精神不振，发热，泻痢频繁，里急后重，口干舌燥，口渴贪饮，尿液短赤，口色红黄，舌苔黄腻，脉滑数。治疗本病的方剂是（    ）。
   A. 四君子汤    B. 白头翁汤    C. 茵陈蒿汤    D. 小承气汤    E. 大承气汤

73. 奶牛，6岁，分娩已经启动，努责正常，迟迟不见胎儿出生，见胎儿头颅比正常大1/4。引起该难产的原因是（    ）。
   A. 胎儿过大    B. 骨盆狭窄    C. 子宫颈狭窄    D. 子宫弛缓    E. 阴道狭窄

74. 京巴犬，4岁，雄性，角膜干燥，混浊，频频做排尿姿势，触诊身上疼痛，紧张，皮肤色素沉着。可能是缺乏（　　）。

　　A．维生素A　　B．维生素K　　C．维生素D　　D．硒　　E．锰

75．奶牛，5岁，双后肢腕关节前出现局限性隆起，触诊无热无痛，穿刺液体黏稠。本病可能为（　　）。

　　A．纤维瘤　　B．血肿　　C．脂肪瘤　　D．黏液囊炎　　E．脓肿

76．奶牛，干乳期饲料能量水平过高，产前较肥胖，产后体重下降，产奶量减少，弓背，轻度腹痛，乳汁易形成泡沫，类似初乳状，血液酮体升高。本病发生的主要原因是（　　）。

　　A．血糖升高　　B．血磷升高　　C．血钙升高　　D．血钙降低　　E．血糖降低

77．马，突然发病，证见鼻寒耳冷，口唇发凉，起卧不安倒地，肠鸣如雷，粪便稀软，带水清浊不分，口色青，脉沉紧。针灸首选治疗本病的穴位为（　　）。

　　A．玉堂　　B．鼻俞　　C．开天　　D．抽筋　　E．姜牙

78．马，1岁，精料以麸皮和米糠为主，冬季出现异嗜现象，骨骼肿胀变形。出现本症状的原因是（　　）。

　　A．运动不足　　B．精料不足　　C．青饲料匮乏
　　D．日粮中磷含量过高　　E．气温低

**A3/A4 型题**

### 答题说明

　　以下提供若干案例，每个案例下设若干道考题。请根据案例所提供的信息，在每一道考题下面的A、B、C、D、E五个备选答案中选择一个最佳答案。

**（79~80题共用题干）**

　　该图显示的是泰迪犬骨折。

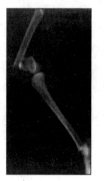

彩图9

79．治疗本病的适宜措施是（　　）。

　　A．关节融合术　　B．髓内针和克氏针交叉固定　　C．环扎钢丝固定
　　D．髓内针固定　　E．T形钢板固定

80．手术治疗时其手术通路的皮肤切口位于（　　）。

A. 膝关节前外侧　B. 股骨外侧　C. 股骨内侧　D. 肱骨外侧　E. 肱骨内侧

**(81~83题共用题干)**

2岁肥胖母犬，突然发病，发热；持续剧烈呕吐，初为未消化的食物和黏液，后呈黄绿色水样；伴有呻吟；血液白细胞增多，血糖降低，血清淀粉酶和脂肪酶的活性升高。

81. 对该犬不宜采取的措施是（　　）。
    A. 饮用葡萄糖水溶液　B. 输注氨基酸　C. 禁食　D. 注射阿托品　E. 注射阿莫西林

82. 本病最可能的诊断是（　　）。
    A. 急性胃肠炎　B. 急性胆囊炎　C. 急性胰腺炎　D. 急性腹膜炎　E. 急性肝炎

83. 治疗本病的首选药物是（　　）。
    A. 淀粉酶　B. 拟胆碱药　C. 胰蛋白酶　D. 抑肽酶　E. 多酶片

**(84~86题共用题干)**

奶牛，7岁，第4胎，顺产后第2天出现精神沉郁，站立不稳，随后倒地不起，意识不清，知觉丧失，四肢屈于腹下，头颈弯向右侧胸部，体温36.1℃。

84. 本病的直接原因是（　　）。
    A. 低血糖　B. 低血钠　C. 低血磷　D. 低血钙　E. 低血钾

85. 本病最可能的诊断是（　　）。
    A. 生产瘫痪　B. 产后败血症　C. 软骨症　D. 酮病　E. 产后截瘫

86. 治疗本病首选的药物是（　　）。
    A. 氯化钾　B. 葡萄糖　C. 氯化钠　D. 碳酸氢钠　E. 葡萄糖酸钙

**(87~89题共用题干)**

牛，发病较急。证见食欲废绝，嗳气酸臭，反刍停止，腹部膨大，粪稀，夹杂未消化的草料，舌红苔黄，脉滑数。

87. 本病的治法为（　　）。
    A. 温肾健脾，涩肠止泻　　B. 清热燥湿，利水止泻　　C. 温中散寒，利水止泻
    D. 消积导滞，调和脾胃　　E. 补脾益气，利水止泻

88. 本病可辨证为（　　）。
    A. 脾虚泻　B. 寒泻　C. 热泻　D. 肾虚泻　E. 伤食泻

89. 治疗本病宜采用的基础方剂为（　　）。
    A. 巴戟散　B. 保和丸　C. 猪苓散　D. 郁金散　E. 参苓白术散

**(90~92题共用题干)**

牛，精神沉郁，食欲减退，体温41.5℃，脉搏加快，呼吸急促，腹式呼吸，站立时左肘头外展，血液白细胞增加，中性粒细胞比例增加，核左移。胸部听诊有与呼吸一致的拍水音。

90. 【假设信息】如做胸腔内液体检查，其穿刺液的特点是（　　）。
    A. 蛋白质少，相对密度低　　B. 透明、细胞数少　　C. 透明、浅黄色
    D. 蛋白质少，细胞数少　　E. 蛋白质多，相对密度高

91. 叩诊胸部,可出现（    ）。
    A. 散在浊音    B. 水平浊音    C. 散在过清音    D. 局灶性过清音    E. 局灶性浊音

92. 确诊本病的检查方法是（    ）。
    A. 尿液检查    B. 粪便检查    C. 生化检验    D. 血常规检查    E. 胸腔穿刺检查

（93~95题共用题干）
羊场,多只妊娠后期母羊精神沉郁,意识紊乱,黏膜黄染,食欲减退,瘤胃弛缓,反刍停止,运动失调,呆滞凝视,卧地不起,数天后死亡。剖检见病羊多怀有3只及以上胎儿,母羊肝脏肿大,呈土黄色,质地变脆。

93. 病羊人工引产的适宜药物是（    ）。
    A. 麦角新碱    B. 阿托品    C. 促黄体素    D. 垂体后叶素    E. 地塞米松

94. 诱发本病的主要原因是（    ）。
    A. 营养失衡        B. 锌缺乏        C. 重金属污染
    D. 霉菌毒素污染    E. 维生素E缺乏

95. 预防本病的有效方法是在妊娠中后期（    ）。
    A. 注射黄体酮        B. 补充低钙、高磷饲料    C. 补充低能、高脂饲料
    D. 补充高钙、低磷饲料    E. 补充高能、低脂饲料

**B1 型题**

**答题说明**

以下提供若干组考题,每组考题共用在考题前列出的 A、B、C、D、E 五个备选答案。请为每一道考题从备选答案中选择一个最佳答案。某个备选答案可能被选择一次、多次或不被选择。

（96~98题共用备选答案）
    A. 腹腔注射        B. 胸腔注射        C. 动脉内注射
    D. 气管内注射      E. 耳静脉内注射

96. 临床中胸腔内镜检查,为了压缩肺,可以使用的注射方法是（    ）。

97. 氯化钙用于成年猪的注射方法是（    ）。

98. 需要大量补液,但静脉通路无法实施,可以使用的注射方法是（    ）。

（99~100题共用备选答案）
    A. 卡他性乳腺炎    B. 血乳        C. 纤维蛋白性乳腺炎
    D. 出血性乳腺炎    E. 隐性乳腺炎

99. 奶牛的乳房和乳汁无肉眼可见变化,但乳汁 CMT 阳性。该牛可能患有（    ）。

100. 奶牛乳房皮肤出现红色斑点、斑块,产奶量剧减,乳汁稀薄、呈红色。该牛可能患有（    ）。

# 全国执业兽医资格考试试卷十三(兽医全科类)

# (临床科目)

A1 型题

**答题说明**

每一道考题下面有 A、B、C、D、E 五个备选答案。请从中选择一个最佳答案。

1. 发生在疏松结缔组织中的急性弥漫性化脓性炎症称为( )。
   A. 淋巴外渗　　　B. 溃疡　　　C. 窦道　　　D. 蜂窝织炎　　　E. 瘘

2. 动物的后肢阳明经是( )。
   A. 小肠经　　　B. 大肠经　　　C. 膀胱经　　　D. 胃经　　　E. 三焦经

3. 由胚泡产生雌激素建立妊娠识别的动物是( )。
   A. 犬　　　B. 牛　　　C. 猫　　　D. 马　　　E. 猪

4. 发生气胸时,胸部典型叩诊音是( )。
   A. 过清音　　　B. 金属音　　　C. 半浊音　　　D. 浊音　　　E. 鼓音

5. 牛肝脏检查适宜体位是( )。
   A. 左侧卧　　　B. 仰卧　　　C. 右侧卧　　　D. 俯卧　　　E. 站立

6. 健康状态其尿液呈混浊状的动物是( )。
   A. 猪　　　B. 羊　　　C. 猫　　　D. 犬　　　E. 马

7. 有利于窦道愈合的措施是( )。
   A. 通畅引流　　　B. 闭合窦道外口　　　C. 装压迫绷带　　　D. 冷敷　　　E. 闭合全窦道

8. 与半夏配伍应用可能对动物产生毒害作用的药物是( )。
   A. 芍药　　　B. 乌头　　　C. 芫花　　　D. 甘草　　　E. 藜芦

9. 可引起公畜先天性不育的疾病是( )。
   A. 乙型脑炎　　　B. 阴茎损伤　　　C. 布鲁氏菌病　　　D. 附睾炎　　　E. 隐睾

10. 如视频所示,该皮肤缝合的方法是( )。
    A. 纽扣缝合,外科结　　　　　　B. 减张缝合,三叠结
    C. 十字缝合,外科结　　　　　　D. 连续缝合,三叠结
    E. 间断缝合,三叠结

11. 眼结膜消毒最常用的药物是( )。

视频 2

A. 2%煤酚皂溶液　　　　B. 5%碘酊　　　　　　C. 3%硼酸溶液
D. 1%高锰酸钾溶液　　　E. 1%新洁尔灭溶液

12. 具有镇静作用的药物是（　　）。
A. 肾上腺素　B. 氯化琥珀胆碱　C. 阿托品　D. 乙酰丙嗪　E. 布托啡诺

13. 分娩时正常的胎向是（　　）。
A. 纵向　　　B. 腹横向　　　C. 腹竖向　　　D. 背竖向　　　E. 背横向

14. 临床上鉴定母猪发情常用的方法是（　　）。
A. 阴道涂片检查　B. 直肠检查　C. B超检查　D. 孕激素水平检查　E. 静立反射检查

15. 急性肾上腺皮质功能减退的治疗原则不包括（　　）。
A. 限钠补钾　　　　B. 补充外源性的糖皮质激素　　　C. 纠正机体酸中毒
D. 维持正常血糖浓度　　E. 纠正动物脱水

16. 蹄白线裂严重时可继发（　　）。
A. 化脓性蹄真皮炎　B. 蹄横裂　C. 蹄冠蜂窝织炎　D. 蹄纵裂　E. 蹄叉腐烂

17. 受精时，精子不通过的结构是（　　）。
A. 透明带　　B. 放射冠　　C. 卵巢鞘膜　　D. 卵质膜　　E. 卵周隙

18. 健康动物叩诊呈现半浊音的部位是（　　）。
A. 额部　　　B. 臀部　　　C. 瘤胃下部　　D. 肺区边缘　　E. 瘤胃上部

19. 淋巴外渗的穿刺液一般为（　　）。
A. 橙黄色稍透明　B. 乳白色混浊　C. 褐色混浊　D. 黄白色混浊　E. 红色稍透明

20. 具有杀虫消积、行气利水功效的药物是（　　）。
A. 苦参　　　B. 蛇床子　　　C. 贯众　　　D. 南瓜子　　　E. 槟榔

21. 慢性铅中毒时，机体贮积铅的最主要组织器官是（　　）。
A. 骨　　　　B. 肠　　　　C. 心脏　　　　D. 肺　　　　E. 脾脏

22. 奶牛生产瘫痪的有效治疗方法是注射（　　）。
A. 氯化钙　　B. 氯化钠　　C. 抗生素　　D. 催产素　　E. 葡萄糖

23. 有机氟中毒时，直接引起组织内蓄积的物质是（　　）。
A. α-酮戊二酸柠檬酸　B. 柠檬酸　C. 琥珀酸　D. 草酰乙酸　E. 异柠檬酸

24. 创口周围的皮肤或黏膜称为（　　）。
A. 创底　　　B. 创围　　　C. 创口　　　D. 创壁　　　E. 创道

25. 具有清热凉血、养阴生津功效的药物是（　　）。
A. 熟地　　　B. 黄芩　　　C. 黄连　　　D. 生地　　　E. 黄柏

26. 临床诊断意义不大的白细胞计数结果是（　　）。
A. 中性粒细胞增多　　　B. 嗜酸性粒细胞增多　　　C. 单核细胞减少
D. 嗜碱性粒细胞减少　　E. 嗜酸性粒细胞减少

27. 治疗心肌炎时，清除体内氧自由基宜选用（　　）。
    A. 辅酶A　　B. 维生素$B_1$　　C. 维生素C　　D. 腺苷三磷酸二钠　　E. 维生素$B_6$

28. 母畜发情时，可增强排卵效果的激素是（　　）。
    A. 催产素　　B. 松弛素　　C. 人绒毛膜促性腺激素　　D. 孕酮　　E. 雌激素

29. 治疗膀胱麻痹不宜选用的药物是（　　）。
    A. 山莨菪碱　　B. 新斯的明　　C. 阿莫西林　　D. 氯化氨甲酰甲胆碱　　E. 硝酸士的宁

30. 奶牛分娩前数小时至1d内的特征征兆为（　　）。
    A. 体温升高　　B. 精神沉郁　　C. 漏乳　　D. 阴唇肿大　　E. 筑窝

31. 动物齿额定数以外的新生齿称为（　　）。
    A. 滑齿　　B. 波状齿　　C. 过长齿　　D. 赘生齿　　E. 阶状齿

32. 可引起母畜繁殖技术性不育的原因是（　　）。
    A. 挤奶过度　　B. 发情鉴定准确率低　　C. 营养不良　　D. 支原体感染　　E. 衰老

33. 因胆总管结石阻塞胆道所引起的黄疸类型是（　　）。
    A. 肝内胆汁淤积性黄疸　　B. 实质性黄疸　　C. 肝外胆汁淤积性黄疸
    D. 肝细胞性黄疸　　E. 溶血性黄疸

34. 前消化道内镜可检查到的部位是（　　）。
    A. 直肠　　B. 回肠　　C. 十二指肠　　D. 结肠　　E. 盲肠

35. 血钾过高病畜最具诊断意义的心电图变化是（　　）。
    A. P波及R波均升高　　B. Q-T间期延长　　C. T波降低增宽
    D. T波高而尖　　E. S-T段上移

36. 酸碱平衡分析，剩余碱为正值增加，提示（　　）。
    A. 呼吸性酸中毒　　B. 呼吸性碱中毒　　C. 代谢性酸中毒
    D. 无临床诊断意义　　E. 代谢性碱中毒

37. 牛常用的保定方式是（　　）。
    A. 扎口保定　　B. 夹体保定　　C. 耳夹保定　　D. 布卷保定　　E. 鼻环保定

38. 犬因剧烈摇头、甩耳或抓挠引起耳部血管损伤时，最易导致（　　）。
    A. 外耳炎　　B. 耳血肿　　C. 鼻窦炎　　D. 中耳炎　　E. 腮腺炎

39. 可引起动物脉搏数减少的疾病是（　　）。
    A. 心肌炎　　B. 胸膜炎　　C. 大叶性肺炎　　D. 骨折　　E. 脑肿瘤

40. 再生障碍性贫血的病因不包括（　　）。
    A. 蕨中毒　　B. 氯霉素中毒　　C. X线辐射　　D. 白血病　　E. 敌鼠钠盐中毒

41. 具有补脾健胃、燥湿利水和安胎功效的药物是（　　）。
    A. 白果　　B. 白矾　　C. 白术　　D. 白芍　　E. 白前

42. 可降低鸡胫骨软骨发育不良发病率的氨基酸是（　　）。
    A. 丙氨酸　　B. 甘氨酸　　C. 赖氨酸　　D. 亮氨酸　　E. 蛋氨酸

43. 健康动物骨 X 线片上不易显现的结构是（　　）。
   A. 松质骨　　　B. 密质骨　　　C. 骨髓腔　　　D. 骨膜　　　E. 骨骺

44. 不属于营养代谢病防治原则的是（　　）。
   A. 加强饲养管理　B. 消毒隔离　C. "代谢谱"监测　D. 饲料营养监测　E. 合理调配日粮

45. 五行中凡有生长、升发、条达、舒畅等性质或作用的事物，均属于（　　）。
   A. 水　　　　　B. 土　　　　　C. 火　　　　　D. 金　　　　　E. 木

46. 不宜进行肌内注射的药物是（　　）。
   A. 乙酰胺　　　B. 阿托品　　　C. 氯化钙　　　D. 氟苯尼考　　　E. 三氮脒

47. 牛四肢蜷在腹下，指（趾）动脉搏动明显，其步样为（　　）。
   A. 黏着步样　　B. 紧张步样　　C. 悬跛　　　　D. 支跛　　　　E. 混合跛

**A2 型题**

> **答题说明**
>
> 　　每一道考题是以一个小案例出现的，其下面都有 A、B、C、D、E 五个备选答案。请从中选择一个最佳答案。

48. 拉布拉多犬，5 岁，分娩后 2d 出现发热，食欲不振，精神沉郁，阴道排出恶臭分泌物，常舔阴唇，触诊子宫内有团块状物。进一步诊断的首选方法是（　　）。
   A. 血液学分析　B. 阴道检查　　C. 直肠检查　　D. X 线检查　　E. 腹腔镜检查

49. 荷斯坦奶牛，3 岁，产后体温升高为 40.5℃，精神萎靡，食欲不振，喜卧，局部检查乳区明显肿胀，发热疼痛，乳汁带血。本病诊断为（　　）。
   A. 卡他性临床型乳腺炎　　B. 出血性临床型乳腺炎　　C. 化脓性临床型乳腺炎
   D. 亚临床型乳腺炎　　　　E. 慢性乳腺炎

50. 新生仔猪，体弱，出生后 2d 食欲消失，后肢、颈下及胸腹下水肿明显，四肢无力，做游泳状运动，头后仰，体温下降。本病最可能的诊断是（　　）。
   A. 新生仔畜低血糖症　　B. 新生仔畜溶血症　　C. 窒息
   D. 锁肛　　　　　　　　E. 孱弱

51. 马，3 岁，证见频频回头顾腹，时有起卧，弓腰努责，排粪困难，粪球干小，尿短赤，口色深红，舌苔黄厚，脉沉数。治疗本病宜选用的方剂是（　　）。
   A. 麻杏石甘汤　B. 逍遥散　　　C. 白头翁汤　　D. 增液承气汤　E. 理中汤

52. 牛，证见排尿时弓腰努责，淋漓不畅，疼痛，频频排尿且尿少，尿色赤黄，口色红，舌苔黄腻，脉洪数。治疗本病宜选用的基础方是（　　）。
   A. 八正散　　　B. 白头翁汤　　C. 猪苓散　　　D. 六味地黄丸　E. 归脾汤

53. 牛，长期单一饲喂麦秸，表现不食，反刍减少、无力，精神尚可，体温、脉搏变化不显著，触诊瘤胃内容物松软，检查瘤胃液 pH 为 5.5，纤毛虫数量减少、活力弱。本病最可能的诊断是（   ）。
A. 继发性瘤胃积食　　　B. 创伤性网胃腹膜炎　　　C. 继发性前胃弛缓
D. 原发性瘤胃积食　　　E. 原发性前胃弛缓

54. 荷斯坦牛，6岁，妊娠250d，卧下时阴门外有一皮球大小、粉红湿润且有光泽的瘤状物，站立时自行缩回。本病最可能的诊断是（   ）。
A. 重度阴道脱出　　B. 子宫脱出　　C. 中度阴道脱出　　D. 轻度阴道脱出　　E. 子宫套叠

55. 金毛犬，7岁，3个月前左前肢开始出现跛行，来医院就诊。X线检查发现左前肢尺骨近端出现骨性肥大，近骨皮质处部分骨发生溶解。病灶骨组织活检，为分化成熟的骨细胞和骨小梁。本病最可能的诊断是（   ）。
A. 骨肉瘤　　B. 基底细胞瘤　　C. 纤维肉瘤　　D. 平滑肌肉瘤　　E. 平滑肌瘤

56. 母马，产后7d出现体温升高，精神沉郁，双后肢伸至腹下，叩诊四个蹄部均敏感，指（趾）动脉亢进。该马的表现为（   ）。
A. 黏着步样　　B. 紧张步样　　C. 悬跛　　D. 鸡跛　　E. 间歇性跛行

57. 犬，暑日发病，证见神昏发热，张口伸舌，呼吸急促，运步不稳，尿少，口干舌红，舌苔黄腻，脉濡数。针刺治疗时宜选用的穴位是（   ）。
A. 上关　　B. 承泣　　C. 人中　　D. 抢风　　E. 睛明

58. 北京犬，6岁，突然发病。不安，吠叫，心律不齐，右上腹部触诊敏感，X线检查在右前腹部见一袋状致密性阴影。本病最可能的诊断是（   ）。
A. 结肠梗阻　　B. 胆囊炎　　C. 肾病　　D. 巨结肠　　E. 胰腺炎

59. 边境牧羊犬，3岁，因车祸导致左前肢肱骨发生长斜骨折，决定手术治疗。下列叙述错误的是（   ）。
A. 沿臂骨正常弯曲做弧形切口　　　　B. 患肢在上，侧卧保定
C. 患肢在下，侧卧保定　　　　　　　D. 全身麻醉
E. 患肢悬吊牵引

60. 某牧场放牧绵羊消瘦、流泪、贫血，死亡羔羊肝脏呈灰白色、质脆；血液和肝脏内维生素$B_{12}$明显下降。同牧场的马、驴未见异常表现。尿液中含量异常升高并对本病具有诊断意义的物质是（   ）。
A. 甲基丙二酸　　B. 葡萄糖　　C. 胆红素　　D. 卟啉　　E. 酮体

61. 牛，采食自配精料后大量饮水，迅速发病。病牛瘤胃臌气，肌肉痉挛，呼吸困难，流涎。最后倒地死亡。病死牛新鲜瘤胃内容物有氨气味。此时病牛瘤胃最可能的pH是（   ）。
A. 7　　B. 5.5　　C. 6.5　　D. 8　　E. 4.5

62. 高产奶牛，临产前乳房皮肤发红发亮，无热痛，指压留痕，产后症状逐渐消失。该牛的表现最可能是（   ）。
A. 乳房水肿　　B. 乳房创伤　　C. 乳腺炎　　D. 乳房脓肿　　E. 乳房血肿

63. 猫，1岁，精神沉郁，饮、食欲下降，腹围增大，主诉近2d未见该猫排尿，腹腔穿刺放出大量浅黄色有氨气味的液体。本病的适宜治疗方法是（   ）。

A. 肾切开术　　B. 膀胱切开术　　C. 脾摘除术　　D. 膀胱修补术　　E. 肝肿块摘除术

64. 拉布拉多犬，8月龄，雄性，近日左下颌处出现肿胀物且逐渐增大，临床检查发现肿胀物柔软，无明显热痛。穿刺放出大量清亮无色稍黏稠液体。本病最可能的诊断是（　　）。
A. 淋巴外渗　　B. 脂肪瘤　　C. 唾液腺囊肿　　D. 下颌血肿　　E. 下颌脓肿

65. 阿拉伯马，3岁，采食后突然发病，严重呼吸困难，食欲废绝，急起急卧，倒地翻滚，黏膜发绀，嗳气，口鼻有草渣，胃区听到流水声、短促高亢，腹围无明显变化。本病最可能的诊断是（　　）。
A. 左大结肠变位　B. 溃疡性胃炎　　C. 骨盆曲阻塞　　D. 胃穿孔　　E. 急性胃扩张

66. 黄牛，2岁，因偷食土豆时受到惊扰，发生哽噎，张口伸舌，大量流涎，眼结膜潮红，临床检查在颈部可触摸到坚硬肿物。本病最可能的诊断是（　　）。
A. 食道憩室　　B. 颈部脓肿　　C. 气管异物　　D. 食道阻塞　　E. 食道损伤

67. 德国牧羊犬，雌性，4岁。近日出现精神沉郁，食欲减退，体温升高，脉搏加快，呼吸困难，腹式呼吸。胸壁触诊表现出呻吟及躲避。对本病最具诊断意义的胸壁叩诊（站立位）音是（　　）。
A. 清音　　B. 过清音　　C. 水平浊音　　D. 半浊音　　E. 广泛性浊音

68. 羊群，消瘦，被毛粗乱，食欲减退，互相啃食被毛，也会舔食墙土。个别羔羊腹泻、贫血。引发本病最多的原因是（　　）。
A. 矿物质缺乏　B. 霉菌毒素中毒　C. 真菌感染　　D. 细菌感染　　E. 病毒感染

69. 博美犬，雄性，4岁。近期频繁做排尿姿势，每次有少量尿液排出；触诊膀胱区域表现疼痛不安。对尿液进行分析，尿液中最不可能出现的是（　　）。
A. 红细胞　　B. 膀胱上皮　　C. 白细胞　　D. 管型　　E. 结晶体

70. 荷斯坦奶牛，3岁，体温40.5℃，突然瘤胃轻度臌气，卧下及起立时姿势异常，运步困难，愿意行走上坡路，行走下坡路困难；网胃区叩击出现不安，听诊心率明显加快并有心外杂音。叩诊时心浊音区最可能（　　）。
A. 前移　　B. 扩大　　C. 不变　　D. 下移　　E. 缩小

71. 松狮犬，5岁，精神状态及食欲正常。主诉该犬近期视力下降，走路经常撞障碍物。就诊检查见双侧眼微闭，眼分泌物增多，结膜严重充血，角膜溃疡，上眼睑睫毛不整齐。本病的适宜治疗方法是（　　）。
A. 眼睑内翻矫正术　　　　B. 瞬膜腺切除术　　　　C. 视网膜修复术
D. 晶状体摘除术　　　　　E. 眼睑外翻矫正术

72. 母猪，体质弱，妊娠114d，产出6个胎儿后努责减弱，1h后仍未见余下的胎儿产出。对该猪催产的首选药物是（　　）。
A. 雌激素　　　　　　　　B. 催产素　　　　　　　C. 麦角新碱
D. 前列腺素　　　　　　　E. 水合氯醛硫酸镁溶液

73. 某羊场，2月龄羔羊在采食发霉饲草7d后发病，体温不高，精神沉郁，巩膜黄染，尿黄，腹泻，尿胆红素阳性，病死率为55%，剖检见皮肤、黏膜、内脏高度黄染。本病最可能的诊断是（　　）。

A. 赭曲霉菌毒素 A 中毒　　　B. 霉稻草中毒　　　　　　C. T-2 毒素中毒
D. 杂色曲霉菌毒素中毒　　　E. 玉米赤霉烯酮中毒

**A3/A4 型题**

> **答题说明**
>
> 以下提供若干案例，每个案例下设若干道考题。请根据案例所提供的信息，在每一道考题下面的 A、B、C、D、E 五个备选答案中选择一个最佳答案。

**（74~76 题共用题干）**

奶牛，3 岁，分娩 10h 后仍未能产出。因胎儿过大，后经助产强力拉出胎儿。随即母体后肢不能站立，两后肢强直外展。

74. 本病牛瘫痪的原因是（　　）。
    A. 低血钙　　　　　　　B. 低血糖　　　　　　　C. 双侧闭孔神经损伤
    D. 双侧骨神经损伤　　　E. 母牛肥胖

75. 本病最可能的诊断是（　　）。
    A. 生产瘫痪　　B. 产后截瘫　　C. 酮病　　D. 椎间盘突出　　E. 软骨症

76. 首先需要鉴别诊断的疾病是（　　）。
    A. 奶牛酮病　　B. 脂肪肝　　C. 生产瘫痪　　D. 皱胃变位　　E. 皱胃扭转

**（77~79 题共用题干）**

比熊犬，5 岁，雌性，表现尿频，尿血，尿淋漓，腹部触诊膀胱压痛明显且有可移动的豆粒样物体。

77. 进一步确诊的首选方法是（　　）。
    A. 尿液检查　　　　　　B. 血常规检查　　　　　　C. 血液生化检验
    D. X 线检查　　　　　　E. 膀胱穿刺

78. 对本病进行手术治疗的最佳手术通路是（　　）。
    A. 脐前腹中线切口　　　B. 脐前腹中线旁切口　　　C. 脐后腹中线切口
    D. 右侧肋弓下切口　　　E. 左侧肋弓下切口

79. 若做膀胱切开术，闭合膀胱切口的适宜缝合方式是先进行（　　）。
    A. 十字缝合　　　　　　B. 锁边缝合　　　　　　　C. 库兴氏缝合
    D. 康乃尔氏缝合　　　　E. 单纯连续缝合

**（80~82 题共用题干）**

牛，因灌药不当发病，体温 40℃，呼吸困难，湿性咳嗽，呼出气恶臭，流灰褐色恶臭鼻液。胸部听诊有空瓮音，叩诊有破壶音。

80. 本病早期血液学检查常见（　　）。
    A. 中性粒细胞下降　　　B. 嗜酸性粒细胞升高　　　C. 中性粒细胞升高

D. 嗜碱性粒细胞升高　　　E. 淋巴细胞下降

81. 病牛最可能出现的热型是（　　）。
    A. 弛张热　　B. 稽留热　　C. 回归热　　D. 双相热　　E. 不定型热

82. 本病抗菌治疗不应选用的药物是（　　）。
    A. 头孢噻呋　　B. 恩诺沙星　　C. 氨苄西林　　D. 庆大霉素　　E. 两性霉素B

**（83~85题共用题干）**

牛，1岁，证见精神倦怠，毛焦肷吊，食欲不振，体瘦，粪渣粗大，完谷不化，舌苔白，脉无力。

83. 本病可辨证为（　　）。
    A. 肾阳虚　　B. 胃阴虚　　C. 心气虚　　D. 脾气虚　　E. 胃热

84. 本病的治则是（　　）。
    A. 补益脾气　　B. 补肾壮阳　　C. 滋养胃阴　　D. 消积导滞　　E. 疏肝益胃

85. 治疗本病宜选的方剂是（　　）。
    A. 四君子汤　　B. 养胃汤　　C. 清胃散　　D. 保和丸　　E. 郁金散

**（86~88题共用题干）**

奶牛，产后30d表现无规律长时间发情，直肠检查两侧卵巢上有充满液体且壁薄的结构，直径约3cm，10d后复查症状同前。

86. 奶牛可能患（　　）。
    A. 卵巢萎缩　　B. 持久黄体　　C. 卵泡囊肿　　D. 黄体囊肿　　E. 卵泡交替发育

87. 本病的特征症状还包括（　　）。
    A. 荐坐韧带松弛　　B. 体重增加　　C. 精神沉郁　　D. 运动减少　　E. 子宫颈口紧闭

88. 治疗本病宜用（　　）。
    A. 催产素　　B. 促黄体素　　C. 马绒毛膜促性腺激素
    D. 雌激素　　E. 促卵泡素

**（89~91题共用题干）**

断奶不久的仔猪，消瘦，已腹泻数天，今天突然不食，收腹、弓腰、呻吟不止，呼吸、脉搏加快，呕吐，腹部触诊有香肠样硬块。

89. 本病最可能的诊断是（　　）。
    A. 肠炎　　B. 胰腺炎　　C. 结肠变位　　D. 肠内异物　　E. 肠套叠

90. 确诊本病最佳的检查方法是（　　）。
    A. 血常规检查　　B. 血液生化检验　　C. 粪检
    D. 超声检查　　E. 直肠检查

91. 本病的最适治疗方法是（　　）。
    A. 注射抗生素和阿托品　　B. 内服液体石蜡
    C. 内服硫酸钠　　D. 注射奥美拉唑和抑肽酶
    E. 肠管手术

**(92~94题共用题干)**

金毛犬，3岁，肥胖。表现不耐受运动。间歇性跛行，起立困难。喜卧，俯卧时后肢后伸，走路后躯摇摆明显；他动运动检查，髋关节伸展、外旋和外展时表现疼痛性反应。

92. 本病最可能的诊断是（  ）。
 A. 髋关节发育异常　　　　B. 髂骨骨折　　　　　　　C. 股骨近端骨折
 D. 荐髂关节脱位　　　　　E. 股骨颈骨折

93. 对病犬进行X线检查时应采取的保定方式是（  ）。
 A. 仰卧保定　　B. 俯卧保定　　C. 左侧卧保定　　D. 右侧卧保定　　E. 站立保定

94. 对本病进行手术治疗宜采用（  ）。
 A. 接骨板固定术　　　　　B. 单髓内针固定术　　　　C. 双髓内针固定术
 D. 髓内针＋接骨板固定术　E. 全髋关节置换术

**(95~97题共用题干)**

德国牧羊犬，3岁，被车辆撞击后左侧腹壁随即出现一个局限性扁平、柔软的肿胀，触诊病犬表现疼痛不安，用力按压缩小。

95. 本病最可能的诊断是（  ）。
 A. 淋巴外渗　　B. 腹壁脓肿　　C. 腹壁透创　　D. 腹壁疝　　E. 蜂窝织炎

96. 对本病进行手术治疗的首选麻醉方法是（  ）。
 A. 局部浸润麻醉　　　　　B. 吸入麻醉　　　　　　　C. 神经传导麻醉
 D. 针刺麻醉　　　　　　　E. 激光麻醉

97. 手术过程中如果腹壁张力较大，缝合腹肌宜选择的缝合方法是（  ）。
 A. 单纯结节缝合　　　　　B. 单纯连续缝合　　　　　C. 锁边缝合
 D. 压挤缝合　　　　　　　E. 水平褥式缝合

**B1型题**

**答题说明**

以下提供若干组考题，每组考题共用在考题前列出的A、B、C、D、E五个备选答案。请为每一道考题从备选答案中选择一个最佳答案。某个备选答案可能被选择一次、多次或不被选择。

**(98~100题共用备选答案)**
 A. 半表半里发热　　　　　B. 外感风热　　　　　　　C. 热结胃肠
 D. 肺热咳喘　　　　　　　E. 阴虚发热

98. 大承气汤适用于治疗（  ）。
99. 小柴胡汤适用于治疗（  ）。
100. 青蒿鳖甲汤适用于治疗（  ）。

# 全国执业兽医资格考试试卷十四（兽医全科类）

## （临床科目）

**A1 型题**

> **答题说明**
>
> 每一道考题下面有 A、B、C、D、E 五个备选答案。请从中选择一个最佳答案。

1. 外科感染蜂窝织炎时，湿敷治疗用（　　）。
   A. 50%硫酸镁　　B. 碘酊　　C. 70% 乙醇　　D. 10% 硫酸铜　　E. 鱼石脂软膏

2. 对卵泡发育起到重要作用的激素是（　　）。
   A. OT　　B. E　　C. LH　　D. FSH　　E. PRL

3. 心电测量探测电极构成导联，属于加压单极肢体导联的是（　　）。
   A. V3 导联　　B. aVR 导联　　C. V6 导联　　D. V5 导联　　E. Ⅰ导联

4. 具有沉降作用的药物是（　　）。
   A. 薄荷　　B. 菊花　　C. 桑叶　　D. 苏子　　E. 蝉蜕

5. 马常用的保定方法是（　　）。
   A. 鼻钳保定　　B. 夹体保定　　C. 扎口保定　　D. 耳夹保定　　E. 提尾保定

6. 临近分娩时，骨盆韧带最明显的变化是（　　）。
   A. 变粗　　B. 变硬　　C. 变大　　D. 松弛　　E. 增厚

7. 具有温肾壮阳、祛风燥湿兼杀虫止痒功效的药物是（　　）。
   A. 车前子　　B. 五味子　　C. 紫苏子　　D. 蛇床子　　E. 葶苈子

8. 具有理气健脾、燥湿化痰功效的药物是（　　）。
   A. 陈皮　　B. 乌药　　C. 厚朴　　D. 青皮　　E. 香附

9. 奶牛发生子宫颈后捻转时，阴道检查，若手可以顺着阴道自由通过，表明捻转角度是（　　）。
   A. 达到180°　　B. 达到360°　　C. 达到720°　　D. 达到270°　　E. 未超过90°

10. 黄连解毒汤的组成除黄连、黄芩、黄柏外，还有（　　）。
    A. 大黄　　B. 白术　　C. 秦皮　　D. 栀子　　E. 金银花

11. 因代谢障碍引起禽痛风的物质是（　　）。
    A. 蛋白质　　B. 矿物质　　C. 维生素　　D. 脂肪　　E. 糖

12. 在 X 线平片中不显影的胆结石成分是（　　）。
    A. 二氧化硅　　B. 磷酸铵镁　　C. 草酸钙　　D. 碳酸钙　　E. 胆固醇

13. 牛、马、犬肾脏超声检查均可使用的体位是（　　）。
    A. 俯卧位　　　B. 侧卧位　　　C. 立位　　　D. 坐位　　　E. 仰卧位

14. 骨质疏松 X 线影像可见（　　）。
    A. 骨髓腔变窄　　　　B. 骨小梁增粗　　　　C. 骨皮质变厚
    D. 骨小梁中央钙化　　E. 骨皮质变薄

15. 下列不适用于髌骨脱位的术式是（　　）。
    A. 关节囊缝合术　　　B. 胫骨粗隆移位术　　　C. 人工挡板植入
    D. 股骨矫正切骨术　　E. 滑车成形术

16. 绵羊蕨中毒的独特特征是（　　）。
    A. 黑头病　　B. 睁眼瞎　　C. 黑腿病　　D. 蓝眼病　　E. 橡皮肠

17. 不属于消化道内镜的是（　　）。
    A. 喉镜　　B. 食道镜　　C. 十二指肠镜　　D. 结肠镜　　E. 直肠镜

18. 临床上不太可能出现的酸碱平衡紊乱是（　　）。
    A. 呼吸性酸中毒并发代谢性碱中毒　　B. 呼吸性碱中毒并发呼吸性酸中毒
    C. 代谢性碱中毒并发呼吸性酸中毒　　D. 呼吸性酸中毒并发代谢性酸中毒
    E. 代谢性酸中毒并发呼吸性碱中毒

19. 既能收敛止血，又能消肿生肌的药是（　　）。
    A. 槐花　　B. 白及　　C. 小蓟　　D. 蒲黄　　E. 地榆

20. 犬膀胱炎的主要症状为（　　）。
    A. 肌红蛋白尿　　B. 尿频　　C. 无尿　　D. 卟啉尿　　E. 尿闭

21. 引起阴茎和包皮损伤的因素不包括（　　）。
    A. 交配时母畜骚动　　B. 自淫时阴茎弯折　　C. 啃咬骑跨
    D. 蹴踢鞭打　　　　　E. 化学去势

22. 外科感染中，下列可引起特异性感染的细菌是（　　）。
    A. 金黄色葡萄球菌　　B. 溶血性链球菌　　　C. 大肠杆菌
    D. 绿脓杆菌　　　　　E. 结核杆菌

23. 非吸入麻醉给药途径不包括（　　）。
    A. 口服给药　　B. 肌内注射　　C. 面罩给药　　D. 静脉注射　　E. 腹腔注射

24. 枇杷叶除了润肺止咳，还有（　　）的功效。
    A. 敛肺平喘　　B. 润肠通便　　C. 降逆和胃　　D. 化痰宣肺　　E. 软坚散结

25. 不适用营养代谢病的诊断方法为（　　）。
    A. 临床检查　　B. 治疗性诊断　　C. 血清学检查　　D. 流行病学调查　　E. 血清生化检验

26. 亚硝酸盐中毒的特效解毒剂是（　　）。
    A. 硫代硫酸钠　　B. 二巯丙醇　　C. 甲苯胺蓝　　D. 氯磷定　　E. 维生素 C

27. 叩诊部位与正常叩诊音不对应的是（　　）。
    A. 瘤胃上 1/3，鼓音　　B. 股部，浊音　　　　C. 小肠部，浊音
    D. 肩部，浊音　　　　　E. 肺部，清音

127

28. 三角针适合用于缝合（　　）。
   A. 肠道　　　B. 肌肉　　　C. 黏膜　　　D. 胃　　　E. 皮肤

29. 下列不属于中毒性疾病的病因是（　　）。
   A. 内分泌紊乱　　　B. 工业污染　　　C. 误食农药
   D. 人工投毒　　　E. 饲料加工或储存不当

30. 常发生产后子宫内膜炎的动物是（　　）。
   A. 牛　　　B. 羊　　　C. 猪　　　D. 犬　　　E. 猫

31. 犬肾上腺皮质功能亢进的诊断方法是（　　）。
   A. 潜血试验　　　B. 李凡他试验　　　C. 血糖耐量试验
   D. 血酮耐量试验　　　E. ACTH 刺激试验

32. 眼科检查技术中的 STT 常用于诊断（　　）。
   A. 青光眼　　　B. 白内障　　　C. 鼻泪管阻塞　　　D. 结膜炎　　　E. 角膜干燥症

33. 犬发生食滞性胃扩张时，胃部叩诊音呈（　　）。
   A. 清音　　　B. 鼓音　　　C. 浊音　　　D. 过清音　　　E. 破壶音

34. 每天排粪次数异常的是（　　）。
   A. 犬 5~8 次　　　B. 羊 3~8 次　　　C. 马 8~12 次　　　D. 牛 10~18 次　　　E. 猪 2~5 次

35. 犬脓皮症的主要致病菌是（　　）。
   A. 沙门菌　　　B. 大肠杆菌　　　C. 肺炎球菌　　　D. 葡萄球菌　　　E. 绿脓杆菌

36. 肺水肿的病畜在检查胸部时，听诊、叩诊呈（　　）。
   A. 湿啰音、过清音　　　B. 湿啰音、清音　　　C. 湿啰音、浊音
   D. 干啰音、清音　　　E. 干啰音、浊音

37. 除润燥滑肠外，还兼有润肺止咳、清热解毒功效的药物是（　　）。
   A. 食用油　　　B. 火麻仁　　　C. 郁李仁　　　D. 苦杏仁　　　E. 蜂蜜

38. 细胞核呈圆形或椭圆形，细胞质浅染或无色的白细胞是（　　）。
   A. 嗜碱性粒细胞　　　B. 淋巴细胞　　　C. 嗜酸性粒细胞　　　D. 单核细胞　　　E. 中性粒细胞

39. 预防奶牛肥胖综合征的最有效措施是（　　）。
   A. 提高产前日粮能量水平　　　B. 提高产后日粮能量水平　　　C. 降低产前日粮能量水平
   D. 降低产后日粮能量水平　　　E. 防止干乳期过度肥胖

40. 禽锰缺乏症的特征症状是（　　）。
   A. 脱肛　　　B. 脱羽　　　C. 骨短粗　　　D. 被毛粗糙　　　E. 皮肤角化

41. 动物的后肢阳明经是（　　）。
   A. 小肠经　　　B. 大肠经　　　C. 膀胱经　　　D. 胃经　　　E. 三焦经

42. 马右肷部的听诊音主要是（　　）。
   A. 小肠音　　　B. 大肠音　　　C. 盲肠音　　　D. 小结肠音　　　E. 大结肠音

43. 缺铁性贫血红细胞的形态是（　　）。
   A. 小细胞，低色素　　　B. 大细胞，低色素　　　C. 小细胞，正色素

D. 大细胞，正色素     E. 正细胞，正色素

44. 犬膀胱炎所造成的红尿最可能是（   ）。
A. 血尿    B. 血红蛋白尿    C. 肌红蛋白尿    D. 卟啉尿    E. 药物性红尿

45. 犬洋葱中毒所造成的红尿最可能是（   ）。
A. 血尿    B. 血红蛋白尿    C. 肌红蛋白尿    D. 卟啉尿    E. 药物性红尿

46. X线检查中，以"时钟表面"定位心脏，5~9点的位置是（   ）。
A. 左心室    B. 右心室    C. 左心房    D. 右心房    E. 肺动脉段

47. 乳头外观无异常，但出现挤奶困难，乳汁呈点滴状排出。最可能的原因是（   ）。
A. 乳池狭窄    B. 乳池闭锁    C. 乳头管狭窄    D. 乳头管闭锁    E. 乳头管变薄

48. 羔羊消瘦，被毛粗乱，食欲减退，互相啃食被毛或采食散落羊毛。防治本病最可能有效的措施是日粮中补充（   ）。
A. 蛋氨酸    B. 缬氨酸    C. 苏氨酸    D. 赖氨酸    E. 亮氨酸

## A2 型题

> **答题说明**
>
> 每一道考题是以一个小案例出现的，其下面都有 A、B、C、D、E 五个备选答案。请从中选择一个最佳答案。

49. 奶牛，7岁，发情正常但屡配不孕，时常自阴门排出黏稠分泌物，呈清鼻液样，直肠检查发现子宫角变粗，收缩减弱。该牛最可能发生的是（   ）。
A. 子宫积液      B. 子宫积脓      C. 隐性子宫内膜炎
D. 慢性脓性子宫内膜炎      E. 慢性卡他性子宫内膜炎

50. 5岁奶牛产后3周发病，体温、呼吸基本正常，视诊腹围显著缩小，左侧腹壁第10肋弓下缘，肩-膝水平线上下可听诊到（   ）。
A. 喘鸣音    B. 钢管音    C. 破壶音    D. 雷鸣音    E. 流水音

51. 1岁猫，精神沉郁，饮、食欲下降，腹围增大，主诉近2d未见排尿，X线检查，腹部未见膀胱影像，腹部触诊未触及膀胱。该猫可能患有（   ）。
A. 膀胱破裂    B. 胃扩张    C. 肝破裂    D. 脾破裂    E. 膀胱麻痹

52. 哈士奇犬，雌性，8月龄。突然发病，精神沉郁，食欲减退，体温40℃，脉搏加快，呼吸急促，流铁锈色鼻液。病犬肺部叩诊音为（   ）。
A. 广泛性半浊音    B. 局灶性浊音    C. 广泛性浊音    D. 广泛性清音    E. 广泛性过清音

53. 牛，磨牙，呻吟，不愿上下坡，颈静脉怒张，胸部肿胀。病牛的心脏听诊音最可能是（   ）。
A. 雷鸣音    B. 拍水音    C. 钢管音    D. 金属音    E. 流水音

54. 牛，采食后24h，精神不振，食欲大减，反刍减少，呼气性呼吸困难，肩胛、腰背部皮下发生气肿，鼻翼扇动，张口伸舌，可视黏膜发绀，眼球突出，瞳孔散大和全身性痉挛，窒息死亡。病牛所患的疾病最可能是（   ）。

A. 青霉毒素类中毒　　　B. 黄曲霉毒素中毒　　　C. 单端胞霉毒素中毒
　　D. 玉米赤霉烯酮中毒　　E. 黑斑病甘薯毒素中毒

55. 牛，阴道突出于阴门外，外观可见子宫颈和部分胎儿。符合本症状的是（　　）。
　　A. 轻度阴道脱出　　　　B. 中度阴道脱出　　　　C. 重度阴道脱出
　　D. 阴道部分脱出　　　　E. 阴道内翻

56. 比格犬，10岁，雄性，近日屡做排尿姿势，终末尿为血尿，混有脓汁、上皮细胞、白细胞、红细胞及磷酸铵镁结晶。本病发生的部位可能是（　　）。
　　A. 肾小管　　B. 肾小球　　C. 输尿管　　D. 膀胱　　E. 尿道

57. 北京犬，6岁，不安，吠叫，心律不齐，右上腹部触诊敏感，X线检查可见右上腹部一鸭蛋大小的袋状致密性阴影。本病为（　　）。
　　A. 心肌炎　　B. 膀胱炎　　C. 胆囊炎　　D. 结肠炎　　E. 肝炎

58. 某羊场50日龄羔羊采食霉变饲料1周发病，体温不高，精神沉郁，结膜潮红，巩膜黄染，尿黄，病死率约50%。剖检见皮肤和内脏器官高度黄染，肝脏肿大、质脆，胆囊充满胆汁。其原因是（　　）。
　　A. 杂色曲霉毒素中毒　　B. 赭曲霉毒素中毒　　C. 单端胞霉毒素中毒
　　D. 红青霉毒素中毒　　　E. 展青霉毒素中毒

59. 犬，头部向左侧歪斜，左耳下垂，有回转运动，转圈。病犬最可能是（　　）。
　　A. 中耳炎　　B. 外耳炎　　C. 耳血肿　　D. 面神经麻痹　　E. 鼻旁窦炎

60. 牛，3岁，饥饿后自由采食，表现腹围增大，左肷部隆起，触诊坚实，听诊瘤胃蠕动音弱。如果需要手术治疗，最佳的皮肤切口为（　　）。
　　A. 左肷部中切口　　　　B. 左肷部前切口　　　　C. 左肷部后切口
　　D. 左肷部中下切口　　　E. 右肷部中切口

**A3/A4型题**

---

**答题说明**

　　以下提供若干案例，每个案例下设若干道考题。请根据案例所提供的信息，在每一道考题下面的A、B、C、D、E五个备选答案中选择一个最佳答案。

---

**（61~62题共用题干）**

　　公牛，近期频频出现弓腰、举尾，常做排尿动作，但未见尿液排出或仅有少量尿液排出。直肠检查见膀胱充盈。

61. 本病最可能的诊断是（　　）。
　　A. 肾衰竭　　B. 尿道炎　　C. 急性肾炎　　D. 尿道结石　　E. 心力衰竭

62. 病牛最可能发病的部位是（　　）。
　　A. 肾盂内　　B. 膀胱内　　C. 肾小球内　　D. 输尿管内　　E. 尿道乙状弯曲部

**（63~65题共用题干）**

　　贵宾犬，雌性，8月龄，3.84kg，昨天偷吃了剩菜，现精神差，无食欲，小便呈红色，检查口腔黏膜苍白。血常规检查，白细胞数 $14.2 \times 10^9$ 个 /L，红细胞数 $2.9 \times 10^{12}$ 个 /L，血红蛋白含量 68g/L。

63. 对病犬的治疗，不宜采用的方法是（　　）。
    A. 利尿　　　　　　　B. 输血　　　　　　　C. 输液
    D. 催吐　　　　　　　E. 使用抗氧化维生素

64. 本病最可能的诊断是（　　）。
    A. 食物过敏　　B. 洋葱中毒　　C. 尿道感染　　D. 生殖道感染　　E. 维生素K缺乏

65. 尿常规检查最可能发生异常的指标是（　　）。
    A. 白细胞　　B. 红细胞　　C. 葡萄糖　　D. 血红蛋白　　E. 亚硝酸盐

**（66~68题共用题干）**
马尔济斯犬，10岁，长期便秘，排便不畅，精神、饮食欲未见异常，于肛门右侧发现 5cm×8cm 的肿物，直肠指检发现内含大量粪便。

66. 本病常见于（　　）。
    A. 羊　　　　B. 马　　　　C. 公猫　　　　D. 公犬　　　　E. 奶牛

67. 本病最可能的诊断是（　　）。
    A. 会阴疝　　B. 直肠脱垂　　C. 肠套叠　　D. 阴部脓肿　　E. 肛门腺炎

68. 引起本病的诱因是（　　）。
    A. 便秘　　　B. 腹泻　　　C. 胃扩张　　　D. 肠绞窄　　　E. 肠套叠

**（69~71题共用题干）**
某猪场种公猪，性欲正常，精液气味和精液量正常，但近1个月内所配母猪受胎率极低，多数母猪出现返情。

69. 对该公猪精液检查的首要项目是（　　）。
    A. 精子存活率和密度　　　　B. 精子畸形率　　　　C. 精子顶体异常率
    D. 病毒　　　　　　　　　　E. 细菌

70. 若采精频率正常，但精子数量下降，对该种公猪的处置首选使用（　　）。
    A. 睾酮　　　　　　　　　　B. 孕酮　　　　　　　　C. 促黄体素
    D. 地塞米松　　　　　　　　E. 马绒毛膜促性腺激素

71. 若精液检查未发现异常，导致受胎率下降的原因最有可能是（　　）。
    A. 用生理盐水作为精液稀释液　　　B. 精液稀释1~2倍
    C. 稀释后的精液保存于15~20℃　　　D. 发情48h后开始输精
    E. 输精时直接将精液注入子宫内

**（72~74题共用题干）**
奶牛，5岁，产后1周，食欲减退，精神不振，排便减少，体温正常。听诊瘤胃蠕动减弱，左腹壁上方隆起，叩、听诊有钢管音。

72. 【假设信息】采取左肷部切口整复，皱胃应固定到（　　）。
    A. 左腹底　　B. 右腹底　　C. 左腹壁肌　　D. 右腹壁肌　　E. 右侧瘤胃壁

73. 【假设信息】若从右肷部切口进行手术治疗，最好的保定方法是（　　）。
    A. 左侧卧　　B. 右侧卧　　C. 站立　　D. 俯卧　　E. 仰卧

74. 本病可诊断为（　　）。
    A. 皱胃左方变位　　　B. 皱胃右方变位　　　C. 瘤胃积食
    D. 瘤胃臌气　　　　　E. 瘤胃酸中毒

**(75~77题共用题干)**

75. 一肉牛育肥场，新购肉牛自配育肥精料配方如下：预混料2kg、尿素10kg、大豆饼20kg、蚕豆饼20kg、麸皮18kg、玉米10kg、南瓜20kg。对该牛场病牛进行血液生化检验，正确的指标不包括（　　）。
    A. 血氨升高　　　　B. 伴有低血钾　　　　C. 尿液pH升高
    D. 红细胞压积升高　E. 血液pH初期升高

76. 如果喂料后立即饮水，病牛可能出现的病症是（　　）。
    A. 氨中毒　B. 瘤胃积食　C. 瓣胃阻塞　D. 瘤胃酸中毒　E. 维生素A中毒

77. 治疗本病的有效方法是（　　）。
    A. 灌服食醋　　　　B. 灌服小苏打　　　　C. 灌服鱼肝油
    D. 手术取出积食　　E. 手术取出瓣胃阻塞物

**B1型题**

---

### 答题说明

以下提供若干组考题，每组考题共用在考题前列出的A、B、C、D、E五个备选答案。请为每一道考题从备选答案中选择一个最佳答案。某个备选答案可能被选择一次、多次或不被选择。

---

**(78~80题共用备选答案)**
    A. 归脾汤　　B. 泻心汤　　C. 养心汤　　D. 镇心散　　E. 导赤散

78. 可用于治疗心火上炎的方剂是（　　）。
79. 可用于治疗心气虚的方剂是（　　）。
80. 可用于治疗心血虚的方剂是（　　）。

**(81~83题共用备选答案)**
    A. 耳夹保定法　　　　B. 鼻钳保定法　　　　C. 提举保定法
    D. 圆桶保定法　　　　E. 双膝夹颈部保定法

81. 上述保定方法中，适用于马的是（　　）。
82. 上述保定方法中，适用于牛的是（　　）。
83. 上述保定方法中，适用于仔猪的是（　　）。

**(84~86题共用备选答案)**
    A. 颈脉　　B. 蹄头　　C. 风门　　D. 百会　　E. 前三里

84. 电针治疗马寒伤腰胯痛适宜的穴位是（　　）。
85. 血针治疗马五攒痛适宜的穴位是（　　）。

86. 治疗马中暑适宜的穴位是（　　）。

**（87~89题共用备选答案）**

　　A. 马　　　B. 猪　　　C. 牛　　　D. 羊　　　E. 犬

87. 断奶后3~9d发情的动物是（　　）。
88. 发情结束后排卵的动物是（　　）。
89. 发情持续时间平均为18h（10~24h）的动物是（　　）。

**（90~91题共用备选答案）**

　　A. 问诊　　　B. 视诊　　　C. 触诊　　　D. 听诊　　　E. 叩诊

90. 牛，下颌部肿胀，判断肿物的硬度和性状，应采取的检查方法是（　　）。
91. 犬，腹下有一个3cm×4cm的肿物，判断肿物的硬度和性状，应采取的检查方法是（　　）。

**（92~93题共用备选答案）**

　　A. 食道切开术　　B. 喉囊切开术　　C. 开胸术　　D. 气管切开术　　E. 喉室切开术

92. 某牛在采食块状饲料时，突发食道阻塞，张口呼吸。急救应实施（　　）。
93. 某犬在采食中突发吞咽障碍，流涎，干呕，烦躁不安；X线检查发现在胸腔入口前气管背侧有一不规则形状的高密度阴影。应实施（　　）。

**（94~95题共用备选答案）**

　　A. 卵泡囊肿　　　　B. 黄体囊肿　　　　C. 卵巢萎缩
　　D. 卵泡交替发育　　E. 卵巢机能不全

94. 经产母牛，表现持续而强烈的发情行为，体重减轻。直肠检查发现卵巢为圆形，有突出于表面的直径约2.5cm的结构，触诊该突起感觉壁薄。2周后复查，症状同前。该牛可能发生的疾病是（　　）。
95. 母牛，4岁，产后2个多月未见发情。直肠检查发现，一侧卵巢比对侧正常卵巢约大一倍，其表面有一个3.0cm的突起，触摸该突起感觉壁厚，子宫未触及妊娠变化。该牛可能发生的疾病是（　　）。

**（96~97题共用备选答案）**

　　A. 外感咳嗽　　　B. 肺虚咳嗽　　　C. 劳伤咳嗽
　　D. 风热咳嗽　　　E. 上实下虚的咳喘证

96. 止嗽散主治的病证是（　　）。
97. 苏子降气汤主治的病证是（　　）。

**（98~100题共用备选答案）**

　　A. 辛凉解表　　　B. 和解少阳　　　C. 辛温解表
　　D. 清热生津　　　E. 清暑化湿

98. 半表半里发热的治疗原则是（　　）。
99. 气分实热证的治疗原则是（　　）。
100. 外感风寒的治疗原则是（　　）。

# 全国执业兽医资格考试试卷十五（兽医全科类）

# （临床科目）

**A1 型题**

> **答题说明**
>
> 每一道考题下面有 A、B、C、D、E 五个备选答案。请从中选择一个最佳答案。

1. 肝开窍于（　　）。
   A. 舌　　　B. 耳　　　C. 目　　　D. 口　　　E. 鼻

2. 犬三江穴针灸所用的针术是（　　）。
   A. 火针　　B. 水针　　C. 气针　　D. 白针　　E. 血针

3. 马和羊在妊娠后期产生孕酮的是（　　）。
   A. 垂体　　B. 卵泡　　C. 黄体　　D. 胎盘　　E. 下丘脑

4. 十八反中言，与人参、党参、沙参、丹参等相反的药物是（　　）。
   A. 乌头　　B. 半夏　　C. 藜芦　　D. 甘草　　E. 芍药

5. 动物表现性欲明显并接受交配的时期是（　　）。
   A. 发情前期　B. 发情间期　C. 发情后期　D. 均衡期　E. 发情期

6. 发生蹄真皮弥散性无败性炎症的是（　　）。
   A. 蹄冠蜂窝织炎　B. 局限性蹄皮炎　C. 蹄叶炎　D. 腐蹄病　E. 指间皮炎

7. 眼结膜检查最适宜的光线是（　　）。
   A. 强光，不直射　　B. 强光，直射　　C. 自然光，不直射
   D. 自然光，直射　　E. 弱光直射

8. 治疗尿道结石的中药是（　　）。
   A. 泽泻　　B. 茵陈　　C. 猪苓　　D. 茯苓　　E. 金钱草

9. 既有安神功能又可外用治疗口舌生疮的中药是（　　）。
   A. 朱砂　　B. 酸枣仁　　C. 柏子仁　　D. 远志　　E. 石菖蒲

10. 小柴胡汤的功效是（　　）。
    A. 辛凉解表，清热解毒　　B. 和解少阳，扶正祛邪　　C. 解肌发表，调和营卫
    D. 发汗解表，宣肺平喘　　E. 清热解毒，凉血散瘀

11. 具有消食导滞，降气化痰功效的中药是（　　）。

A. 神曲　　　B. 山楂　　　C. 麦芽　　　D. 鸡内金　　　E. 莱菔子

12. 手术期间应监测的内容不包括（　　）。
　　A. 体温　　B. 呼吸系统　　C. 中枢神经系统　　D. 消化系统　　E. 心血管系统

13. 为预防母牛安静发情，可以在发情初期注射的是（　　）。
　　A. 雌二醇　　　　B. 促性腺激素释放激素　　　C. 孕酮
　　D. 促卵泡素　　　E. 催产素

14. 可用于先兆性流产治疗的药物是（　　）。
　　A. 雌激素　　　　　B. 孕酮　　　　　C. 前列腺素
　　D. 垂体后叶素　　　E. 马绒毛膜促性腺激素

15. 下列可以使血钙降低的是（　　）。
　　A. 甲状腺功能亢进　　B. 甲状腺功能减退　　C. 甲状旁腺功能亢进
　　D. 甲状旁腺功能减退　　E. 性腺功能亢进

16. 患肢运步时，抬不高，迈不远，前方短步，该种跛行为（　　）。
　　A. 支跛　　B. 鸡跛　　C. 混合跛行　　D. 悬跛　　E. 间歇性跛行

17. 奶牛尿液有类似烂苹果气味，提示（　　）。
　　A. 有机磷中毒　　B. 尿毒症　　C. 酮病　　D. 膀胱炎　　E. 肾病

18. 下列药物静脉注射漏至皮下引起非感染性脓肿的是（　　）。
　　A. 5%葡萄糖生理盐水　　B. 注射用地塞米松　　C. 氯化钙注射液
　　D. 注射用生理盐水　　　　E. 注射用维生素 $B_2$

19. 直肠脱垂与套叠肠管脱出鉴别诊断时应注意检查的是（　　）。
　　A. 颜色　　B. 与肛门间隙　　C. 弯曲方向　　D. 形状　　E. 长度

20. 新生仔猪低血糖症的原因是（　　）。
　　A. 肠道微生态失调　　B. 饥饿　　C. 内分泌紊乱
　　D. 遗传因素　　　　　E. 仔猪肝损伤

21. 牛胎儿俯卧于子宫，其背部与母体背部靠近，其胎位称为（　　）。
　　A. 上位　　B. 下位　　C. 侧位　　D. 背耻侧　　E. 背髂位

22. 引起动物尿比重降低的是（　　）。
　　A. 脱水　　B. 休克　　C. 大汗　　D. 尿崩症　　E. 急性肾功能衰竭

23. 具有驱杀肠道寄生虫作用的理气药是（　　）。
　　A. 陈皮　　B. 砂仁　　C. 香附　　D. 草果　　E. 槟榔

24. 发生隐性流产的常见临床症状之一是（　　）。
　　A. 发情周期短　　　B. 持续发情　　　C. 屡配不孕
　　D. 隐性发情　　　　E. 配种后长期不发情

25. 猫不食，近3d每天呕吐6次以上，血清电解质检测最可能出现的结果是（　　）。
　　A. 血钾升高　　B. 血氯降低　　C. 血氯升高　　D. 血钠升高　　E. 血磷降低

26. 心搏动增强可见于（　　）。
    A. 胸壁肥厚　　B. 心功能障碍　　C. 热性病初期　　D. 胸腔积液　　E. 慢性肺气肿

27. 对大家畜进行妊娠诊断最简便的方法是（　　）。
    A. 孕酮含量测定法　　　　B. 早期孕酮测定法　　　　C. 外部检查法
    D. 阴道检查法　　　　　　E. 直肠检查法

28. 常用于治疗风湿病的药物是（　　）。
    A. 波尼松　　B. 肾上腺素　　C. 伊曲康唑　　D. 伊维菌素　　E. 阿托品

29. 不会导致动物扁平胸的疾病最可能是（　　）。
    A. 软骨病　　B. 营养不良　　C. 结核病　　D. 肺气肿　　E. 发育不良

30. 雌性生殖细胞的发育顺序是（　　）。
    A. 卵原细胞→初级卵母细胞→次级卵母细胞→卵子
    B. 初级卵母细胞→次级卵母细胞→卵原细胞→卵子
    C. 卵原细胞→次级卵母细胞→初级卵母细胞→卵子
    D. 卵子→初级卵母细胞→次级卵母细胞→卵原细胞
    E. 初级卵母细胞→卵原细胞→次级卵母细胞→卵子

31. 下列止咳平喘药中具有清化热痰作用的是（　　）。
    A. 川芎　　B. 瓜蒌　　C. 白前　　D. 紫菀　　E. 苏子

32. 动物急性细菌感染时，白细胞分类计数出现增多的是（　　）。
    A. 嗜中性粒细胞　　B. 单核细胞　　C. 淋巴细胞　　D. 嗜酸性粒细胞　　E. 嗜碱性粒细胞

33. 动物在安静状态下呼吸频率计数不包括（　　）。
    A. 鼻翼开张　　　　　　B. 胸腹起伏　　　　　　C. 呼吸声计数
    D. 嘴巴的开张　　　　　E. 禽类肛门处羽毛规律抽动

34. 下列不会影响听诊效果的是（　　）。
    A. 用力按压听头　　　　B. 听诊环境不安静　　　C. 听头有松动
    D. 胶管与动物毛发摩擦　E. 动物皮毛濡湿

35. 犬心电监护时，心电图做如下连接，这种连接的类型是（　　）。

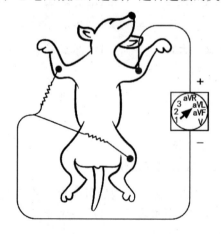

彩图 10

A. 标准Ⅰ导联　　B. 标准Ⅱ导联　　C. 标准Ⅲ导联　　D. aVR导联　　E. aVL导联

36. 佝偻病时，血清生化指标会升高的是（　　）。
    A. 无机磷　　B. 血清钙　　C. 总蛋白　　D. 碱性磷酸酶　　E. 葡萄糖

37. 马肠变位的常规疗法不宜选用的措施是（　　）。
    A. 补液　　B. 强心　　C. 解痉　　D. 纠正酸中毒　　E. 泻下

38. 动物发热热型不包括的是（　　）。
    A. 暂时性热　　B. 稽留热　　C. 双相热　　D. 弛张热　　E. 间歇热

39. 异物性肺炎后期，鼻液可能的性状是（　　）。
    A. 脓性　　B. 浆液性　　C. 黏液性　　D. 出血性　　E. 腐败性

40. 癫痫症状的特点是（　　）。
    A. 突发性—短暂性—意识障碍—反复性　　B. 可预知性—短暂性—意识障碍—反复性
    C. 突发性—持久性—意识障碍—单一性　　D. 可预知性—持久性—意识障碍—反复性
    E. 突发性—持久性—意识障碍—反复性

41. 矫正术帮助家畜助产的适应证是（　　）。
    A. 骨盆狭窄　　　　　　B. 阴门狭窄　　　　　　C. 胎儿过大
    D. 胎儿肘关节屈曲　　　E. 子宫弛缓

42. 牛胎儿纵生，正位，侧位性难产，首选助产措施是（　　）。
    A. 牵引术　　B. 矫正术　　C. 截胎术　　D. 剖腹产术　　E. 注射催产素

43. 治疗睾丸炎不宜采取的措施是（　　）。
    A. 早期冷敷，后期温敷　　B. 肌内注射抗生素　　C. 肌内注射睾酮
    D. 局部外用鱼石脂软膏　　E. 精索内注射盐酸普鲁卡因

44. 淋巴肉瘤最好使用的治疗方法是（　　）。
    A. 使用长春新碱　　B. 联合化疗　　C. 手术疗法　　D. 士的宁　　E. 手术—止疼

45. 牛骨折最好的诊断方法是（　　）。
    A. X线检查　　B. B超检查　　C. 视诊　　D. 触诊　　E. 叩诊

46. 手术中毛细血管出血的止血方式是（　　）。
    A. 纱布压迫止血　　B. 钳夹止血　　C. 钳夹捻转止血　　D. 结扎止血　　E. 钳夹结扎止血

47. 下图的执刀方式为（　　）。

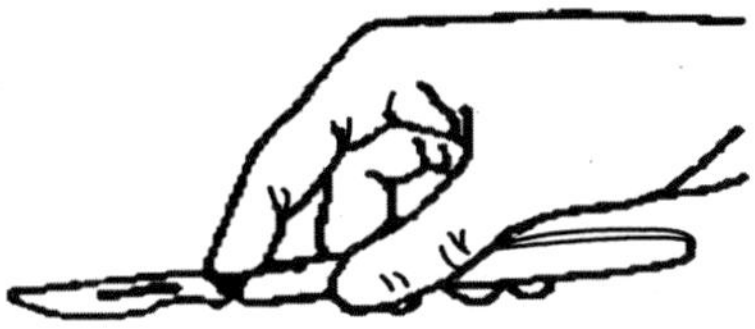

彩图 11

A. 指压式　　B. 执笔式　　C. 反挑式　　D. 持筷式　　E. 全握式

48. 下图的缝合方式为（　　）。

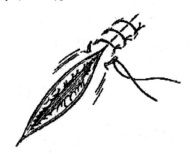

彩图 12

　　A. 单纯间断缝合　　　　B. 单纯连续缝合　　　　C. 挤压缝合
　　D. 十字缝合　　　　　　E. 连续锁边缝合

49. 骨折线与骨干纵轴相垂直的骨折是（　　）。
　　A. 横形骨折　　B. 斜形骨折　　C. 螺旋形骨折　　D. 粉碎性骨折　　E. T形骨折

50. 适用于胆道及胰腺管阻塞的诊断方法是（　　）。
　　A. 超声内镜　　　　　　B. 色素内镜　　　　　　C. 胶囊内镜
　　D. 放大镜内镜　　　　　E. 逆行胰胆管造影内镜

51. 图中所示气胸的类型为（　　）。

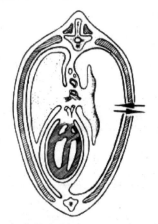

彩图 13

　　A. 开放性气胸　　B. 张力性气胸　　C. 闭合性气胸　　D. 混合性气胸　　E. 血气胸

52. 黄疸的生化检验指标是（　　）。
　　A. 总胆红素　　　　　　B. 血清白蛋白　　　　　C. 碱性磷酸酶
　　D. 谷氨酸氨基转移酶　　E. 天冬氨酸氨基转移酶

53. 犬静脉穿刺最常用的血管是（　　）。
　　A. 耳静脉　　B. 前腔静脉　　C. 后腔静脉　　D. 桡外侧静脉　　E. 尾静脉

54. 犬腹腔手术最理想的麻醉深度是（　　）。
　　A. 第Ⅰ期　　B. 第Ⅱ期　　C. 第Ⅲ期2级　　D. 第Ⅲ期3级　　E. 第Ⅲ期4级

55. 动物肠扭转比较常见的是（　　）。
　　A. 小肠扭转　　　　　　B. 左侧大结肠扭转　　　C. 盲肠扭转

D. 直肠扭转　　　　　　E. 回肠扭转

56. 肛门囊炎形成排泄瘘时，时钟钟面位置通常是在（　　）。
    A. 3点和9点　　B. 4点和8点　　C. 5点和7点　　D. 2点和10点　　E. 1点和11点

57. 动物血管内严重溶血时最易导致（　　）。
    A. 高胆红素血症　B. 血小板凝集　C. 高蛋白血症　D. 高脂血症　E. 高钠血症

58. 犬后腹部超声检查显示横切面双叶形、纵切面卵圆形的等回声，间杂小回声光点，该器官是（　　）。
    A. 前列腺　　B. 肾上腺　　C. 淋巴结　　D. 卵巢　　E. 胰

59. 对动物做肝脏B超探查时，出现局限性液性暗区，其中有散在的光点或小光团，提示（　　）。
    A. 肝结节　　B. 肝硬化　　C. 肝肿瘤　　D. 肝脓肿　　E. 肝坏死

60. 下列图中的手术是（　　）。

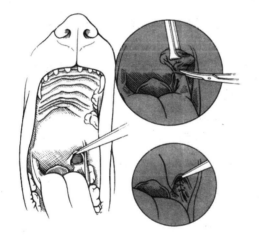

彩图14

A. 扁桃体摘除手术　　　　B. 软腭裂手术　　　　C. 硬腭裂手术
D. 息肉摘除术　　　　　　E. 声带切除术

**A2型题**

> **答题说明**
>
> 每一道考题是以一个小案例出现的，其下面都有A、B、C、D、E五个备选答案。请从中选择一个最佳答案。

61. 猪，3月龄，证见高热、汗出、口渴贪饮、尿液短赤、口色鲜红、舌苔黄燥、脉洪数。宜选用的方剂是（　　）。
    A. 白虎汤　　B. 犀角地黄汤　　C. 麻杏石甘汤　　D. 大承气汤　　E. 银翘散

62. 某羊群，发病率48%，皮肤黏膜黄染，尿色深黄。剖检可见内脏器官广泛黄染，怀疑霉菌毒素中毒。与此霉菌有相似结构的成分是（　　）。
A. T-2 毒素　　　　B. 单端胞霉毒素　　　　C. 红青霉毒素
D. 展青霉毒素　　　E. 黄曲霉毒素

63. 羊群，在矿山放牧后发病，剧烈腹痛、腹泻、惨叫。有时排出浅红色尿液，黏膜黄染。给予钼制剂后逐渐康复。致病的矿物最可能是（　　）。
A. 铁　　　B. 铜　　　C. 锌　　　D. 钙　　　E. 铅

64. 绵羊采食了高粱苗后兴奋不安、呼吸困难、流涎、心跳加快，可视黏膜鲜红，呼吸有苦杏仁味。导致中毒的原因可能是（　　）。
A. 氢氰酸中毒　　　B. 亚硝酸盐中毒　　　C. 有机磷农药中毒
D. 黄曲霉毒素中毒　E. 栎树叶中毒

65. 某猪场仔猪，生长缓慢，黏膜苍白，心率加快，异嗜，运动后喘气剧烈。可能缺乏的营养元素是（　　）。
A. 钙　　　B. 铁　　　C. 锌　　　D. 硒　　　E. 磷

66. 母牛，采食过程中突然停止进食，脖颈高仰，触诊颈部左侧中 1/3 处有硬突起，瘤胃呈中度臌气。可能的疾病是（　　）。
A. 食道阻塞　B. 食道痉挛　C. 食道麻痹　D. 食道狭窄　E. 食道憩室

67. 马，肺部听诊有湿啰音，呼吸困难，黏膜发绀，颈静脉怒张。可能的疾病是（　　）。
A. 左心衰竭　　　　B. 右心衰竭　　　　C. 二尖瓣闭锁不全
D. 主动脉瓣闭锁不全　E. 三尖瓣闭锁不全

68. 病牛，运步小心，只愿意上坡，触诊剑状软骨后表现痛苦、躲闪。本病最可能的诊断是（　　）。
A. 创伤性网胃腹膜炎　B. 皱胃扭转　　　　C. 瘤胃积食
D. 瓣胃阻塞　　　　　E. 皱胃阻塞

69. 10 岁巴哥犬，雄性，未绝育。体温 38℃，尿淋漓，便秘，腹部触诊不敏感。X 线检查可见下图所示，圈显示中等密度团块。本病最可能是（　　）。

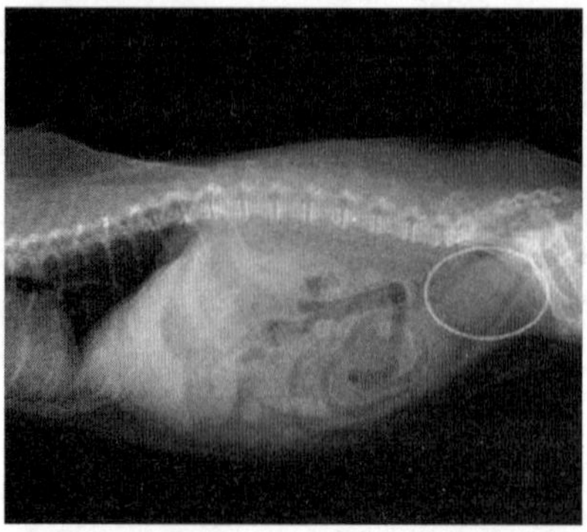

彩图 15

A. 膀胱结石　B. 肾肿大　C. 前列腺肥大　D. 尿道结石　E. 肾脏肿瘤

70. 奶牛，产后 30d 表现无规律长时间发情，直肠检查两侧卵巢上有充满液体且壁薄的结构，直径约 3cm，10d 后复查症状同前。本病可能的诊断是（　　）。
A. 卵巢萎缩　　B. 卵泡囊肿　　C. 持久黄体　　D. 卵泡交替发育　E. 黄体囊肿

71. 公猫，3 岁，频繁出现尿闭状况，使用导尿管导尿，尿管难以插入尿道。适合本病的治疗方法是（　　）。
A. 会阴部尿道造口　　　　B. 去势术　　　　　　C. 膀胱切开术
D. 尿道切开术　　　　　　E. 肾摘除术

72. 犬，精神倦怠，体瘦毛焦，久泻不止，脱肛，口色淡白，脉缓无力。可使用的方剂是（　　）。
A. 参苓白术散　　B. 补中益气汤　　C. 曲蘖散　　D. 四物汤　　E. 六味地黄汤

73. 犬，骨折 3 月后复诊，X 线检查显示原骨折线增宽，骨断端光滑，骨髓腔闭合，骨密度增大。提示该骨折（　　）。
A. 愈合　　B. 不愈合　　C. 二次骨折　　D. 愈合延迟　　E. 骨质增生

**A3/A4 型题**

**答题说明**

以下提供若干案例，每个案例下设若干道考题。请根据案例所提供的信息，在每一道考题下面的 A、B、C、D、E 五个备选答案中选择一个最佳答案。

**（74~75 题共用题干）**

犬，证见发热，精神沉郁，泻粪稀薄，黏腻腥臭，尿短赤，舌苔黄腻，脉沉数。

74. 本病可辨证为（　　）。
A. 伤食泻　　B. 肾虚泻　　C. 脾虚泻　　D. 热泻　　E. 寒泻

75. 本病证的治法为（　　）。
A. 温中止泻　　B. 清热止泻　　C. 消食止泻　　D. 健脾止泻　　E. 补肾止泻

**（76~77 题共用题干）**

某牛，精神沉郁，食欲减退，眼结膜黄染，黄色鲜明如橘，粪便稀软，尿黄混浊，口色红黄，舌苔黄腻，脉弦数。

76. 本病证可辨证为（　　）。
A. 肝血虚　　B. 肝胆湿热　　C. 肝火上炎　　D. 肝阳化风　　E. 阴虚生风

77. 应用的中药汤剂是（　　）。
A. 郁金散　　B. 白头翁汤　　C. 茵陈蒿汤　　D. 白虎汤　　E. 犀角地黄汤

**（78~80 题共用题干）**

猫，4 岁，已绝育。2d 前开始频繁去猫砂盆，腹痛，尿闭。

78. 本病最可能的诊断是（　　）。
A. 特发性膀胱炎　　B. 前列腺肥大　　C. 前列腺炎　　D. 慢性肾病　　E. 膀胱破裂

79. 如果病猫诊断出有结石，那么结石最可能的成分是（    ）。
   A. 磷酸铵镁结晶    B. 尿酸盐结晶    C. 碳酸钙结晶
   D. 草酸钙结晶    E. 硅酸钙结晶

80. 若对病猫进行尿道造口术，描述正确的是（    ）。
   A. 阴囊切开    B. 保留睾丸    C. 阴囊黏膜高于皮肤
   D. 不切断尿道球腺    E. 在会阴部进行切开造口

**(81~83题共用题干)**

奶牛，6岁，3胎，顺产，产后第2天突然四肢瘫痪，知觉丧失，倒地不起，体温36.2℃。

81. 确诊本病首要检查的是（    ）。
   A. 血钙    B. 血磷    C. 血钾    D. 血钠    E. 血镁

82. 治疗本病的关键是静脉输注（    ）。
   A. 葡萄糖    B. 氯化钙    C. 氯化镁    D. 氯化钾    E. 碳酸氢钠

83. 治疗本病还有一种特效且简便的方法是（    ）。
   A. 乳房送风    B. 电针治疗    C. 静脉补磷    D. 静脉补钾    E. 静脉补镁

**(84~86题共用题干)**

猫，误食灭鼠药，出现兴奋，狂奔，嚎叫，心律不齐，呼吸困难，肌肉震颤。

84. 本病最可能是（    ）。
   A. 磷化锌中毒    B. 有机氟化物中毒    C. 毒鼠强中毒
   D. 有机磷中毒    E. 硫脲类中毒

85. 本病的中毒机理是（    ）。
   A. 抑制胆碱酯酶活性    B. 神经毒素    C. 拮抗维生素K
   D. 抑制细胞色素氧化酶活性    E. 三羧酸循环受阻

86. 治疗本病的药物是（    ）。
   A. 解磷定    B. 阿托品    C. 乙酰胺    D. 维生素K    E. 亚甲蓝

**(87~89题共用题干)**

猫，近日胸壁出现10cm×10cm的肿胀物，触诊有波动感，无热无痛，穿刺有清亮黄色液体渗出。

87. 病猫最有可能是（    ）。
   A. 血肿    B. 肿瘤    C. 淋巴外渗    D. 疝    E. 脓肿

88. 本病最佳的治疗方法是（    ）。
   A. 95%乙醇福尔马林注射    B. 冷敷
   C. 热敷    D. 0.1%新洁尔灭
   E. 2%普鲁卡因

89. 若液体外渗较严重，可使用的治疗是（    ）。

A. 鱼石脂软膏  B. 乙醇福尔马林纱布填塞
C. 活血化瘀药  D. 止血药
E. 抗生素

**（90~91题共用题干）**

一奶牛，走路时摔倒，出现后肢拖曳前行，患肢不能外展，但内收容易，患肢向外呈弧形。

90. 本病最可能的诊断是（　　）。
    A. 髋关节前方脱位　　B. 髋关节后方脱位　　C. 髋关节内方脱位
    D. 髋关节发育异常　　E. 髋关节外上方脱位

91. 诊断本病的最佳方法是（　　）。
    A. 触诊　　B. 叩诊　　C. X线检查　　D. 超声检查　　E. 患部视诊

**（92~93题共用题干）**

犬，3月龄，四肢、躯干、腹部多处有如下图所示的病变。

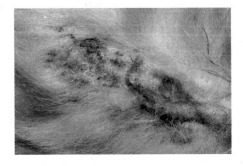

彩图16

92. 本病最可能的诊断是（　　）。
    A. 蠕形螨病　　B. 真菌性皮肤病　　C. 脓皮症　　D. 马拉色菌感染　　E. 疥螨病

93. 本病最为简便的筛查方法是（　　）。
    A. 皮肤组织病理切片检查　　B. 细菌分离培养
    C. 皮肤切片检查　　D. 血液学检查
    E. Wood's灯检查

**B1型题**

---

**答题说明**

以下提供若干组考题，每组考题共用在考题前列出的A、B、C、D、E五个备选答案。请为每一道考题从备选答案中选择一个最佳答案。某个备选答案可能被选择一次、多次或不被选择。

---

**（94~96题共用备选答案）**

A. 颈部脊髓节段受损　　B. 胸部脊髓节段受损　　C. 腰部脊髓节段受损

D. 腰椎骨折　　　　　　　E. 椎间盘突出

94. 7月龄犬，被车冲撞后，损伤部位后方麻痹、感觉消失，而腱反射亢进，有时还会有后肢痉挛性收缩。本病可能的诊断是（　　）。

95. 7月龄犬，被车冲撞后，丧失前肢的反射机能，全身的肌肉痉挛、抽搐，粪尿失禁，便秘、尿闭。本病可能的诊断是（　　）。

96. 7月龄犬，被车冲撞后，后躯瘫痪，膝、腱的反射消失，后肢麻痹，无法站立。本病可能的诊断是（　　）。

**（97~98题共用备选答案）**
　　A. 幼畜消化不良　　　　B. 胃炎　　　　　　　C. 肠变位
　　D. 肠炎　　　　　　　　E. 肠便秘

97. 犬，精神沉郁，初吐带有血液、脓汁的食糜、黏液、胃液，大量饮水后加重呕吐；食欲废绝，体温40.0℃，饮欲增强；触诊腹壁紧张、抗拒、前肢向前伸展，触诊胃区呻吟，喜欢趴卧于凉地上。最可能的诊断是（　　）。

98. 犬，弓腰、不安，胸壁贴冷地面，举高后躯，呈祈祷姿势；肠音初增强，后减弱，现肠臌气，粪便表面附鲜血丝或血块；脱水、消瘦。最可能的诊断是（　　）。

**（99~100题共用备选答案）**
　　A. 肘关节屈曲　　　　　B. 肩关节屈曲　　　　C. 腕关节屈曲
　　D. 头颈捻转　　　　　　E. 头颈侧弯

99. 某奶牛分娩，努责1h，仅见胎儿左前蹄露出阴门外，产道检查见胎儿头颈姿势无异常，右前肢弯曲，右前蹄位于左蹄之后、头颈之下。难产的原因是（　　）。

100. 某山羊分娩，努责0.5h，仅见胎儿右前蹄露出阴门外，产道检查发现，胎儿头颈姿势无异常，左前肢向后伸展，位于胎儿躯干之下。难产的原因是（　　）。

# 全国执业兽医资格考试模拟试卷一（兽医全科类）

# （临床科目）

**A1 型题**

> **答题说明**
>
> 每一道考题下面有 A、B、C、D、E 五个备选答案。请从中选择一个最佳答案。

1. 恶性肿瘤对机体的危害主要体现在（　　）。
   A. 膨胀性生长　　　　B. 侵袭性生长　　　　C. 产生过量激素
   D. 压迫邻近器官　　　E. 阻塞中空器官

2. 胸腔穿刺是用于诊断和治疗胸部疾病的方法，犬胸腔穿刺的部位是（　　）。
   A. 左侧第 7 或第 9 肋间　　B. 左侧第 3 肋间　　　C. 右侧第 7~8 肋间
   D. 左侧第 5~6 肋间　　　　E. 右侧第 6~7 肋间

3. 治疗犬乳腺肿瘤最为有效、可行的手术方法是（　　）。
   A. 单个乳腺切除　　　B. 区域乳腺切除　　　C. 一侧乳腺切除
   D. 两侧乳腺切除　　　E. 全乳腺切除

4. 结节缝合又称（　　）。
   A. 单纯间断缝合　　　B. 单纯连续缝合　　　C. 表皮下缝合
   D. 压挤缝合　　　　　E. 十字缝合

5. 下列不用来诊断奶牛肥胖综合征的是（　　）。
   A. 肉牛多发于产犊前，奶牛于产犊后突然停食、躺卧等
   B. 根据临床病理学检验结果（如肝功能损害、酮体含量升高等）
   C. 饲料中钙磷的比例
   D. 肝脏中脂肪含量
   E. 奶牛肥胖

6. 属于心外杂音的是（　　）。
   A. 收缩期杂音　　B. 舒张期杂音　　C. 心包拍水音　　D. 贫血性杂音　　E. 连续性杂音

7. 阴阳双方具有相互排斥、相互斗争、相互对立、相互制约的关系是（　　）。
   A. 阴阳对立　　B. 阴阳互根　　C. 阴阳相生　　D. 阴阳消长　　E. 阴阳转化

8. 动物支气管炎的临床特征为（　　）。
   A. 咳嗽、流鼻液和不定热型　　B. 咳嗽、流鼻液和定热型　　C. 咳嗽、流鼻液和弛张热型

D. 喘气、流鼻液和不定热型　　E. 呼吸困难和不定热型

9. 犬、猫患腹膜炎时，腹壁叩诊呈（　　）。
　　A. 清音　　　B. 浊音　　　C. 水平浊音　　D. 鼓音　　　E. 金属音

10. 治疗急性风湿病时，首选的抗风湿药物是（　　）。
　　A. 水杨酸　　B. 保泰松　　C. 地塞米松　　D. 醋酸泼尼松　E. 安乃近

11. 受精过程中，防止多精子受精的变化是（　　）。
　　A. 顶体反应　B. 精子获能　C. 卵质膜反应　D. 卵子激活　E. 精卵膜融合

12. 引起膀胱破裂最常见的原因是（　　）。
　　A. 卧地　　　B. 强力努责　C. 摔跌　　　D. 挤压　　　E. 尿道阻塞

13. 利用孕酮含量测定法，诊断牛早期妊娠的最佳时期是（　　）。
　　A. 配种后24d　　　　B. 配种后40~45d　　　　C. 配种后20~25d
　　D. 配种后30~35d　　E. 配种后50d

14. 五行关系中某一行对其所不胜之行的反向克制的是（　　）。
　　A. 五行相生　B. 五行相克　C. 五行相乘　D. 五行消长　E. 五行相侮

15. 肛门囊炎形成排泄瘘时，时钟钟面位置通常是在（　　）。
　　A. 3点和9点　B. 4点和8点　C. 5点和7点　D. 2点和10点　E. 1点和11点

16. 关于白细胞核左移的叙述，下列描述更确切的是（　　）。
　　A. 粒细胞杆状核以前阶段的细胞增多称核左移
　　B. 外周血中出现幼稚细胞称核左移
　　C. 未成熟的粒细胞出现在外周血中称核左移
　　D. 分类中发现许多细胞核偏于左侧的粒细胞称核左移
　　E. 分叶状核的粒细胞增多

17. 新鲜创的特点是损伤时间短，创内存有（　　）。
　　A. 脓汁　　　B. 血凝块　　C. 肉芽组织　　D. 痂皮组织　　E. 坏死组织

18. 下列最适宜用钝性分离方法进行分离的组织是（　　）。
　　A. 皮下组织　B. 筋膜　　　C. 腹膜　　　D. 脂肪　　　E. 以上都不是

19. 雏鸡维生素 $B_1$ 缺乏时，出现（　　）。
　　A. 渗出综合征　B. 干眼症　C. 劈叉姿势　D. 趾爪卷曲症　E. 观星姿势

20. 常作为治疗瓣胃阻塞的首选药物是（　　）。
　　A. 硼酸　　　B. 硫酸镁　　C. 酵母片　　D. 稀盐酸　　E. 胃蛋白酶

21. 马装蹄时发生钉伤，实际上是损伤了（　　）。
　　A. 表皮　　　B. 真皮　　　C. 皮下　　　D. 角质层　　E. 非角质层

22. 鉴别血尿和血红蛋白尿的主要方法是（　　）。
　　A. 潜血检查　B. 尿胆原检查　C. 胆红素检查　D. 尿酮体检查　E. 尿沉渣检查

23. 腐败性感染的主要致病菌不包括（　　）。
    A. 变形杆菌　　B. 恶性水肿杆菌　C. 大肠杆菌　　D. 产芽孢杆菌　　E. 腐败杆菌

24. 多用于皮肤直线形切口及薄而活动性较大部位的缝合方法是（　　）。
    A. 单纯间断缝合　　　　B. 连续锁边缝合　　　　C. 表皮下缝合
    D. 压挤缝合　　　　　　E. 十字缝合

25. 下列叙述中不属于视诊观察内容的是（　　）。
    A. 动物皮下脂肪的蓄积程度，肌肉的丰满程度
    B. 动物的精神状态及活动情况
    C. 动物体表皮肤及被毛的状态
    D. 动物粪便及尿液的多少、性状和混有物的情况
    E. 动物体温的高低情况

26. 久泻不止、脱肛或子宫阴道脱出的证候见于（　　）。
    A. 脾虚不运　　B. 脾不统血　　C. 脾胃虚寒　　D. 脾气下陷　　E. 寒湿困脾

27. 在心电图检查中，仅P波时限延长，提示的最可能是（　　）。
    A. 左心房肥大　B. 右心房肥大　C. 右心室肥大　D. 左心室肥大　E. 左右心房肥大

28. 血液中去氧血红蛋白减少时，动物可视黏膜常表现为（　　）。
    A. 红色　　　　B. 紫色　　　　C. 黄色　　　　D. 黄白色　　　E. 苍白色

29. 下列选项中，不属于发情周期的四期分法的是（　　）。
    A. 发情前期　　B. 发情期　　　C. 发情兴奋期　D. 发情后期　　E. 发情间期

30. 下列不属于吸入麻醉剂的是（　　）。
    A. 氟烷　　　　B. 异氟醚　　　C. 安氟醚　　　D. 氧化亚氮　　E. 一氧化碳

31. 下列与禽痛风有关的维生素是（　　）。
    A. 维生素A　　B. 维生素$B_2$　C. 维生素$B_1$　D. 维生素E　　E. 维生素K

32. 犬的正常呼吸方式是（　　）。
    A. 腹式呼吸　　B. 胸腹式呼吸　C. 胸式呼吸　　D. 口呼吸　　　E. 以上都不是

33. 内镜可以直接观察到脏器内脏病变，确定部位和范围，并可进行照相、活检或刷片，大大提高了（　　）的诊断准确率。
    A. 溃疡　　　　B. 肿瘤　　　　C. 卡他性炎症　D. 阻塞　　　　E. 栓塞

34. 动物中毒，为了促进毒物的排出，使用利尿剂的同时，应注意平衡的是（　　）。
    A. 钙离子　　　B. 镁离子　　　C. 钾离子　　　D. 锂离子　　　E. 钠离子

35. 骨折动物，在不影响重要生命器官，局部肿胀及炎症减轻、体温不升高时，实施手术内外固定术，应在骨折后（　　）。
    A. 24h　　　　B. 2d　　　　　C. 3d　　　　　D. 4d　　　　　E. 5d

36. 犬，气血凝滞，经络不通，关节活动不利，代表方是（　　）。
    A. 理中汤　　　　　　　B. 白虎汤　　　　　　　C. 当归苁蓉汤

D. 黄芪桂枝五物汤　　　　E. 四逆汤

37. 治疗外耳炎时，对因耳部疼痛而高度敏感的动物，可在处置前向外耳道内注入（　　）。
    A. 普鲁卡因　　B. 青霉素　　C. 可卡因甘油　　D. 过氧化氢　　E. 生理盐水

38. 麻黄汤与桂枝汤主治病症的区别是（　　）。
    A. 风寒表实证与风寒表虚证　　　　B. 风热表实证与风热表虚证
    C. 湿热病证与热毒病证　　　　　　D. 里实证与里虚证
    E. 以上都不是

39. 中兽医诊察疾病的主要方法不包括（　　）。
    A. 听　　B. 望　　C. 闻　　D. 问　　E. 切

40. 动物肠扭转比较常见的是（　　）。
    A. 小肠扭转　　　　B. 左侧大结肠扭转　　　　C. 盲肠扭转
    D. 直肠扭转　　　　E. 回肠扭转

41. 五脏中主骨、生髓、通于脑的是（　　）。
    A. 心　　B. 肺　　C. 肝　　D. 脾　　E. 肾

42. 猪的临床检查中群体检查的基本原则是（　　）。
    A. 静态→饮食状态→动态　　　　B. 动态→静态→饮食状态
    C. 饮食状态→静态→动态　　　　D. 静态→动态→饮食状态
    E. 饮食状态→动态→静态

43. 胸壁透创后，纵隔摆动主要发生在（　　）。
    A. 血胸　　B. 脓胸　　C. 闭合性气胸　　D. 开放性气胸　　E. 混合性气胸

44. 动物脑膜脑炎出现狂躁不安时，首选的治疗药物是（　　）。
    A. 东莨菪碱　　B. 安溴注射液　　C. 6-氨基己酸　　D. 地塞米松　　E. 樟脑磺胺钠

45. 二度烧伤出现水泡的动物主要是（　　）。
    A. 马　　B. 牛　　C. 羊　　D. 鸡　　E. 犬

46. 下列选项中，不会引起体温测定误差的操作是（　　）。
    A. 测量前未将体温计的水银柱甩至35℃以下
    B. 没有让动物充分地休息
    C. 频繁腹泻、肛门松弛、冷水灌肠后或体温表插入直肠中的粪便中
    D. 测量时间在3min 内
    E. 测量时间在3min 以上

47. 四肢骨完全骨折时特有临床症状是（　　）。
    A. 疼痛　　B. 出血　　C. 肿胀　　D. 骨摩擦音　　E. 机能障碍

48. 中医上的吐法，不适用的动物是（　　）。
    A. 马　　B. 猪　　C. 犬　　D. 猫　　E. 牛

49. 下列不属于骨科专用手术器械的是（　　）。
    A. 骨凿　　　　B. 骨锉　　　　C. 线锯　　　　D. 石膏锯　　　　E. 骨膜起子

50. 原发性甲状旁腺功能亢进的特征是（　　）。
    A. 低钙血症　　　　B. 高钾血症　　　　C. 低钾血症
    D. 低磷酸盐血症　　E. 高钙血症

51. X线片显示骨干或骨骺后的骨髓腔内出现斑块状致密阴影，骨小梁模糊不清，骨内膜增厚。提示最可能是（　　）。
    A. 脱位　　　　B. 全骨炎　　　　C. 一次骨折　　　　D. 愈合延迟　　　　E. 骨质增生

52. 牛，胸水，腹水，粪尿不通的治疗代表方是（　　）。
    A. 增液承气汤　　B. 白虎汤　　C. 当归苁蓉汤　　D. 柴胡汤　　E. 大戟散

53. 犬、猫急性胃炎时，给药方式应尽量避免（　　）。
    A. 灌肠　　　　B. 静脉注射　　　　C. 肌内注射　　　　D. 口服给药　　　　E. 皮下注射

54. 家畜膀胱麻痹时，主要表现是（　　）。
    A. 随意排尿，膀胱充满且无疼痛反应　　B. 随意排尿，膀胱空虚且有疼痛反应
    C. 不随意排尿，膀胱充满且无疼痛反应　　D. 不随意排尿，膀胱充满且有疼痛反应
    E. 不随意排尿，膀胱空虚且有疼痛反应

55. 当动物脱水量为8%~10%，每千克体重需要补液（　　）。
    A. 10~20mL　　B. 20~25mL　　C. 30~50mL　　D. 50~80mL　　E. 80~120mL

56. 牛卵巢和子宫超声检查时，常采用的体位是（　　）。
    A. 仰卧位　　　B. 俯卧位　　　C. 左侧卧位　　　D. 半卧位　　　E. 站立位

57. 下列不属于引起急性原发性心力衰竭的病因是（　　）。
    A. 使役过重　　　　B. 长途驱赶　　　　C. 输液量过大
    D. 输钙制剂过快　　E. 心脏固有的缺损

58. 将某些中西药液注入穴位或患部痛点、肌肉起止点来防治疾病的方法称为（　　）。
    A. 白针疗法　　　　B. 血针疗法　　　　C. 水针疗法
    D. 电针疗法　　　　E. 激光针灸疗法

59. 在治疗牛前胃弛缓、兴奋瘤胃时，如内容物偏酸，应首选（　　）。
    A. 稀盐酸　　　B. 番木鳖酊　　　C. 人工盐　　　D. 乙醇　　　E. 苦味酊

**A2型题**

---

**答 题 说 明**

每一道考题是以一个小案例出现的，其下面都有A、B、C、D、E五个备选答案。请从中选择一个最佳答案。

60. 病牛先出现前胃弛缓症状，瓣胃听诊音减弱或消失，触诊疼痛，排粪干少色暗，触压右侧第 7~9 肋间肩关节水平线上下疼痛。本病最可能是（　　）。
    A. 前胃弛缓　　　　　　B. 瘤胃臌气　　　　　　C. 瘤胃积食
    D. 创伤性网胃腹膜炎　　E. 瓣胃阻塞

61. 犬腹痛明显，腹腔触诊检查可在右下腹摸到坚实而富有弹性的、弯曲的、移动自如的圆柱形肠管，最可能是（　　）。
    A. 肠扭转　　B. 肠套叠　　C. 肠绞窄　　D. 肠便秘　　E. 肠炎

62. 公马出现弓腰、呻吟、努责，后肢踢腹，频频排尿，仅排出少量尿液或无尿，提示（　　）。
    A. 排尿困难或疼痛　　　B. 频尿　　　　　　C. 少尿
    D. 多尿　　　　　　　　E. 尿闭

63. 某犬，吞食猪骨后，头颈伸展，频做吞咽动作，有饮食欲，但吞咽时出现呕吐。进一步诊断的首选方法是（　　）。
    A. 视诊　　B. 听诊　　C. 叩诊　　D. 问诊　　E. 触诊

64. 病牛站多卧少，站时肘头外展，卧下时小心谨慎，起卧时有呻吟。触诊检查至剑状软骨后表现疼痛，不愿检查，鬐甲反射阳性。该牛最可能患的是（　　）。
    A. 瘤胃积食　　　　　　B. 创伤性网胃腹膜炎　　C. 瓣胃阻塞
    D. 皱胃变位　　　　　　E. 皱胃阻塞

65. 牛，过度使役，突然发病呼吸困难，颈部、肩部发生皮下气肿，伸舌，惊恐不安。肺部叩诊呈鼓音，肺界正常。本病可能是（　　）。
    A. 肺充血　　　　　　　B. 肺泡气肿　　　　　　C. 大叶性肺炎
    D. 小叶性肺炎　　　　　E. 间质性肺气肿

66. 某犬，检查发现犬角膜正中表面缺损，损伤部细胞浸润，角膜混浊，且有新生血管生成，则本病最可能是（　　）。
    A. 浅表性角膜炎　　　　B. 间质性角膜炎　　　　C. 慢性浅表性角膜炎
    D. 角膜溃疡　　　　　　E. 角膜穿孔

67. 犊牛群，多数牛单眼或双眼突发羞明，有浆液性分泌物。部分犊牛角膜中央混浊。随着本病发展，患眼可能出现的特征性病变是（　　）。
    A. 圆锥形角膜　　　　　B. 角膜混浊　　　　　　C. 前弹力层膨出
    D. 化脓性分泌物　　　　E. 致密瘢痕组织

68. 4 岁母犬，预施行卵巢子宫切除术，用非吸入性麻醉药麻醉。首选麻醉药是（　　）。
    A. 戊巴比妥钠　　　　　B. 硫喷妥钠　　　　　　C. 丙泊酚
    D. 氯胺酮　　　　　　　E. 地西泮

69. 一奶牛瘤胃、瓣胃蠕动音减弱，按压右侧第 7~9 肋间肩关节水平线上下，出现躲闪、反抗；粪便少且干硬，呈算盘珠状，表面有黏液，内有大量未消化的饲料和粗纤维。手术治疗时最佳的切口位置是（　　）。

A. 左肷部前切口  B. 左肷部后切口  C. 右肷部前切口
D. 右肷部中切口  E. 右肷部后切口

70. 4月龄奶牛，饱食或运动后脐孔处常出现一个肿胀，碗口大小。若手术治疗，通常采用的缝合方式是（　　）。
A. 荷包缝合或纽扣缝合  B. 连续螺旋缝合  C. 康乃尔氏缝合
D. 库兴氏缝合  E. 无特殊要求

**A3/A4 型题**

> **答题说明**
>
> 以下提供若干案例，每个案例下设若干道考题。请根据案例所提供的信息，在每一道考题下面的 A、B、C、D、E 五个备选答案中选择一个最佳答案。

**（71~73题共用题干）**

奶牛分娩后，体温、呼吸、脉搏和食欲变化均不显著，皮肤痛觉感受正常，后肢无法站立，勉强站立后迅速摔倒。

71. 奶牛发生的最可能是（　　）。
A. 产后癫痫  B. 产后截瘫  C. 产后中风
D. 产后败血症  E. 产后毒血症

72. 下列最不可能是本病病因的是（　　）。
A. 强力拉出胎儿  B. 难产时间过长  C. 饥饿
D. 阳光照射不足  E. 大脑皮质缺氧

73. 若是由神经麻痹引起的，下列最适宜的治疗方法是（　　）。
A. 电针刺激  B. 钙剂治疗  C. 乳房送风疗法
D. 手术疗法  E. 应用肾上腺皮质激素

**（74~76题共用题干）**

某猪场，新生仔猪虚弱无力、发绀、舌头脱出，口鼻中充盈大量黏液，呼吸不均匀，张口喘气，心跳快且微弱。

74. 本病可能是（　　）。
A. 新生仔畜溶血  B. 新生仔畜窒息  C. 新生仔畜低血糖症
D. 仔畜孱弱  E. 仔畜低钙血症

75. 本病多见于（　　）。
A. 马  B. 牛  C. 羊  D. 犬  E. 兔

76. 发生本病进行救治时，首先应该（　　）。
A. 进行输氧  B. 刺激黏膜  C. 凉水淋浴
D. 吸出幼畜鼻孔内的羊水  E. 使用呼吸中枢药物

**B1 型题**

> **答题说明**
>
> 以下提供若干组考题，每组考题共用在考题前列出的 A、B、C、D、E 五个备选答案。请为每一道考题从备选答案中选择一个最佳答案。某个备选答案可能被选择一次、多次或不被选择。

**(77~78 题共用备选答案)**

A. 淀粉酶  B. 肌酸激酶  C. 乳酸脱氢酶
D. 碱性磷酸酶  E. 天冬氨酸氨基转移酶

77. 检查脑瘫的血酶是（  ）。
78. 检查胰腺功能的酶是（  ）。

**(79~80 题共用备选答案)**

A. 先上升后下降  B. 不变  C. 正常
D. 低血糖  E. 高血糖

79. 患胰腺肿瘤或严重的胰腺炎动物的血糖是（  ）。
80. 酮血症动物的血糖是（  ）。

**(81~83 题共用备选答案)**

A. 隐性子宫内膜炎  B. 慢性卡他性子宫内膜炎
C. 慢性的卡他性脓性子宫内膜炎  D. 慢性脓性子宫内膜炎
E. 卵巢囊肿

81. 母犬，有黏稠、混浊的黏液自子宫和阴道排出，冲洗子宫的回流液混浊，似清鼻液或淘米水。本病最可能是（  ）。
82. 奶牛，精神萎靡，食欲减退，体重逐渐下降，体温稍高。发情周期异常，常有灰色或黄色的稀薄脓液或者黏脓性分泌物自阴门处流出，本病最可能是（  ）。
83. 母猪，阴道内有大量的脓性分泌物，通常在卧床时排出，阴门周围有污秽结痂。本病最可能是（  ）。

**(84~85 题共用备选答案)**

A. 幼畜消化不良  B. 胃炎  C. 肠变位
D. 肠炎  E. 肠便秘

84. 犬，精神沉郁，初吐带有血液、脓汁的食糜、黏液、胃液，大量饮水后加重呕吐；食欲废绝，体温 40.0℃，饮欲增强；触诊腹壁紧张、抗拒、前肢向前伸展，触诊胃区呻吟，喜欢趴卧于凉地上。最可能的诊断是（  ）。
85. 犬，拱腰、不安、胸壁贴冷地面，举高后躯，呈祈祷姿势；肠音初增强，后减弱，现肠臌气，粪便表面附鲜血丝或血块；脱水、消瘦。最可能的诊断是（  ）。

**(86~87题共用备选答案)**

A. 可复性疝　　　　B. 粘连性疝　　　　C. 粪性嵌闭疝
D. 弹力性嵌闭疝　　E. 逆行性嵌闭疝

86. 游离于疝囊内的肠管,其中一部分通过疝孔回入腹腔,两者均受到疝孔的弹力压迫,造成血液循环障碍。该疝称为(　　)。

87. 由于腹内压升高,使腹膜和肠系膜被高度牵张而引起疝孔周围肌肉反射性痉挛,疝孔显著缩小。该疝称为(　　)。

**(88~89题共用备选答案)**

A. 前方短步　　B. 后方短步　　C. 运步缓慢　　D. 紧张步样　　E. 黏着步样

88. 临床上,悬跛的运步特征是(　　)。
89. 临床上,支跛的运步特征是(　　)。

**(90~92题共用备选答案)**

A. 颈部脊髓节段受损　　B. 胸部脊髓节段受损　　C. 腰部脊髓节段受损
D. 腰椎骨折　　　　　　E. 椎间盘突出

90. 7月龄犬,被车冲撞后,后躯瘫痪,膝、腱的反射消失,后肢麻痹,无法站立。本病可能的诊断是(　　)。

91. 7月龄犬,被车冲撞后,丧失前肢的反射机能,全身的肌肉痉挛、抽搐,粪尿失禁,便秘,尿闭。本病可能的诊断是(　　)。

92. 7月龄犬,被车冲撞后,损伤部位后方麻痹、感觉消失,而腱反射亢进,有时还会有后肢痉挛性收缩。本病可能的诊断是(　　)。

**(93~94题共用备选答案)**

A. 艾叶　　B. 肉桂　　C. 干姜　　D. 小茴香　　E. 附子

93. 具有温中散寒,回阳救逆,除湿止痛作用的药物是(　　)。
94. 具有温中散寒,回阳通脉作用的药物是(　　)。

**(95~97题共用备选答案)**

A. GnRH　　B. FSH　　C. LH　　D. OT　　E. eCG

95. 上述激素中,可用于治疗公畜不育、催醒抱窝母鸡的是(　　)。
96. 上述激素中,常与促黄体素等联合使用进行母畜超数排卵的是(　　)。
97. 上述激素中,在公畜又称为间接细胞刺激素的是(　　)。

**(98~100题共用备选答案)**

A. 邪热入肺　　B. 脾气下陷　　C. 血热妄行　　D. 阴虚发热　　E. 热在气分

98. 马,3岁,证见身热,气喘,咳嗽,鼻液黄稠,苔黄腻,脉洪数。可辨证为(　　)。

99. 牛,6岁,神疲乏力,易汗,体表稍热,食欲减退,腹泻,卧时肛门脱出。可辨证为(　　)。

100. 牛,6岁,证见午后发热,但发热不甚,口干尿少,皮肤弹性降低,舌红少苔,脉细数。可辨证为(　　)。

# 全国执业兽医资格考试模拟试卷二(兽医全科类)

## (临床科目)

**A1 型题**

> **答题说明**
>
> 每一道考题下面有 A、B、C、D、E 五个备选答案。请从中选择一个最佳答案。

1. 下列疾病中,不会引起动物低钙血症是(　　)。
   A. 低白蛋白血症　　　B. 产后抽搐　　　C. 慢性肾衰竭
   D. 急性胰腺炎　　　　E. 甲亢

2. 中耳炎常见的病原菌是链球菌和(　　)。
   A. 大肠杆菌　B. 布鲁氏菌　C. 衣原体　D. 葡萄球菌　E. 以上全是

3. 血液分析时,若病犬红细胞及血红蛋白出现病理性减少,则提示可能患有(　　)。
   A. 肺源性心脏病　　　B. 肾上腺皮质功能亢进　　　C. 丙酮酸激酶缺乏
   D. 甲状腺功能亢进　　E. 肝脏肿瘤

4. 适用于眼、鼻、咽喉、气管、尿道等黏膜部位浅表手术的局部麻醉方法是(　　)。
   A. 表面麻醉　　　　　B. 浸润麻醉　　　　　C. 传导麻醉
   D. 硬膜外麻醉　　　　E. 吸入麻醉

5. 佝偻病继发性病因中,不包括(　　)。
   A. 肝脏、肾脏疾病　　　B. 长期腹泻　　　　　C. 蛋白质、铜、锰的不足
   D. 钡、草酸、植酸的过量　E. 日粮中钙磷比例不当

6. 牛二尖瓣口心音最佳听诊的位置在(　　)。
   A. 左侧第 3 肋间　　　B. 右侧第 3 肋间　　　C. 左侧第 4 肋间
   D. 右侧第 4 肋间　　　E. 左侧第 5 肋间

7. 出现风湿病特征性病变风湿小体的时期是(　　)。
   A. 变性渗出期　B. 增殖期　C. 硬化期　D. 瘢痕期　E. 变性期

8. 清热泻火的汤剂不包括(　　)。
   A. 白虎汤　　　　　　B. 二陈汤　　　　　　C. 麻杏石甘汤
   D. 龙胆泻肝汤　　　　E. 清胃散

9. 轻按即得,重按反常见脉减,如触水中浮木的是(　　)。

A. 浮脉　　　　B. 沉脉　　　　C. 数脉　　　　D. 迟脉　　　　E. 需脉

10. 五行相互关系中表现事物间有相互协调的一面的是（　　）。
    A. 五行相生　　B. 五行相克　　C. 五行相乘　　D. 五行消长　　E. 五行相侮

11. 液体疗法中，下列不是静脉输液治疗原则的是（　　）。
    A. 先快后慢　　B. 先浓后淡　　C. 见尿补钾　　D. 随时调整　　E. 尽量多补

12. 对幼驹或猪施行膀胱修补术时，切口一般都选在（　　）。
    A. 左侧阴囊和腹股沟管之间　　　　B. 耻骨前缘和脐之间
    C. 腹白线上　　　　　　　　　　　D. 乳头外侧 1~2cm 处
    E. 脐后腹中线

13. 腹膜切开时，常用的持刀方式是（　　）。
    A. 指压式　　B. 执笔式　　C. 全握式　　D. 反挑式　　E. 以上全是

14. 幼畜腹围逐渐增大，频频做排粪动作。病猪常发生刺耳的叫声，拒绝吸吮母乳。本病最可能是（　　）。
    A. 巨结肠症　　B. 肠炎　　C. 腹壁疝　　D. 脐疝　　E. 锁肛

15. 动物发热时，其皮肤颜色变化为（　　）。
    A. 苍白　　B. 发绀　　C. 黄染　　D. 潮红　　E. 呈蓝绿色

16. 动物发生腹泻时，其伴随症状一般不包括（　　）。
    A. 腹痛　　　　　　B. 体温升高　　　　　C. 呼吸困难
    D. 呕吐　　　　　　E. 电解质平衡失调

17. 湿邪的主要性质是（　　）。
    A. 善行、主动　　　　B. 凝滞、收引　　　　C. 重浊、黏滞
    D. 升散、夹湿　　　　E. 炎热、趋上

18. 下列病畜表现，属于姿势与体态异常改变的是（　　）。
    A. 转圈运动　　B. 跛行　　C. 站立不稳　　D. 角弓反张　　E. 骚动不安

19. 在给病畜做视诊检查时应按照一定的顺序进行，一般是（　　）。
    A. 头、颈、胸、腹、脊柱、四肢、生殖器、肛门
    B. 四肢、胸、腹、头、肛门、生殖器
    C. 肛门、四肢、生殖器、颈、头
    D. 四肢、脊柱、生殖器、颈、头
    E. 肛门、腹、颈、四肢、生殖器、头

20. 公羊附睾炎的病因主要是（　　）。
    A. 巴氏杆菌　　B. 大肠杆菌　　C. 沙门菌　　D. 布鲁氏菌　　E. 李氏杆菌

21. 牛断角术最常用的麻醉方法是（　　）。
    A. 局部浸润麻醉　　　　B. 传导麻醉　　　　C. 硬膜外麻醉
    D. 表面麻醉　　　　　　E. 全身麻醉

22. 最可能实现一期愈合的是（　　）。
    A. 瘘　　　　B. 褥疮　　　　C. 坏疽　　　　D. 化脓创　　　　E. 无菌手术创

23. 热入心包症宜选用的方剂是（　　）。
    A. 清宫汤　　B. 镇肝熄风汤　　C. 清肺散　　D. 清瘟败毒饮　　E. 百合散

24. 闭合性气胸叩诊呈（　　）。
    A. 清音　　　B. 浊音　　　　C. 鼓音　　　D. 实音　　　　E. 水平浊音

25. 六腑中，有受盛化物、泌别清浊之功的是（　　）。
    A. 胆　　　　B. 胃　　　　　C. 小肠　　　D. 大肠　　　　E. 三焦

26. 犬右胸最后的肋骨后方，靠近第1腰椎处向腹侧做B超纵切面扫查时，见豆状实质性回声。其后部光滑的弧形回声光带下出现较大的液性暗区，提示可能是（　　）。
    A. 肾盂积水　B. 心包积液　　C. 肝囊肿　　D. 肝脓肿　　　E. 肾脓肿

27. 总胆红素升高，结合胆红素的检测结果正常，提示（　　）。
    A. 阻塞性黄疸　　　　B. 实质性黄疸　　　　C. 溶血性黄疸
    D. 正常情况　　　　　E. 以上都不是

28. 马发生上颌窦炎和蓄脓的主要原因是（　　）。
    A. 马腺疫　　B. 马鼻疽　　　C. 牙齿疾病　　D. 鼻腔炎症　　E. 放线菌病

29. 细胞间质的组织成分是（　　）。
    A. 透明质酸　B. 5-羟色胺　　C. 组胺　　　　D. 缓激肽　　　E. 乙酰胆碱

30. 亚硝酸盐中毒，猪耳尖、尾端血液呈（　　）。
    A. 黑褐红色　B. 樱桃红色　　C. 咖啡色　　　D. 红色　　　　E. 紫色

31. 关于动物肌内注射给药，下列叙述错误的是（　　）。
    A. 用于注射刺激性较强或难以吸收的药物
    B. 用于不宜或不能静脉注射，要求比皮下注射更迅速发生疗效者
    C. 注射药物种类较多，不能全部进行静脉注射者
    D. 其中以颈部和臀部肌肉为最常用
    E. 氯化钙由于刺激性强，不易静脉注射，可进行肌内注射

32. 动物便秘时，因高度脱水，需输入大量液体，最好在液体内加入（　　）。
    A. 碳酸氢钠　B. 氯化钙　　　C. 氯化钾　　　D. 氯化镁　　　E. 以上都不是

33. 马属动物全身麻醉的首选药物是（　　）。
    A. 水合氯醛　B. 静松灵　　　C. 巴比妥钠　　D. 硫喷妥钠　　E. 氯胺酮

34. 维生素$B_2$缺乏，雏鸡出现（　　）。
    A. 渗出综合征　B. 干眼症　　C. 劈叉姿势　　D. 趾爪卷曲症　　E. 观星症

35. 甲状腺功能亢进的病畜，其胆固醇常表现（　　）。
    A. 正常　　　B. 降低　　　　C. 升高　　　　D. 一般　　　　E. 不一定

36. 病畜触诊提示瓣胃阻塞，能引起其疼痛不安的部位是（    ）。
    A. 左侧第 4~6 肋间与肩关节水平线交界上下
    B. 左侧第 5~7 肋间与肩关节水平线交界上下
    C. 左侧第 7~9 肋间与肩关节水平线交界上下
    D. 右侧第 7~9 肋间与肩关节水平线交界上下
    E. 右侧第 5~7 肋间与肩关节水平线交界上下

37. 奶牛酮病发生的中心环节是（    ）。
    A. 血糖浓度上升    B. 血糖浓度下降    C. 游离脂肪酸入血
    D. 草酰乙酸过多    E. 胰岛素分泌增加

38. 在临床上，下列不能使用心电图检查做出直接诊断的是（    ）。
    A. 心律失常    B. 心房、心室肥大    C. 心功能分级
    D. 高钾血症    E. 心肌缺血

39. 治疗体弱、久病或产后津枯肠燥便秘的方剂是（    ）。
    A. 增液承气汤    B. 白虎汤    C. 当归苁蓉汤    D. 柴胡汤    E. 清宫汤

40. 临床上犬剖腹产手术时，切开子宫的最佳部位是（    ）。
    A. 子宫角背侧    B. 子宫角腹侧    C. 子宫体背侧
    D. 子宫体腹侧    E. 子宫颈

41. 治疗急性青光眼病例的一种临时性措施是（    ）。
    A. 散瞳    B. 缩瞳    C. 穿刺放液    D. 手术摘除    E. 皮肤缝合

42. 利用孕酮含量测定法，诊断羊早期妊娠的最佳时期是（    ）。
    A. 配种后 24d    B. 配种后 40~45d    C. 配种后 20~25d
    D. 配种后 30~35d    E. 配种后 50d

43. 关于处方的书写，下列叙述错误的是（    ）。
    A. 格式规范，项目完整；内容真实，字迹工整
    B. 填写及时，签名清晰
    C. 按照相关法规规定，使用合法药物
    D. 数字以汉字大写表示
    E. 药物书写顺序及药物使用顺序

44. 用于牛、羊、马腹部手术的腰、椎旁神经麻醉，以及四肢跛行诊断的主要麻醉方式是（    ）。
    A. 局麻    B. 表面    C. 浸润    D. 传导    E. 脊髓

45. 触诊胸部皮下水肿与皮下气肿的感觉依次是（    ）。
    A. 捏粉样、波动    B. 捻发样、坚实    C. 坚实、捻粉样
    D. 捻粉样、捻发样    E. 捻发样、捻粉样

46. 下列不属于按休克的病因分类的是（    ）。

A. 低血容量休克　　B. 创伤性休克　　C. 中毒性休克
D. 过敏性休克　　E. 神经性休克

47. 牛、羊在贪食大量粗纤维饲料或容易膨胀的饲料后，容易引起的疾病是（　　）。
A. 瓣胃阻塞　　B. 网胃炎　　C. 瘤胃积食　　D. 瘤胃臌气　　E. 皱胃弛缓

48. 犬胸腰椎间盘突出的常见发病部位为（　　）。
A. 胸第 11~12 至腰第 2~3 椎间盘　　B. 胸第 11~12 至腰第 4~5 椎间盘
C. 胸第 9~10 至腰第 4~5 椎间盘　　D. 胸第 9~10 至腰第 2~3 椎间盘
E. 胸第 7~8 至腰第 1~3 椎间盘

49. 一种药物能减轻或消除另一种药物的毒性或副作用，称为（　　）。
A. 相杀　　B. 相须　　C. 相反　　D. 相恶　　E. 相使

50. 下列不是肾性骨病的病因是（　　）。
A. 钙、磷代谢障碍　　B. 维生素 D 代谢障碍　　C. 尿毒症
D. 软组织钙化　　E. 甲状腺功能亢进

51. 下列药物中，不能用于乳腺肿瘤治疗的是（　　）。
A. 环磷酰胺　　B. 氟尿嘧啶　　C. 长春新碱　　D. 更生霉素　　E. 雌激素

52. 急性化脓性脑膜炎时，脑脊髓液引流为（　　）。
A. 无色　　B. 黄色　　C. 红色　　D. 浅红色　　E. 乳白色

53. 下列激素中，可以用于判断母畜繁殖状态、妊娠的是（　　）。
A. 雌激素　　B. 孕酮　　C. 催产素　　D. 雄激素　　E. 前列腺素

54. 大叶性肺炎典型病例病程的阶段有（　　）。
A. 1 个　　B. 2 个　　C. 3 个　　D. 4 个　　E. 5 个

55. 为预防牛创伤性心包炎，应尽早行（　　）。
A. 瓣胃切开术　　B. 网胃切开术　　C. 瘤胃切开术　　D. 心包切开术　　E. 穿刺术

56. 内脏型禽痛风时，肾脏主要病变是（　　）。
A. 出血　　B. 坏死　　C. 水肿　　D. 变性　　E. 尿酸盐沉积

57. 病犬胸肺 X 线片呈大小不等的小片状阴影，肺纹理增粗、增多。提示最可能是（　　）。
A. 小叶性肺炎　　B. 大叶性肺炎　　C. 吸入性肺炎　　D. 真菌性肺炎　　E. 肺结核

58. 雌性家畜生殖器官包括卵巢、输卵管、子宫、阴道和阴户，对母畜（马、牛、羊）卵巢和子宫多使用的检查方法是（　　）。
A. 血常规　　B. X 线检查　　C. 直肠检查　　D. B 超检查　　E. 叩诊

59. 阴阳双方具有相互依存、互为根本的关系是（　　）。
A. 阴阳对立　　B. 阴阳互根　　C. 阴阳相生　　D. 阴阳消长　　E. 阴阳转化

60. 牛瘤胃积食时，叩诊左肷部出现（　　）。

A. 鼓音　　　B. 浊音　　　C. 钢管音　　　D. 过清音　　　E. 金属音

61. 发生支气管炎时，若支气管分泌物中检测含有大量的嗜酸性粒细胞，其原因可能是（　　）。
    A. 吸入花粉　　　　　　B. 寒冷空气刺激　　　　　C. 病毒感染
    D. 细菌感染　　　　　　E. 通风不良

62. 家畜食欲减退或废绝，口腔干燥，肠音减弱，排粪干、硬、小，伴有不同程度腹痛现象。该家畜所患的疾病最可能是（　　）。
    A. 肠便秘　　　　　　　B. 胃肠弛缓　　　　　　　C. 胃肠运动功能增强
    D. 胃肠蠕动功能减弱　　E. 口炎

63. 犬患病时，多表现急剧腹痛，恶心，呕吐，发热，血压降低，以血、尿淀粉酶升高为特征的疾病是（　　）。
    A. 胰腺炎　　B. 胆囊炎　　C. 肝炎　　D. 胃肠炎　　E. 心包炎

**A2 型题**

> **答题说明**
>
> 每一道考题是以一个小案例出现的，其下面都有 A、B、C、D、E 五个备选答案。请从中选择一个最佳答案。

64. 病牛消化机能严重障碍，食欲减退，甚至拒食，反刍停止，有时发生异嗜，粪便含有血液，呈松馏油样。该牛患的疾病最可能是（　　）。
    A. 皱胃溃疡　　　　　　B. 皱胃扭转　　　　　　　C. 皱胃左方变位
    D. 皱胃右方变位　　　　E. 皱胃炎

65. 在猫腹部触诊发现有条索状硬物且敏感，该猫最可能患有的疾病是（　　）。
    A. 肠炎　　B. 肠便秘　　C. 肠臌气　　D. 肠扭转　　E. 肠积液

66. 母犬，6 岁，多尿，烦渴，头、背部及腹部多处对称性脱毛，抗菌和抗真菌治疗无效，诊断本病的首选检验方法是（　　）。
    A. 血常规　　　　　　　B. 尿常规　　　　　　　　C. 肝功能
    D. 血气分析　　　　　　E. ACTH 刺激试验

67. 夏季，马在奔跑后精神沉郁，呼吸困难，鼻孔流出粉红色泡沫状鼻液，脉搏跳动快，可视黏膜发绀。病马最可能发生的是（　　）。
    A. 肺泡气肿　　　　　　B. 肺充血和肺水肿　　　　C. 肺间质水肿
    D. 支气管肺炎　　　　　E. 大叶性肺炎

68. 一头病猪，食欲不振，体温 41℃，可视黏膜发绀，间歇性咳嗽，口鼻流出泡沫。提示本病的炎症部位在（　　）。
    A. 鼻腔　　B. 咽喉　　C. 气管　　D. 食道　　E. 肺

69. 5岁马，装蹄2d后，一后肢出现运步障碍，蹄温升高，趾动脉亢进，蹄钳压诊敏感。本病可能是（    ）。
   A. 钉伤　　　B. 蹄叉腐烂　　　C. 蹄叶炎　　　D. 蹄裂　　　E. 白线裂

70. 3岁黄牛，流涎，嘴角挂有大量泡沫，有食欲但采食后咀嚼缓慢、吐草。诊断本病需进一步进行（    ）。
   A. 饲料分析　　　B. 口腔检查　　　C. 腹部听诊　　　D. 腹部叩诊　　　E. 粪便检查

71. 成年犬，有急性腹痛和呕吐的症状，初诊为急性胰腺炎，如果要确诊，应检查（    ）。
   A. 淀粉酶　　　　　　　　B. 肌酐　　　　　　　　C. 碱性磷酸酶
   D. 肌酸激酶　　　　　　　E. 乳酸脱氢酶

72. 巴哥犬，在小区与另一只犬打架以致角膜严重破损，眼球内容物脱出且还纳的可能性十分小。若施行眼球摘除术，最佳的方法是（    ）。
   A. 于上眼睑外侧缘做弧形切口　　　　　B. 于球结膜处做环形切口
   C. 于角膜处做环形切口　　　　　　　　D. 于睑结膜处做环形切口
   E. 于下眼睑外侧缘做梭形切口

**A3/A4型题**

**答题说明**

以下提供若干案例，每个案例下设若干道考题。请根据案例所提供的信息，在每一道考题下面的A、B、C、D、E五个备选答案中选择一个最佳答案。

**（73~74题共用题干）**
　　犬出现呼吸困难，心力衰竭，黏膜发绀。胸部听诊，可听到肠音，坐式呼吸。
73. 可能是（    ）。
   A. 腹股沟疝　　　B. 膈疝　　　C. 腹壁疝　　　D. 脐疝　　　E. 会阴疝

74. 若施行手术治疗，术后的主要并发症是（    ）。
   A. 心脏纤颤　　　B. 心脏骤停　　　C. 心脏复苏　　　D. 呼吸困难　　　E. 心脏正常

**（75~77题共用题干）**
　　犬，雌性，8岁，阴门处有少量脓性分泌物排出，呈乳黄色，有刺鼻味道，污染外阴、尾根处，阴门红肿，阴道黏膜发红，腹围增大。
75. 确诊本病的方法是（    ）。
   A. 血象检查　　　　　　　B. 血液生化检验　　　　　C. X线检查
   D. B超检查　　　　　　　E. 临床症状

76. 本病可以采用的治疗方法是（    ）。
   A. 手术疗法　　　　　　　B. 抗菌疗法　　　　　　　C. 激素疗法

D. 输液疗法　　　　　　　E. 营养（维持）疗法

77. 若无分泌物排出，腹围增大，可以采用的最好的治疗方法是（　　）。
　　A. 手术疗法　　　　　B. 抗菌疗法　　　　　C. 激素疗法
　　D. 输液疗法　　　　　E. 营养（维持）疗法

**（78~80题共用题干）**

　　北京犬，雌性，10岁，表现严重疼痛、呻吟，不愿挪步，行动困难，尿失禁，肛门反射迟钝，触诊腰部皮肤紧张，痛叫。

78. 本病可能的诊断是（　　）。
　　A. 脊髓损伤　　　　　　B. 颈部椎间盘突出　　　C. 腰椎间盘突出
　　D. 腰部软组织损伤　　　E. 脊椎骨折

79. 确诊本病的方法是（　　）。
　　A. 颈部X线检查　　　　B. 胸腰段X线检查　　　C. 腹部B超检查
　　D. 尿液检查　　　　　　E. 腹部触诊

80. 本病常发生在（　　）。
　　A. 第3胸椎至第5腰椎　　B. 第3胸椎至第6腰椎　　C. 第11胸椎至第3腰椎
　　D. 第8胸椎至第6腰椎　　E. 第9胸椎至第6腰椎

**B1型题**

---

**答题说明**

　　以下提供若干组考题，每组考题共用在考题前列出的A、B、C、D、E五个备选答案。请为每一道考题从备选答案中选择一个最佳答案。某个备选答案可能被选择一次、多次或不被选择。

---

**（81~82题共用备选答案）**
　　A. 间歇性跛行　　B. 黏着步样　　C. 紧张步样　　D. 鸡跛　　E. 支跛

81. 动物患风湿病时的跛行称为（　　）。

82. 牛患蹄叶炎时，表现的跛行称为（　　）。

**（83~85题共用备选答案）**
　　A. 肠线　　B. 丝线　　C. 不锈钢丝　　D. 尼龙线　　E. 组织黏合剂

83. 上述缝合线中，不适用于胰手术的是（　　）。

84. 上述缝合线中，不适用于被污染或感染的创伤的是（　　）。

85. 上述缝合线中，主要用于骨折内固定手术的是（　　）。

**（86~88题共用备选答案）**
　　A. 附睾炎　　　　　　B. 慢性睾丸炎　　　　　C. 急性睾丸炎

D. 前列腺炎　　　　　E. 精囊腺炎

86. 公猪，睾丸肿胀、发热、疼痛，触诊紧张且有压痛，病猪拱背，后腿宽大，走路姿势僵硬，不肯爬跨母猪。本病最可能是（　　）。

87. 公牛，睾丸无明显的热痛症状，弹性消失，纤维化，硬化，体积缩小。本病最可能是（　　）。

88. 公羊，不愿交配，叉腿行走，后肢强拘，阴囊内容物紧张、肿胀，有疼痛感，睾丸、附睾界线不清，精子活性下降，未发育的精子及畸形精子占比均升高。本病最可能是（　　）。

**（89~91题共用备选答案）**

　　A. 胎向异常　　B. 胎位异常　　C. 胎势异常　　D. 产道异常　　E. 胎儿过大

89. 奶牛难产，进入产道的胎儿背部和母体背部不一致属于（　　）。

90. 奶牛难产，进入产道的胎儿头颈、前腿和后腿异常属于（　　）。

91. 奶牛难产，进入产道的胎儿纵轴与母体的纵轴不平行属于（　　）。

**（92~94题共用备选答案）**

　　A. 猪　　　　B. 马　　　　C. 牛　　　　D. 犬　　　　E. 猫

92. 上述动物中，属于单次发情，且发情周期持续时间很长，妊娠发生在正常的发情间期的是（　　）。

93. 上述动物中，属于季节性多次发情，且发情多从3~4月开始至深秋季节停止，雌性动物发情周期多为21d的是（　　）。

94. 上述动物中，属于全年多次发情，且排卵在发情停止后发生的是（　　）。

**（95~96题共用备选答案）**

　　A. 尾根　　　B. 天枢　　　C. 后海　　　D. 三焦俞　　　E. 大肠俞

95. 位于尾根和肛门间凹陷处，主治结症、气胀、泄泻、不孕症的穴位是（　　）。

96. 位于与第4腰椎横突末端相对的髂肋肌沟中，主治消化不良、肠炎、便秘、椎间盘疾病的穴位是（　　）。

**（97~98题共用备选答案）**

　　A. 相须　　　B. 相使　　　C. 相畏　　　D. 相杀　　　E. 相恶

97. 一种药物的毒性被另一种药物减轻或消除的配伍关系为（　　）。

98. 两种药配合应用能相互牵制而使作用降低甚至丧失药效的关系为（　　）。

**（99~100题共用备选答案）**

　　A. 栀子　　　B. 石膏　　　C. 黄柏　　　D. 知母　　　E. 黄连

99. 具有清热滋阴，润肺生津作用的药物是（　　）。

100. 具有清热泻火，凉血解毒作用的药物是（　　）。